AF671304

Praxis der Dialyse

Steffen Geberth
Rainer Nowack

Praxis der Dialyse

2. Auflage

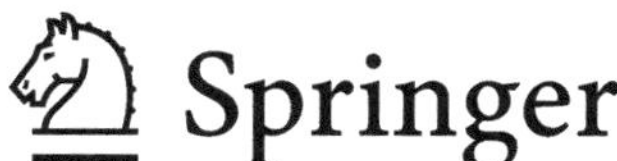
Springer

Dr. med. Steffen Geberth
Dialysezentrum Wieblingen
Praxis für Nieren- und Hochdruckerkrankungen
Heidelberg

Dr. med. Rainer Nowack
Dialysezentrum Lindau
Praxis für Nieren- und Hochdruckkrankheiten
Lindau

ISBN 978-3-642-41207-3
DOI 10.1007/978-3-642-41208-0
ISBN 978-3-642-41208-0 (eBook)

Die Deutsche Nationalbibliothek verzeichnet diese Publikation in der Deutschen Nationalbibliografie; detaillierte bibliografische Daten sind im Internet über http://dnb.d-nb.de abrufbar.

SpringerMedizin

Planung: Hinrich Küster, Heidelberg
Projektmanagement: Lisa Geider, Heidelberg
Lektorat: Ute Villwock, Heidelberg
Projektkoordination: Barbara Karg, Heidelberg
Umschlaggestaltung: deblik Berlin
Fotonachweis Umschlag: © Thinkstock
Herstellung: Crest Premedia Solutions (P) Ltd., Pune, India

Gedruckt auf säurefreiem und chlorfrei gebleichtem Papier

Springer Medizin ist Teil der Fachverlagsgruppe Springer Science+Business Media
www.springer.com

Für unsere Kinder:
Julia und Tobias
Antonia und Marvin

Vorwort zur 2. Auflage

Die »Praxis der Dialyse« wurde zu unserer Freude positiv von der Leserschaft aufgenommen. Die Einschätzung, dass ein Buch dieses Zuschnitts rund um die Themen der ambulanten und klinischen Dialyse gebraucht wird, war offenbar korrekt.

In der jetzt vorliegenden 2. Auflage haben wir notwendige Anpassungen in beinahe allen Kapiteln vorgenommen, ohne die gewählte Struktur zu verlassen.

Die klinische Forschung hat innerhalb der letzten zwei Jahre bedeutende neue Erkenntnisse im Bereich der Komplikationen und Begleiterkrankungen der Dialyse erbracht. Dies führte beispielsweise zu umfassenden Erneuerungen der Leitlinien der Peritonitis-Therapie bei Peritoneal-Dialyse, die hier berücksichtigt wurden. Auch die Einordnung der Nierenkrankheiten in Stadien wurde unter Berücksichtigung der Albuminurie neu gefasst. Es wird erwartet, dass diese Neubewertung in prognostischer Hinsicht schärfer sein wird. Andere groß angelegte Therapie-Studien enttäuschten und eigentlich erwartete therapeutische Implikationen konnten wir in dieser 2. Auflage nicht berücksichtigen.

Wir hoffen, dass wir mit der vorliegenden Aktualisierung am »Puls der Zeit« und damit attraktiv für unsere Leser bleiben.

Steffen Geberth
Rainer Nowack

Vorwort zur 1. Auflage

Dieses Buch wurde auf Anregung des Springer-Verlags konzipiert, der dem erfolgreichen »Praxis der Nephrologie« ein Praxishandbuch speziell für die Dialyse zur Seite stellen wollte. Die Autoren konnten leicht überzeugt werden, dieses Projekt in Angriff zu nehmen, da sie sich selbst ein solches »Manual« als Begleiter ihrer Tätigkeit gewünscht hätten.

In Deutschland muss sich eine stetig wachsende Zahl von Patienten dauerhaft einer Nierenersatztherapie unterziehen. Diese Patienten werden überwiegend in ambulanten Dialysepraxen behandelt. Durch intensive Forschung hat es einen enormen Wissenszuwachs gegeben, mit dem nur schwer Schritt zu halten ist. Es wurde deutlich, dass Begleit- und Folgeerkrankungen der Dialysepatienten die Lebensqualität und die Langzeitprognose entscheidend mitbestimmen. Die ausreichend dosierte Nierenersatztherapie, die in allen Teilaspekten verstanden werden muss, ist hier von zentraler Bedeutung.

Dialysepraxen unterhalten oft eine intensive Kooperation mit den Kliniken ihrer Region. Der Nephrologe als Berater steuert nicht selten federführend die Nierenersatztherapie auf der Intensivstation mit einem anspruchsvollen und weit gespannten Aufgabenfeld. Es ist das Ziel dieses Buchs, praxisnah das Wissen zu vermitteln, das für eine umfassende Betreuung von Dialysepatienten in Praxis und Klinik erforderlich ist.

Wir begrüßen es sehr, dass wir auf die Erfahrung von Autoren aus anderen gemeinsamen Projekten zurückgreifen durften, die bereitwillig Material zur Verwendung beigesteuert haben. Wir danken Herrn Dr. Thomas Weinreich aus Villingen-Schwenningen für Abbildungen und Textbeiträge zur Peritonealdialyse und Frau Irmgard Landthaler, Ernährungsberaterin aus München, für Textbeiträge zur Ernährung von Dialysepatienten. Dr. Christine Keller stellte uns die umfangreichen Tabellen zur Dosierung von Pharmaka bei der Dialyse zur Verfügung und Dr. Viktoria Beckenbach hat am Kapitel Qualitätsmanagement mitgearbeitet.

Besonderer Dank gilt auch der Firma Gambro (Herrn Bumiller), die uns die Verwendung ihrer sehr instruktiven Abbildungen zur Technik der Dialyse gestattete.

Steffen Geberth
Rainer Nowack

Inhaltsverzeichnis

Indikationen zur Nierenersatztherapie

Die wichtigsten Indikationen zur Nierenersatztherapie sind das akute Nierenversagen (ANV) und die terminale chronische Niereninsuffizienz (ESRD). Oft ist die Unterscheidung, ob ein akutes oder chronisches Nierenversagen vorliegt, nicht einfach – gerade bei Erstvorstellung eines Patienten, dessen Anamnese noch unbekannt ist. In dieser Situation steht oft rasches Handeln im Vordergrund und der Nephrologe benötigt bewährte klinische Parameter für die Indikationsstellung einer Nierenersatztherapie.

Bei chronischer Niereninsuffizienz muss die Indikation oft über Monate immer wieder überprüft werden. Führt eine konservativ behandelte chronische Niereninsuffizienz zum Katabolismus, sinkt die Langzeitprognose des Patienten. Durch vernünftige Wahl des Zeitpunktes für den Beginn einer Nierenersatztherapie können viele Komplikationen vermieden werden.

1.1 Einschätzung des Nierenversagens: akut oder chronisch?

Da eine Niereninsuffizienz oft – sogar über Jahre hinweg – asymptomatisch verlaufen kann, fehlen meist Hinweise zum genauen Erkrankungsbeginn. Eine geringe oder gar fehlende Ausscheidung spricht zwar für ein akutes Nierenversagen (oligurisch) – ist sie erhalten, ist ein solches jedoch nicht sicher ausgeschlossen. Man spricht dann von einem nicht-oligurischen akuten Nierenversagen.

Tipp

Die Unterscheidung zwischen akutem (ANV) und chronischem Nierenversagen (CNV) erfolgt mittels Anamnese, Sonographie und Labor!

Die genaue Anamnese, eine rasche Diagnostik sowie die richtige Beurteilung der Nierenfunktion mit adäquaten Laborparametern sind die wichtigsten Schritte zur Abgrenzung eines akuten von einem chronischen Nierenversagen (▣ Abb. 1.1).

1.1.1 Diagnostische Indizes im Urin (Unterscheidung prärenal/renal) (▣ Abb. 1.2)

1.1.2 Harnsediment (▣ Abb. 1.3)

1.2 Akutes Nierenversagen (ANV)

Ein ANV ist definiert durch den plötzlichen Rückgang der Nierenfunktionsleistung. Das ANV kann – potenziell reversibel – mit einem Verlust der Ausscheidung (oligurisches ANV) oder aber mit normaler Ausscheidung (nicht-oligurisches ANV) einhergehen. Für diese Unterscheidung ist es irrelevant, ob eine primär renale oder eine andere Ursache zum Versagen der Niere geführt hat.

Das akute Nierenversagen (ANV) ist eine Erkrankung mit hoher Letalität. Ein Patient mit ANV gilt als intensivpflichtig!

1.2.1 Beurteilung der frühen Nierenfunktionseinschränkung

Ein Rückgang der Nierenfunktion führt zu einem Anstieg der Retentionswerte. Es gibt aber immer noch unterschiedliche Ansichten darüber, wie sehr das Serum-Kreatinin ansteigen muss, um die Diagnose eines ANV zu stellen.

Während in der deutschen Literatur zur Diagnosestellung eines ANV häufig von einer »Verdopplung des Ausgangswertes« oder einem Anstieg über einen Absolutwert (z. B. 3 mg%) gesprochen wird, gibt die Literatur auch andere Kriterien vor:

- Anstieg des Serum-Kreatinins um mehr als 0,3 mg%
- Anstieg um 0,5 mg% über den Ausgangswert des betroffenen Patienten
- 20–25% Anstieg über den Ausgangswert

Ein Anstieg des Serum-Kreatinins um 0,5 mg% scheint eine triviale Angelegenheit zu sein, entspricht jedoch tatsächlich einem signifikanten Verlust der

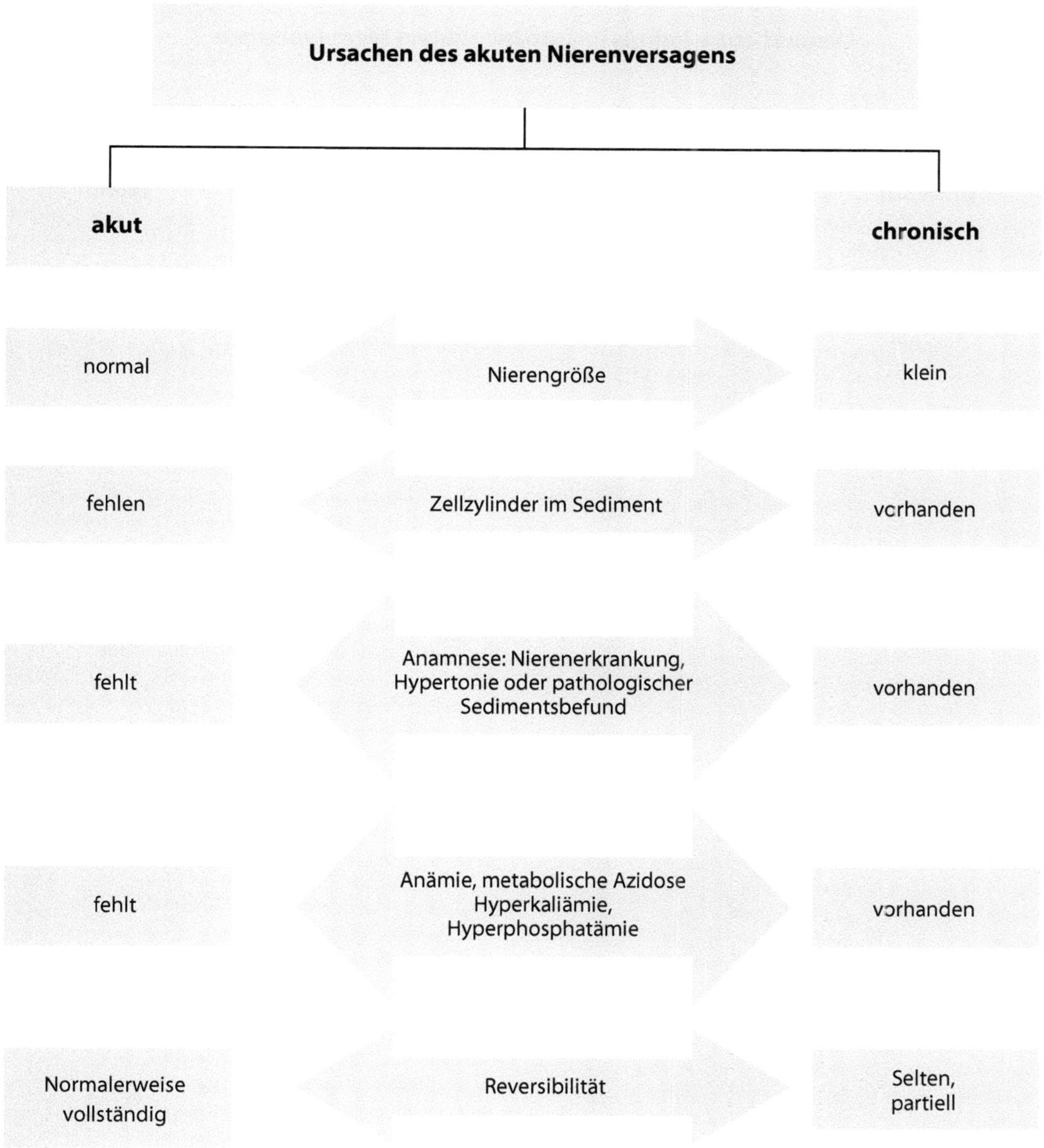

Abb. 1.1 Unterscheidung zwischen akutem und chronischem Nierenversagen

glomerulären Filtrationsrate (GFR). Dies resultiert aus der nicht-linearen Beziehung zwischen GFR und Serum-Kreatinin (Shemesh et al. 1985).

In der frühen Phase des ANV kann die GFR reduziert sein, obwohl das Serum-Kreatinin nicht erhöht ist und die Kreatinin-Clearance den Grad der Funktionseinschränkung nicht erfasst.

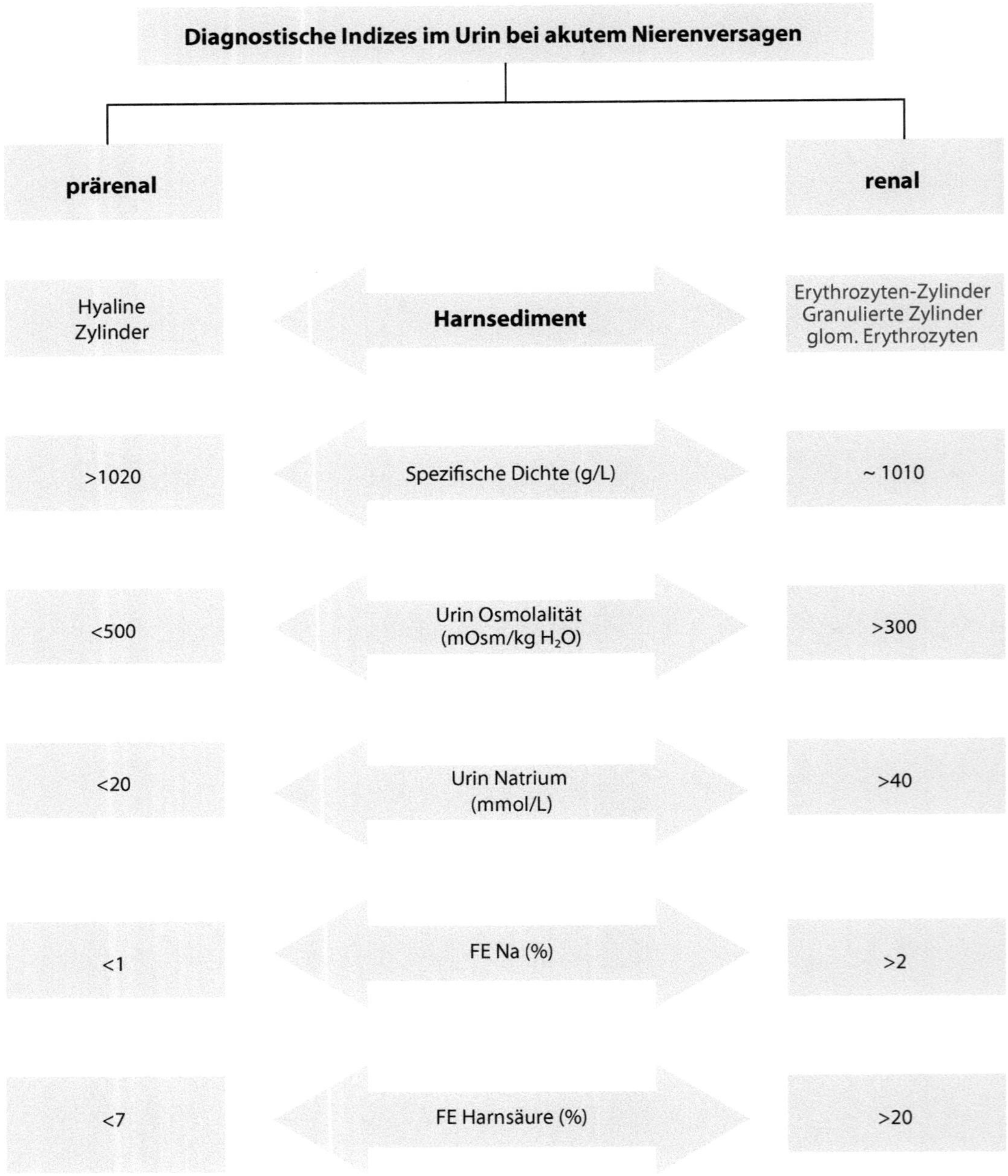

$$\text{FE Na (\%)} = \frac{U_{Na} * S_{Krea}}{S_{Na} * U_{Krea}} * 100$$

Abb. 1.2 Diagnostische Indizes im Urin bei akutem Nierenversagen (ANV). FE = fraktionelle Exkretion

Das Harnsediment beim akuten Nierenversagen

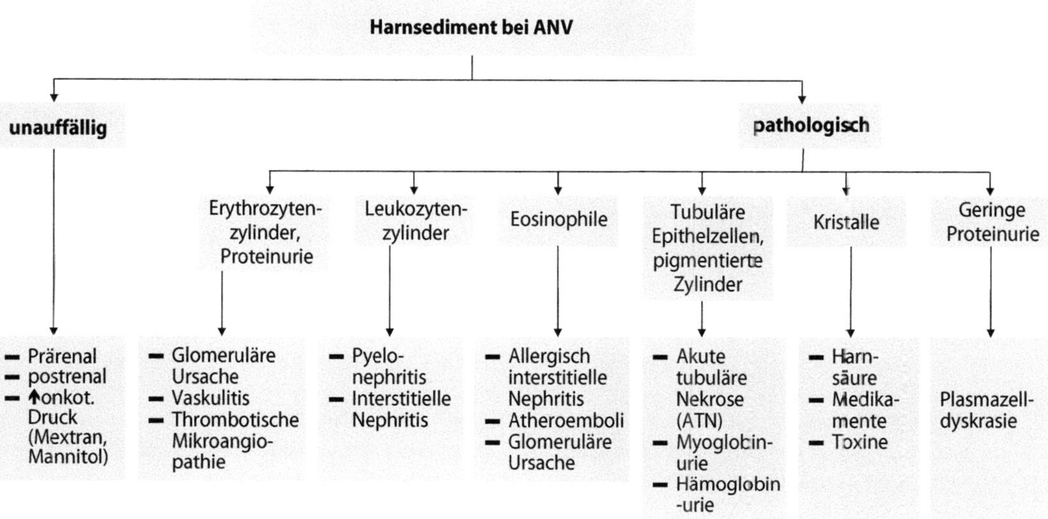

Abb. 1.3 Das Harnsediment beim akuten Nierenversagen (ANV)

Tab. 1.1 RIFLE- und AKIN-Kriterien – Akutes Nierenversagen

RIFLE-Stadium	AKIN-Stadium	GFR-Kriterien	Urinvolumen
Risk (Risiko)	1	Serum-Kreatinin × 1,5	<0,5 ml/kg/h über 6 h
Injury (Schädigung)	2	Serum-Kreatinin × 2	<0,5 ml/kg/h über 12 h
Failure (Versagen)	3	Serum-Kreatinin × 3 oder	<0,3 ml/kg/h über 24 h oder
		≥4,0 mg/dl bei akutem Anstieg >0,5 mg/dl	Anurie über 12 h
Loss (Verlust)		Verlust der Nierenfunktion >4 Wochen	
End-stage renal disease (terminales Nierenversagen)		Verlust der Nierenfunktion >3 Monate	

RIFLE- und AKIN-Kriterien

Die etwa 30 unterschiedlichen Definitionen des ANV wurden 2004 durch die sog. RIFLE-Kriterien ersetzt (Tab. 1.1 und Tab. 1.2).

Das Akronym RIFLE steht für **R**isk (Risiko) – **I**njury (Schädigung) – **F**ailure (Nierenversagen) – **L**oss (Verlust der Nierenfunktion) und **E**SRD (»end-stage renal disease«, terminales Nierenversagen). 2007 wurde der Begriff akutes Nierenversagen (ANV = »acute renal failure«, ARF) durch den Begriff akute Nierenschädigung (»acute kidney injury«, AKI) ersetzt (AKIN = **A**cute **K**idney **I**njury **N**etwork, ► http://www.akinet.org).

Definition der akuten Nierenschädigung durch das Acute Kidney Injury Network (AKIN-Definition):

- Abrupte (innerhalb von 48 h) Abnahme der Nierenfunktion, definiert durch einen absoluten Anstieg des Serum-Kreatinins ≥0,3 mg/dl (≥26,4 µmol/l).

Tab. 1.2 Stadien des akuten Nierenversagens nach KDIGO 2012

Stadium	Serum-Kreatinin	Urinvolumen
1	Anstieg auf das 1,5–1,9-Fache des Ausgangswertes oder	Weniger als 0,5 ml/kg KG pro h für 6–12 h
	Anstieg um mindestens 0,3 mg%/dl	
2	Anstieg auf das 2–2,9-Fache des Ausgangswertes	Weniger als 0,5 ml/kg KG pro h für mind. 12 h
3	Anstieg auf mind. 3-Fache des Ausgangswertes oder	Weniger als 0,5 ml/kg KG pro h für mind. 24 h oder für mind. 12 h bestehende Anurie
	Anstieg auf mind. 4,0 mg% oder	
	Beginn einer Nierenersatztherapie oder	
	Bei Patienten unter 18 Jahren Abnahme der eGFR auf weniger als 35 ml/min/1,73 m^2	

- prozentualer Anstieg des Serum-Kreatinins ≥50% (das 1,5-Fache des Ausgangswertes) oder
- Verminderung der Urinausscheidung <0,5 ml/kg/h über mehr als 6 h.

Von der AKIN-Gruppe wurden 2 wichtige Punkte ergänzt:

1. Die genannten diagnostischen Kriterien sollten nur zur Anwendung kommen, wenn der Volumenstatus des Patienten optimiert ist.
2. Wenn die Oligurie das einzige diagnostische Kriterium ist, muss eine Obstruktion des Harntraktes ausgeschlossen werden.

Auch die aktuellen Klassifikationen des ANV (RIFLE- bzw. AKIN) orientieren sich am Serum-Kreatinin und dem Harnvolumen.

KDIGO steht für »KIDNEY DISEASE IMPROVING GLOBAL OUTCOMES«, ► http://www.kdigo.org.

Das Serum-Kreatinin überschätzt jedoch im dynamischen Zustand eines ANV die wahre Filtrationsleistung! Folglich ist auch die rechnerische Abschätzung der GFR (eGFR) hier nicht aussagekräftig – gleich welche Formel zum Einsatz kommt.

Neuere Biomarker, wie z. B. das in vielen Studien gut untersuchte Cystatin C, sollten in der Routine eingesetzt und zukünftig auch bei der Klassifikation des ANV berücksichtigt werden.

Klinischer Nutzen

Um ein ANV nach RIFLE oder AKIN zu klassifizieren, ist die Kenntnis des prämorbiden Kreatinin-Ausgangswertes erforderlich. Oft ist dieser jedoch unbekannt. Die AKIN-Gruppe schlug für diesen Fall vor, die MDRD-Formel einzusetzen, um den prämorbiden Kreatinin-Ausgangswert rechnerisch abzuschätzen (ein unteres Limit der GFR von 75 ml/min annehmend). In einer aktuellen Studie wurden Daten von über 1300 Patienten mit ANV der BEST-Kidney-Studie (einer prospektiven Studie mit Patienten aus 54 Intensivstationen aus 23 Ländern) analysiert, um diese Methode zu validieren. Das wenig überraschende Ergebnis zeigt, dass diese Methode nur anwendbar ist, wenn der prämorbide Kreatinin-Ausgangswert nahe des Normbereiches liegt. Im Falle einer vorbestehenden chronischen Niereninsuffizienz überschätzt die MDRD die Inzidenz des ANV und sollte nicht angewandt werden.

Die KDIGO-Leitlinien zum Akuten Nierenversagen (2012)

Die neuen KDIGO-Leitlinien schaffen einen Consensus, indem sie die 48-stündige Zeitspanne der AKIN-Kriterien für eine Änderung des Serum-Kreatinins um 0,3 mg/dL und das 7-Tage-Intervall für die 50%-ige Änderung des Serum-Kreatinins aus den RIFLE-Kriterien beibehalten.

Die Modifikationen der RIFLE und AKIN-Kriterien des ANV, die in den KDIGO Clinical Practice

Guidelines veröffentlicht wurden, enthalten eine revidierte Definition des akuten Nierenversagens unter Beibehaltung der AKIN-Kriterien.

Die 2012 erschienenen KDIGO-Leitlinien stellen eine Zusammenfassung der bis Anfang 2012 verfügbaren Informationen zur Definition und Stadieneinteilung des akuten Nierenversagens dar. Die KDIGO-Kriterien berücksichtigen für Patienten über 18 Jahren Änderungen des Serum-Kreatinins und der Urin-Ausscheidung und nicht die GFR zur Stadieneinteilung (◘ Tab. 1.2).

▪ Neue Biomarker

Der Verlust der Nierenfunktion wird beim akuten Nierenversagen meist durch die Messung des Serum-Kreatinins bestimmt. Das Serum-Kreatinin steigt nach einer akuten Nierenschädigung jedoch verzögert an und hat daher nur eine eingeschränkte Sensitivität bei der frühen Diagnosestellung des akuten Nierenversagens. Als Marker der glomerulären Filtration ist es zudem nicht hilfreich bei der Differenzierung der unterschiedlichen Ursachen einer akuten Nierenschädigung. Zum Zeitpunkt des ersten Kreatinin-Anstieges kann daher bereits ein kritisches, therapeutisch wichtiges Intervall durchschritten sein, insbesondere bei einer akut tubulären Nekrose (ATN).

Diverse Urin- und Serumproteine wurden auf ihre Tauglichkeit als mögliche Biomarker zur Früherkennung des akuten Nierenversagens untersucht. Es gibt einige vielversprechende Biomarker, die vor allem in klinischen Studien benutzt werden, um die frühe Randomisierung der unterschiedlichen Studienarme zu erleichtern.

Neben NGAL (»neutrophil gelatinaseassociated lipocalin«) wurden in den letzten Jahren weitere Proteine als potenzielle Biomarker der akuten Nierenschädigung identifiziert. Zu nennen sind in diesem Zusammenhang unter anderem kidney injury molecule-1 (Kim-1), N-acetyl-β-glucosaminidase (NAG), α1-Mikroglobulin, α1-acid glycoprotein, liver-type fatty acid binding protein 1 (L-FABP) und interleukin-18 (IL-18).

NGAL wird von der geschädigten Niere gebildet und in den Urin ausgeschieden. Bereits 2 Stunden nach einem ischämischen Nierenschaden steigen die NGAL-Werte in Serum und Urin an. NGAL ist hilfreich bei der Differenzierung zwischen prärenal bedingtem ANV und einer ATN. Dieser neue Parameter kann derzeit noch nicht zu Lasten der gesetzlichen Krankenversicherung bestimmt werden.

Studien über die Nützlichkeit von seriellen Messungen eines Biomarkers oder einer Marker-Kombination (Panel) fehlen noch. Ebenso große randomisierte Studien, die die Verbindung zwischen Marker-Spiegeln und klinischem Verlauf verifizieren.

Wie Vanmassenhove et al. in einer umfangreichen Literaturübersicht Anfang 2013 schlussfolgerten, können Biomarker derzeit zum Verständnis der Pathophysiologie des ANV beitragen. Die vielversprechenden Resultate für die Früherkennung sind jedoch nur bei Kindern ohne co-Morbiditäten und bei einem gut definierten Timing einer Nierenschädigung gültig – nicht in adulten heterogenen Populationen bei Patienten mit co-Morbiditäten, wie Diabetes mellitus, vaskulären Erkrankungen und chronischer Niereninsuffizienz. Die neuen Biomarker reflektieren mehr die Ausprägung einer Erkrankung und sind zu unspezifisch für eine Nierenschädigung.

▪ Prognostische Biomarker

Alle beschriebenen Biomarker erlauben die Früherkennung eines ANV, aber nicht seine Vorhersage. Hierzu kann das Angiotensinogen im Urin eingesetzt werden, wie 2013 in einer Studie mit 99 Patienten gezeigt werden konnte. Das Verhältnis von Urin-Angiotensinogen zu Urin-Kreatinin (uAnCR in ng/mg Kreatinin) korrelierte mit dem maximalen Serum-Kreatinin und der maximalen prozentualen Änderung des Serum-Kreatinins. Patienten mit der höchsten uAnCR hatten ein höheres Risiko einer schwereren Nierenschädigung im Vergleich zu Patienten mit der niedrigsten uAnCR. Die Höhe der uAnCR korrelierte auch mit einem längeren Krankenhausaufenthalt.

1.2.2 Ursachen

Eine Vielzahl pathophysiologischer Prozesse kann zu einem ANV führen. Nach einer US-amerikanischen Statistik tritt das ANV bei 5% der normalen Klinikeinweisungen und in bis zu 30% bei Intensivpatienten auf. Die Mortalität ist nach wie vor sehr hoch.

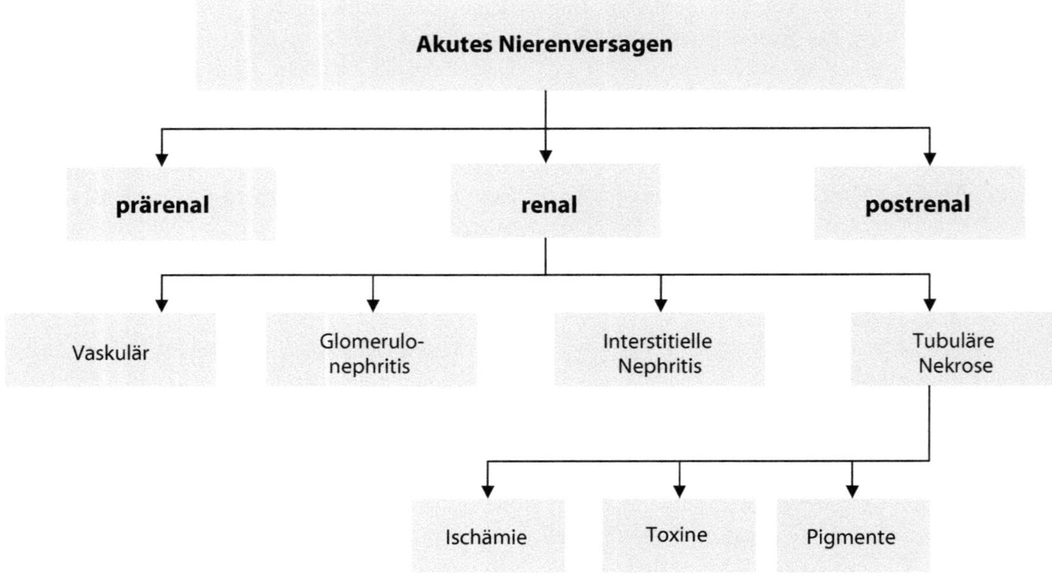

Abb. 1.4 Ursachen des akuten Nierenversagens (ANV)

Tab. 1.3 Ursachen des akuten Nierenversagens (ANV) (klinisch [Angaben in %])

	Prärenal	Renal	Postrenal
Häufigkeit	50–80	10–30	5–10

Prärenal, renal, postrenal

Es ist klinisch immens hilfreich, diese Einteilung zu berücksichtigen, da es auch heute noch vorkommt, dass eine Dialyse-Indikation ohne notwendigen Ausgleich einer Volumendepletion oder sonographischen Ausschluss einer postrenalen Obstruktion gestellt wird (Abb. 1.4). Die prozentuale Aufteilung der Ursachen zeigt Tab. 1.3.

Cave!
50–80% aller ANV sind durch eine prärenale Ursache ausgelöst!

Prä- und postrenale Ursachen sind oft durch einfache Maßnahmen zu beseitigen (Volumengabe, Entlastung) und resultieren gewöhnlich in einer raschen Besserung der Nierenfunktion. Bei einem echten »renalen« ANV kann dies nicht erwartet werden – hier sind der Verlauf und die Prognose entscheidend von der zugrunde liegenden Ursache abhängig.

Diese bislang gängigste Einteilung nach der Genese des ANV wird bei den Definitionen nach RIFLE und AKIN nicht berücksichtigt. Von anderer Seite (Himmelfarb 2008) wurde vorgeschlagen, die akute Nierenschädigung nach der Ansprache auf Volumengabe zu unterscheiden in eine volumenresponsive und eine nicht-volumenresponsive akute Nierenschädigung.

1.2.3 Indikationen zur Nierenersatztherapie bei akutem Nierenversagen

Die Indikation zum Einsatz eines Blutreinigungsverfahrens stellt sich bei symptomatischer Urämie und/oder nicht mehr konservativ korrigierbaren Entgleisungen des Volumen-, Elektrolyt- oder Säure-Basen-Haushalts.

Indikationen für eine Hämodialyse (HD) beim akuten Nierenversagen

- Diuretikaresistente Volumenüberladung
- Therapieresistente Hyperkaliämie

- Therapieresistente metabolische Azidose (pH <7,1)
- Therapieresistente Hyperkalzämie
- Therapieresistente Hyperurikämie
- Urämisches Syndrom
- Intoxikationen, Überdosierung von Medikamenten

Behandlungsbeginn

Die meisten bisher durchgeführten (nicht-randomisierten) Studien fanden einen Survival-benefit durch einen frühen Dialysebeginn bei ANV. Mit »frühem Beginn« ist nicht »prophylaktisch« gemeint. Eine frühzeitige Nierenersatztherapie ist jedoch nicht unbedingt immer der richtige Schritt, denn es gibt zum einen Hinweise, dass eine Dialysetherapie die Rekompensation der Nierenfunktion hinauszögern kann, zum anderen kann die Dialyse den Patienten auch belasten. Obwohl mit nur 106 Patienten bei CVVH durchgeführt, fand eine prospektiv randomisierte Studie (Bouman 2002) keinen Unterschied im Survival der 3 untersuchten Gruppen (früh »high-volume« CVVH, früh »low-volume« CVVH und spät »low-volume« CVVH).

Folgende Faktoren werden als nachteilig diskutiert:

- Volumenschwankungen, erhöhtes HZV
- Antikoagulation
- Allergische Reaktion auf Schlauchmaterialien oder Dialysator etc. oder Komplementaktivierung durch bio-inkompatible Membranen
- Hypotension während der Dialysesitzungen
- Rückgang der Ausscheidung unter Hämodialysebehandlung

Wie die Indikation, so muss auch der Zeitpunkt zum Einsatz eines Nierenersatztherapieverfahrens bei ANV differenziert beurteilt und abgewogen werden. Für den Nutzen einer prophylaktischen Dialyse gibt es keine beweisenden Untersuchungen. Die durch eine Reduktion der Clearance (Filtrationsrate) auf 10% ihres Normalwertes (d.h. auf ca. 18 l/24 h bzw. 12 ml/min) entstehende Retention harnpflichtiger Substanzen wird von den meisten Patienten mittelfristig toleriert.

Einige retrospektive unkontrollierte Studien favorisieren die prophylaktische Dialyse vor Entwicklung urämischer Zeichen bei fortschreitendem Nierenfunktionsverlust, die mit einem besseren Patientenüberleben verbunden sein könnte. Es ist bisher jedoch unbewiesen, ob dieser Ansatz einen klinischen Vorteil hat oder das Patientenüberleben verbessert.

Der optimale Zeitpunkt für den Beginn einer Nierenersatztherapie bei ANV bedarf einiger adäquater prospektiv randomisierter Studien. Evidenz-basierte Kriterien fehlen.

1.3 Chronische Niereninsuffizienz

Unter einer terminalen Niereninsuffizienz (ESRD) versteht man das letzte Stadium eines irreversiblen, chronisch progredienten Nierenfunktionsverlustes mit Rückgang der glomerulären, tubulären und endokrinen Funktionen der Niere.

Die terminale Niereninsuffizienz erfordert die Behandlung mittels einer Nierenersatztherapieform oder einer Nierentransplantation.

1.3.1 Der Patient vor der Nierenersatztherapie

Definition und Klassifikation

Definition »Chronische Niereninsuffizienz« (nach K/DOQI)

Nierenschaden während >3 Monaten, mit oder ohne Funktionseinschränkung (erniedrigte GFR), manifestiert durch:

- strukturelle Veränderungen (Histopathologie),
- Marker des Nierenschadens (Proteinurie/ Albuminurie, Hämaturie, sonographische Veränderungen etc.) oder
- GFR <60 ml/min/1,73 m^2 während >3 Monaten, mit oder ohne Nachweis eines Nierenschadens.

Tab. 1.4 Stadien der chronischen Niereninsuffizienz Nach KDIGO

GFR-Stadien		
Stadium	**GFR [ml/min]**	
I	>90	Nierenschädigung mit normaler oder erhöhter GFR
II	60–89	Nierenschädigung mit mild eingeschränkter GFR
IIIa	45–59	Mild bis moderat verminderte GFR
IIIb	30–44	Moderat bis schwer vermindere GFR
IV	15–29	Schwer eingeschränkte GFR
V	<15 oder Nierenersatztherapie	Terminales Nierenversagen
Albuminurie-Stadien		
Stadium	**Albumin-Exkretionsrate (mg/24h)**	
A1	< 30	Normal bis leicht erhöht
A2	30–300	moderat erhöht
A3	> 300	stark erhöht

KDIGO. Summary of recommendation statements. Kidney Int 2013; 3 (Suppl): 5, National Kidney Foundation. K/DOQI clinical practice guidelines for chronic kidney disease: evaluation, classification, and stratification. Am J Kidney Dis 2002; 39 (2 Suppl 1):S1
GFR = glomeruläre Filtrationsrate

▪ Stadien

▪▪ CGA-Klassifizierung

Die neue CGA-Klassifizierung der chronischen Nierenkrankheiten nach KDIGO erfolgt nach Grunderkrankung (**C**ausa), **g**lomerulärer Filtrationsrate und **A**lbuminurie. Die glomeruläre Filtrationsrate wird in sechs Kategorien (G 1–5) eingeteilt (▫ Tab. 1.4), die Albuminurie in drei (A 1–3).

Die KDIGO-Leitlinien empfehlen nicht mehr die MDRD-Clearance zur Beurteilung der glomerulären Filtrationsrate (GFR), sondern die neuere CKD-EPI-Formel.

▪ Ätiologie

Nierenerkrankungen, die zu einer terminalen Niereninsuffizienz führen. ▫ Tab. 1.4 listet die Daten auf (gemäß Quasi-Niere, Stand 2004).

Bei der Erstvorstellung eines Patienten mit Nierenversagen muss vorrangig ein potentiell reversibles Geschehen ausgeschlossen werden (▫ Tab. 1.5).

Tab. 1.5 Diagnoseverteilung bei Dialysebeginn

Grunderkrankung	**Anteil [in %]**
Diabetes mellitus Typ II	32
Vaskuläre Nephropathie	23
Glomerulonephritis	13
Genese unbekannt	8
Interstitielle Nephritis	8
Zystennieren	4
Systemerkrankungen	4
Verschiedene	4
Diabetes mellitus Typ I	3
Hereditär/kongenital	1

n = 6.270 Patienten

> **Der Terminus »terminale Niereninsuffizienz« ist dann gerechtfertigt, wenn die urämischen Komplikationen auf Dauer konservativ nicht mehr therapierbar sind bzw. eine temporäre Therapie keine anhaltende Verbesserung ermöglicht.**

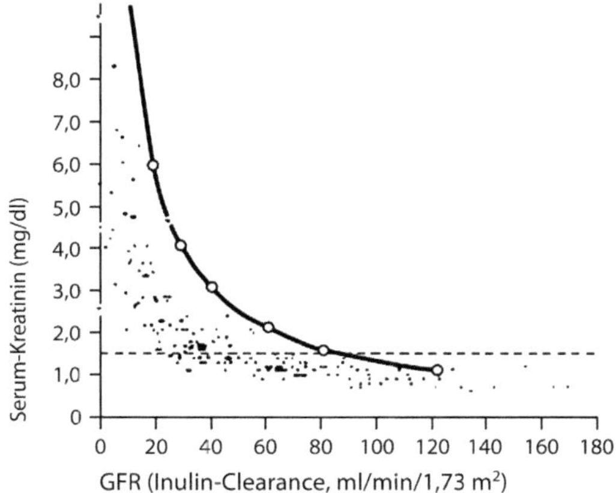

Abb. 1.5 Hyperbole Beziehung zwischen Serum-Kreatinin (mg/dl) und glomerulärer Filtrationsrate (GFR, ml/min), bestimmt anhand der Inulin-Clearance (ml/min/1,73 m^2)

Wichtige Fragen:
- Handelt es sich um ein akutes oder ein chronisches Nierenversagen oder ein akutes Nierenversagen bei einer bereits vorhandenen chronischen Niereninsuffizienz, also »acute on chronic« (▶ Abschn. 1.1)?
- Handelt es sich um eine potentiell reversible Form einer Niereninsuffizienz (z. B. Harnabflussstörung)?
- Besteht eine sofortige Therapienotwendigkeit?

Beurteilung der GFR (Abb. 1.5)

eGFR (»estimated GFR«)

Zur rechnerischen Abschätzung der GFR wurden Formeln entwickelt, wie z. B. die »Cockcroft-Gault«-, die »MDRD«-Formeln (»**M**odification of **D**iet in **R**enal **D**isease Study Group«) oder neuerdings die »CKD-EPI«-Formel.

> **Tipp**
>
> Die eGFR sollte nur bei Patienten mit stabiler Nierenfunktion zur Abschätzung der GFR eingesetzt werden.

Cockcroft-Gault Formel

Während sich die MDRD- wie auch die CKD-EPI-Formel zur Klassifizierung der Nierenerkrankungen und die Stadieneinteilung der Niereninsuffizienz durchgesetzt haben, behält auch die bereits aus dem Jahre 1976 stammende **Cockcroft-Gault-Formel** ihre Berechtigung, vor allem zur Medikamentendosierung bei Niereninsuffizienz in der täglichen Praxis. Bei Medikamenten-Zulassungsstudien auch der letzten Jahre erfolgte die Abschätzung der Nierenfunktion anhand dieser Formel. Im Unterschied zu den Werten aus MDRD- und CKD-EPI-Formel, die für eine Standardkörperoberfläche normalisiert werden und bei deutlichen Abweichungen (Adipositas, Kachexie) korrigiert werden müssen, gibt die CG-Formel (durch Berücksichtigung des Körpergewichts) die Kreatinin-Clearance direkt an.

Es ist erstaunlich, wie wertvoll die CG-Formel bis heute geblieben ist, da ihr eine relativ geringe Datenbasis von 249 Männern mit einer Kreatinin-Clearance zwischen 30 und 130 ml/min zu Grunde lag.

$$C_{cr} = \frac{(140 - \text{Alter} \times \text{Gewicht (kg)})}{72 \times \text{S-Kreatinin (mg/dl)}} \times (0.85 \text{ bei Frauen})$$

MDRD-Formel

Die MDRD-Formel wird bis dato noch als kostengünstige Variante zur Abschätzung der GFR empfohlen, wird aber sukzessive von besseren Formeln, wie z. B. der CKD-EPI-Formel abgelöst. Die MDRD-Formel wurde Ende der 1990er Jahre anhand der Daten von 1628 ambulanten Patienten mit chronischer Nierenkrankheit entwickelt. Die Definition und Klassifikation der chronischen Niereninsuffizienz nach den K/DOQI-Richtlinien basierte auf der MDRD-Clearance, wurde aber 2013 durch die neue CGA-Klassifikation der KDIGO abgelöst, die die CKD-EPI-Formel favorisiert.

Die **kurze** MDRD-Formel bezieht Albumin und Harnstoff nicht in die Berechnung mit ein, schätzt aber die GFR **vergleichbar gut** ein und ist kostengünstiger.

Lange MDRD-Formel:

$$\begin{aligned} \text{eGFR (ml/min/1,73m}^2\text{)} &= 170 \\ &\times (\text{Kreatinin i.S.}) - 0,999 \\ &\times (\text{Harnstoff i.S./2,144}) - 0,170 \\ &\times (\text{Albumin i.S./10}) - 0,318 \\ &\times (\text{Alter}) - 0,176 \times (0,761 \text{ falls weiblich}) \\ &(\times 1,21 \text{ falls schwarze Hautfarbe}) \end{aligned}$$

Kurze MDRD-Formel:

$$eGFR\ (ml/min/1{,}73m^2) = 186$$
$$\times\ (\text{Kreatinin i.S.}) - 1{,}15$$
$$\times\ (\text{Alter}) - 0{,}203 \times (0{,}742 \text{ falls weiblich})$$
$$(\times 1{,}21 \text{ falls schwarze Hautfarbe})$$

Nachteile der Abschätzung der GFR mittels MDRD-Formel

- Die Formeln sind nicht geeignet zur Bestimmung der glomerulären Filtrationsrate bei Personen mit normaler Nierenfunktion oder leichter Nierenfunktionseinschränkung (die GFR wird über 60 ml/min um ca. 10 ml/min unterschätzt).
- Es existiert keine internationale Standardisierung der Kreatinin-Messmethode.
- Die Formel soll nicht bei Kindern angewendet werden.
- Bei Werten <20 ml/min/1,73 m^2 wird die GFR überschätzt, so dass diese Werte nicht zur Dialyse-Indikation herangezogen werden sollen.
  - Die Formel ist unzureichend validiert beigroßem Übergewicht oder stark verminderter Muskelmasse,
  - Gesunden,
  - Diabetikern,
  - Patienten >70 Jahren.

In folgenden Situationen sollte die MDRD-Formel **nicht** benutzt werden (Levey 2003):

- Kinder oder hohes Alter
- Extreme Körperlänge, Übergewicht, Unterernährung, Skelettmuskelerkrankungen
- Vegetarier
- Para- bzw. Quadraplegie
- Sich schnell verändernder Nierenfunktion
- Dosisberechnung von toxischen Medikamenten

▪▪ CKD-EPI-Formel

Eine Forschergruppe des NIDDKD (National Institute of Diabetes and Digestive and Kidney Disease), die Chronic Kidney Disease Epidemiology Collaboration (CKD-EPI), hat in einem großen Kollektiv (8254 Probanden in 10 Studien) die so genannte »CKD-EPI«-Formel entwickelt und an einem weiteren Kollektiv von 3896 Teilnehmern (in 16 Studien) validiert. Die Prävalenzdaten basierten auf 16.032 Teilnehmern der NHANES-Studie.

Die CKD-EPI-Formel nutzt die gleichen Parameter wie die MDRD-Formel, schätzt die GFR jedoch in GFR-Bereichen >60 ml/min genauer ein, da unterschiedliche Kreatininbereiche berücksichtigt werden. Außerdem wird hinsichtlich des Serum-Kreatinins zwischen Frauen (</>0,7 mg/dl) und Männern (</>0,9 mg/dl) differenziert. Die CKD-EPI-Formel errechnet eine im Vergleich zur MDRD-Formel signifikant höhere mediane GFR (94,5 vs. 85,0 ml/min/1,73 m^2). In der NHANES-Population liegt die mittels CKD-EPI errechnete Prävalenz chronischer Nierenerkrankungen niedriger (11,5%) als die mittels MDRD-Formel errechnete (13,1%); nach Levey et al. 2009:

$$GFR = 141 \times \min\left(\frac{Scr}{\kappa}, 1\right)^{\alpha} \times \max\left(\frac{Scr}{\kappa}, 1\right)^{120}$$
$$\times\ 0{,}993^{\text{Alter}} \times 1.018\ [\text{bei Frauen}]$$
$$\times\ 1.159\ [\text{bei Farbigen}]$$

Scr = Serum-Kreatinin
κ = 0,7 für Frauen und 0,9 für Männer
α = –0,329 für Frauen und –0,411 für Männer
min = Minimum von Scr/κ oder 1,0
max = Maximum von Scr/κ oder 1,0
Scr in mg/dl

Die CKD-EPI-Formel schätzt die GFR besser ein als die MDRD-Formel und hat diese bereits in den neuesten KDIGO-Leitlinien ersetzt. Allerdings muss berücksichtigt werden, dass das Patientenkollektiv (wie auch bei der Erstellung der MDRD-Formel) einige ältere sowie afro-amerikanische Patienten umfasste.

▪▪ Cystatin C

Cystatin C ist ein frei filtrierter Protease-Inhibitor. Es wurde gezeigt, dass eine akut eingeschränkte Nierenfunktion durch Cystatin C bereits 24 h vor dem Anstieg des Serum-Kreatinins festgestellt werden kann. Cystatin C wird von allen kernhaltigen Zellen in einer konstanten Rate produziert und ist von Muskelmasse und Geschlecht unabhängig. Es wird nur durch wenige extrarenale Faktoren beeinflusst (► Übersicht).

Cystatin-C-Spiegelveränderungen
- Cystatin-C-Spiegel **erhöht**:
  - Hoch dosierte Glukokortikoidgabe
  - Manifeste Hyperthyreose
  - Diabetes mellitus
- Cystatin-C-Spiegel **erniedrigt**:
  - unbehandelte hypothyreote Stoffwechsellage

Tipp

Das Serum-Cystatin C ist am besten geeignet, den initialen Rückgang der Nierenfunktion und damit sowohl ein ANV als auch die frühe Einschränkung der GFR bei chronischer Niereninsuffizienz (CNI) nachzuweisen.

Eine kürzlich durchgeführte Studie (Stevens 2009) an 3418 Patienten untersuchte die Cystatin-C-beeinflussenden Faktoren und kam zu dem Ergebnis, dass es derzeit – von den Kosten einmal abgesehen – am effektivsten ist, Serum-Kreatinin und Cystatin C gleichzeitig zu bestimmen, um mögliche modifizierende Einflüsse besser zu verstehen. In dieser Studie fand man erhöhte Cystatin-C-Spiegel bei gleichzeitig erniedrigten Serum-Kreatinin-Spiegeln bei Diabetes mellitus, erhöhtem C-reaktiven Protein (CRP), Leukozytose und erniedrigtem Serum-Albumin. Cystatin C korreliert mit dem Ausmaß einer Albuminurie bei Diabetes mellitus.

Am besten eingesetzt wird das Cystatin C bei Patienten mit leichter bis moderater Niereninsuffizienz sowie Patienten mit akutem Nierenversagen, bei denen toxische Medikamente, die über die glomeruläre Filtration ausgeschieden werden, verabreicht werden müssen. Auch bei älteren Personen (>50 Jahre), Kindern, Schwangeren mit V. a. Präeklampsie, Diabetikern, Patienten mit Erkrankungen der Skelettmuskulatur und Nierentransplantatempfängern ist Cystatin C der geeignetste Marker.

Urämisches Syndrom

- Die Urämie als Endzustand einer Niereninsuffizienz ist Folge des Ausfalls der exkretorischen und endokrinen Funktionen der Nieren. Die Urämie ist ein Syndrom, das die wichtigsten Symptome der terminalen Niereninsuffizienz zusammenfasst.
- Durch Abnahme der glomerulären Filtrationsrate kommt es zur Anhäufung harnpflichtiger toxischer Stoffwechselprodukte, und die gestörte tubuläre Funktion führt zu Entgleisungen im Elektrolyt-, Wasser- und Säure-Basen-Haushalt.
- Darüber hinaus kommt es durch die verminderte Synthese von Erythropoetin und 1,25-(OH_2)-Vitamin-D_3 zur renalen Anämie bzw. renalen Osteopathie.

Die Urämie kann als endogene Vergiftung angesehen werden, die sich mit Störungen an Herz, Magen-Darm-Trakt, Gehirn und Nerven, Blutbildung und Immunsystem manifestiert. Welche Substanzen für das Bild der Urämie verantwortlich sind, ist weitgehend unklar. Dass die Symptome der Urämie durch Eiweißrestriktion oder durch Dialyse kurzfristig gebessert werden können, spricht dafür, dass dialysierbare Metaboliten des Eiweißstoffwechsels eine Rolle spielen. Der Harnstoff selbst ist bei einer bei chronischer Niereninsuffizienz auftretenden Konzentration nicht toxisch.

Azotämie ist von Urämie zu unterscheiden. Azotämie ist definiert als Erhöhung der Retentionswerte im Blut ohne klinische Zeichen der Urämie.

Wichtige Urämietoxine und pathophysiologische Größen zeigt ◘ Tab. 1.6.

Allgemeine Symptomatik

Bei leicht bis mittelgradig eingeschränkter Nierenfunktion bestehen häufig keine Symptome. Beim Fortschreiten der Nierenerkrankung treten dann Müdigkeit und Leistungsschwäche auf. Schließlich kommt es zu einer Reihe zunehmend schwerer Symptome:
- Appetitlosigkeit
- Konzentrationsschwäche
- Juckreiz
- Gastrointestinale Beschwerden wie Übelkeit und Erbrechen
- Erhöhter Blutdruck

Tab. 1.6 Urämisches Syndrom (in Klammern Angabe des Molekulargewichts in Dalton)

Urämietoxine	
»Kleine« Moleküle:	»Mittelmoleküle«:
Harnstoff (60,1)	β_2-Mikroglobulin (11818)
Kreatinin (113,1)	Parathormon (9424,7)
Guanidine (175,1)	Atrialer natriuretischer Faktor (ANF), (3080,5)
Myoinositol (180,2)	
Spurenelemente	
Hormonelle Veränderungen	
Mangel:	Überschuss:
Erythropoetin	Parathormon
1,25-$(OH)_2$-Vitamin-D_3	Prolaktin
Testosteron	Wachstumshormon (GH)
Follikelstimulierendes Hormon (FSH)	
Insulin	
Störungen im Extrazellulärraum	
Metabolische Azidose	
Hyperkaliämie	
Hyperphosphatämie	
Hypokalzämie	

- Schmutzig-braunes Hautkolorit
- Lid- und Unterschenkelödeme

Bei sehr hohen Harnstoffkonzentrationen kommt es zum Foetor uraemicus, d.h., die Patienten riechen nach Urin. Es kann außerdem zum Ausschwitzen von Harnstoffkristallen, dem sog. »urämischen Frost«, kommen.

Prinzipiell unterscheiden sich die Urämiesymptome akuter nicht von denen chronischer hochgradiger Nierenfunktionseinschränkungen. Beim akuten Nierenversagen treten allerdings eher die durch den Ausfall der exkretorischen Nierenfunktion bedingten Komplikationen in den Vordergrund, z. B.:

- Urämische Enzephalopathie
- Urämische Perikarditis
- Hypervolämie
- Hyperkaliämie

Klinische Zeichen und Symptome der Urämie

Neurologisch und muskulär:

- Müdigkeit
- Periphere Neuropathie
- Nachlassende geistige Leistungsfähigkeit
- Anorexie und Übelkeit
- Geschmacks- und Geruchsstörungen
- Krämpfe
- Restless-legs-Syndrom (RLS)
- Schlafstörungen
- Koma

Endokrinologisch und metabolisch:

- Amenorrhö
- Sexuelle Dysfunktion
- Erniedrigte Körpertemperatur
- Veränderte Aminosäurenkonzentration im Blut
- Knochenerkrankung als Folge von Phosphatretention, Hyperparathyreoidismus, Vitamindefizienz
- Verminderter Grundumsatz
- Insulinresistenz
- Erhöhter Protein-/Muskelkatabolismus

Andere:

- Serositis (Perikarditis)
- Pruritus
- Schluckauf
- Oxidativer Stress
- Anämie als Folge von EPO-Defizienz und verkürzter Erythrozyten-Überlebenszeit
- Granulozyten- und Lymphozytendysfunktion
- Thrombozytendysfunktion

Gestörte Organfunktionen

Prinzipiell beeinflusst die Urämie jedes Organ bzw. jede Organfunktion. Am häufigsten kommt es zu kardialen, gastrointestinalen, hämatologischen und neurologischen Beschwerden.

Renale Anämie

Fast alle Patienten mit fortgeschrittener Niereninsuffizienz entwickeln eine Anämie, im Wesentlichen als Folge des Erythropoetinmangels.

Allerdings tragen auch eine verkürzte Überlebenszeit der Erythrozyten im urämischen Milieu sowie gesteigerte interne (Magen-Darm-Trakt) oder externe (Hämodialyse) Blutverluste durch die abnorme urämische Blutungsneigung hierzu bei. Therapie der Wahl ist die Gabe von Erythropoetin.

Urämische Blutungsneigung

Die Urämie ist durch eine verlängerte Blutungszeit gekennzeichnet.

Die erhöhte Blutungsneigung manifestiert sich klinisch in Form von Hautblutungen, Nasenbluten oder Blutungen im Urogenital- oder Gastrointestinaltrakt. Seltener treten retroperitoneale Blutungen oder intrakranielle Hämatome auf. Ursachen sind eine gestörte Thrombozytenfunktion sowie die renale Anämie.

Urämische Perikarditis

Cave!
Die urämische Perikarditis ist eine gefürchtete Komplikation bei fortgeschrittener Niereninsuffizienz.

Der entzündliche Reizzustand des Perikards, der sich durch thorakale Schmerzen und ein charakteristisches Geräusch bei der Auskultation des Herzens äußert, kann plötzlich durch eine Einblutung in das Perikard kompliziert werden. Dies führt zu einem konservativ nicht beherrschbaren Rechtsherzversagen mit der Notfallindikation zur **Perikardpunktion**.

Urämische Enzephalopathie und Polyneuropathie

Schlaflosigkeit, Tremor, epileptische Anfälle, Schläfrigkeit bis hin zum Koma können bei fortgeschrittener Niereninsuffizienz auftreten. Darüber hinaus kann es zum Verlust der Sehnenreflexe, des Vibrationsempfindens sowie zu Störungen im vegetativen Nervensystem kommen.

Gastrointestinale Komplikationen

Gastrointestinale Beschwerden sind bei Nierenfunktionseinschränkung sehr häufig. Appetitlosigkeit, Übelkeit und Erbrechen stehen im Vordergrund.

Die Schleimhäute können von der Mundhöhle (**Stomatitis**) bis zum Enddarm (**Proktitis**) entzündlich verändert sein. Klinisch am gefährlichsten sind Blutungen aus dem oberen Gastrointestinaltrakt, die aus Schleimhauterosionen oder -ulzerationen entstehen können und durch die urämische Blutungsneigung begünstigt werden.

Management des urämischen Patienten Es gilt: Einerseits nierenersatztherapiespezifische Vorbereitung, andererseits Optimierung des klinischen Zustandes. Hierbei spielt der Ernährungszustand des Patienten eine große Rolle. Bis zu 70% aller präterminalen Patienten kommen mangelernährt an die Dialyse. Diese Komplikation ist mit einer erhöhten Sterblichkeit verbunden. Die Malnutrition ist mitunter schwer zu beurteilen und kann nicht mit einem einzelnen Parameter erfasst werden (► Kap. 13).

Nahrungszufuhr

Eine Einschätzung der Ernährungsgewohnheiten des Patienten sollte erfolgen. Der Patient sollte für 2–7 Tage ein Ernährungsprotokoll führen. Damit kann errechnet werden, wie viel Eiweiß, Fett und Kohlenhydrate er zu sich nimmt. Die Proteinzufuhr kann auch durch die Berechnung der PCR (»protein catabolic rate«) erfolgen. Es sollte jedoch beachtet werden, dass die PCR nur dann die Proteinzufuhr reflektiert, wenn der Patient sich in einer ausgeglichenen Stickstoffbilanz befindet. Der Status sollte regelmäßig reevaluiert werden.

Anthropometrie

Die Anthropometrie ist für den Kliniker eine leicht durchzuführende Abschätzung des Ernährungszustandes. Das Körperfett wird durch die Messung der Hautfaltendicke des Trizeps bestimmt. Mittels

◘ Tab. 1.7 Anthropometrische Daten von Dialysepatienten. (Aus: Wolfson 1984)

Parameter	Normal	Hämodialyse-Patienten
Relatives Körpergewicht (%)	100	93,2 ± 16,3
Hautfaltendicke Trizeps (mm)	12,0 ± 5,9	7,2 ± 3,9
Armumfang (Mitte) (cm)	31,8 ± 3,4	28,9 ± 3,6
Muskelumfang (Armmitte) (cm)	28,0 ± 0,4	26,7 ± 3,0

Anthropometrische Messergebnisse: Gesunde Menschen im Vergleich zu 30 Langzeitdialysepatienten

Messung des Armumfangs kann man die Muskelmasse abschätzen und mit Daten aus der Literatur vergleichen (◘ Tab. 1.7).

Eine inadäquate Eiweißzufuhr im Präterminalstadium führt oft zu einer Malnutrition, die Arzt und Patient irreführen kann. Die durch geringe Eiweißzufuhr fallenden Harnstoffwerte werden als Verbesserung der Nierenfunktion fehlinterpretiert.

Die Empfehlungen zur Energie- und Eiweißzufuhr finden Sie in ► Kap. 13.

1.3.2 Vorbereitung zur Nierenersatztherapie

Die Vorbereitung zur Nierenersatztherapie sollte rechtzeitig im K/DOQI-Stadium III–IV beginnen. Der Zeitpunkt für den Beginn der Nierenersatztherapie kann nicht fest vorhergesagt und oft nur abgeschätzt werden. Der Verlauf der Grunderkrankung, die Einstellungsqualität von Blutdruck und Diabetes sowie die Notwendigkeit nierenschädigender Maßnahmen (Kontrastmittel, Medikamente, Operationen) und Begleiterkrankungen sind nicht langfristig vorhersagbar. Deshalb sollte der Patient darüber aufgeklärt werden, dass eine genaue Terminplanung nicht immer möglich ist und eine Nierenersatztherapie vorzeitig erforderlich werden kann (◘ Tab. 1.8).

◘ Tab. 1.8 Checkliste Stadium V einer chronischen Niereninsuffizienz nach K/DOQI

Progression	Regelmäßige Clearance-Messungen: Progressionsrate?
Sonographische Kontrollen	Auch in diesem Stadium finden sich Obstruktionen der Harnwege
Elektrolyte	Hyperkaliämie
Säure-Basen-Haushalt	Azidose
Kardiovaskuläres Risiko senken	Rauchen einstellen
	Blutdruck und Proteinurie kontrollieren!
	β-Blocker und Aspirin
Diabetes mellitus	Strikte Blutzuckerkontrolle
Lipidstoffwechsel	Lipidsenker! Statine: Dosis anpassen
Anämiekontrolle	Ab Hb <11 g/dl Erythropoetin-Therapie beginnen
	Eisenhaushalt überprüfen
Knochenstoffwechsel	Laborparameter kontrollieren, ggf. Therapie beginnen, Phosphat senken!
Ernährung	Malnutrition verhindern, ggf. Proteinrestriktion einstellen
Aufklärung beachten	Mögliche Nierenersatztherapieformen vorstellen und dem Patienten erläutern
	Sozioökonomische Faktoren beachten
Impfungen	Hepatitis B 3–6 Monate vor Beginn der Nierenersatztherapie
Gefäßzugang	Mit dem Patienten besprechen und rechtzeitig anlegen

Zu beachten ist, dass nach den gültigen Qualitätsrichtlinien eine umfangreiche Aufklärung des Patienten im Hinblick auf die zur Verfügung stehenden Nierenersatztherapieformen erfolgen muss. Dies muss dokumentiert und vom Patienten unterschrieben werden.

▪ Impfungen

Oft wird im Terminalstadium einer Niereninsuffizienz die Primärversorgung des Patienten vom Nephrologen durchgeführt. Im Terminalstadium einer Niereninsuffizienz besteht eine reduzierte Immunantwort aufgrund der allgemeinen Suppression des Immunsystems in der Urämie (◘ Tab. 1.9).

Erforderliche Impfungen sollten deshalb rechtzeitig durchgeführt werden (► Kap. 7).

▪▪ Hepatitis B

Ein Patient mit terminaler Niereninsuffizienz sollte bereits vor Eintritt der Dialysepflichtigkeit gegen Hepatitis B geimpft werden. Schon ab einem Serum-Kreatinin von 2 mg/dl ist die Immunantwort deutlich reduziert. Der optimale Zeitraum für die Impfung liegt daher ca. 3–6 Monate vor Beginn der Nierenersatztherapie. Es sollte nicht früher mit der Impfung begonnen werden, da sonst häufige Nachimpfungen erforderlich sind. Eine passive Immunisierung kann bei einem Dialysepatienten postexpositionell wie beim Gesunden durch die Gabe von Hepatitis-B-Immunglobulinen erfolgen.

Verbesserung der Antikörperproduktion bei Hepatitis-B-Impfung durch:

- Dosisverdopplung
- Verabreichung in den M. deltoideus
- Zusatzdosen verabreichen (z. B. Engerix 40 µg i.m. bei 0, 1, 2 und 6 Monaten)
- Impfung beginnen, wenn eine chronisch progrediente Nierenerkrankung im Terminalstadium diagnostiziert wird (3–6 Monate vor Beginn der Nierenersatztherapie)
- HBs-Ag nicht in den ersten 3 Wochen nach Impfung bestimmen
- HBs-Ag ≤10 I.E./l erfordert 3 weitere Impfungen

◘ Tab. 1.9 Impfungen bei Dialysepatienten

Impfung	Indikation
Diphtherie	Indiziert, alle 10 Jahre
Tetanus	Indiziert, alle 10 Jahre
Polio	Indiziert (nicht oral!), keine routinemäßige Auffrischung
Typhus	Bei Expositionsrisiko, nicht oral!
Influenza	Indiziert, jährlich September bis Oktober
Pneumokokken	Bei Risikopatienten empfohlen, aber kein überzeugender Wirkungsnachweis hinsichtlich der Verringerung von Erkrankungen an Pneumoniea
Hepatitis A	Bei Expositionsrisiko
Hepatitis B	Indiziert, doppelte Dosis (s. Schema)
FSME	Bei Expositionsrisiko
Tollwut	Bei vitaler Indikation

[a] In einer Beobachtungsstudie bei 47.365 über 65-jährigen Nicht-Nierenkranken über 3 Jahre senkte die Pneumokokken-Impfung nicht das Risiko, an Pneumonie zu erkranken (Jackson 2003). Auch in einer systematischen Übersicht fanden sich keine Beweise für eine Senkung des Risikos, an Pneumonie zu erkranken (Dear 2003).

▪ Wahl des Verfahrens

Alle Nierenersatztherapieverfahren müssen dem Patienten ausführlich vorgestellt und erläutert werden. Gleiches gilt für den Beginn der Nierenersatztherapie: Es ist u. a. zu dokumentieren, aufgrund welcher Indikation der Patient eine Nierenersatztherapie beginnen muss. Die Nierentransplantation ist bezüglich der Effizienz die Therapie der Wahl. Sie verbessert die Lebensqualität, reduziert die Mortalität und bietet in der Regel eine maschinell nicht zu erreichende Qualität der Nierenersatzfunktion. Es gibt für eine Nierentransplantation ebenso absolute wie auch relative Kontraindikationen. Außerdem entscheiden sich manche Patienten trotz ausführlicher Information aus z. B. ethischen oder religiösen Gründen gegen eine Transplantation.

Die Entscheidung zwischen Hämodialyse (HD) und Peritonealdialyse (PD) wird neben dem Patientenwunsch von Begleit- und Vorerkrankungen, der häuslichen Situation des Patienten und schließlich auch der lokalen Verfügbarkeit beeinflusst.

Aus einem psychologischen Blickwinkel heraus verlangt die HD von einem Patienten eine eher passive Haltung. Die festgelegte wöchentliche Behandlungszeit kommt dem Bedürfnis vieler Patienten nach einem strukturierten Zeitplan entgegen. Die PD hingegen erfordert einen aktiv in die Behandlung involvierten Patienten. Nach der initialen Schulung muss er imstande sein, nicht nur den hygienischen Anforderungen bei der Durchführung eines Beutelwechsels gerecht zu werden, sondern auch Behandlungsprobleme selbstständig und frühzeitig zu erkennen.

Tipp

Dokumentieren Sie alle Aufklärungsgespräche mit dem Patienten ausführlich!

Gelegentlich muss auch erwogen werden, keine Nierenersatztherapie durchzuführen. Maligne oder andere präfinale Erkrankungen sowie der Wunsch des Patienten sind Gründe, von einer Nierenersatztherapie abzusehen. Hier sind ausführliche Aufklärungsgespräche gefordert, die keinen Raum für Missverständnisse lassen und die – nach den neuesten Qualitätsrichtlinien – ausführlich dokumentiert werden müssen (► Kap. 14).

Vorbereitung zur Hämodialyse Bei der Vorbereitung zur HD steht die Anlage eines Gefäßzugangs mit ausreichendem Blutfluss im Vordergrund. Dieser sollte vorzugsweise mit Hilfe körpereigenen Gewebes (Vene) an der nichtdominanten oberen Extremität angelegt werden (Rechtshänder links und umgekehrt). Man unterscheidet primäre, arteriovenöse Fisteln, synthetische arteriovenöse Gefäßprothesen und Dauerkatheter. Letztere sind in große Venen (V. jugularis interna, V. femoralis) eingelegte, groß- und doppellumige Katheter mit z. T. subkutaner Verlaufsstrecke (► Kap. 3).

1960 wurde der erste für eine HD geeignete Shunt entwickelt, der sog. Quinton-Scribner-Shunt. Dabei handelt es sich um ein extern angelegtes künstliches Gefäß aus Teflon-Silastic-Material. 1966 entwickelten Brescia und Cimino die sog. **Cimino-Fistel**. Für solche primären, arteriovenösen Fisteln sind die Armrückenvenen und die A. radialis die hauptsächlich benutzten Gefäße der oberen Extremität. Die Vene wird mit End-zu-Seit-Anastomose (Venenende auf Arterienseite) angeschlossen. Diese Operation wird heute häufig als **Cimino-Brescia-Shunt** bezeichnet, obwohl die Originalmethode nach Cimino und Brescia in einer Seit-zu-Seit-Anastomose bestand. Nach der operativen Anlage der Fistel folgt der sog. »Reifungsprozess«. Dieser dauert etwa 3–6 Wochen.

Bereits in einem frühen Stadium der Niereninsuffizienz sollten die Unterarmvenen bei Blutabnahmen oder Dauerkanülen ausgespart werden, um unnötige Narbenbildungen in der Gefäßwand zu vermeiden. Da die Blutabnahme an der Hand schwieriger ist und vom Patienten oft abgelehnt wird, ist es besonders wichtig, das Praxispersonal wiederholt darauf hinzuweisen, die Unterarme und Ellbeugen auszusparen.

Im Präterminalstadium darf keine Blutabnahme an potentiellen Shuntgefäßen durchgeführt werden!

Bei schlechten Gefäßverhältnissen kann mit einer z. B. aus Polytetrafluoroethylen (PTFE) bestehenden Gefäßprothese ein rasch einsetzbarer Gefäßzugang geschaffen werden. Nach der Operation kommt es zu einem Entzündungsprozess rund um die Gefäßprothese. Dieser hat nach seinem Abheilen eine stabilisierende Wirkung auf die Prothese. Die langfristige Komplikationsrate ist bei Prothesen deutlich höher.

Der Einsatz großlumiger Gefäßkatheter dient häufig zur Überbrückung des Zeitraumes bis zur Ausreifung des arteriovenösen Dialysezugangs. Leider ist ein solcher Katheter manchmal auch die letzte Möglichkeit eines Dialysezugangs, wenn alle Gefäßoptionen für Fisteln erschöpft sind. Neben der hohen Infektionsgefahr ist der deutlich geringere Blutfluss ein großer Nachteil.

Vorbereitung zur Peritonealdialyse (► Kap. 8) Vor Implantation eines Katheters müssen Bauchwand- und Leistenhernien ausgeschlossen bzw. operativ saniert werden. Ein derzeit häufig eingesetzter Kathetertyp ist der gerade Tenckhoff-Katheter, der mit seiner Spitze im Douglas-Raum liegt. Ein Peritonealkatheter kann theoretisch unmittelbar nach Implantation benutzt werden.

Vorbereitungen zur Nierentransplantation Die Vorbereitungen für eine Nierentransplantation können bereits mit der Vorbereitung zur Dialyse durchgeführt werden. Bei einer Lebendspende kann die

Transplantation im Unterschied zur Leichennierentransplantation bereits vor Einsetzen der Dialysepflichtigkeit vorgenommen werden (► Kap. 12).

1.3.3 Indikationen zur Einleitung der Nierenersatztherapie bei chronischer Niereninsuffizienz

▪ Früher Dialysebeginn und Patientenüberleben

Die Datenlage bezüglich der Auswirkungen eines frühen Dialysebeginns auf das Überleben der behandelten Patienten ist immer noch widersprüchlich. Eine Studie zu Beginn der 1980er Jahre (Bonomini et al. 1985) verglich Patienten mit frühem Dialysebeginn (Kreatinin-Clearance >10 ml/min) mit Spätstartern (Kreatinin-Clearance <4 ml/min). Sie fand heraus, dass Erstere eine höhere 12-Jahres-Überlebensrate hatten (85% vs. 51%). Auch fand man eine geringere Hospitalisationsrate (5 vs. 11 Tage/Jahr) und eine höhere Rate an Vollzeitbeschäftigung (75% vs. 79%).

Andere Studien konnten diesen signifikanten Überlebensvorteil durch frühen Dialysebeginn jedoch nicht bestätigen. Allerdings konnte eine Studie (Stel 2009) nachweisen, dass ein 10%iger Anstieg der GFR bei Patienten mit höherer eGFR (≥10,5 ml/min) zu Dialysebeginn mit einer um 22% erhöhten Mortalitätsrate einherging. Stel (2009) fand in einer Untersuchung (eine »registry observational study«) eine signifikante Korrelation zwischen eGFR, dem Zeitpunkt des Dialysebeginns und der daraus resultierenden Mortalitätsrate. Patienten, die mit einer eGFR <8 ml/min/1,73 m^2 die Dialyse begannen, hatten eine jährliche Mortalitätsrate von 17,9% verglichen zu 25,9% zu Dialysebeginn bei einer eGFR >10,5 ml/min/1,73 m^2. Als Kritikpunkt wurde angebracht, dass die hohe eGFR möglicherweise eher eine niedrige Kreatinin-Generationsrate dokumentiert, als die adäquate Nierenfunktion wiederzugeben. Nur relativ fitte Patienten mit gut erhaltener Muskelmasse sind fähig, genügend Kreatinin zu produzieren, um ein hohes Serum-Kreatinin bei niedriger GFR zu produzieren. Eine andere Studie fand, dass bei Bestimmung der GFR mittels eGFR und gemessener GRF (endogenen Kreatinin-Clearance durch Urinsammlung) nur die berechnete GFR (eGFR) mit der Mortalität assoziiert war.

Neuere randomisiert kontrollierte Studien, wie die IDEAL-Studie (»Initiation of Dialysis Early or Late«) bestätigen die Befunde eines fehlenden signifikanten Überlebensvorteil durch einen frühen Dialysebeginn.

Eine Meta-Analyse aus dem Jahr 2012 von 15 Kohortenstudien bestätigte, dass eine höhere GFR zum Dialysebeginn unabhängig vom Ernährungsstatus mit einer höheren Mortalität einherging (HR, 1.05; 95% CI, 1.02–1.08; P<0.001 bei Hämodialyse, nicht signifikant bei Peritonealdialyse HR, 1.04; 95% CI, 0.99–1.08, P=0.1; residual I(2)=98%). Allerdings ist die Aussagekraft der Daten aufgrund der unterschiedlichen GFR-Bestimmungsmethoden eingeschränkt.

Die Empfehlungen der "European renal best practice-Guidelines" (EBPG) zum Dialysebeginn aus dem Jahre 2002 sind kürzlich aktualisiert aber nicht grundsätzlich geändert worden. Das ERBP advisory board (Tattersall 2011) veröffentlichte aktualisierte Empfehlungen zur Dialyseeinleitung. Der richtige Zeitpunkt der Dialyseeinleitung ist weniger an der GFR festzumachen als an der klinischen Symptomatik und am individuellen Risiko des Patienten.

Empfehlungen zur Dialyseeinleitung (ERBP-Empfehlungen 2011):

1. Patienten mit fortgeschrittener chronischer Niereninsuffizienz sollen für Dialyse, Nierentransplantation oder eine konservative Behandlung vorbereitet werden, bevor die chronische Niereninsuffizienz symptomatisch wird. Für Patienten, bei denen zu erwarten ist, dass sie eine Dialyse benötigen, schließt dies die Vorbereitung eines geeigneten Gefäßzugangs ein. Dieser Prozess beinhaltet auch eine sorgfältige Beobachtung von Zeichen und Symptomen der Urämie und sollte im Idealfall bei einer glomerulären Filtrationsrate (GFR) über 15 ml/min/1,73 m^3 begonnen werden. Für Patienten mit fortgeschrittener chronischer Niereninsuffizienz wird die Überwachung in einer dafür spezialisierten Klinik empfohlen (1 C, strenge Empfehlung, basierend auf Evidenz geringer Güte).

Tab. 1.10 US-amerikanische und europäische Richtlinien für den Dialysebeginn bei chronischer Niereninsuffizienz (NFK DOQI Guideline 2006, European Best Practice Guideline 2005)

Richtlinie	Empfehlung
K/DOQI	Beginn einer Nierenersatztherapie, wenn der wöchentliche renale Kt/V_{HST} <2,0 fällt (entspricht einer GFR von ca. 10,5 ml/min)
	Ausnahmen:
	Stabiles oder erhöhtes ödemfreies Gewicht
	Normale nPNA ≥0,8 g/kg/Tag
	Vollkommen fehlende urämische Symptome
European Best Practice Guidelines (EBPG)	Die Dialyse sollte begonnen werden, wenn die GFR <15 ml/min ist und eines oder mehrere der folgenden Symptome vorliegen:
	Symptome oder Zeichen der Urämie
	Unkontrollierbarer Bewässerungszustand oder Blutdruck
	Fortgeschrittene Malnutrition
	In jedem Fall Beginn der Dialyse bevor die GFR auf 6 ml/min gefallen ist, sogar wenn die Versorgung in der Prädialysephase optimal war und keine Symptome vorliegen
	Hochrisikopatienten, z. B. mit Diabetes mellitus, profitieren von einem früheren Beginn
	Um sicherzustellen, dass die Dialyse vor einem Abfall der GFR auf 6 ml/min begonnen wird, sollte als Startziel 8–10 ml/min angestrebt werden

2. Für Patienten mit einer GFR unter 15 ml/min/1,73 m^3 sollte eine Dialyse in Erwägung gezogen werden, falls eine oder mehrere der folgenden Situationen auftreten:
   - Symptome oder Zeichen der Urämie
   - Fehlende Kontrolle von Hydratationsstatus bzw. Blutdruck
   - Progrediente Verschlechterung des Ernährungsstatus
   - Es sollte beachtet werden, dass die Mehrheit der Patienten bei einer GFR im Bereich von 9–6 ml/min/1,73 m^3 symptomatisch wird und eine Dialyse begonnen werden muss (1 A, strenge Empfehlung, basierend auf Evidenz hoher Güte).
3. Patienten mit einem hohen Risiko, z. B. Diabetiker, deren Nierenfunktion einen schnelleren Rückgang der eGFR als 4 ml/min/Jahr aufweist, benötigen eine besonders engmaschige Überwachung. Falls eine solche enge Überwachung nicht möglich ist, ist ein geplanter Beginn der Dialyse bei noch asymptomatischem Zustand zu bevorzugen. Dies gilt auch für Patienten deren urämische Symptome schwer zu erkennen sind (1 C, strenge Empfehlung, basierend auf Evidenz geringer Güte).
4. Asymptomatische Patienten mit fortgeschrittener chronischer Niereninsuffizienz können von einer Verzögerung des Dialysebeginns profitieren. Dadurch wird die Vorbereitung, Planung und Einrichtung eines dauerhaften Zugangs ermöglicht und es kann auf die Anlage eines vorrübergehenden Zugangs verzichtet werden (2 C, schwache Empfehlung, basierend auf Evidenz geringer Güte).

Relative Indikationen

Bei einem elektiven Dialysebeginn ist die chronische Nierenerkrankung bereits länger bekannt. Es gehört zu einer guten Patientenführung, rechtzeitig über die anstehende Notwendigkeit der Nierenersatztherapie aufzuklären. Der späteste Zeitpunkt für den Beginn der Nierenersatztherapie ist nur selten der Beste (Tab. 1.10).

Klinische Parameter

Für eine Beurteilung ist der Ernährungszustand des Patienten besonders hilfreich. Eine Hypalbuminämie als Zeichen des Katabolismus oder auch niedriges Plasmakreatinin als Zeichen abnehmender Muskelmasse bei Dialysebeginn ist mit einer höheren Mortalität assoziiert. Studien haben gezeigt, dass bei Patienten, die vor Beginn der Nierenersatztherapie ein niedriges Serum-Albumin (<2,5 g/dl) hatten, die 5-Jahres-Mortalität ähnlich hoch lag wie bei mancher maligner Erkrankung.

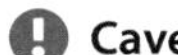

Cave!
Zu später Beginn der Nierenersatztherapie bedeutet hohe Mortalität in den Folgejahren!

Erreicht der Stoffwechsel des Niereninsuffizienten ein kataboles Stadium, so steigt das Kreatinin nicht mehr an, bzw. geht bei Verlust von Muskelmasse zurück, obwohl sich die Nierenfunktion weiter verschlechtert. Hier besteht die Gefahr, dass der **sinkende Kreatininwert** als Zeichen einer Besserung der Nierenfunktion **fehlinterpretiert** wird. Zudem sinken parallel die Harnstoffwerte durch die schlechtere Ernährung, was beim Patienten zusätzliche Verwirrung schafft. Hier wird oft eine »Wertekosmetik« unterhalten, die dem Patienten schadet, weil der Beginn der Nierenersatztherapie immer weiter hinausgeschoben wird. Zur Verbesserung der Langzeitprognose sollten Zeichen der gerade noch grenzwertigen Kompensation als Indikation zur Nierenersatztherapie akzeptiert werden. Hierzu zählen neben den geringeren Ausprägungen der absoluten Indikationen auch folgende nicht vital bedrohliche Symptome und Befunde:

- Gewichtsverlust
- Inappetenz vor allem gegenüber Fleisch
- Anhaltende Übelkeit und Erbrechen
- Allgemeine Schwäche und Leistungsmangel
- Schwere EPO-resistente Anämie
- Therapierefraktärer Pruritus
- Zunehmende neurologische Symptome, wie z. B. Muskelfibrillationen

Laborchemische Parameter

Eine Kreatinin-Clearance von 15 ml/min entspricht einer Harnstoff-Clearance von ca. 7–8 ml/min und einer GFR von 10 ml/min. Die Kreatinin-Clearance ist bei fortgeschrittener Niereninsuffizienz durch kompensatorische Erhöhung der tubulären Sekretion von Kreatinin falsch hoch. Unter 15 ml/min sollte deswegen das arithmetische Mittel von Kreatinin- und Harnstoff-Clearance zur Beurteilung der Restfunktion verwendet werden.

Schließlich können die im Rahmen der angestrebten Definierung von Dialysequalität entwickelten Parameter zur Quantifizierung der Dialysedosis (Kt/V und PCR) auch in der präterminalen Phase über die Bestimmung von Nierenrestfunktion und Ernährungsstatus zur Abschätzung des adäquaten Zeitpunktes für einen Dialysebeginn herangezogen werden. Ein nach den K/DOQI-Kriterien entwickeltes integriertes Konzept macht die Dialysepflichtigkeit am Ernährungsstatus, den Urämiesymptomen und am **renalen Wochen-Kt/VHST** fest, der unter 2 mit Dialysepflichtigkeit gleichzusetzen ist. Damit wäre die wöchentliche Harnstoff-Clearance-Leistung der Niere, die analog für die Dialysebehandlung ebenso gefordert wird, unterschritten.

Die Abschätzung des Harnstoffverteilungsvolumens ist mit 58% recht ungenau und sollte besser z. B. nach der Watson-Formel berechnet werden.

Die aus der Stickstoffausscheidung berechnete Eiweißzufuhr (PNA) kann auch zur Beurteilung des Ernährungszustandes herangezogen werden.

Wichtige relative Indikationen zur Einleitung einer Dialysetherapie

- Auftreten von Malnutritionszeichen: Serum-Albumin-Konzentration <4 g/dl, spontane Eiweißzufuhr <0,8 g/kgKG/Tag als Zeichen der Inappetenz, Präalbumin <30 mg/dl, Gesamtcholesterol <150 mg/dl, Transferrin <200 mg/dl
- Plasmakreatinin >10 mg/dl, Harnstoff >150–180 mg/dl
- GFR, d.h. arithmetisches Mittel von Kreatinin- und Harnstoff-Clearance <10 ml/min besonders bei älteren Patienten und Diabetikern

1

Absolute Indikationen

Absolute Indikationen zur Einleitung der Nierenersatztherapie

- Urämische Perikarditis
- Therapierefraktäre Hypertonie
- Hypervolämie mit Lungenödem und/oder peripheren Ödemen, die mit Diuretika nicht mehr zu behandeln sind
- Hyperkaliämie
- Metabolische Azidose
- Progrediente, urämische, zentrale (Enzephalopathie) oder periphere Neuropathie mit Verwirrung, Myoklonien, Asterixis (Flattertremor), Krampfanfällen
- Urämisch bedingte, hämorrhagische Diathese
- Urämisch bedingte Übelkeit und Erbrechen
- Plasmakreatinin-Konzentrationen deutlich >10 mg/dl, Plasmaharnstoffkonzentrationen >200 mg/dl, endogene Kreatinin-Clearance deutlich <10 ml/min/1,73 m^2 KO

Für eine relative Indikation ist zu bedenken, dass ein Harnstoffanstieg von 50 mg/dl auf über 200 mg/dl in einer kurzen Zeitspanne (ANV) wesentlich gefährlicher ist, als ein langsamer Anstieg über Wochen, Monate oder gar Jahre.

Im angelsächsischen Sprachraum wird statt Harnstoff (urea) Harnstoffstickstoff (BUN) verwendet (Umrechnung: Harnstoff = Harnstoffstickstoff × 2,14).

Kontraindikationen und Behandlungsende

Spezielle Symptom- oder Befundkonstellationen bzw. Begleiterkrankungen mit infauster Prognose können eine Kontraindikation zur Nierenersatztherapie darstellen – auch wenn diese absolut indiziert ist. Vor der Entscheidung, auf eine Nierenersatztherapie zu verzichten, müssen viele Faktoren berücksichtigt werden.

Falls ein Patiententestament vorliegt und der Betroffene nicht kommunizieren kann, sollte prinzipiell dem Willen des Patienten entsprochen werden. Liegt keine Willensäußerung vor, so sollte nach dem mutmaßlichen Willen entschieden werden. Dabei ist es wichtig, die nahestehenden Angehörigen über die medizinische Lage verständlich zu informieren, damit anstehende Entscheidungen von ihnen mitgetragen werden können. Es kommt selten auch einmal vor, dass der Patient schriftlich um Maximaltherapie gebeten hat, die Sachlage jedoch aussichtslos ist und die Angehörigen mit einer zurückhaltenden Therapie einverstanden sind.

Tipp

Dokumentieren Sie alle Gespräche und Entscheidungen sorgfältig unter Zeugen!

Als **Kontraindikation** für eine Dialysetherapie werden folgende Gründe betrachtet:

- Irreversible schwere Demenz
- Irreversibles Koma, apallisches Syndrom
- Terminale Lungen-, Herz- oder Leberinsuffizienz bei vollständiger Pflegebedürftigkeit und Bettlägerigkeit
- Schwere geistige Störungen mit deutlicher Beeinträchtigung der Kommunikationsfähigkeit, welche die Durchführung einer Dialyse ohne Sedierung unmöglich machen
- Schwere, therapierefraktäre Schmerzen, bei welchen die Dialyse die Lebensspanne nur unwesentlich verlängern würde, ohne die Schmerzen beeinflussen zu können. Der Patient sollte wenn möglich in einen Zustand versetzt werden, in dem er die Entscheidung selbst mittragen kann
- Schweres Multiorganversagen, bei welchem nach mehreren Tagen keinerlei Therapieerfolg abzusehen ist

Die Beendigung der Dialysebehandlung bei einem chronischen Dialysepatienten gehört zu den häufigsten Todesursachen von Dialysepatienten in Deutschland, Kanada und den USA. Es folgen kardiovaskuläre Erkrankungen, schwere Infektionen und maligne Erkrankungen.

Neben dem Patientenwunsch können folgende Faktoren dazu führen, dass eine chronische Dialysebehandlung beendet werden muss:

- Medizinische Komplikationen wie terminale Herzinsuffizienz mit Hypotonie, Infektionen, Endstadium von Tumorerkrankungen

- Nicht behandelbare Schmerzen
- Wesentliche Verschlechterung der Lebensqualität durch z. B. diabetische Folgeerkrankungen wie Makroangiopathie (pAVK, Mesenterialischämie), therapierefraktäre schwere autonome Neuropathie des Magen-Darm-Traktes, schwere periphere Neuropathie oder rezidivierend nötige Operationen z. B. der Dialysefistel bzw. des Katheters
- Fehlen jeglicher Gefäßanschlussmöglichkeit (Zugang) bei gleichzeitigen Kontraindikationen zur Peritonealdialyse (PD) oder »High-urgency«-Nierentransplantation

Die Entscheidung für ein Behandlungsende sollte nach bestmöglicher Einschätzung des Patientenwunsches, Ausnutzung sämtlicher zur Verbesserung der Situation beitragender Optionen und unter Miteinbeziehung des Behandlungsteams und der Angehörigen getroffen werden. Wichtig ist auch, den Patienten und seine Familie nach Abbruch der Behandlung nicht ohne psychologische Stütze zurückzulassen. Nach Aussetzen der Dialysebehandlungen ist mit 1–2 Wochen Überlebenszeit, z. T. aber auch erheblich länger, zu rechnen. In dieser Zeit sollte – mit Ausnahme der Flüssigkeitszufuhr – eine Wunschkost verabreicht und auf eine ausreichende Schmerztherapie geachtet werden. Die Flüssigkeitsrestriktion ist wichtig, um einen Tod im Lungenödem zu vermeiden.

Der Zeitpunkt des Behandlungsendes sowie dahin führende Entscheidungen müssen immer sorgfältig dokumentiert werden!

1.4 Internet-Links

- ► **http://www.akinet.org/**
  Acute Kidney Injury Network
- ► **http://www.adqi.net/**
  Acute Dialysis Quality Initiative, Fakten und Hintergründe
- ► **http://www.bdem.de**
  Bundesverband Deutscher Ernährungsmediziner e.V. (Weiterbildung zum Ernährungsmediziner)
- ► **http://cms.bundesverband-niere.de**
  Bundesverband Niere e.V., Selbsthilfe
- ► **http://www.ccm.upmc.edu/adqi/**
  Wichtige Dokumente (PDF) der ADQI
- ► **http://www.kdigo.org/clinical_practice_guidelines/pdf/KDIGO AKI Guideline.pdf**
  KDIGO Clinical Practice Guideline for Acute Kidney Injury
- ► **http://www.labor-limbach.de**
  Aktuelle Laborinformationen
- ► **http://www.dialyse-online.de**
  Portal mit Informationen zu Dialyse, Nierentransplantation, Pflege von Dialysepatienten und Niereninsuffizienz
- ► **http://www.hdcn.com**
  Hypertension, Dialysis & Clinical Nephrology, kostenpflichtig, z. T. freier Content, Online-Vorträge, Audiofiles, RSS-Feed
- ► **http://www.kidney.org/professionals/kdoqi/index.cfm**
  National Kidney Foundation (NKF), K/DOQI-Richtlinien mit GFR-Calculator
- ► **http://www.kidney.org**
  National Kidney Foundation
- ► **http://www.meineniere.de**
  Nephrologische Internetpräsenz der Firma Roche
- ► **http://nephron.com**
  Nephron Information Center
- ► **http://www.proniere.de**
  Internet-Seite von Ortho-Biotech
- ► **http://www.rki.de**
  Robert-Koch-Institut, Empfehlungen der Ständigen Impfkommission (STIKO)
- ► **http://www.uptodate.com**
  Die ausführlichste evidenzbasierte klinisch-wissenschaftliche Informationsquelle für Nephrologen weltweit (kostenpflichtig)

Literatur

Alge JL et al. (2013), Urinary angiotensinogen and risk of severe AKI. Clin J Am Soc Nephrol.;8(2):184

Alpern RJ, Sakhaee K (1997) The clinical spectrum of chronic metabolic acidosis: homeostatic mechanisms produce significant morbidity. Am J Kidney Dis 29:291–302

American Diabetes Association (2002) Evidence-based nutrition principles and recommendations for the treatment and prevention of diabetes and related complications. Position statement. Diabetes Care 25(1): 202–212

Appendix D (2004) Methodology of the revised European Best Practice Guidelines for the Management of Anaemia in Patients with Chronic Renal Failure, Nephrol. Dial. Transplant. 19: ii44–ii47

Bagshaw SM, Uchino S et al. (2009) Beginning and ending supportive therapy for the kidney (BEST Kidney) investigators. A comparison of observed versus estimated baseline creatinine for determination of RIFLE class in patients with acute kidney injury. Nephrol Dial Transplant.;24(9): 2739–2744. Epub 2009 Apr 6

Bellomo R et al. (2004) Acute renal failure – definition, outcome measures, animal models, fluid therapy and information technology needs: the Second International Consensus Conference of the Acute Dialysis Quality Initiative (ADQI) Group, Critical Care; 8: 204–212

Bienholz A et al. (2013) Akutes Nierenversagen Update Dtsch med Wochenschr; 138(23): 1229–1232

Bonomini V, Feletti C, Scolari MP, Stefoni S (1985) Benefits of early initiation of dialysis. Kidney Int Suppl, 17:S57

Bonventre JV Diagnosis of acute kidney injury (2007): from classic parameters to new biomarkers. Contrib Nephrol.;156:213.

Bouman CS, Oudemans-Van Straaten HM et al. (2002) Effects of early high-volume continuous venovenous hemofiltration on survival and recovery of renal function in intensive care patients with acute renal failure: a prospective, randomized trial. Crit Care Med Oct;30(10):2205–2211

Brater CK (1996) Manual of Drug Use in Clinical Medicine, 7th ed, Improved Therapeutics, Indianapolis

Canaud B, Bragg-Gresham JL, Marshall MR, Desmeules S, Gillespie BW, Depner T, Klassen P, Port FK (2006) Mortality risk for patients receiving hemodiafiltration versus hemodialysis: European results from the DOPPS. Kidney Int 69(11):2087–2093

Cochran ST, Wong WS, Roe DJ (1983) Predicting angiography-induced acute renal function impairment: clinical risk model. AJR Am J Roentgenol.141(5):1027–1033

Cooper BA et al. (2004) The Initiating Dialysis Early and Late (IDEAL) study: study rationale and design, Perit Dial Int, 24(2):176–181

Cooper BA (2010) et al. A randomized, controlled trial of early versus late initiation of dialysis. IDEAL Study, N Engl J Med.;363(7):609.

Daugirdas JT, Ing TS (eds) (2007) Handbook of dialysis 4th ed. Little, Brown, Boston

Dear K et al. (2003) Vaccines for preventing pneumococcal infection in adults. Cochrane Database Syst Rev CD000422

Demirkilic U, Kuralay E et al. (2004) Timing of replacement therapy for acute renal failure after cardiac surgery J Card Surg. Jan–Feb;19(1):17–20

Elahi MM, Lim MY et al. (2004) Early hemofiltration improves survival in post-cardiotomy patients with acute renal failure Eur J Cardiothorac Surg. Nov;26(5):1027–1031

Endre ZH et al. (2011) Improved performance of urinary biomarkers of acute kidney injury in the critically ill by stratification for injury duration and baseline renal function, Kidney Int. 79(10):1119-30. Epub 2011 Feb 09.

Felten H, Kuhlmann MK, Kühn K (1999) Adäquate Dialysebehandlung bei Hämodialyse- und Peritonealdialyse-Patienten. Internist 40:22–36

Friedman EA (1994) The best and worst times for dialytic therapy are now [editorial] ASAIO J 40(2):107–108

Gansevoort RT, Sluiter WJ, Hemmelder MH, de Zeeuw D, de Jong PE (1995) Antiproteinuric effect of blood-pressure-lowering agents: a meta-analysis of comparative trials. Nephrol Dial

Gillum DM, Dixon BS, Yanover MJ et al. (1986) The role of intensive dialysis in acute renal failure. Clin Nephrol 25(5):249–255

Hakim RM, Lazarus JM (1995) Initiation of dialysis [editorial] J Am Soc Nephrol 6(5):1319–1328

Held PJ, Port FK, Wolfe RA, Stannard DC, Carroll CE, Daugirdas JT, Bloembergen WE, Greer JW, Hakim RM (1996) The dose of hemodialysis and patient mortality. Kidney Int 50(2):550–556

Herget-Rosenthal S, Bökenkamp A, Hofmann W (2007) How to estimate GFR-serum creatinine, serum cystatin C or equations? Clin Biochem. 40(3–4):153–161

Himmelfarb J, Joannidis M, Molitoris B et al. (2008) Evaluation and initial management of acute kidney injury. Clin J Am Soc Nephrol. 3(4):962–967

Ikizler TA, Greene JH, Wingard RL, Parker RA, Hakim RM (1995) Spontaneous dietary protein intake during progression of chronic renal failure. J Am Soc Nephrol Nov;6(5):1386–1391

Jackson LA et al. (2003) Effectiveness of pneumococcal polysaccharide vaccine in older adults. N Engl J Med 348, 1747–1755

Kashani K, et al. (2013) Discovery and validation of cell cycle arrest biomarkers in human acute kidney injury. Crit Care. Feb 6;17(1):R25. [Epub ahead of print]

Kasiske BL, Lakatua JD, Ma JZ, Louis TA (1998) A meta-analysis of the effects of dietary protein restriction on the rate of decline in renal function [see comments]. Am J Kidney Dis 31: 954–961

KDIGO clinical practice guidelines for acute kidney injury (2012), Kidney Int Suppl; 2.

KDIGO 2012 Clinical Practice Guideline for the Evaluation and Management of Chronic Kidney Disease. Kidney Int Suppl (2013); 3:5.

Kellerman PS (1994) Perioperative care of the renal patient. Arch Intern Med 154(15):1674–1688

King AJ, Levey AS (1993) Dietary protein and renal function [editorial]. J Am Soc Nephrol 3:1723–1737

Klahr S, Levey AS, Beck GJ, Caggiula AW, Hunsicker L, Kusek JW, Striker G (1994) The effects of dietary protein restriction and blood-pressure control on the progression of chronic renal disease. Modification of Diet in Renal Disease Study Group [see comments]. N Engl J Med 330: 877–884

Kleophas W (2012) Wann ist der richtige Zeitpunkt, eine Nierenersatztherapie zu beginnen? Der Nephrologe 2: 96–103

Korevaar JC, Jansen MA, Dekker FW, Jager KJ, Boeschoten EW, Krediet RT, Bossuyt PM (2001) When to initiate dialysis: effect of proposed US guidelines on survival. Lancet, 358(9287):1046–1050

Levey A et al. (2005) Definition and classification of chronic kidney disease, a position statement from Kidney Disease, Improving Global Outcomes (KDIGO). Kidney Int 67. 2089

Levey A et al. for the CKD-EPI (Chronic Kidney Disease Epidemiology Collaboration) (2009) A new equation to estimate glomerular filtration rate, Ann Intern Med., 150:604–612

Lowrie EG, Lew NL (1990) Death risk in hemodialysis patients: the predictive value of commonly measured variables and an evaluation of death rate differences between facilities. Am J Kidney Dis;15(5):458–482

Mehta RL, Kellum JA, Shah SV, Molitoris BA, Ronco C, Warnock DG, Levin A (2007) Acute Kidney Injury Network: report of an initiative to improve outcomes in acute kidney injury. Acute Kidney Injury Network. Crit Care;11(2): 31

Movilli E, Zani R, Carli O, Sangalli L, Pola A, Camerini C, Cancarini GC, Scolari F, Feller P, Maiorca R (1998) Correction of metabolic acidosis increases serum albumin concentrations and decreases kinetically evaluated protein intake in haemodialysis patients: a prospective study. Nephrol Dial Transplant 13(7):1719–1722

Mucsi I, Hercz G (1998) Control of serum phosphate in patients with renal failure – New approaches. Nephrol Dial Transplant 13:2457–2462

Nierenfunktion: MDRD-Parameter wurden neu gewichtet und evaluiert (2012) Dtsch Arztebl; 109(26): A-1378 / B-1193 / C–1173

NKF (2002) K/DOQI Clinical Practice Guidelines for Chronic Kidney Disease, Am J Kidney Dis 39: S46–S64

Ratcliffe PJ, Phillips RE, Oliver DO (1984) Late referral for maintenance dialysis.Br Med J 288:441–443

Salem MM (1997) Hyperparathyroidism in the hemodialysis population: A survey of 612 patients. Am J Kidney Dis: 29: 862–866

1 SECTION I. (2004) Anaemia Evaluation. Nephrol. Dial. Transplant. 19: ii2–ii5

2 SECTION II. (2004) Targets for anaemia treatment. Nephrol. Dial. Transplant. 19: ii6–ii15

3 SECTION III. (2004) Treatment of renal anaemia. Nephrol. Dial. Transplant. 19: ii16–ii31

Schiffl H, Lang SM (2012), Update on biomarkers of acute kidney injury: moving closer to clinical impact? Mol Diagn Ther. Aug 1;16(4):199–207

Shemesh O et al. (1985) Limitations of creatinine as a filtration marker in glomerulopathic patients. Kidney Int (Ref. 25)

Singer E et al. (2011) Urinary neutrophil gelatinase-associated lipocalin distinguishes pre-renal from intrinsic renal failure and predicts outcomes, Kidney Int. Aug;80(4):405–14

Siew ED, Ware LB, Ikizler TA (2011) Biological markers of acute kidney injury. J Am Soc Nephrol, 22:810–820.

Stel VS et al. (2009) Residual renal function at the start of dialysis and clinical outcomes. Nephrol Dial Transplant. 2009 Oct;24(10):3175–3182

Stevens LA, Schmid CH et al. (2009) Factors other than glomerular filtration rate affect serum cystatin C levels. Kidney Int. Mar;75(6):652–660

Stevens LA et al. (2007) Evaluation of the Modification of Diet in Renal Disease Study Equation in a Large Diverse Population. J Am Soc Nephrol 18 S. 2749–2757

Susantitaphong P et al (2012) GFR at initiation of dialysis and mortality in CKD: a meta-analysis. Am J Kidney Dis. 59(6):829.

Tattersall J (2009) Is it really better to start dialysis as late as possible? Nephrology Dialysis Transplantation 24(10):2972–2974

Tattersall et al (2011) When to start dialysis: updated guidance following publication of the Initiating Dialysis Early and Late (IDEAL) study Nephrol Dial Transplant 0: 1–5

Tattersall J et al. (2011) ERBP Advisory Board, When to start dialysis: updated guidance following publication of the Initiating Dialysis Early and Late (IDEAL) study. Nephrol Dial Transplant. Jul;26(7):2082–6. doi: 10.1093/ndt/gfr168. Epub 2011 May 5

Tidman M, Sjöström P, Jones I (2008) A Comparison of GFR estimating formulae based upon s-cystatin C and s-creatinine and a combination of the two. Nephrol Dial Transplant. 23(1): 154–160

Vanmassenhove J et al. (2013) Urinary and serum biomarkers for the diagnosis of acute kidney injury: an in-depth review of the literature, Nephrol Dial Transplant. Feb;28(2):254–73

Vianda S et al. (2009) Residual renal function at the start of dialysis and clinical outcomes, Nephrol Dial Transplant 24: 3175–3182

Wolfson M, Strong CJ, Minturn D et al. (1984) Nutritional status and lymphocyte function in maintenance hemodialysis patients. Am J Clin Nutr 39:547

Zürcher G (2002) Diätetische Prophylaxe und Therapie der chronischen Niereninsuffizienz, 3. Wissenschaftliche Tagung des Bundesverbandes Deutscher Ernährungsmediziner [Abstract]. Münster

Hämodialyse – technische Komponenten

Die technische Realisierung der Blutreinigung bei Urämie orientiert sich am Vorbild der Niere und ihren physiologischen Transportprozessen, allerdings mit einigen entscheidenden Abweichungen.

Der Stoff- und Wassertransport findet bei der Hämodialyse (HD) außerhalb des Körpers im Dialysator statt; die Dialysetechnik mit der Dialysemaschine dient der Zusammenführung von Blut und Dialysat/Substituat im Dialysator und kann grob jeweils dem extrakorporalen Blutkreislauf oder dem Dialysat/Substituatkreislauf zugeordnet werden. Messinstrumente überwachen die Abläufe und sollen die Sicherheit für den Patienten und die Effizienz des Blutreinigungsprozesses gewährleisten (◘ Tab. 2.1).

2.1 Nierenfunktion als Vorbild der Dialyse

Die Entgiftung des Bluts geschieht über den Primärharn, der durch Filtration in den Nierenkörperchen (Glomeruli) entsteht. Die Filtration erfolgt aufgrund hydrostatischer Druckdifferenzen von 70–100 mmHg an der glomerulären Basalmembran. Die Basalmembran wirkt als Siebmembran und schränkt die Passage auf Moleküle bestimmter Größe (<70 kD, Partikeldurchmesser 36 nm) ein. Die hohe Zahl von Glomeruli (pro Niere: 0,7–1,4 Mio.) und der hohe renale Blutfluss von bis zu 1700 l/Tag lassen täglich ca. 180 l Primärharn entstehen. Im Filtrat (= Primärharn) werden Urämietoxine proportional zu ihrer Konzentration im Blut eliminiert. Die Entfernung von Wasser ist damit – anders als bei der Dialyse – eher ein Nebeneffekt. Im Gegenteil, um einen Wasserverlust zu vermeiden, muss das primär filtrierte Wasser durch tubuläre Rückresorption konserviert werden.

Der entscheidende Transportprozess, auf dem die Blutreinigung in der Niere beruht, ist somit der mit Filtration verbundene konvektive Stofftransport. Seine Effizienz basiert auf der großen Filtrationsoberfläche (hohe Anzahl Glomeruli) und dem kontinuierlichen Ablauf bei hoher Nierendurchblutung.

2.2 Transportprozesse bei Hämodialyse

Dialyseverfahren erreichen das Vorbild der Niere hinsichtlich der Filtrationsleistung nicht. Dies gilt speziell für die konventionelle Low-flux-Dialyse, bei der die Entgiftung vorwiegend auf dem Transportprozess der Diffusion beruht. Durch die unbedeutende, nicht über den notwendigen Wasserentzug hinausgehende Ultrafiltration (UF) bleibt ein konvektiver Transport zur Elimination höhermolekularer Toxine unbedeutend. Im Wochendurchschnitt beträgt die Clearance von kleinmolekularen Substanzen durch die Dialyse 10–15 ml/min, bei der gesunden Niere 90–120 ml/min.

Weiterentwickelte Dialyseverfahren haben der UF und dem konvektiven Transport in Anlehnung an die Nierenphysiologie eine größere Rolle gegeben. Hierzu wurden offenere Dialysemembranen (High-flux-Membranen) entwickelt, die einen geringen Widerstand für Wasser aufweisen (hohe hydraulische Permeabilität) und die Passage hochmolekularer Toxine erlauben.

Im Vergleich zur Nierenleistung haben Dialyseverfahren weiterhin eine ungünstige Relation von Behandlungszeit zu behandlungsfreien Zeit. Die intermittierende Durchführung von Dialyse erschwert besonders die Reinigung tieferer Gewebe-Kompartimente von Urämietoxinen.

2.2.1 (Ultra)-Filtration und konvektiver Transport

Filtration ist die Trennung gelöster bzw. ungelöster Stoffe aus Flüssigkeiten über einen Filter aufgrund eines hydrostatischen Druckgefälles. Die im filtrierten Volumen mitgeführten Stoffe werden durch »solvent drag« entfernt. Dieser Transportmechanismus wird Konvektion genannt.

2.2.2 Diffusion

Stofftransport durch Diffusion geschieht durch Verteilung der Stoffe vom Ort der höheren zum

Tab. 2.1 Merkmale wichtiger Blutreinigungsverfahren

Verfahren	Stofftransport/Eliminierte Moleküle (vorherrschend)	Dialysator/Filter	Membranmerkmale	Technische Anforderungen an Dialysegerät
Hämofiltration	Ultrafiltration	Hämofilter/High-flux-Dialysatoren	Hoher K_{UF} und cut-off	Direkte Ultrafiltrationskontrolle erforderlich
	Konvektiver Stofftransport		Synthetische Membranen	Kein Dialysatfluss
	Entfernung von Molekülen bis zu 40–60 kD			Substitutionslösung on-line hergestellt oder über industriell vorgefertigte Beuteln bereitgestellt
Dialyse mit Low-flux-Dialysatoren	Ultrafiltration	Low-flux-Dialysatoren	Niedriger K_{UF} und cut-off	Durchführung mit älteren Dialysegeräten ohne direkte Ultrafiltrationskontrolle möglich
	Diffusiver Stofftransport		Häufig biologische Membranen (Bio-Inkompatibilität)	
	Entfernung von Molekülen <5 kD			
Dialyse mit High-flux-Dialysatoren	Ultrafiltration	High-flux-Dialysatoren	Hoher K_{UF} und cut-off	Direkte Ultrafiltrationskontrolle erforderlich
	Konvektiver und diffuser Stofftransport		Synthetische Membranen	
	Entfernung von Molekülen <35–50 kD			
Hämodiafiltration	Ultrafiltration	High-flux-Dialysatoren	Hoher K_{UF} und cut-off	Direkte Ultrafiltrationskontrolle erforderlich
	Konvektiver und diffuser Stofftransport – konvektiver Transport gegenüber High-flux-Dialyse gesteigert		Synthetische Membranen	Substitutionslösung on-line hergestellt oder über industriell vorgefertigte Beuteln bereitgestellt
	Entfernung von Molekülen <35–50 kD			

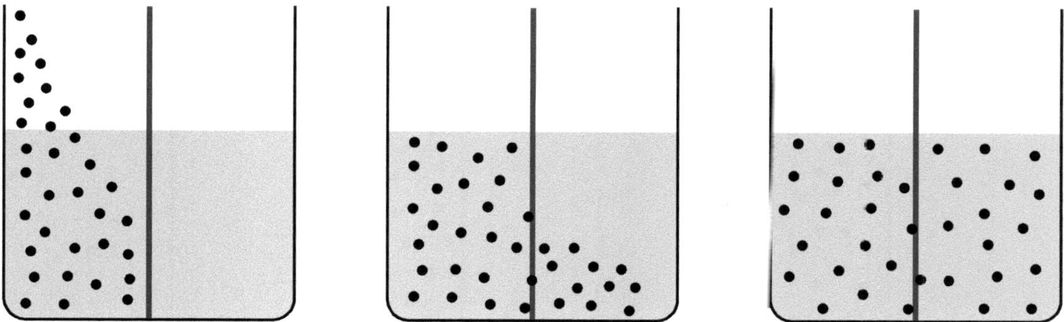

Abb. 2.1 Diffusion. Übertritt von gelösten Substanzen aus der linken Kammer mit höherer Konzentration über die semipermeable Membran in die rechte Kammer mit niedrigerer Konzentration mit dem Resultat der Konzentrationsangleichung

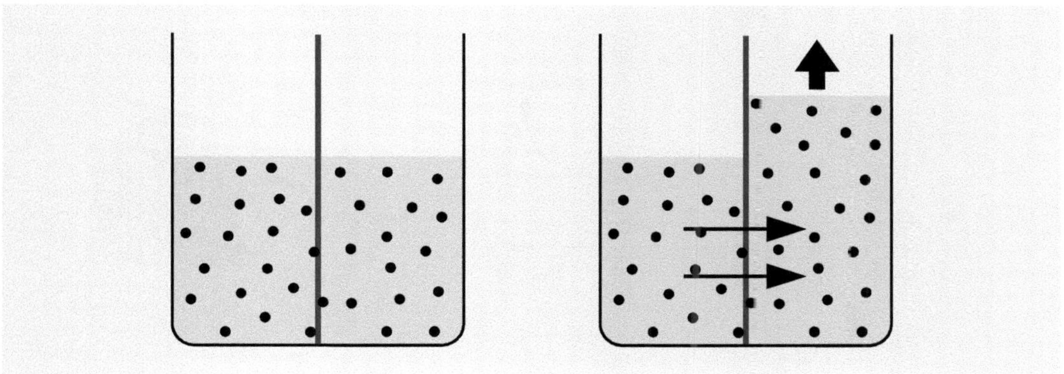

Abb. 2.2 Ultrafiltration (UF) durch hydrostatische Druckdifferenz und konvektiver Transport (»solvent drag«). Übertritt von Flüssigkeit über die semipermeable Membran aus der linken Kammer in die rechte Kammer aufgrund hydrostatischen Drucks. Mitnahme der gelösten Teilchen, sofern sie die Membran passieren können (Konvektion). Den Nettoentzug von Wasser aus dem Blut in das Dialysatkompartiment nennt man UF

Ort der niedrigeren Konzentration durch Brown-Molekularbewegung. Bei der Dialyse erfolgt der diffusive Konzentrationsausgleich zwischen Blut und Dialysat über die semipermeable Dialysemembran hinweg. Von der Diffusion sind die Moleküle ausgeschlossen, deren Größe die Porengröße der Membran überschreiten. Diffusion ist der wesentliche Transportmechanismus der HD mit Low-flux-Membranen (Abb. 2.1).

2.2.3 Osmose

Beim osmotischen Transport erfolgt die Filtration von Flüssigkeit über eine semipermeable Membran vom Ort der niedrigeren zum Ort der höheren Konzentration einer osmotisch wirksamen Substanz (z. B. Glukose). Osmose findet bei der Peritonealdialyse (osmotische Filtration) statt (Abb. 2.2; Abb. 2.3).

2.2.4 Adsorption

Adsorption ist die Bindung von Stoffen an ein Medium durch chemische, physikalische und elektrostatische Kräfte. Die Adsorption spielt v. a. bei der Hämoperfusion eine Rolle. In geringerem Umfang werden auch Urämietoxine durch Adsorption an die Dialysemembran gebunden.

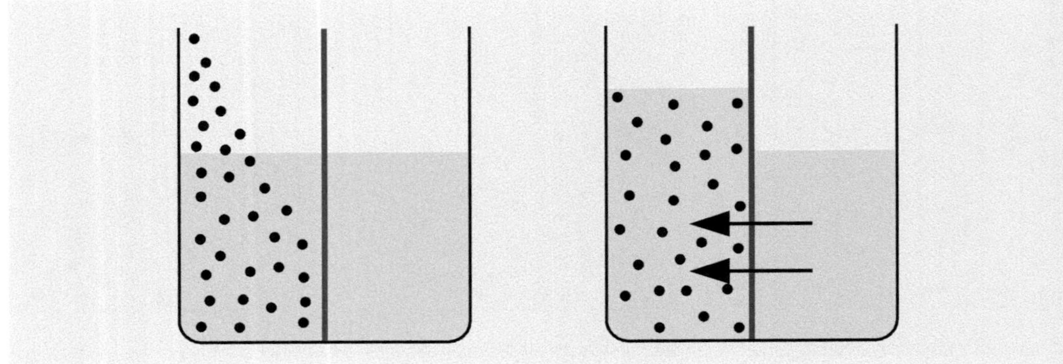

▪ **Abb. 2.3** Osmose. Übertritt von Flüssigkeit von der rechten Kammer über die semipermeable Membran in die linke Kammer, die aufgrund einer hohen Glukosekonzentration einen osmotischen Sog ausübt. Der Prozess läuft bis zum Ausgleich der Osmolarität auf beiden Seiten ab

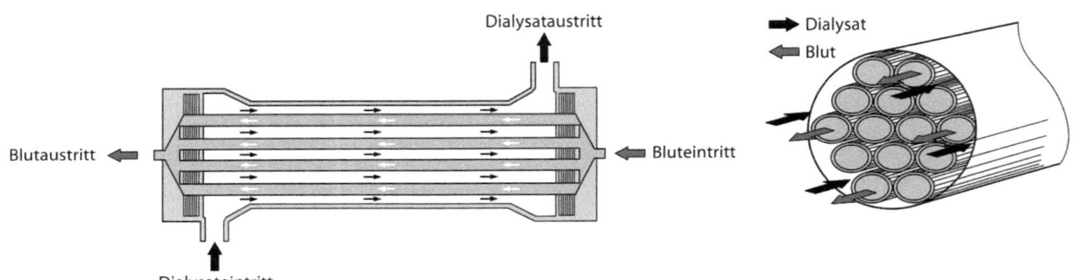

▪ **Abb. 2.4** Intakter Kapillardialysator mit den Blutanschlüssen oben und unten und den seitlichen Anschlüssen für das Dialysat und daneben aufgeschnittener Kapillardialysator mit erkennbaren Einzel-Kapillaren

2.3 Dialysator/Hämofilter

Die Transportprozesse zur Reinigung des Bluts von Toxinen und zur Filtration von Wasser finden im Dialysator statt. Dialysatoren unterschiedlicher Bauart und verschiedenster Leistungsfähigkeit stehen zur Verfügung. Einschlägige Produktinformationen werden von den Herstellerfirmen gegeben, und sie erlauben – richtig gelesen – eine Einordnung der Qualität zur differenzierten Anwendung.

Die Leistungsfähigkeit des Dialysators definiert sich einerseits über die Merkmale der **Dialysemembran** und andererseits über die quantitative Ausstattung des Dialysators mit dieser Membran (Oberfläche). Die weiteren Leistungsdaten der Dialysatoren lassen sich auf diese Grundeigenschaften zurückführen.

2.3.1 Aufbau der Dialysatoren

In Kapillar- bzw. Hohlfaserdialysatoren fließt das Blut in röhrenartigen Kapillaren, bei Plattendialysatoren fließen Blut und Dialysat in alternierenden Schläuchen.

Kapillardialysatoren erreichen eine hohe Membranoberfläche durch dichte Anreihung von bis zu 14.000 Hohlfasern. Der Durchmesser der Kapillaren beträgt 200 μm, die Wandstärke 5–40 μm. In der Gesamtheit der Kapillaren befinden sich während der Behandlung 30–160 ml Blut. In dem zwischen den Kapillaren liegenden, vom Gehäuse begrenzten Kompartiment fließt das Dialysat (▪ Abb. 2.4).

In Plattendialysatoren fließt das Blut in breiten Schläuchen, die in mehreren Lagen übereinander angebracht sind (▪ Abb. 2.5). Die Membranlagen

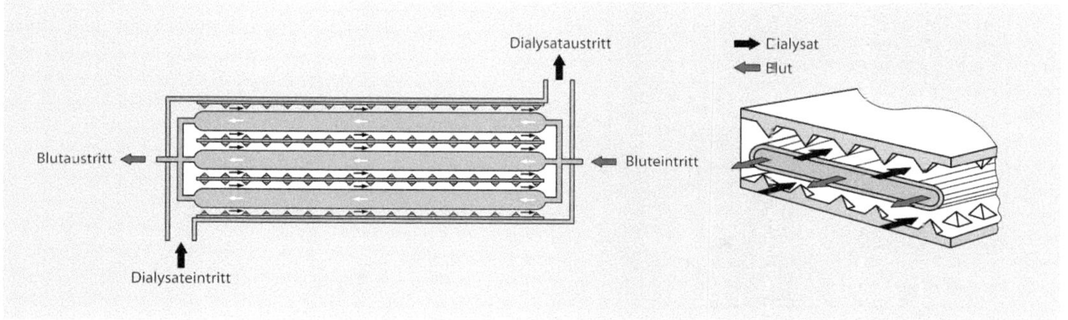

Abb. 2.5 Intakter Plattendialysator mit den Blutanschlüssen oben und unten und den seitlichen Anschlüssen für das Dialysat und Skizze des Aufbaus (rechts)

sind durch Stützplatten getrennt, die von feinen Mikrokanälen durchzogen sind. In ihnen fließt das Dialysat. Gegenüber Kapillaren haben Schläuche eine höhere Ausdehnungsfähigkeit, und das Blutfüllvolumen nimmt in Abhängigkeit vom transmembranösen Druck (TMP) zu. Dadurch liegt das Blutvolumen von Plattendialysatoren über dem von Kapillardialysatoren.

Äußerlich besitzen Dialysatoren ein starres Kunststoffgehäuse mit jeweils zwei Anschlüssen für das Blut und das Dialysat. Dialysatoren werden werkseitig sterilisiert und steril verpackt geliefert.

Die Sterilisation erfolgt mit heißem Dampf (Autoklavierung), Bestrahlung (γ-Strahlen) oder chemisch mit Äthylenoxid (ETO) Während die dampf- oder strahlensterilisierten Dialysatoren unproblematisch für den Patienten sind, erfordert das toxische und Allergien auslösende ETO eine kosten – und zeitaufwändige Spülung des Dialysators, bevor er am Patienten eingesetzt werden kann.

Die Autoklavierung stellt eine kombinierte Anwendung von Überdruck (2 bar), Hitze (121 °C) und Wasserdampf dar. Bestrahlte oder autoklavierte Dialysefilter werden heute bevorzugt eingesetzt.

2.3.2 Dialysemembran

Entscheidende Kenngrößen der Dialysemembranen betreffen ihre Durchlässigkeit für Moleküle verschiedener Größe und für Wasser. Sie werden mit den Clearances für Markermoleküle und dem Ultrafiltrationskoeffizienten (K_{UF}) für die hydraulische Permeabilität angegeben. Die Porengrößen der Dialysemembranen sind um einen Mittelwert herum normalverteilt, also nicht exakt gleich. Der sog. cut-off oder die Größenausschlussgrenze gibt an, bis zu welcher Größe Moleküle die Membran passieren können. Sie ist aber nicht absolut, und es kommt vereinzelt zur Passage größerer Moleküle.

▪ Membranmaterial

Sogenannte biologische Membranen basieren auf dem natürlichen Polymer Baumwollzellulose. Derivate der Zellulose sind Cuprophan, Hemophan und Zellulosetriazetat. Unmodifizierte biologische Membranen entsprechen nicht den heutigen Leistungsanforderungen für den Einsatz in der Nierenersatztherapie. Sie sind bioinkompatibel, indem sie zu einer ausgeprägten immunologischen Reaktion nach Blutkontakt führen, und ihre Stofftrennungseigenschaften qualifizieren sie nicht für den konvektiven Transport höhermolekularer Toxine.

In semisynthetischen Membranen wird der biologische Grundstoff der Zellulose durch Substitution chemischer Liganden soweit modifiziert, dass die Membranen biokompatibler werden und günstigere Stofftrennungseigenschaften aufweisen.

Vollsynthetische Membranen bestehen aus polymeren Kunstoffen wie Polyacrylnitril, Polysulfon, Polyamid oder Polykarbonat und deren Derivaten. Sie sind biokompatibel und erlauben hohe Ultrafiltrationsraten (UFR) mit konvektivem Transport.

Weitere interessante Entwicklungen von Membranen betreffen die Bindung von Liganden spezi-

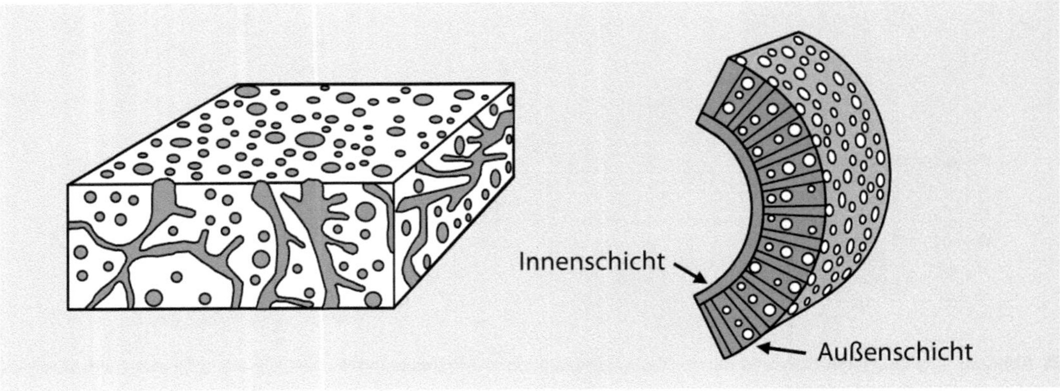

■ **Abb. 2.6** Querschnitt durch eine symmetrische Membran (rechts) mit homogener Struktur und einer asymmetrischen Membran (links) mit Trennung in die Innen- und Außenschicht

fischer Funktion. Die Bindung von Vitamin E an die Membran (z. B. bei Excebrane) soll zu einer geringeren Freisetzung von freien Radialen während der Dialyse führen. Die Modifikation der AN69-Membran durch Bindung von Polyethylenimin (AN69ST) führt zur Bindung von Heparin und ermöglicht eine niedrige systemische Heparin-Applikation während der Dialyse.

■■ Regenerierte Zellulosemembranen: Cellophan und Cuprophan

Cellophan und Cuprophan sind Membranen aus regenerierter Baumwollzellulose. Beim Cuprammoniumprozess werden Zellulosemoleküle in einem Kupferammoniumbad in Lösung gebracht und als Membran ausgefällt. Das Endprodukt dieses Prozesses ist das Cuprophan, eine auch heute noch in Low-flux-Dialysatoren eingesetzte Membran. Der durchschnittliche Porenradius beträgt 1,72 nm, der cut-off liegt bei 500–1000 Dalton. Damit sind höhermolekulare Urämietoxine von der Passage ausgeschlossen und eine konvektive Clearance höhermolekularer Toxine, wie sie heute für die chronische Nierenersatztherapie gefordert wird, kann nicht stattfinden.

Zellulose und ihre Derivate haben einen symmetrischen Wandaufbau, der mechanische Stabilität bei gleichzeitiger Dünnwandigkeit vermittelt. Durch die Dünnwandigkeit ist die Diffusions-Permeabilität für kleine Moleküle hoch (■ Abb. 2.6).

■■ Substituierte Zellulosemembranen (semisynthetische Membranen)

Durch Substitution chemischer Liganden an die freien Hydroxylgruppen der Glukosemoleküle innerhalb des Polymers Zellulose entsteht eine Vielfalt semisynthetischer Membranen. Die substituierten Zellulosemembranen besitzen gegenüber dem unsubstituierten Ausgangsprodukt verbesserte Dialyseeigenschaften. Hemophan ist ein bedeutender Vertreter und entsteht durch Substitution des tertiären Amins DEAE (Di-Ethyl-Amino-Ethyl) an einen Teil der Glukosemoleküle einer modifizierten Zellulose. Zellulosetriazetatmembranen entstehen durch Azetylierung der Hydroxylgruppen der Zellulose zu mind. 92% und besitzen Eigenschaften von High-flux-Membranen. Membranen aus Zelluloseazetat oder -diazetat sind in geringerem Umfang azetyliert.

Beispiele für Zellulosediazetat-Membranen ist die Althane-Membran, bei der über einen besonderen Herstellungsprozess (Schmelzspinn-Verfahren) stark unterschiedliche Porengrößen entstehen. Damit liegen eine gute Clearance für kleine Moleküle und ein vergleichsweise sehr hoher Siebkoeffizient für mittlere und große Moleküle vor. Dass beim Schmelzspinn-Verfahren keine chemischen Stoffe eingesetzt werden, macht die Membran biokompatibel. Zellulosetriazetat-Membranen haben durch erhöhte Porosität eine den High-flux-Dialysatoren vergleichbare Permeabilität für Wasser und Giftstoffe.

Tab. 2.2 Übersicht über häufig verwendete Dialysemembranen

Nicht-modifizierte Zellulose (low-flux)	Cuprammonium rayon (Cuprophan)	Bioinkompatibel
	Cuprammonium cellulose	
Modifizierte/regenerierte Zellulose (low-flux)	Hemophan	Biokompatibel
	Zellulosediazetat (Dicea; Diaphan, ALTHANE)	
Modifizierte/regenerierte Zellulose (high-flux)	Zellulosetriazetat (Tricea)	Biokompatibel
Synthetisch (low-flux)	Polysulfon (Biosulfan, PS, Helixone)	Biokompatibel
	Polykarbonat (Gambrane)	
Synthetisch (high-flux)	Polysulfon (Biosulfan, PS, Helixone)	Biokompatibel
	Polyamid (Polyflux)	
	Polyethersulfon (SYNTRA)	
	Polyacrylnitril (AN69)	
	Polymethylmethacrylat (PMMA)	

Synthetische Membranen

In der heutigen Dialysepraxis dominieren synthetische Membranen aus Polyamid, Polysulfon oder Polyacrylnitril (AN69) mit hoher hydraulischer Permeabilität und Durchlässigkeit für größere Moleküle (hoher cut-off). Ihre Oberflächen sind häufig wasserabweisend (hydrophob), und sie binden in gewissem Umfang Proteine und Toxine (adsorptive Eigenschaft).

Synthetische Membranen besitzen einen asymmetrischen Wandaufbau. An eine dünne, innere Porenschicht schließt eine breite großporige Außenlage an und führt insgesamt zu einer relativ breiten Wandstärke. Die Innenschicht ist als Grenzschicht zum Blut für die Stofftrennung verantwortlich, die Außenschicht dient vornehmlich der mechanischen Stabilität.

Die Wandstärke der synthetischen Membranen behindert die Diffusion, während die dünne Innenschicht eine ausgezeichnete hydraulische Permeabilität und konvektiven Stofftransport bedingt. Synthetische Membranen werden in Hämofiltern und High-flux-Dialysatoren verwendet. Synthetische Membranen sind biokompatibler als die auf Zellulose basierenden Membranen (▶ Abschn. 2.3, Biokompatibilität).

Bei synthetischen AN69-Membranen kommt es allerdings im Zusammenhang mit der Einnahme von ACE-Hemmern zu schwerwiegenden Unverträglichkeitsreaktionen. Diese Komplikation wird nur teilweise verstanden und beruht vermutlich auf negativen Ladungseigenschaften der Membran.

Einige Beispiele für synthetische Dialysemembranen Polyethersulfon-Membranen sind Neuentwicklungen aus einer speziellen Polyethersulfon-Mischung, kombiniert mit der P.E.T.-Fasertechnologie (Performance Enhancing Technology). Die in drei Schichten unterteilte Membran mit ihrer geringen Wandstärke bietet insbesondere eine verbesserte Reinigung von kleinen und mittleren Molekülen. Polykarbonat-Membranen bestehen aus einem durch Kondensation von Bisphenol A und Diol gewonnenem Polymer und verfügen über ähnliche Massentransfereigenschaften wie Zellulosemembranen. Polyacrylpolymer entsteht als Kopolymer zwischen Acrylnitril und einen Allylsulfat oder einem Methylacrylat. Ein Beispiel hierfür ist Polyacrylnitril (Markenname AN69). Die AN69 ist eine der ersten hochpermeablen Membranen gewesen und seit den 1970er Jahren auf dem Markt (Tab. 2.2; nach Boure et al. 2004).

2.3.3 Biokompatibilität von Hämodialysemembranen

Der Blutkontakt mit Zellulose-Membranen führt zu einer Aktivierung des humoralen und zellulären Immunsystems und der Komplementkaskade. Membranen, die diese unerwünschten Reaktionen auslösen, werden als bioinkompatibel bezeichnet. Synthetische Dialysemembranen führen gar nicht oder in wesentlich geringerem Umfang zu diesen Reaktionen und werden als biokompatibel angesehen.

Die ausgelösten Blut-Membran-Interaktionen entsprechen einer inflammatorischen Reaktion. Die Hydroxylgruppen der Zellulose aktivieren das Komplementsystem über den alternativen Weg. Die Reaktion mit Entstehung des sog. Membran-Attack-Komplexes erreicht ihr Maximum innerhalb der ersten 15 min nach Beginn einer Dialyse und hält bis zu 90 min an. Die Vorgänge werden als Fehlaktivierung des Komplementsystems aufgrund der Ähnlichkeit von Zellulose mit bakteriellen Oberflächen aufgefasst. Synthetische Membranen stimulieren das Komplementsystem nicht oder nur geringfügig.

Vermutlich als Folge der Komplementaktivierung fallen innerhalb der ersten 15 min nach Blutkontakt mit einer Zellulosemembran die peripheren neutrophilen Granulozyten ab. Durch Komplement aktivierte Monozyten sezernieren das Zytokin Interleukin-1 (IL-1), das u. a. Fieber auslöst und die Synthese von Akutphase-Proteinen und von β_2-Mikroglobulin steigert.

Die Freisetzung gefäßaktiver Mediatoren kann zur akuten Erkrankung mit Bronchokonstriktion, Vasodilatation und erhöhter Gefäßpermeabilität – bis hin zur Entwicklung eines Lungenödems führen. Bei erstmaligem Einsatz einer Zellulosemembran wird diese Komplikation als First-use-Effekt bezeichnet.

Dieses Syndrom wurde bei synthetischen Membranen nicht mehr beobachtet.

Die klinische Relevanz der Bioinkompatibilität von Dialysemembranen wurde vornehmlich in Langzeitfolgen ihres Einsatzes vermutet. Speziell hinsichtlich der β_2-Mikroglobulin-Amyloidose wurde eine Überlegenheit von biokompatiblen Membranen erwartet, nachdem die Produktion dieses Urämietoxins durch bioinkompatible Membranen stimuliert wird.

In Studien lässt sich die prognostizierte Überlegenheit von biokompatiblen gegenüber bioinkompatiblen Membranen hinsichtlich von Amyloidose, Infektionen, Erhalt der Restnierenfunktion und Mortalität bisher nicht nachweisen. Dies trifft auch für das akute Nierenversagen zu, für das eine raschere Erholung der Nierenfunktion bei Verwendung von biokompatiblen Membranen erwartet wurde.

Trotz fehlender endgültiger klinischer Belege für ihre Überlegenheit werden mittlerweile vorwiegend Dialysatoren mit synthetischen Membranen eingesetzt, da es zu einer Preisangleichung von biologischen und synthetischen Membranen gekommen ist. Damit hat die Diskussion um die Bioinkompatibilität von Zellulosemembranen an Bedeutung verloren.

2.3.4 Komplikationen der AN69-Membranen

Der Blutkontakt mit AN69-Membranen führt zum Anstieg der Bradykininspiegel aufgrund nicht genau verstandener Mechanismen. Auslösend für die Synthese von Bradykinin ist u. a. die Aktivierung des Hageman-Faktors (= Gerinnungsfaktor VII), eines Bestandteils der Gerinnungskaskade, durch Kontakt mit den negativ geladenen PAN/AN69-Membranen.

Bradykinin führt gemeinsam mit weiteren Peptiden zu Schmerz, Bronchokonstriktion, Vasodilatation und erhöhter Gefäßpermeabilität. Diese Symptomatik tritt verstärkt bei gleichzeitiger Einnahme von ACE-Hemmern auf, die den Abbau des Bradykinins beeinträchtigen. Vereinzelt wurden vergleichbare anaphylaktische Reaktionen auf AN69-Membranen auch bei Einnahme von Angiotensin-Rezeptorblockern beobachtet. Die Komplikation tritt außerdem im Zusammenhang mit der Einnahme von ACE-Hemmern bei LDL-Apherese auf.

Die AN69-ST ist eine weiterentwickelte Membran, die durch Beschichtung mit Polyethylenimin ihre Elektronegativität verliert. Experimentell

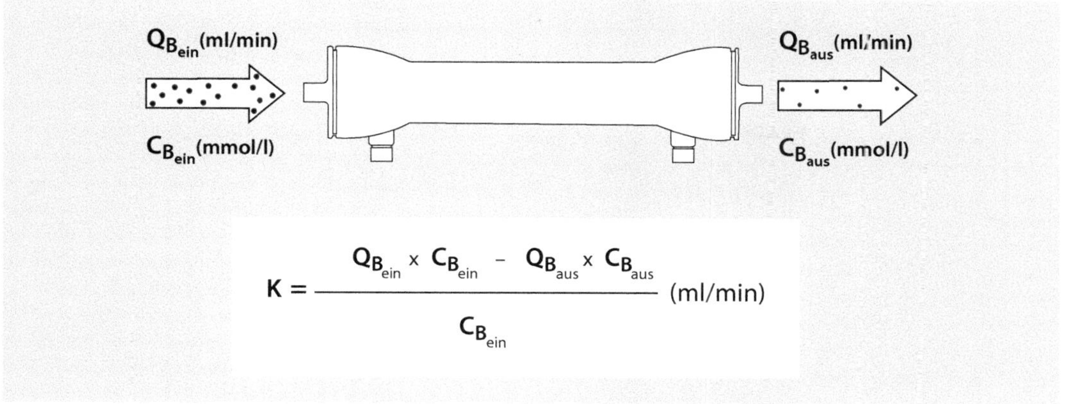

Abb. 2.7 Ermittlung der Dialysator-Clearance (Formel) aus der Stoffkonzentration Cb und dem Blutfluss Qb vor und nach dem Dialysator

konnte für diese Membran eine reduzierte Bradykinin-Generation, auch in Anwesenheit von ACE-Hemmern, nachgewiesen werden.

Eine außergewöhnliche und fatale Komplikation entstand durch Rückständen von Perfluorokarbon aus der Fabrikation von Diazetat-Dialysatoren (Althane). Die Flüssigkeit führte zur massiven Gasentwicklung mit Einschwemmung ins Blut und schließlich zur Blockade pulmonaler Kapillaren. Diese Komplikation ist nicht dem Komplex der Bioinkompatibilität zuzurechnen.

2.3.5 Leistungskriterien der Dialysatoren

Die Membraneigenschaften bestimmen in ihrer Gesamtheit die Leistungsfähigkeit des Dialysators zur UF und Entgiftung. Entsprechende Angaben werden vom Hersteller mit dem Ultrafiltrationskoeffizienten (K_{UF}) und den Clearances für Markermoleküle verschiedenen Molekulargewichts gemacht. Die hierbei verwendeten Termini werden nachfolgend eingeführt.

Dialysance bzw. Clearance

Die Clearance beschreibt die Stoffreinigungskapazität des Dialysators. Das aus der Nierenphysiologie bekannte Clearance-Konzept wird dabei auf die Blutreinigungstechnologie übertragen.

Die Clearance einer Substanz ist das Blutvolumen, das in 1 min komplett von der betreffenden Substanz befreit wird, unabhängig davon, ob die Stoffelimination auf Diffusion, Konvektion oder der Kombination aus beiden beruht.

Die Clearance wird nach folgender Formel errechnet (Abb. 2.7):

$$K\left[\frac{\text{ml}}{\text{min}}\right] = \left(C_a - \frac{C_v}{C_a}\right) \times Q_b$$

C_a ist die Konzentration vor dem Dialysator, C_v nach dem Dialysator, Q_b ist der Blutfluss.

Beispiel: Wird die Harnstoff-Clearance eines Dialysators mit 150–175 ml/min (bei einem Blutfluss von 200 ml/min und einem Dialysatfluss von 500 ml/min) angegeben, so sollte bei entsprechender Einwahl der Blut/Dialysatflüsse am Dialysegerät 150–175 ml/min Blut völlig von Harnstoff gereinigt werden.

Die Clearance bezieht sich auf das gereinigte Blut- und nicht auf das Plasmavolumen. Sie wird daher als »whole blood clearance« bezeichnet, obwohl die korpuskulären Blutelemente nicht direkt am Stoffaustausch teilnehmen. Der errechnete Clearance-Wert überschätzt daher die Blutclearance, und zwar umso mehr, je höher der Hämatokrit liegt.

Die **Clearance K ist ein Sonderfall der Dialysance D.** Die Clearance setzt voraus, dass die betreffende Substanz wie im Falle von Harnstoff, Kreatinin und Urämietoxinen im Dialysat fehlt.

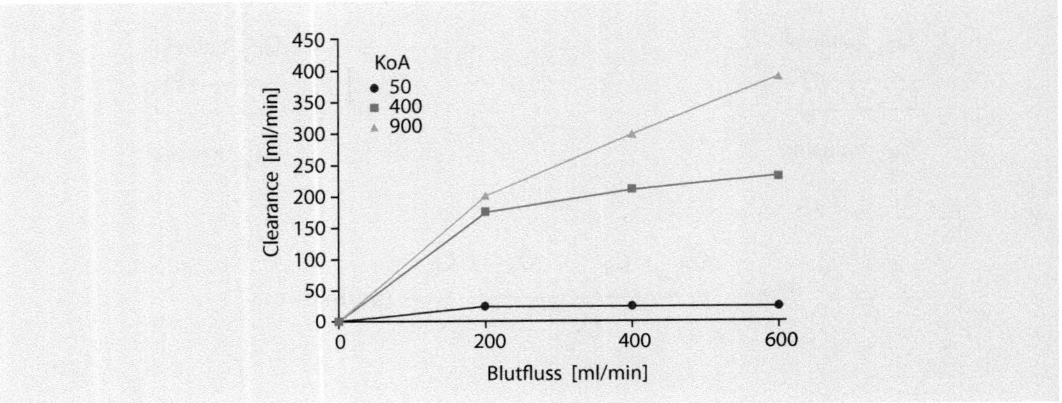

Abb. 2.8 Abhängigkeit der Dialysance für Harnstoff vom Blutfluss bei Dialysatoren mit verschiedenem KoA. Man erkennt die Zunahme der Dialysance mit dem Blutfluss und Erhöhung der Dialysance mit höherem KoA, die die Kurve nach oben verschiebt. Der niedrige KoA begrenzt die Dialysance auf niedrigere Werte, auch wenn der Blutfluss weiter gesteigert wird

Für Elektrolyte wie Kalium oder Kalzium, die im Dialysat in messbarer Konzentration vorliegen, ist der Begriff der Dialysance korrekter (Abb. 2.8).

Tipp

Clearance/Dialysance steigen mit dem Blut- und Dialysatfluss an. Folglich müssen die Clearance-Angaben für Markermoleküle bei standardisierten Blut- und Dialysatflüssen gemacht werden (z. B. für Blutflüssen von 200 und 300 ml/min usw., und Dialysatflüssen von 500 bzw. 800 ml/min).

Clearance für Markermoleküle

Die Clearance eines Dialysators wird für verschiedene Molekülgrößen angegeben, z. B. für Harnstoff (60 D) und Kreatinin (113 D) als Marker für kleinmolekulare Toxine, und Vitamin B_{12} (1355 D), Inulin (3500–5000 D) und β_2-Mikroglobulin (11.800 D) als Surrogatmarker für höhermolekulare Toxine bzw. die sog. Mittelmoleküle.

Surrogatmarker haben keine bekannte Rolle als Urämietoxine. Die Messung ihrer Dialysator-Clearance ist praktikabel, da sie stellvertretend für ähnlich große, aber aufwändiger messbare Toxine stehen.

Das β_2-Mikroglobulin (11.800 D), dessen Clearance in den Produktbeschreibungen der Dialysatoren selten fehlt, ist gleichzeitig Markermolekül und Urämietoxin. Seine Akkumulation bei Nierenversagen führt zu einem charakteristischen Krankheitsbild des Langzeitdialysepatienten (► Kap. 7). Durch bioinkompatible Dialysemembranen wird die Produktion des β_2-Mikroglobulins gesteigert. Die β_2-Mikroglobulin-Clearance definiert neben anderen Kriterien die High-flux-Dialysatoren in internationalen Klassifikationen (s. unten).

Dialysator-Clearance in Abhängigkeit von Blut- und Dialysatfluss bei Hämodialyse

Die Dialysator-Clearance einer Substanz steigt zunächst linear mit dem **Blutfluss** an. Bei einem Blutfluss von 100 ml/min beträgt die Clearance einer niedrigmolekularen Substanz wie Kreatinin 100 ml/min. Bei höherem Blutfluss flacht die Kurve ab, so dass eine Erhöhung des Blutflusses >300 ml/min die Clearance nur noch unwesentlich steigert.

Eine vergleichbare kurvilineare Beziehung besteht zwischen der Clearance und Dialysatfluss. Eine Steigerung des Dialysatflusses >500 ml/min verbessert die Clearance nur noch marginal.

Speziell die Clearance höhermolekularer Substanzen wie Vitamin B_{12} lässt sich bei Verwendung von Low-flux-Filtern durch Erhöhung von Blut- und Dialysatflusses nicht wesentlich steigern. Zur effizienteren Entfernung dieser Toxine muss der Low-flux-Dialysator gegen einen High-flux-Dialysator ersetzt werden (Abb. 2.9).

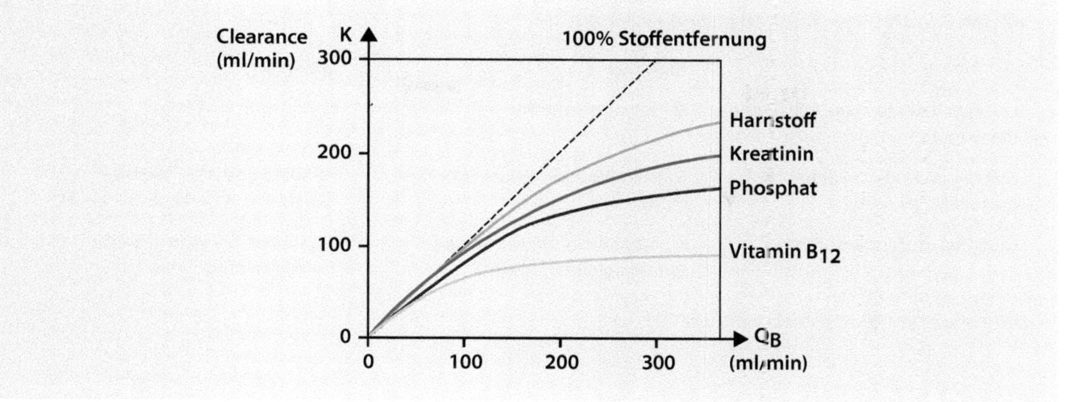

Abb. 2.9 Abhängigkeit der Clearance verschiedener Substanzen von Blut- und Dialysatfluss bei einem Standarddialysator

▪▪ Clearance bei Hämofiltration

Bei der ausschließlich auf Konvektion beruhenden Hämofiltration mit hochdurchlässigen Filtern (Cutoff 40–60 kD) erfolgt die Clearance einer Substanz proportional zum Filtratfluss und der im Filtrat vorhandenen Konzentration dieser Substanz.

▪▪ Clearance bei Hämodiafiltration

Die Gesamtclearance bei Hämodiafiltration ist die Summe der konvektiven und der diffusiven Clearance.

▪▪ Massentransfer KoA (für Harnstoff)

Der Massentransfer KoA ist eine weitere Kenngröße für die Leistungsfähigkeit von Dialysatoren. Ein hoher KoA kennzeichnet, vereinfacht gesagt, den Dialysator durch hohe Transportcharakteristika der Membran und eine große Oberfläche. Die Dialysemembran besitzt für jede Substanz eine charakteristische Durchlässigkeit, die als Massen-Transfer-Koeffizient Ko erfasst wird. Außer von der Konstante Ko hängt die im Dialysator entfernte Menge des Stoffes von der Membranoberfläche ab. Der gesamte Massentransfer des Stoffes wird schließlich als das Produkt KoA (ml/min) angegeben. Wie die Clearance wird der KoA immer für ein bestimmtes Molekül angegeben. Der in vergangenen Jahrzehnten häufig verwendete Begriff der High-efficiency-Dialyse wird über den KoA für Harnstoff definiert. KoA für Harnstoff variiert von 200–1200 ml/min, liegt er <300, so spricht man von Low-efficiency-Dialyse, liegt er >600, so spricht man von High-efficiency-Dialyse.

Innerhalb einer Dialysatorenfamilie gleichen Membrantyps (= identischer Ko) steigt der KoA mit Zunahme der Oberfläche an. Die Bezeichnung Großflächendialysatoren wird bei einer Oberfläche >1,6 qm (Range 0,5–2,2) gewählt (▪ Abb. 2.8).

Beispiel: Zur Steigerung der Harnstoff-Clearance bei gleichzeitiger Verkürzung der Dialysezeit wird der Blutfluss von 200 ml/min auf 400 ml/ml. Der verwandte Dialysator besitzt aber lediglich einen KoA für Harnstoff von 150 ml/min. Somit muss die Blutflusssteigerung hinsichtlich der Harnstoff-Clearance verpuffen. Umgekehrt nutzt man die hohen KoA-Werte von High-efficiency- und High-flux-Dialysatoren erst bei hohem Blutfluss optimal aus.

▪▪ Siebkoeffizient

Der Siebkoeffizient (SK) gibt ähnlich wie der Cutoff die Durchlässigkeit der Dialysemembran für Moleküle an. Er charakterisiert speziell die Reinigungsleistung von Hämofiltern und High-flux-Dialysatoren für den Bereich der hochmolekularen, über Konvektion entfernten Toxine. Der SK ist der Quotient der Konzentration des Moleküls im Filtrat und seiner Plasmakonzentration. Werden durch die Membran alle Moleküle zurückgehalten, so ist der SK 0, werden alle durchgelassen, so ist er 1. Der SK ist abhängig von der Molekülgröße (D), der elektrischen Ladung, der Form und dem

■ Tab. 2.3 Definitionen von High-flux-Dialysatoren

	High-flux	Low-flux
U.S. FDA-Klassifikation: Wasserpermeabilität	K_{UF} ≥8 ml/h × mmHg	K_{UF} <8 ml/h × mmHg
NIH Hemo-Studie [a]: Soluta-Permeabilität	$β_2$-Mikroglobulin-Clearance <10 ml/min	$β_2$-Mikroglobulin-Clearance >20 ml/min K_{UF} ≥14 ml/h × mmHg
DGN Dialysestandards (2006)	K_{UF} ≥20 ml/h × mmHg; SK für $β_2$-Mikroglobulin >0,6	K_{UF} <20 ml/h × mmHg; SK für $β_2$-Mikroglobulin <0,6

[a]Cheung et al. 1999; (SK=Siebkoeffizient)

Aggregationszustand der Substanz. Der SK für Albumin sollte in der Regel 0 betragen. Ein >0,6 liegender SK für $β_2$-Mikroglobulin ist gemeinsam mit einem K_{UF} >20 ml/h × mmHg ein Kriterium für eine aktuelle Klassifizierung von Dialysatoren als High-flux-Dialysatoren (■ Tab. 2.3).

■■ Online-Clearance-Messungen (in vivo)

Tipp

Dialysefilter, die zu einem bestimmten Clearance-Ziel eingesetzt werden, können dieses dennoch verfehlen, z. B. weil eine erhebliche Rezirkulation im Shunt auftritt. Eine Messung der Clearance in Echtzeit am Patienten deckt dieses Therapieversagen auf.

Online-Clearance-Messungen sind in einigen Dialysegeräten etabliert, speziell zur Ermittlung des Kt/V für Harnstoff. Technisch wird dies z. B. über Messungen der Natrium-Dialysance gelöst, die eng mit der Harnstoff-Clearance korreliert (Fa. Gambro) oder durch spektroskopische Messung der Reduktion harnpflichtiger Substanzen im Dialysatabfluss über Verwendung von UV-Licht (Fa. Braun).

■■ Ultrafiltrationskoeffizient als Maß für die Wasserdurchlässigkeit der Dialysemembran

Die Wasserdurchlässigkeit der Dialysemembran, die hydraulische Permeabilität, ist ein wichtiges Leistungsmerkmal des Dialysators hinsichtlich seiner Eignung für konvektive Blutreinigungsverfahren. Die UF nutzt ein hydrostatisches Druckgefälle zwischen Blut- und Dialysatseite, den transmembranösen Druck (TMP). Die stündliche Ultrafiltrationsrate (UFR) errechnet sich wie folgt:

$$UFR = K_{UF}\left(TMP_m - P_{onk}\right)$$

UFR = Ultrafiltrationsrate
K_{UF} = Ultrafiltrationskoeffizient (s. unten)
TMP_m = mittlerer TMP
P_{onk} = onkotischer Druck

Der onkotische Druck ist dem hydrostatischen Druck entgegengerichtet und wird durch Plasmaeiweiße erzeugt. Der K_{UF} ist ein Maß für die Wasserdurchlässigkeit der Membran und gibt an, wie viel Flüssigkeit in ml/h bei einer TMP-Differenz von 1 mmHg filtriert wird.

Die UF-Leistung einer verwendeten Membran hängt vom K_{UF} und dem TMP-Gradienten ab. Wie die UF durch das Dialysegerät reguliert und kontrolliert wird, ist in ■ Abb. 2.10 dargestellt.

2.3.6 High-flux- und Low-flux-Dialysatoren

Auf dem K_{UF} basiert die Einordnung der Dialysatoren als Low- oder High-flux-Dialysatoren. Low-flux-Dialysatoren haben einen K_{UF} zwischen 2 und 6 ml/mmHg/h. High-flux-Dialysatoren besitzen einen K_{UF} on 11 bis zu 100 ml/mmHg/h, der besonders hohe UFR und konvektiven Transport erlaubt.

Die Beziehung zwischen TMP und UF verläuft für Low-flux-Dialysatoren linear, bei High-flux-Dialysatoren kurvilinear, d. h. zunächst gerade mit

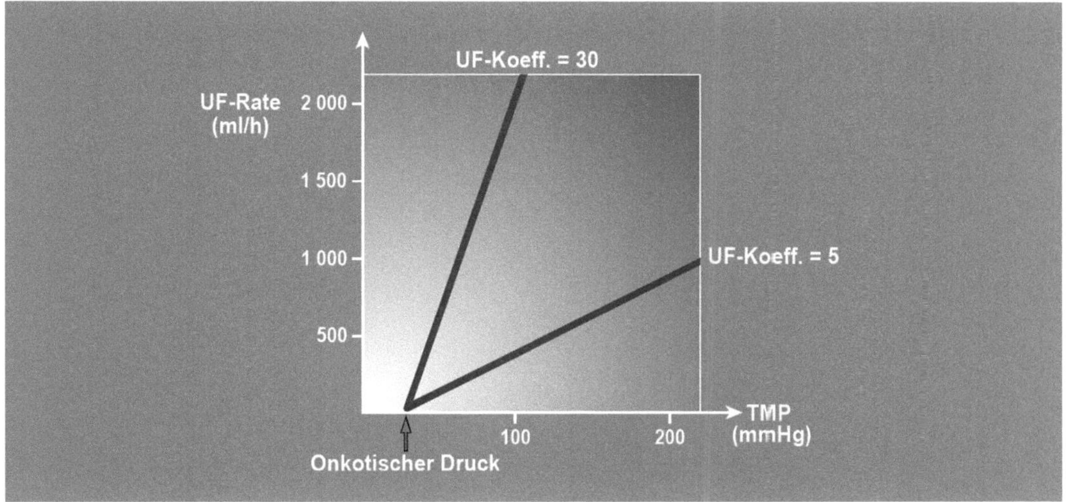

■ **Abb. 2.10** Abhängigkeit der Ultrafiltrationsrate (UFR) vom transmembranösen Druck (TMP) und Ultrafiltrationskoeffizienten (K_{UF}). Parallelverschiebung der Kurven zu höherer Ultrafiltration bei größerem K_{UF} der Dialysatoren

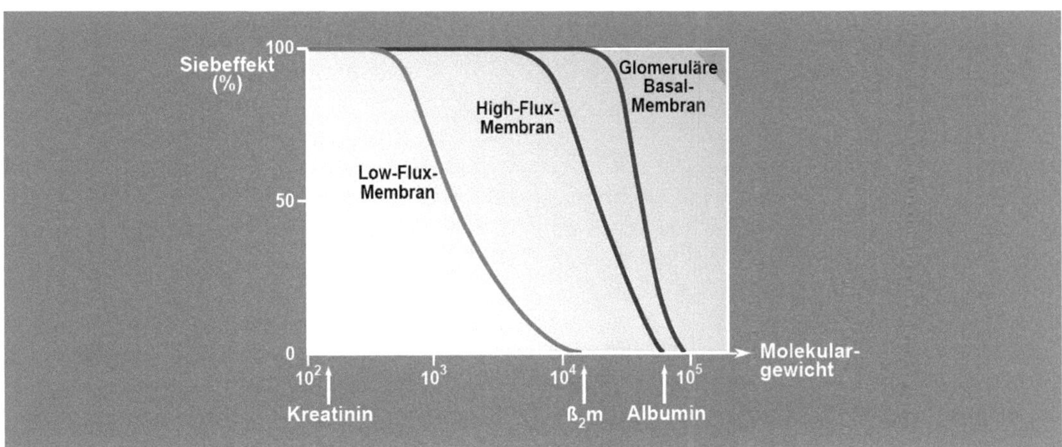

■ **Abb. 2.11** Clearance von Low-flux- und High-flux-Dialysatoren sowie Hämofiltern in Abhängigkeit vom Molekulargewicht der Substanzen. Es zeigt die hohe Clearance von niedermolekularen Toxinen durch Low-flux-Dialysatoren und die geringe Clearance der Mittelmoleküle. Der Hämofilter hat eine relativ geringe niedermolekulare Clearance, die sich in dieser Höhe bis in den Bereich der Mittelmoleküle erhält

großer Steigung, im Bereich höherer TMP flacher. Bei TMP <200 mmHg steigt die Ultrafiltrationsrate mit sehr geringen TMP-Änderungen an (■ Abb. 2.11).

Die hohe hydraulische Permeabilität der High-flux-Membranen stellt besondere Anforderungen an die Dialysetechnik.

Wichtig sind eine direkte Ultrafiltrationsmessung (volumetrische Messung) durch die Dialysemaschinen zur Vermeidung gefährlicher Fehlbilanzierung und die Verwendung ultrareinen Wassers zur Herstellung des Dialysats.

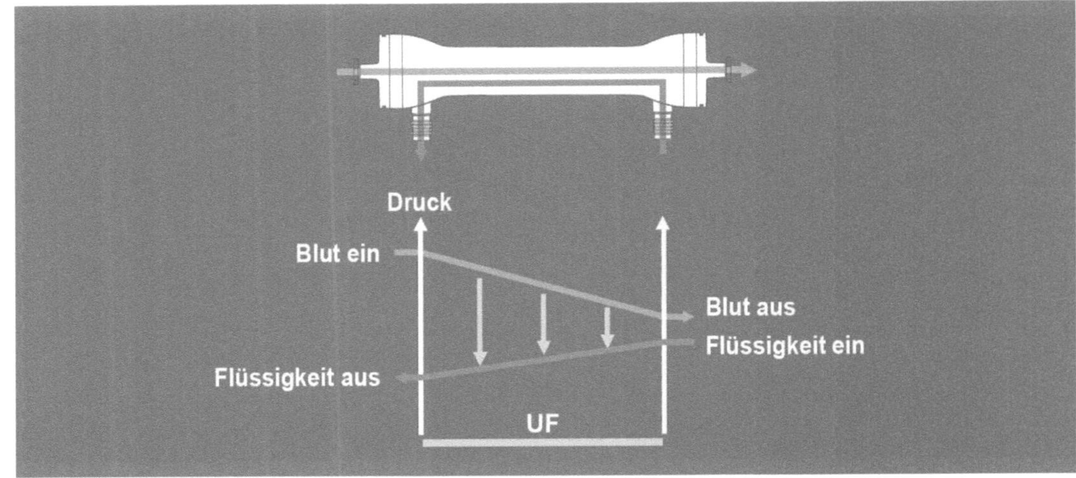

■ **Abb. 2.12** Der TMP variiert entlang der Länge des High-flux-Dialysators, da sich der Blut- und Dialysatdruck verändern. Am venösen Ende kann der Blutdruck im Dialysator geringer sein als der Dialysatdruck. Es kommt zur Umkehr der Druckverhältnisse mit Rückfiltration

Im High-flux-Dialysator erfolgt der Filtrateinstrom in Richtung Dialysatseite überwiegend im ersten Abschnitt des Dialysators. Im Verlaufe kehren sich die Druckverhältnisse um, und es tritt Rückfiltration von Wasser zur Blutseite ein. Die mit einer i.v.-Infusion vergleichbare obligate Rückfiltration exponiert den Patienten gegenüber allen noch im Dialysewasser vorhandenen Verunreinigungen wie bakteriellen Endotoxinen und kann pyrogene Reaktionen auslösen. Rückfiltration spielt in Low-flux-Dialysatoren keine Rolle spielt, daher reichen für diese Verfahren geringere Hygienestandards für das Dialysat aus (■ Abb. 2.12).

■■ Definitionen von High-flux-Membranen

Einige Definitionen basieren allein auf dem K_{UF}, andere zusätzlich auf der Clearance für β_2-Mikroglobulin, die den Zugewinn an konvektivem Transport höhermolekularer Toxine anzeigt. Für einen High-flux-Dialysator wird allgemein eine β_2-Mikroglobulin-Clearance von >20 ml/min gefordert. Weitere Definitionen basieren u.a. auf dem Siebkoeffizienten für β_2-Mikroglobulin oder auf der Größenausschlussgrenze (Cut-off) für Moleküle (low-flux <5 kD, high-flux <35 kD; ■ Tab. 2.3 und ■ Tab. 2.4).

2.3.7 Weiterentwicklung der Dialysatoren

Die Dialysemembrantechnologie entwickelt immer großporigere, durchlässige Membranen, um ein breites Spektrum von Urämietoxinen entfernen zu können. Die Liste der European Toxin (EUTox) Work Group umfasst etwa 90 bekannte urämische Komponenten. Sie werden in (i) kleine wasserlösliche nicht-proteingebundene Toxine wie Harnstoff und Kreatinin, (ii) proteingebundene Stoffe wie Indoxylsulfat und die (iii) Mittelmoleküle eingeteilt. Der aus der Qualitätssicherung so vertraute Harnstoff (Kt/V-Konzept) ist lediglich Surrogatmarker für die erste Gruppe der Toxine, aber seine Kinetik ist selbst für diese nicht sehr repräsentativ, z. B. nicht für die wasserlöslichen Guanidino-Komponenten.

■■ Super-flux-Membranen

Großporige Zellulosetriazetat-Membranen sind permeabel für Albumin und erlauben damit die Entfernung albumingebundener Toxine. Die Membranen zur Entfernung Albumin-gebundener Toxine werden aufgrund ihrer hohen Durchlässigkeit als Super-flux-Membranen bezeichnet. Der bei ihrer Anwendung zwangsläufig entstehende

Tab. 2.4 Interpretation einer Dialysator-Produktbeschreibung

Angabe	Interpretation
Membran: Polyamix	Patentierte synthetische Dialysemembran mit biokompatiblen Eigenschaften
Sterilisationsmethode: Dampf	Der unversehrte Dialysator ist steril und pyrogenfrei, keine Freispülung von chemischen Rückständen notwendig, geringes Allergierisiko
Oberfläche: 1,4 m² (Polyflux 14L) 1,7 m² (Polyflux 17L) 2,1 m² (Polyflux 21L)	Gesamtoberfläche der Dialysemembran, die für den Stoffaustausch zur Verfügung steht; namengebend für die einzelnen Dialysatoren der Reihe (Polyflux 14 hat 1,4 m² Oberfläche usw.); mit der Oberfläche steigt die Entgiftungs-(Clearance-)Leistung an; dies kann u. a. mit dem Massentransferkoeffizienten für Harnstoff KoA angegeben werden oder alternativ mit der Clearance für Markermoleküle bei definierten Blut- und Dialyseflüssen
Blutflussbereiche: 200–400 ml/min (Polyflux 14L) 200–500 ml/min (Polyflux 17L) 300–500 ml/min (Polyflux 21L)	Einstellbare Blutflüsse; da sich die Clearance mit steigenden Blutflüssen erhöht, wird der maximal einstellbare Blutfluss eines Dialysators zur Effizienzsteigerung normalerweise ausgeschöpft
Dialysatflussbereiche: 500–800 ml/min für Polyflux 14L-21L	Die Dialysatoren dieser Reihe sind bezüglich der einstellbaren Dialyseflüsse nicht unterschiedlich; gerade bei hohem Blutfluss sollte aber eine weitere Effizienzsteigerung durch Wahl des höchstmöglichen Dialyseflusses angestrebt werden
Hämodialyse-Clearance (ml/min) Für Harnstoff (60 D), Kreatinin (113 D) (nicht gezeigt), Phosphat (96 D) (nicht gezeigt) und Vitamin B_{12} (1355 D), getrennt aufgeführt für Dialyseflüsse von 500 und 700 ml/min (nicht gezeigt) und Blutflüsse von 200–500 ml/min (Tab. 2.5)	Dies ist die unmittelbarste Charakterisierung der Blutreinigungsleistung der Dialysatoren, beispielhaft angegeben mit der Clearance für kleinmolekulare (Harnstoff) und mittelmolekulare Toxine (Vitamin B_{12}), Tab. 2.5; neben den Dialysatoreigenschaften, die im Wesentlichen durch die Membrancharakteristika Oberfläche und den K_{UF} bestimmt werden, lässt sich die überragende Bedeutung des Blutflusses für die Clearance ablesen; dies betrifft vor allem die kleinmolekulare Clearance: so ist die Harnstoff-Clearance des »kleineren« Polyflux 14L größer als die des Polyflux 21L, wenn ersterer bei seinem maximalen Blutfluss benutzt wird und letzterer nur bei 300 ml/min; für die mittelmolekulare Clearance dagegen spielen die Dialysatoreigenschaften (v.a der K_{UF}) eine größere Rolle
Ultrafiltrationskoeffizient (K_{UF}) 10 ml/h × mmHg (Polyflux 14L) 12,5 ml/h × mmHg (Polyflux 17L) 15 ml/h × mmHg (Polyflux 21L)	Der K_{UF} gibt die Durchlässigkeit der Dialysemembran für Wasser und darin gelöste Moleküle an; mit dem K_{UF} steigt besonders die Clearance von höhermolekularen Toxinen; dieser erwünschte Effekt ist gut an der Vitamin-B_{12}-Clearance im vorausgegangenen Abschnitt ablesbar; die Einstufung in Low-flux- und High-flux-Dialysator ist nicht einheitlich (Tab. 2.3); nach der FDA-Klassifikation sind alle drei dieser Dialysatoren als high-flux einzustufen, da ihr K_{UF} >8 liegt; nach der sehr anspruchsvollen Definition der DGN sind alle drei noch Low-flux-Dialysatoren; für High-flux-Dialysatoren fordert diese Fachgesellschaft einen K_{UF} von mind. 20

2

Tab. 2.5 Hämodialyse-Clearance von Harnstoff und Vitamin B_{12}

	Harnstoff (60 D)				Vitamin B_{12} (1355 D)			
Blutfluss Q_B [ml/min]	**200**	**300**	**400**	**500**	**200**	**300**	**400**	**500**
Polyflux 14L	190	252	293	–	90	100	106	–
Polyflux 17L	194	264	310	342	101	114	122	128
Polyflux 21L	–	275	328	364	–	131	142	149

Dialysatfluss Q_D 500 ml/min

Eiweißverlust in das Dialysat stellt eine Einschränkung ihrer Langzeitanwendung dar.

HCO-Membranen

High-cut-off-Membranen aus Polyacrylethersulfone/Polyvinylpyrrolidone (PAES/PVP) sind für Moleküle bis zu 50–60 kD permeabel. Ihre Entwicklung erfolgte zur Entfernung höhermolekularer Urämietoxine beim chronischen Dialysepatienten. Die Tatsache, dass diese Membranen auch hocheffizient die pathologischen Leichtketten beim Plasmozytom (Molekulargewicht λ-LK=50 kD, κ-LK=25 kD) eliminieren, hat zu ihrem Einsatz mit speziellen Behandlungsprotokollen bei Patienten mit Myelom und Niereninsuffizienz geführt. Vorläufige Studien zeigen effiziente Elimination von Leichtketten, besonders bei langen Dialysezeiten (HDF besser als HD) und Effizienzsteigerung durch Hintereinanderschaltung von 2 HCO-Membranen.

2.4 Dialysat

Dialysat ist eine wässrige Lösung von Elektrolyten, Puffern und Glukose in einer dem Blutserum vergleichbaren Zusammensetzung. Im Dialysator äquilibriert es mit dem im Gegenstrom fließenden Blut. Die Konzentration der Elektrolyte und Puffer im Dialysat bestimmt die Zusammensetzung des Serums am Ende der Dialyse. Diffusionsrichtung und -geschwindigkeit der über die Dialysemembran passagefähigen Moleküle hängen von ihren jeweiligen Konzentrationen diesseits und jenseits der Membran ab. Ausschließlich auf Blutseite vorhandene Moleküle wie kleinmolekulare Urämietoxine diffundieren unidirektional in das toxinfreie Dialysat.

Für Elektrolyte wie dem Kalium kann es während einer mehrstündigen Dialyse frühzeitig zu einem Ausgleich der dialysat- bzw. blutseitigen Konzentrationen kommen. Ein weiterer Abfall des Kaliums im Blut in den hypokaliämischen Bereich wird durch die Kaliumkonzentration im Dialysat begrenzt.

Zur Aufrechterhaltung der Diffusionsgradienten zwischen Blut und Dialysat wird das Dialysat ständig ersetzt. Bei einem Dialysatfluss von 500 ml/min werden für eine 4- bis 5-stündige Dialysebehandlung Dialysatvolumina von ca. 120–150 l benötigt. Abhängig vom Dialysatortyp beträgt das Füllvolumen des Dialysatkompartiments zwischen 150–250 ml. Gebrauchsfertiges Dialysat wird im Dialysegerät aus Elektrolytkonzentrat und Puffern mit elektrolytfreiem Reinstwasser produziert (◘ Tab. 2.6).

Das **Gegenstromprinzip** im Dialysator erhöht den Diffusionsgradienten zwischen Blut und Dialysat (◘ Abb. 2.13). Auf diese Weise beschleunigt es den Abtransport schädlicher Substanzen mit dem Dialysat und die Aufnahme physiologisch wichtiger Substanzen wie Puffer aus dem Dialysat in das Blut.

2.4.1 Natrium

Natrium ist entsprechend seiner Konzentration im Blutserum das quantitativ bedeutsamste Kation im Dialysat. Dialysatbedingte Veränderungen des Serum-Natriums sind von unmittelbarer Bedeutung für die Verteilung des Körperwassers und für die Kreislaufstabilität des Patienten (◘ Tab. 2.6).

■ **Tab. 2.6** Dialysatzusammensetzung

	Azetatdialyse	Bikarbonatdialyse	Normwerte im Serum
Natrium (Na^+) [mmol/l]	132–145	137–144	135–145
Kalium (K^+) [mmol/l]	0–3	0–4	3,5–5,0
Kalzium (Ca^{++}) [mmol/l]	1,5–2,0	1,25–2,0	2,2–2,4
Magnesium (Mg^{++}) [mmol/l]	0,75	0,25–0,75	0,75
Chlorid (Cl-) [mmol/l]	99–110	98–112	99–103
Azetat (CH_3COO-) [mmol/l]	31–45	2,5–10	-
Bikarbonat (HCO_3-) [mmol/l]	–	27–35	24
Glukose ($C_5H_{12}O_6$) [mmol/l]	0–5,5	0–5,5	3,6–5,6

Zusammensetzung des Dialysats bei Azetat- und Bikarbonatdialyse im Vergleich zu den Normalwerten im Serum.

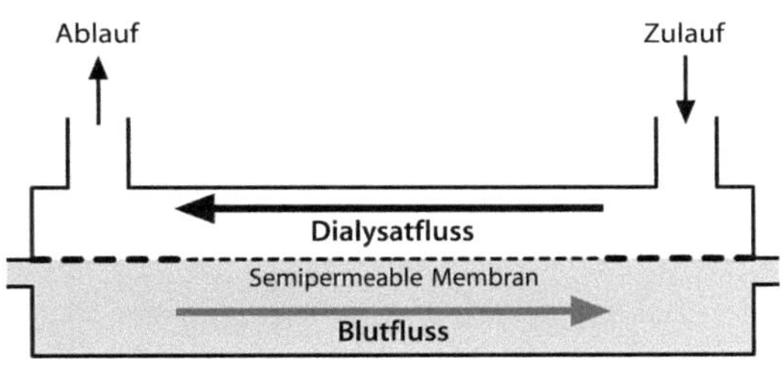

■ **Abb. 2.13** Gegenstromprinzip von Blutfluss und Dialysatfluss

Von der Serumkonzentration abweichendes Dialysatnatrium wird zur Korrektur der positiven Natriumbilanz von Dialysepatienten gewählt. In den Anfängen der Dialysetherapie wurde zu diesem Zweck gegen ein Dialysatnatrium von 130 mmol/l dialysiert. Die Patienten litten zwar kaum unter Durst, und die interdialytischen Gewichtszunahmen waren gering, Komplikationen wie Krämpfe, Hypotonien und das sog. Dysäquilibriumsyndrom waren andererseits häufig.

Zur Vermeidung der prognostisch ungünstigen Hypotonien wird heute verbreitet ein Dialysat-Natrium von 135–145 mmol/l gewählt. Das führt wiederum zur positiven Natriumbilanz der Patienten.

Verschiedene Strategien sollen dieses Dilemma lösen helfen.

In Natriumprofilen wird die Höhe des Dialysatnatriums über den Dialyseverlauf zeitlich variiert, häufig spiegelbildlich zur Höhe der UF. Natriumprofile konnten in Studien die Inzidenz von Hypotonien und Krämpfen mindern und gleichzeitig die Natriumbilanz neutral halten. Eine elektronisch gesteuerte phasenweise Variation der Dialysatnatriumkonzentration hält das durchschnittliche Dialysatnatrium niedrig, während es die besonders hypotoniegefährdeten Phasen hoher UF (zumeist in der ersten Dialysephase) mit einem höheren Dialysatnatrium koppelt.

Tipp

Das Dialysatnatrium kann entweder direkt oder über die Leitfähigkeit (LF) am Dialysegerät eingestellt werden. Eine LF von 14,0 entspricht einem Dialysatnatrium von 135 mmol/l, wenn ein Konzentrat mit einer Kaliumkonzentration von 2 mmol/l und Kalziumkonzentration von 1,75 mmol/l verwandt wird.

Rechnung: 140 − 2 (K) − 3,5 (2 × 1,75 Ca (da zweiwertig)) = 135.

Theoretisch kann ein individuelles Natriumprofiling durchgeführt werden, wenn das Plasmanatrium bei Dialysebeginn ionometrisch gemessen wird. Bei einem ausschließlich auf Diffusion beruhenden Dialyseverfahren findet kein Natrium-Entzug statt, wenn das Dialysatnatrium nach folgender Formel eingestellt wird: Plasma Na (ionometrisch gemessen) × 0,967. In der Praxis spielt

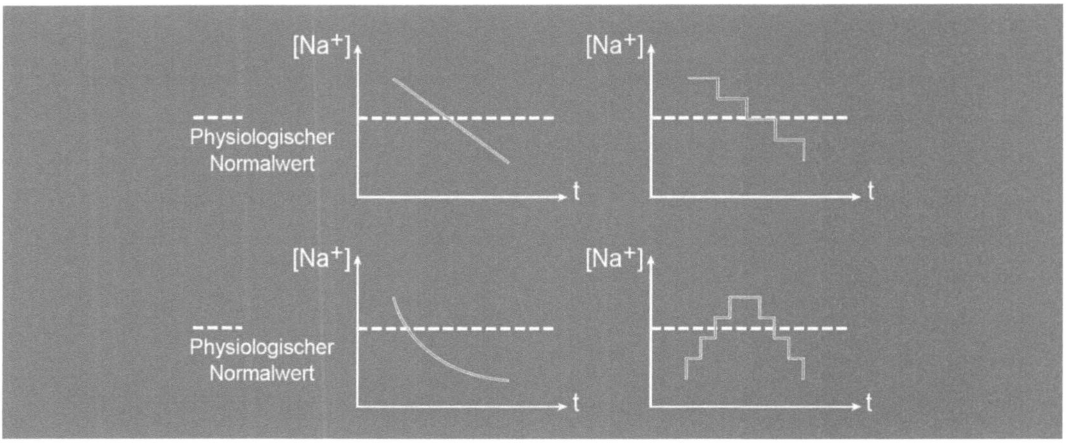

■ **Abb. 2.14** Natriumprofile

dieses Vorgehen keine Rolle, zumal sich die Natriumdialysance bei den heute üblichen Verfahren mit konvektivem Transport derart einfachen Kalkulationen entzieht (■ Abb. 2.14).

2.4.2 Kalium

Das Dialysatkalium wird überwiegend niedriger als das prädialytische Serum-Kalium der Patienten gewählt. Vor allem anurische Patienten haben große Probleme, allein durch Diät Hyperkaliämien zu vermeiden.

> **Eine zu starke und zu rasche Absenkung des Serum-Kaliums sollte wegen der Gefahr kardialer Arrhythmien vermieden werden. Die Verwendung kaliumfreien Dialysats ist daher eine absolute Ausnahme.**

Die meisten Dialysepatienten lassen sich mit einem Dialysatkalium von 2 mmol/l dialysieren und erreichen damit prädialytische Serum-Kalium-Werte von <6,0 mmol/l und enddialytische Werte von >3,5 mmol/l.

Die Gefahr von kardialen Arrhythmien durch eine enddialytische Hypokaliämie wird kontrovers beurteilt. Die meisten Studien fanden kein erhöhtes arrhythmogenes Potential durch niedriges Dialysatkalium. Eine Studie wies eine Reduktion ventrikulärer Arrhythmien nach, wenn das Dialysatkalium profilartig abgesenkt wird, anstatt von Beginn an deutlich unter dem Plasmakalium zu liegen.

2.4.3 Kalzium

Kalziumkonzentrationen im Dialysat liegen mit Werten zwischen 1,25–2,0 mmol/l höher als die korrespondierenden Werte des ionisierten Serum-Kalziums. Damit erfolgt während der Dialyse ein Nettotransfer von Kalzium zum Patienten, der häufig einen erniedrigten Serum-Kalzium-Wert aufweist.

Andererseits macht die medikamentöse Therapie der renalen Osteopathie mit kalziumhaltigen Phosphatbindern, Vitamin-D-Derivaten und Kalzimimetika die Verwendung eines niedriges Dialysat-Kalziums (1–1,25 mmol/l) zur Vermeidung von Hyperkalzämien notwendig.

Die Kalziumkonzentration im Dialysat hat direkten Einfluss auf den Blutdruck während der Dialyse. Niedriges Kalzium führt zu einem stärkeren Blutdruckabfall als hohes Kalzium bei Patienten mit normaler Ventrikelfunktion. Ein höheres Kalzium (1,75 mmmol/l) scheint daher die Blutdruckstabilität zu verbessern.

Voraussetzung für die exakte Einstellung des Dialysatkalziums während der Online-Herstellung des Dialysats ist die vorausgegangene Entfernung von Kalzium-Ionen aus dem Dialysewasser durch Enthärtung mit Ionenaustauscher. Die Fehlfunktion der Wasserenthärtung führt bei Verwendung von Rohwasser mit hoher Wasserhärte zum gefährlichen Hartwassersyndrom mit symptomatischen Hyperkalzämien (► Abschn. 2.4, Enthärter vs. Vollentsalzung).

2.4.4 Magnesium

Die klinische Bedeutung des Dialysatmagnesiums ist nicht genau bekannt. Die Serumkonzentration von Magnesium liegt bei Dialysepatienten meist im Normbereich. Da Magnesium über die Niere ausgeschieden wird, sollte eine positive Bilanz bei Dialysepatienten zu erwarten sein. Tatsächlich nehmen Dialysepatienten aber auch weniger Magnesium mit der Nahrung auf als Gesunde.

2.4.5 Chlorid

Chlorid wird dem Dialysat aus Gründen der elektrischen Neutralität beigefügt, um ein Gleichgewicht zwischen den positiv- und negativ-geladenen Ionen zu erreichen.

2.4.6 Glukose

Auf einen Glukosezusatz im Dialysat kann grundsätzlich verzichtet werden. Allerdings kann Glukose aufgrund seiner osmotischen Wirksamkeit Erstdialysen bei sehr hohen Nierenretentionswerten verträglicher machen und ein Dysäquilibriumsyndrom verhindern. Der plötzliche Abfall der durch Urämietoxine erhöhten Serumosmolarität kann durch entgegengesetzten Transfer osmotisch wirksamer Glukose in das Blut abgemildert werden.

2.4.7 Puffersubstanzen

Diffusive oder konvektive Entfernung von Säuren durch Dialyse ist für die Korrektur der metabolischen Azidose der Dialysepatienten unbedeutend. Entscheidend ist der Transfer von Puffern vom Dialysat ins Blut. Als Puffer wird heute überwiegend Bikarbonat eingesetzt, in der Vergangenheit auch Azetat. In industriell vorgefertigten Substitutionslösungen für die Hämofiltration/Diafiltration findet auch Laktat als Puffer Verwendung.

Die Bedeutung der Azidosekorrektur ist groß. Studien haben gezeigt, dass das Überleben der Patienten, die mit durchschnittlichem prädialytischem Bikarbonat <18 mmol/l an die Dialyse gehen, gegenüber den Patienten mit einem Bikarbonat von >24 mmol/l deutlich verkürzt ist.

▪▪ Azetat versus Bikarbonat

Bikarbonat wird heute standardmäßig dem Dialysat als Puffer zugesetzt. Technische Probleme (Ausfällung von Kalziumkarbonat, Verkeimung) hatten über Jahrzehnte zu seiner Ablösung durch den indirekten Puffer Azetat geführt. Azetat hat den Nachteil, dass es zunächst verstoffwechselt werden muss, bevor es den Puffer Bikarbonat bereitstellt. Vorteile des Azetats sind seine chemische Haltbarkeit und mikrobiologische Unbedenklichkeit.

Klinisch hat die Verwendung von Azetat-Pufferung zahlreiche Probleme aufgeworfen, die zu einer alsbaldigen Renaissance des Bikarbonats führten, als die technischen Probleme seiner Herstellung gelöst waren.

Etwa 10% der Patienten (speziell Frauen) können Azetat nicht korrekt verstoffwechseln. Azetat wirkt gefäßerweiternd und erhöht die Hypotoniegefahr. Die Azetat-assoziierten Probleme nahmen mit Verbreitung der High-flux-Dialyse zu. Gestiegener Azetat-Transfer durch hohe Dialysatflüsse und die hohen Ultrafiltrationsraten zur Steigerung der Konvektion gelten als Ursachen. Bei High-flux-Dialyse mit Azetatpuffer traten Hypotonien, Übelkeit und Krämpfe häufiger als bei Verwendung von Bikarbonat-gepuffertem Dialysat auf. Auch chronische Probleme wie reduzierte linksventrikuläre Pumpfunktion und verschlechterter Lipid- und Ketonstoffwechsel wurden mit Azetat in Zusammenhang gebracht.

Die Renaissance der Bikarbonatdialyse kam, als das Ausfällen von Bikarbonat mit Kalzium- und Magnesiumionen zu unlöslichem Kalzium- bzw. Magnesiumkarbonat im alkalischen Bereich technisch verhindert werden konnte. Die Reaktion unterbleibt, wenn Säurekonzentrat und bikarbonathaltiges Basenkonzentrat erst im Moment der Dialysat-Proportionierung im Dialysegerät zusammengeführt werden, und wenn dem Säurekonzentrat Azetat (3–5 mmol) zugesetzt ist. Das dabei freigesetzte CO_2 tritt durch Diffusion ins Blut über und wird schließlich pulmonal abgeatmet.

Flüssiges Basenkonzentrat mit 0,5–1 molarem Natriumbikarbonat ist nicht dauerhaft stabil. Abhängig von Luftdurchlässigkeit und Lagerungsdauer des Konzentratkanisters entweicht CO_2 und reduziert den Bikarbonatgehalt. Angebrochene Bikarbonatlösungen sollten daher nicht länger als 12 h verwendet werden. Heute wird überwiegend Trockenkonzentrat eingesetzt.

■ ■ Einstellung des Bikarbonats im Dialysegerät

Eine Faustregel zur Azidosekorrektur besagt, dass das prädialytische Plasma-Bikarbonat in der Mitte der Woche nicht <22 mmol/l liegen sollte. Ein Dialysat-Bikarbonat von 35 mmol/l führt nach ca. 2 h zu einem Plasma-Bikarbonat von 27–30 mmol/l. Von einigen Nephrologen wird ein höheres Dialysat-Bikarbonat von 39–48 mmol/l befürwortet, das in Studien auch positive Auswirkungen auf Parameter des Muskelstoffwechsels hat. Mit den konvektiven Therapien kommt es allerdings bereits zu deutlich höherem Bikarbonat-Transfer über die Substitutionslösung, so dass enddialytisch ein alkalisches Milieu erreicht wird. Eine derartige Überkorrektur der Azidose führt wiederum zu Befindlichkeitsstörungen. Zur ihrer Vermeidung können eventuell zeitliche Variationen der Bikarbonat-Konzentration im Dialysat in Form von Bikarbonat-Profilen beitragen. Dies ist derzeit mit Studien noch nicht ausreichend untersucht.

■ ■ Laktat

Laktat findet als Puffersubstanz der Substitutionslösungen für die Hämofiltration und Hämodiafiltration und bei der Peritonealdialyse Verwendung. Es muss wie das Azetat zunächst verstoffwechselt werden, bevor es als Puffer wirkt.

2.4.8 Substitutionslösungen für Hämofiltration und Hämodiafiltration

Der hohe Bedarf von Substitutionslösung von bis zu 70 l (bei langen Behandlungszeiten und Prädilution) für die Hämofiltration bzw. Hämodiafiltration wird an modernen Dialysegeräten durch die Online-Produktion von Substituat gedeckt. Hierzu wird Dialysat aus dem Dialysatkreislauf abgezweigt und über eine nochmalige Sterilfiltration in den hochgereinigten Zustand gebracht, der für Substitutionslösung gefordert wird.

Bevor sich die Online-Produktion von Substitutionslösung durchsetzte, wurde die Lösung in der Regel aus industriell vorgefertigten 4,5-l-Beuteln bereitgestellt. Die sterile und pyrogenfreie Substitutionslösung ist dem Dialysat in seiner Zusammensetzung vergleichbar. Statt Bikarbonat oder Azetat enthielten die meisten kommerziell erhältlichen Substitutionslösungen Laktat in der Konzentration von 33–55 mmol/l als Puffersubstanz. Im klinischen Alltag führte der indirekte Puffer Laktat zu keinerlei erkennbaren Nachteilen. Inzwischen sind Substitutionslösungen in Doppelkammerbeutel-Systemen verfügbar, die die Bikarbonatkomponente von den übrigen Elektrolyten trennt. Die Ausfällung von Kalzium- und Magnesiumsalzen im alkalischen Bereich wird verhindert, indem die beiden Komponenten erst unmittelbar vor der Behandlung zusammengeführt werden.

■ ■ Osmotischer Druck, Osmolarität und Osmolalität

Die Antriebskraft für die osmotische Bewegung von Wasser über Membranen ist der osmotische Druck (s. a. Osmose). Der osmotische Druck wird durch die Anzahl der sich in Lösung befindlichen Teilchen allein bestimmt, unabhängig von ihrer Masse und ihren chemischen Eigenschaften. Die SI-Einheit des osmotischen Druckes ist die Atmosphäre (atm). Da diese für den täglichen klinischen Gebrauch unhandlich ist, wird der osmotische Druck in der Regel als Osmolarität/Osmolalität angegeben oder kann auch in Millimeter Quecksilbersäule (1 atm = 760 mmHg auf Meereshöhe) umgerechnet werden. Eine Lösung, die 1 mmol/l gelöste Teilchen enthält, hat so einen osmotischen Druck von 1 milliosmol/l (mOsm/l). Dies gilt für Substanzen, die wie Glukose oder Harnstoff nicht dissoziieren. Für Substanzen, die in Lösung zerfallen, wie beispielsweise das Natriumchlorid, hat eine Lösung mit 150 mmol/l NaCl einen osmotischen Druck von 300 mOsm/l, da das Molekül NaCl in Lösung zu gleichen Teilen in Na^+- und Cl^- -Ionen dissoziiert.

Osmolarität und Osmolalität werden im allgemeinen klinischen Sprachgebrauch häufig inkorrekt verwendet. **Osmolarität** beschreibt die Anzahl gelöster Teilchen in 1 l Wasser, während die **Osmolalität** die Anzahl der Partikel bezogen auf 1 kg

Wasser beschreibt. Für hochverdünnte Lösungen wie Körperflüssigkeiten sind die Unterschiede diesbezüglich zu vernachlässigen. Aus wissenschaftlichen Gründen sollte in biologischen Systemen der Begriff Osmol**alität** vorgezogen werden, da hier temperaturbedingte Volumenschwankungen des Lösungsmittels (Wasser in Liter bei Osmol**arität**) keine Rolle spielen. Die Einheit der Osmolalität ist Osm/kg H_2O.

■ **Onkotischer Druck (kolloidosmotischer Druck)**

Als onkotischen Druck bezeichnet man den durch große Moleküle (meistens Proteine) in Lösung verursachten osmotischen Druck. Die Ursache hierfür ist nicht vollständig verstanden und hängt nur teilweise von der Anzahl der gelösten Teilchen ab. Der durch Plasmaproteine bedingte onkotische Druck im Blut liegt bei ca. 1,4 mOsm/kgH_2O oder 28 mmHg und spielt eine wesentliche Rolle beim Flüssigkeitstransport über Kapillarwände.

2.4.9 Wasseraufbereitung für die Dialyse

■ **Wasserbedarf des Dialysepatienten**

Die Herstellung des Dialysats für einen hämodialysepflichtigen Patienten benötigt jährlich 10.000–30.000 l Wasser. Über die semipermeable Dialysemembran steht das Dialysewasser in engstem Kontakt mit dem Körperwasser, bei konvektiven Verfahren wird es als Substituat direkt infundiert. Daraus ergeben sich höchste toxikologische und mikrobiologische Qualitätsansprüche an das Dialysewasser.

Die dem Blutplasma vergleichbare Zusammensetzung des Dialysats wird durch exakt proportionierte Zumischung von Elektrolyten, Glukose und Puffern zum Dialysewasser erreicht, nachdem dieses zuvor entmineralisiert und von anderen Kontaminanten bestmöglich befreit wurde. Wasser dieser Güte wird auch als Reinstwasser oder ultrareines Wasser bezeichnet (das entstehende Dialysat als ultrareines Dialysat).

Welche Aufbereitungsschritte zu seiner Gewinnung notwendig sind, hängt im Einzelnen von der Beschaffenheit des Rohwassers ab.

■ **Rohwasserqualität (Trinkwasser)**

Ausgangsmaterial für Dialysewasser ist in Deutschland das Trinkwasser, das bereits eine aufwändige Vorbehandlung durch die Wasserversorgungsunternehmen erfahren hat. Es enthält aber noch geringe Salzanteile, Metalle, organische Komponenten, gelöste Gase und Kolloide, sowie Partikel und Mikroorganismen.

Die Qualität von Trinkwasser in chemischer und biologischer Hinsicht ist in der Trinkwasserverordnung (TrinkwV 2001) geregelt, die seit dem 01.01.2003 gültig ist und zuletzt 2009 modifiziert wurde. Quintessenz dieser Vorschrift ist, dass in »Wasser für den menschlichen Gebrauch« keine Krankheitserreger oder chemischen Stoffe in Konzentrationen enthalten sein dürfen, die akut oder bei lebenslanger Nutzung (die Nutzung ist definiert in § 3) eine »Schädigung der menschlichen Gesundheit besorgen lassen«. Entsprechende Grenzwerte sind in den Anlagen 1 bis 3 zur TrinkwV 2001 festgelegt. Ähnliche Grenzwerte werden für die USA von der amerikanischen Gesellschaft Association Advancement for Medical Instrumention (AAMI) festgelegt.

Die chemische und mikrobiologische Qualität des Trinkwassers reicht trotz der bereits erfolgten Entfernung von Sedimenten, Partikeln usw. nicht zur Verwendung als Dialysewasser aus. So werden beispielsweise die Vorgaben für die mikrobiologische Qualität des Dialysewassers nicht erreicht (◘ Tab. 2.6). Der AAMI-Standard gibt für die mikrobiologische Qualität vor, dass die Keimzahl <200 CFU/ml und für Endotoxine <2 I.E./ml ist. Europäischer Standard für mikrobiologische Qualität: <100 cfu/ml und <0,25 I.E./ml Endotoxine.

Zudem steht die Chlorierung des Trinkwassers durch die Wasserwerke zur hygienischen Verbesserung der Verwendung als Dialysewasser entgegen. Freies Chor und seine Reaktionsprodukte müssen durch Aktivkohlefiltern vor der Umkehrosmose entfernt werden, da sie dort nicht eliminiert werden und den Betriebsablauf sogar stören. Dieser Aspekt wird in jüngsten Stellungnahmen, z. B. vom Renal Diseases and Detoxification Committee (RDDC) der AAMI, besonders betont und die Verwendung von Aktivkohlefiltern ausdrücklich gefordert. Mehrfach hat Chloramin-kontaminier-

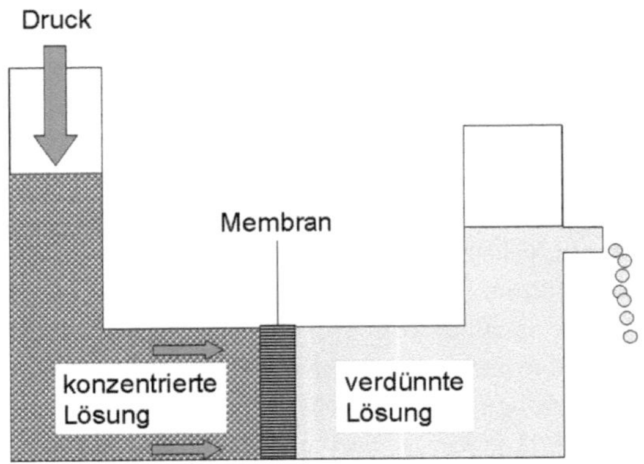

Abb. 2.15 Umkehrosmose. Der angelegte hydrostatische Druck zwingt das Lösungsmittel Wasser entgegen seinem Verdünnungsbestreben durch die semipermeable Membran und lässt einerseits reines Lösungsmittel entstehen, andererseits eine noch höher konzentrierte Lösung. (Mit freundlicher Genehmigung der Firma Gambro Medizintechnik)

tes Dialysewasser Hämolysen bei Dialysepatienten ausgelöst, weil diese organischen Kontaminanten mit konventionellen Wasseraufbereitungssystemen nicht entfernt wurden.

Im Einzelnen hängen die erforderlichen Schritte zur Aufbereitung des Trinkwassers im Dialysezentrum von der Beschaffenheit des Trinkwassers ab, über die das örtliche Wasserversorgungsunternehmen informiert. Die am meisten verbreiteten Methoden der Dialysewasseraufbereitung werden nachfolgend vorgestellt. Die Umkehrosmose ist heute die bedeutendste Reinigungsmethode für Dialysewasser. Die vorgeschalteten Reinigungsstufen stellen ein partikelfreies und von organischen Kontaminanten befreites Weichwasser her, das in die Umkehrosmose zur Entfernung der gelösten Substanzen und bakteriellen Rückstände eingespeist werden kann. Dabei steigt die mikrobiologische Belastung bis zur Umkehrosmose vorübergehend sogar an (Abb. 2.15).

Aufbereitung des Trinkwassers zur Verwendung als Dialysewasser

Partikelfilter

Im Trinkwasser noch enthaltene suspendierte Teilchen werden durch mechanische Filtration entfernt. Variationen dieses Prinzips sind Sand-, Textil-, Keramik- und Membranfilter. Suspendierte Verunreinigungen sammeln sich auf der Filteroberfläche, gelöste oder emulgierte Bestandteile werden nicht zurückgehalten.

Tab. 2.7 Effektivität von Partikelfiltern

Filter	Rückhaltung von Partikel [in µm]
Sandfilter	>20
Keramikfilter	>1
Textilfilter	>1
Membranfilter	>0,2

Die Effektivität eines Filters ist durch seine Porengröße in µm (1/1000 mm) und die maximale Durchflussmenge in Liter pro Minute (l/min) bestimmt. Die Partikelentfernung ist auch für das Funktionieren der nachgeschalteten Aufbereitungsstufen wie Aktivkohlefilter, Enthärter und Umkehrosmose erforderlich. Die Filter müssen regelmäßig ausgetauscht oder durch Rückspülung gereinigt werden (Tab. 2.7).

Aktivkohlefilter zur Entfernung von Chlor und organischen Kontaminationen

Aktivkohle adsorbiert durch seine Oberflächenenergie ungeladene organische Verbindungen wie Zucker, Farbstoffe oder Geruchsstoffe, aber auch anorganische Moleküle wie das Chlor. Aktivkohlefilter werden in Verbindung mit anderen Wasseraufbereitungsmethoden eingesetzt und verhindern die Störung oxidationsempfindlicher Module durch ihre hohe Bindungskraft für Chlor. An ihrer Oberfläche entwickeln sich allerdings Bakterienkolonien und bilden pyrogene Stoffwechselprodukte, die wiederum an anderer Stelle entfernt werden müssen. Im Gegensatz zu ebenfalls in der Dialysewasseraufbereitung verwendeten Ionenaustauschern adsorbiert Aktivkohle keine salzartigen Verbindungen.

Enthärtung

In die Umkehrosmose sollte nur von Härtebildnern befreites Weichwasser eingespeist werden, um ihren Wirkungsgrad zu erhöhen und die empfindlichen Membranen vor Auflagerungen zu schützen.

Härtebildner im Wasser sind hauptsächlich Kalzium- und Magnesiumsalze. Die regional sehr unterschiedliche Wasserhärte des Trinkwassers wird in Grad deutscher Härte (°dH) angegeben.

▪▪ Funktionsablauf und Regeneration des Enthärters

Üblicherweise werden starksaure Kationenaustauscher verwendet. Sie stellen kein vollentsalztes Wasser her, binden aber die wichtigsten Härtebildner des Wassers, indem sie Kalzium- und Magnesium-Ionen durch Natriumionen ersetzen. Starksaure Kationenaustauscher sind Kunstharze, die als Schüttung spezieller Ionenaustauscher-Harzkügelchen in einem Tank das Harzbett bilden. Im Betriebszustand wird das Hartwasser durch das Harzbett geleitet, und es erfolgt der Austausch von Ca^{2+} und Mg^{2} gegen jeweils 2 Na^{+} an den negativen Bindungsstellen des Harzes. Das Natrium gelangt in das Weichwasser, das in die nächste Aufbereitungsstufe, meist die Umkehrosmose, gelangt.

Wenn alle Na^{+}- gegen Ca^{2+}- und Mg^{2+}-Ionen ausgetauscht sind, ist die Kapazität des Enthärters erschöpft. Zur Regeneration wird beinahe gesättigte Kochsalzlösung (Salzsole) durch das Harzbett geleitet, um die gebundenen Ca^{2+}-, Ma^{2+}-Ionen wieder zu verdrängen, und das Harz erneut mit Na^{+}- Ionen zu beladen. Die bei der Regeneration entstehende Lösung aus Härtebildnern und überschüssigem NaCl wird verworfen.

Zur Aufbereitung von Dialysewasser sind Enthärter in mindestens doppelter Ausführung vorhanden. Ein Enthärter ist in Betrieb, der andere wird regeneriert.

▪▪ Enthärter vs. Vollentsalzung

Enthärter ergänzen heute im Wesentlichen durch selektive Entfernung der Härtebildner die Funktion der Umkehrosmose, der sie vorgeschaltet sind. Anionen, z. B. Fluoride, Nitrat, Nitrit, Hydroxid und Chlorid-Ionen, können sie nicht entfernen. Die Entfernung dieser gelösten Moleküle aus dem Dialysewasser erfolgt heute in der Regel mit der Umkehrosmose und/oder Aktivkohlefiltern.

Eine seltener gewählte Alternative ist die Vollentsalzungsanlage. In der Vollentsalzung werden im Wasser enthaltene Kationen an ein Kationen-Austauscherharz gebunden und durch ein Hydrogen-Ion ersetzt, während die Anionen durch ein Anionen-Austauscherharz gebunden und durch Hydroxyl-Ionen ersetzt werden. Die freigesetzten Hydrogen- und Hydroxyl-Ionen verbinden sich zu Wassermolekülen.

Die Vollentsalzung arbeitet bis zur Erschöpfung der Aufnahmekapazität von Austauscherharze, die schließlich regeneriert werden müssen. Zur Regeneration des Kationenaustauschers wird Salzsäure HCl über das Harz geleitet, zur Regeneration des Anionenaustauschers wird Natronlauge NaOH benutzt. Aufbereitetes Wasser von Vollentsalzungsanlagen besitzt eine hohe anorganische Qualität (elektrische Leitfähigkeit 0,1–1 µS [1–10 Mohm/cm bei 25 °C]), die Konzentrationen gelöster Metalle und der restlichen Stoffe liegen zwischen 0,001 mg/l und 0,5 mg/l.

In Regionen mit hartem Wasser (hohe Magnesium- und Kalziumkonzentrationen) hat die Enthärtung des Dialysewassers unmittelbare klinische Relevanz.

> **Aus den ersten Jahren der HD ist das sog. Hartwassersyndrom bei Verwendung nicht-deionisierten Leitungswassers bekannt, bei dem die Dialysepatienten mit Kopfschmerzen, Übelkeit und Hypertonie erkrankten.**

▪▪ Umkehrosmose (= »reverse osmosis« RO)

Die Umkehrosmose ist heute meist das Herzstück der Wasseraufbereitungsanlage von Dialysezentren und hat andere Technologien wie die o. g. Vollentsalzungsanlage verdrängt. Weichwasser ist der Rohstoff für die Umkehrosmose. In Gegenden mit hoher Wasserhärte hat dieses Weichwasser durch die vorab erfolgte Enthärtung einen hohen Natriumgehalt, der wiederum durch die Umkehrosmose gesenkt werden muss.

Umkehrosmosen besitzen eine hohe Rückhaltekapazität für Salze und organische Komponenten und entfernen selbst kleinste Kontaminationen (zwischen 90–99%, für Mikroorganismen bei 100%) (◘ Tab. 2.8, nach Nörpel 1994). Ihr cut-off liegt bei 300 D. Zu ihrer Regeneration werden keine Chemikalien benötigt.

Die Umkehrosmose gewinnt Wasser als hochreines Lösungsmittel, indem sie es unter Ausübung hydrostatischen Drucks entgegen seinem

Tab. 2.8 Rückhalterate einer Umkehrosmose (gewickelte Composite-Membran) bei einem Betriebsdruck von 14–18 bar für ausgewählte Substanzen

Substanz	Rückhalterate [in %]
Natrium	95
Kalium	95
Kalzium	98
Magnesium	98
Nitrat	93
Chlorid	95
Sulfat	98
Kieselsäure	93
Methanol	21
Äthanol	59
Phenol	64
Äthylenglykol	85
Glyzerin	98
Essigsäure	40
Zitronensäure	99,6
Formaldehyd	44
Benzol	99
Toluol	95
Xylol	97

natürlichen Verdünnungsbestreben durch den o. g. Transportprozess der Osmose von seinen gelösten Bestandteilen trennt (Abb. 2.15).

Hierzu wird das Weichwasser unter hohem Druck in Module aus einer semipermeablen Membran mit sehr fester druckresistenter Porenstruktur gepumpt.

Übersteigt der ausgeübte Druck den osmotischen Druck des Weichwassers, passiert das Wasser die Membran. Es entsteht das hochgereinigte Permeat, das ohne weitere Behandlung zur Dialysatherstellung verwandt und über einen Druckminderer in die Versorgungsleitung eingespeist wird. Auf der Rohwasserseite werden die in der Membran zurückgehaltenen Inhaltsstoffe des Wassers mit dem Restwasser als Konzentrat (oder Retentat) in den Abfluss geleitet.

Die Module der Umkehrosmose sind verbreitet aus synthetischen Materialien hergestellt, die nonbiogradable sind und weite pH-Bereiche tolerieren. Vielfach werden sog. Wickelmembranmodule aus Polyamid/Polysulfon verwandt, die spiralförmig um ein Druckrohr gewickelt und mit Stützgittern versehen werden.

Betrieb der Umkehrosmose

- Der Betriebsdruck wird durch eine Druckerhöhungspumpe zwischen 8 und 25 bar geregelt.
- Die Permeatleistung eines Moduls ist abhängig vom Druck. Je größer der Druck, desto größer die Ausbeute. Der Anstieg ist linear. Mehrere Module sind je nach erforderlicher Permeatmenge eingebaut.
- Die Permeatleistung hängt auch von der Temperatur des Eingangswassers ab. Eine Steigerung der Temperatur um 1°C steigert die Ausbeute um 3%.
- Zur Wahrung der Permeatgüte müssen die Osmosemodule gepflegt und gewartet werden, z. B. regelmäßig durch Impulsrückspülung von Niederschlägen auf den Membranen befreit werden.

Von der Umkehrosmose zum Dialysegerät: die Ringleitung

Für die entsprechende Qualität des Permeats auf dem Weg zur Dialysatproduktion in den Dialysegeräten ist ein Wasserleitungssystem hoher Güte erforderlich. Hierzu sind möglichst totraumfreie Anlagenteile erforderlich. Die Ringleitungen sind aus Edelstahl oder PVDF gefertigt. Sie werden automatisch in den dialysebetriebsfreien Zeiten heißgereinigt und zusätzlich in größeren Intervallen (meist wöchentlich) chemisch desinfiziert. Der Werkstoff PVDF (= Polyvinylidenfluorid) in Ringleitungssystemen und Wasseraufbereitungsanlagen für die Dialyse bedeutet Sicherheit gegenüber Biofilmbildung, Verunreinigung des Permeats oder Anlagendefekte durch Materialverschleiß oder -ermüdung. PVDF ist äußerst haltbar und hat ein geringes Ablagerungsverhalten gegenüber Mikroorganismen (Biofilmbildung).

Wartung der Wasseraufbereitung

Die Wasseraufbereitungsanlage ist ein sensibles zentrales Element jeder HD-Einheit und bedarf einer ständigen Überwachung und Wartung. Hierzu gehört eine Leckageüberwachung, der sog. »Wasserwächter«, der unvorhergesehenen Austritt von Wasser aus dem Kreislauf mit enormen Wasserumschlagsmengen anzeigt. Der Wasserverbrauch wird an Wasseruhren angezeigt und sollte an jedem Dialysetag monitorisiert werden. Vor Eintritt des Rohwassers in die Umkehrosmose muss meist eine Druckminderung des Stadtwasserdrucks erfolgen. Ein Manometer überwacht diesen Arbeitsschritt.

Eine störungsfreie Wasserenthärtung wird durch ein Messmodul (Farbskala) erfasst und täglich abgelesen. Regelmäßig muss der Enthärter regeneriert werden, damit er seine Kapazität behält. Die Desinfektion der Anlage einschließlich der Permeat-Ringleitung ist spezifisch durch den Hersteller geregelt. Intermittierend ist in der Regel eine chemische Desinfektion erforderlich, die manuell gestartet wird und deren korrekte Durchführung ebenfalls dokumentationspflichtig ist.

Die Betriebszeiten der Umkehrosmose und der Zirkulation von Permeat werden in Abstimmung mit den programmierten Betriebszeiten der Dialysegeräte üblicherweise so programmiert, dass sie bereits vor dem morgendlichen Eintreffen des Personals einsetzt.

Eine hygienische Katastrophe in einer Dialyseeinrichtung im Norden Brasiliens hat die Bedeutung der Umkehrosmose für die Dialysewasseraufbereitung aufgezeigt. 140 Dialysepatienten erkrankten und 60 von ihnen verstarben an einer Intoxikation durch Microcystin, einem von Blaualgen produzierten Toxin. In dem Rohwasserspeicher der betroffenen Dialyseeinheit war es zu einer massenhaften Vermehrung der Blaualgen (sog. Wasserblüte) gekommen, und das Toxin wurde nicht von den eingesetzten Filtern zurückgehalten. Der Einsatz einer Umkehrosmose, der hier unterblieben war, hätte das Microcystin aus dem Wasser entfernen können.

Überwachung der Dialysewasserqualität

Chemische Qualität des Permeats: Überwachung durch Leitfähigkeitsmessung

Die Qualität des Permeats wird mit einer elektrischen Leitfähigkeitsmessung kontrolliert. Das zuvor gefilterte und enthärtete Wasser sollte praktisch frei von Elektrolyten sein und eine vernachlässigbare Leitfähigkeit besitzen. Bei der Messung der elektrischen Leitfähigkeit wird stets der Widerstand eines bestimmten Flüssigkeitsvolumens gemessen. Dabei stellt die Temperatur des Mediums einen sehr wichtigen Einflussfaktor dar. Für die Beurteilung der Qualität ist es daher entscheidend, sich auf eine einheitliche Referenztemperatur zu beziehen (In Deutschland sind 20°C oder 25°C üblich). International ist es auch üblich, neben der elektrischen Leitfähigkeit den elektrischen Widerstand anzugeben (Leitwert [Siemens] = 1/Widerstand [Ohm]). Tatsächlich liegt die Leitfähigkeit von Permeat (= Reinstwasser) in Abhängigkeit von der Temperatur sehr niedrig (◻ Tab. 2.9).

◻ **Tab. 2.9** Leitfähigkeit des Permeats in Abhängigkeit von seiner Temperatur

Temperatur	Reinstwasser-Leitfähigkeit
[°C]	[µS/cm]
10	0,028
20	0,049
25	0,055
30	0,8

Mikrobiologische Qualität des Permeats

Die mikrobiologische Qualität des Permeats betrifft den Nachweis von Bakterien und von bakteriellen Endotoxinen. Hierfür sind Grenzwerte festgelegt, deren Einhaltung durch Kontrollnahmen an verschiedenen Messpunkten sichergestellt werden muss. Die Ergebnisse sind zur Qualitätssicherung der HD dokumentationspflichtig. Die Proben müssen standardisiert entnommen und transportiert werden. Die Untersuchungen von Dialyseflüssigkeiten sollte alle 3–6 Monate und zusätzlich nach Eingriffen am wasserführenden System erfolgen.

Für die Grenzwerte ist zu beachten, dass von Laboren unter Dialysat das Wasser nach Dialyse des Patienten verstanden wird, während die Lösung aus Permeat und Konzentraten vor der Dialyse als Dialysierflüssigkeit bezeichnet wird.

Die Endotoxine ubiquitärer gramnegativer Wasserkeime können Sterilfilter und Dialysemem-

Tab. 2.10 Richt- und Grenzwerte für die Befundbeurteilung nach Trinkwasserverordnung bzw. Richtlinie für Krankenhaushygiene und Infektionsprävention (hrsg. vom Robert-Koch-Institut, Stand Mai 2003, Anlage zu Ziffer 5.1 »Anforderungen der Krankenhaushygiene bei der Dialyse«. [Aus: Goppelsröder 2003–1/2004])

	Permeat, Dialysierflüssigkeit und Bikarbonat	Dialysat	Säurekonzentrat
Richtwert für die Gesamt-koloniezahl	100 KBE/ml bei 20°C und bei 36°C	1000 KBE/ml bei 20°C und bei 36°C	100 KBE/ml bei 20°C und bei 36°C
Pseudomonas aeruginosa in 100 ml	Nicht nachweisbar	Nicht nachweisbar	Nicht nachweisbar
E. coli und coliforme Bakterien in 100 ml	Nicht nachweisbar	Nicht nachweisbar	Nicht nachweisbar
Fadenpilze in 100 ml	–	–	Nicht nachweisbar

branen passieren und verursachen akute pyrogene Reaktionen und chronische Nebenwirkungen durch die Induktion von Zytokinen wie z. B. Interleukin-1. Nicht-endotoxinfreies Dialysat bzw. Substitutionslösung führt besonders bei der Dialyse/Hämodiafiltration mit hochdurchlässigen Filtern zu Problemen. Der Nachweis von Endotoxinen erfolgt durch den Limulus-Amöbozyten-Lysat (LAL)-Test. Verwendet wird eine hochsensitive quantitative Methode mit chromogenem Substrat (FDA-Lizenz No. 709). Die Resultate werden in ELISA-Units pro Milliliter (EU/ml) angegeben, die untere Messgrenze beträgt 0,005 EU/ml (Tab. 2.10).

Der AAMI-Standard gibt für die mikrobiologische Qualität vor, dass die Keimzahl <200 CFU/ml ist und für Endotoxine <2 I.E./ml. Europäischer Standard für mikrobiologische Qualität: <100 cfu/ml und <0,25 I.E./ml Endotoxine.

2.5 Extrakorporaler Blutkreislauf

Zur Dialysebehandlung zirkuliert das Blut außerhalb des Körpers im extrakorporalen System, d. h. im Dialysator und im Schlauchsystem, das die Verbindung zum Gefäßzugang herstellt. Bei einer 4-stündigen Dialyse wird die gesamte Blutmenge des Patienten etwa 15- bis 20-mal durch den Dialysator geleitet, d. h., 75 l Blut durchströmen den Dialysator.

Vom Gefäßzugang aus nimmt das Blut seinen Weg durch das **»arterielle« Schlauchsystem** zum Dialysator und von dort durch das **»venöse« Schlauchsystem** zum Patienten zurück (Abb. 2.16).

Die notwendigen Verbindungen zwischen Schlauchsystem und Punktionsnadel bzw. dem Dialysator erfolgen über genormte (Kegel-)Verbindungssysteme (Luer-Lock, Abb. 2.17) mit besonders hoher Verschlusssicherheit. Die Verschlüsse sind im arteriellen Schlauchsystem rot, im venösen blau markiert. Luer-Lock ist ein genormtes Verbindungssystem für Kanülen, Spritzen und Infusions-Schläuche. Die Dichtung wird durch kegelförmige Verbindungsteile, den sog. Luer-Konus, erreicht. Dabei wird der Innenkegel der einen Verbindungsseite als »weiblich« bezeichnet, der Außenkegel der Gegenseite als »männlich«. Das Luer-Lock-System garantiert die Kompatibilität zwischen verschiedenen Herstellern. Die Bezeichnung »Luer« geht auf den deutschen Instrumentenmacher H.W. Luer zurück.

Im arteriellen Schlauchsystem sind Zulaufmöglichkeit für Infusionen, Zuspritzstellen (selbstverschließende Membranen) und eine Druckableitung zur Druckmessung vor der arteriellen Blutpumpe integriert. Die Einmündung des Schlauchs von der Heparinpumpe befindet sich vor oder nach der Pumpe (Abb. 2.17).

In das **venöse Schlauchsystem** ist die venöse Tropfkammer bzw. der Blasenfänger integriert. Dort münden mehrere Schlauchanschlüsse (für Infusionen) und die Druckableitung zur »venösen« Druckmessung. An der venösen Tropfkammer oder kurz darunter ist der Luftdetektor positioniert. Der anschließende Schlauchabschnitt wird im Betrieb

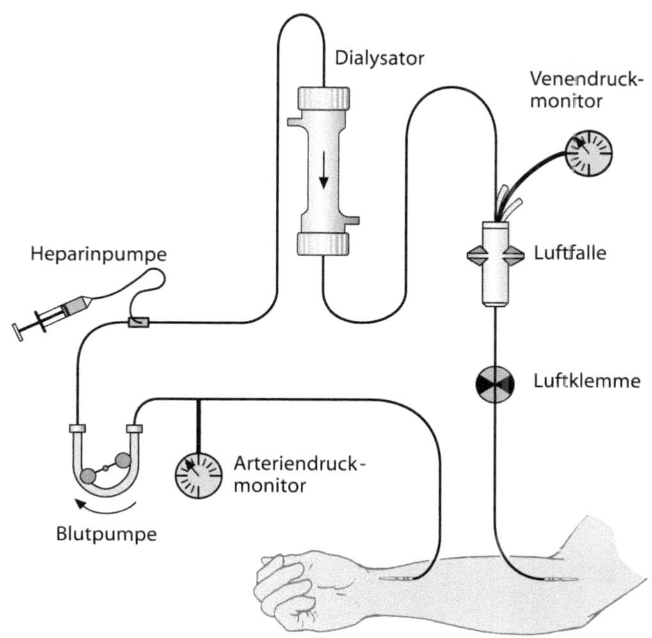

Abb. 2.16 Schematische Darstellung des Blutkreislaufs mit arteriellem Schlauchsystem, Dialysator und venösem Schlauchsystem

in die automatische Schlauchklemme eingelegt, die den Blutfluss bei Lufterkennung unterbricht.

2.5.1 Material des Schlauchsystems

Die Schläuche des extrakorporalen Kreislaufs sind sterile Einmalartikel aus Polyvinylchlorid (PVC), Polyurethan und Silikongummi. Das Material ist flexibel und gleichzeitig ausreichend stabil, um den Belastungen der rotierenden Kompression der Pumpensegmente der Rollerpumpen zu widerstehen und nicht zu kollabieren. Die notwendige Flexibilität des Materials wird durch Zusatz von Weichmachern (z. B. DEHP, DOP, TOTM) erreicht. Weichmacher können in Spuren in den Kreislauf des Patienten übertreten. Die Sterilisation des Schlauchsystems erfolgt heute überwiegend durch Dampf- oder Strahlensterilisation (ionisierende γ-Strahlung). Das in der Vergangenheit verwendete Äthylenoxid (ETO) hatte immer wieder zu allergischen Reaktionen bei Dialysepatienten geführt.

2.5.2 Blutpumpen

Der Transport von Blut und Substitutionslösung erfolgt mit motorgetriebenen Schlauch- oder Rollenpumpen. Diese walken durch zwei rotierende, im Winkel von 180° zueinander stehende Rollen (Abb. 2.18) das eingelegte Schlauchsegment peristaltisch aus. Stromaufwärts wird der Druck positiv, stromabwärts entsteht ein negativer Druck bzw. Sog.

Die Pumpen belasten das eingelegte Schlauchsegment mechanisch. Es besteht die Gefahr der Traumatisierung von Erythrozyten und Hämolyse. Eine optimale Einpassung des Schlauchsegments in das Pumpengehäuse minimiert dieses Risiko. Bei Unterbrechung der Stromversorgung können die Pumpen manuell bewegt werden.

Bestimmte Alarmfunktionen führen zum automatischen Pumpenstopp.

Die Rotationsgeschwindigkeit der Pumpen wird mit Einstellung des gewünschten Blutflusses vorgenommen (meist zwischen bei 200–400 ml/min).

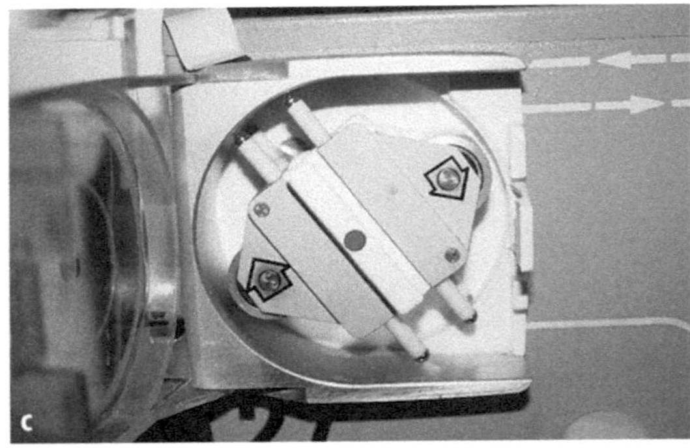

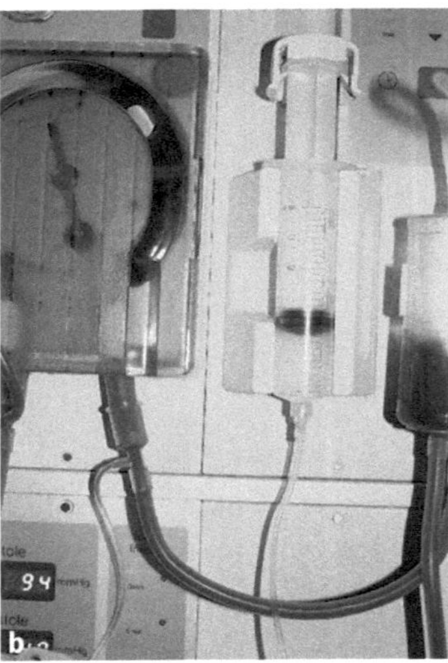

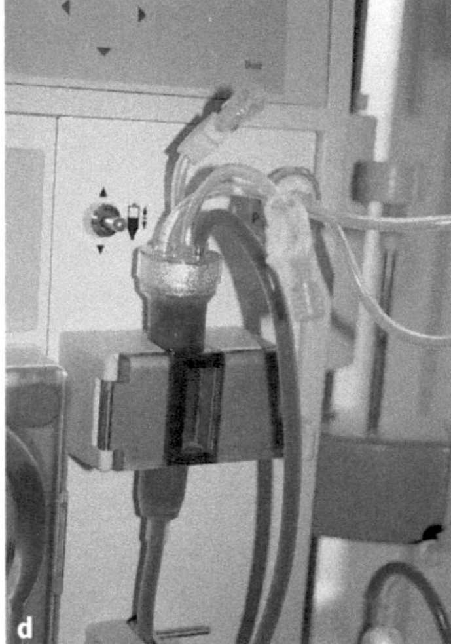

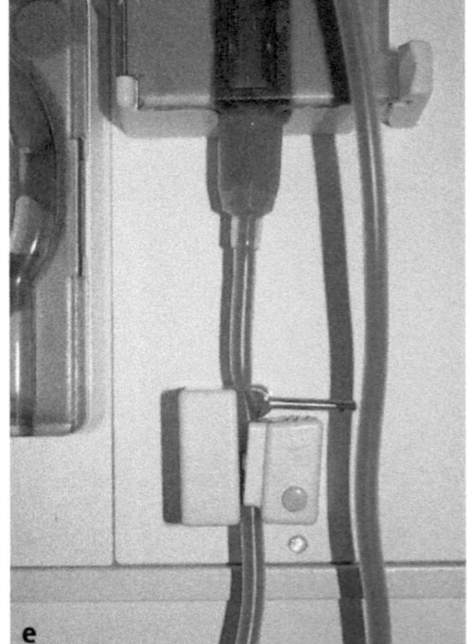

Abb. 2.17 Fotografien einzelner Komponenten des Schlauchsystems im Detail. a. Luer-Lock-Verbindung des arteriellen Schlauchsystems mit der arteriellen Kanüle; b. Zuspritzstelle; c. Heparinspritze und Schlauch; d. Blutpumpe; e. venöse Tropfkammer mit Blutspiegel und Zulaufstellen für Infusionen; f. venöse Schlauchklemme

2.5.3 Druckverhältnisse im extrakorporalen Kreislauf

Die Blutpumpe bestimmt mit dem Flusswiderstand des Dialysators die Druckverhältnisse im extrakorporalen Kreislauf. Akute Veränderungen der Widerstände, z. B. bei Thrombosierung, wandeln den Druck im System rasch.

Der »arterielle« Druck wird über einen Druckaufnehmer vor der Blutpumpe erfasst. Seine Höhe resultiert aus dem Verhältnis des Blutangebots im Shunt zur Blutpumpengeschwindigkeit, und der Geometrie des Schlauchsystems sowie der Position der arteriellen Kanüle. Bei nativem Cimino-Shunt oder Dialysekathetern können abhängig vom verwendeten Schlauchmaterial Drücke von -150 mmHg (PVC) oder -200 mmHg (Silikongummi) registriert werden.

Der Niederdruck führt bei reduziertem Schlauchdurchmesser zu einer Flussreduktion (Abweichung vom angezeigten Blutfluss!) von bis zu 20%. Der hohe Gefäßinnendruck bei kaliberstarken Gefäßprothesen pflanzt sich dagegen auf das Schlauchsegment fort und lässt den »arteriellen« Druck selbst bei hohen Blutflüssen positiv bleiben.

Direkt hinter der Blutpumpe wird der höchste positive Druck erreicht, im Dialysator fällt er ab. Der Druck am Ende des Dialysators entspricht dem sog. »venösen« Druck, der über den Druckaufnehmer an der venösen Tropfkammer gemessen wird.

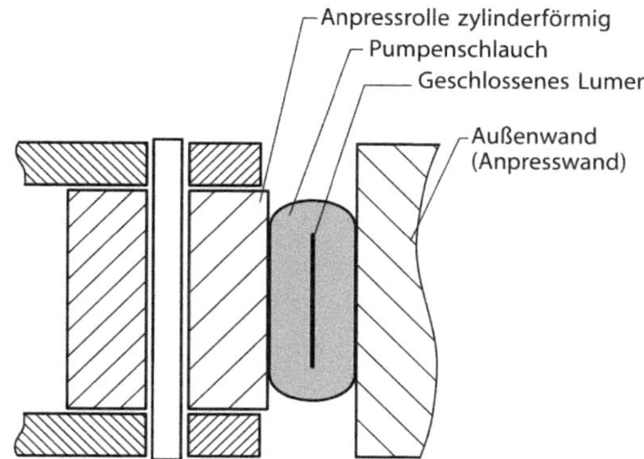

Abb. 2.18 Querschnitt durch den Blutschlauch während der Auswalkung durch die Rollenpumpe. Beachte den völligen Verschluss des Lumens durch die vollokkludierende Pumpe. (Mit freundlicher Genehmigung der Firma Gambro Medizintechnik)

Der »venöse« Druck steigt mit der Höhe des eingestellten Blutflusses und wird von stromabwärts liegenden Widerständen im Schlauchsystem, in der venösen Kanüle und innerhalb des Shunts modifiziert (Abb. 2.19).

Heparinzufuhr

Bolus-Injektionen des Antikoagulanz erfolgen an den im Schlauchsystem integrierten Zuspritzstellen oder direkt über die Dialysekanülen. Zur kontinuierlichen Applikation des Antikoagulanz ist eine Spritzenpumpe in das Dialysegerät integriert. Mit der eingestellten Transportrate der Spritze kann das Antikoagulanz über den gesamten Dialysezeitraum exakt dosiert werden. Von der eingesetzten Spritze führt ein dünnkalibriger Infusionsschlauch zum Schlauchsystem und mündet über ein T-Stück.

Die Einmündung kann im arteriellen System vor oder nach der Pumpe erfolgen oder im venösen Schlauchsystem. Dies ist von sicherheitstechnischer Bedeutung. Denn bei Zufuhr des Antikoagulanz vor der arteriellen Blutpumpe besteht die Gefahr, dass durch den hier vorherrschenden Niederdruck Luft angesaugt wird.

Probleme mit der Spritzenpumpe entstehen bei unzureichender Befestigung oder fehlerhafter Einlage (Schub wird nicht auf Spritze übertragen) oder bei langen Dialysezeiten durch vorzeitiges Erreichen der Endlage (kein Antikoagulanz mehr vorhanden).

2.6 Dialysatkreislauf

2.6.1 Dialysatfluss

Der Dialysatfluss wird durch Flusspumpen auf eine konstante, am Dialysegerät veränderbare Höhe eingestellt. Er sollte in sinnvoller Relation zum Blutfluss stehen, d. h. 2- bis 3-mal so hoch sein. Ein zu geringer Dialysatfluss reduziert durch verzögerten Abtransport der eliminierten Toxine die Effizienz der Dialyse. Verbreitet wird der Dialysatfluss auf 500–800 ml/min eingestellt.

2.6.2 Dialysatproduktion

Das Dialysat erhält erst im Dialysegerät seine gebrauchsfertige Zusammensetzung und wird erwärmt, um eine Auskühlung des Patienten zu vermeiden. Mit Ausnahme der Tanknieren stellen Dialysegeräte das Dialysat durch kontinuierliche, exakt proportionierte Zusammenmischung von Osmosewasser mit dem Dialysatkonzentrat her. Das bereitgestellte Dialysat wird durch den Dialysator gepumpt und nach Gebrauch in die Abwasserleitung abgeleitet.

Dialysatkonzentrat kann als Flüssig- oder als Trockenkonzentrat vorliegen. Flüssigkonzentrat wird in Kanistern (im Falle von saurem Konzentrat meist 10 l) bereitgestellt oder aus zentralen Tanks über eine Dialysatversorgungsleitung entnommen und an die einzelnen Dialysegeräte herangeführt.

Moderne Dialysegeräte können gebrauchsfertiges Dialysat aus Trockenkonzentraten herstellen. Die Bikarbonatkomponente des Konzentrats wird bereits sehr verbreitet als Trockenkonzentrat bereitgestellt, die sauren Dialysatkomponenten in zunehmendem Maße.

Die Mischung des Dialysats mit Osmosewasser erfolgt durch exakt arbeitende Proportionierungspumpen. Das basische Bikarbonatkonzentrat (meist eine 1-molare (8,4%ige) Natriumbikarbonatlösung) und das saure Konzentrat mit den meisten Elektrolyten, darunter Kalzium und Magnesium werden mit Osmosewasser in einem fixen Verhältnis gemischt (Proportionierung von 32,775 Teilen Wasser mit einem 1 Teil Säurekonzentrat und 1.225 Teilen Basenkonzentrat). Die Zumischung

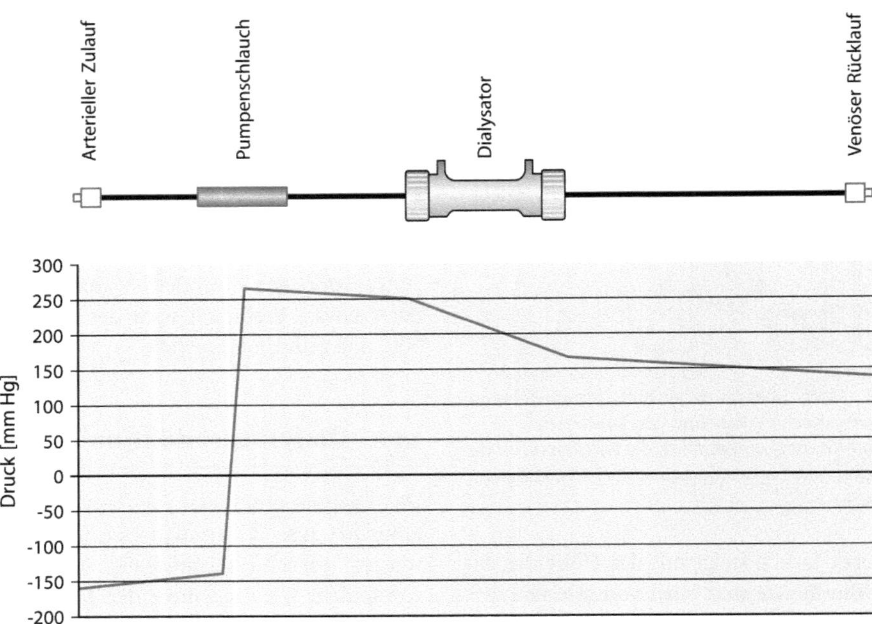

Abb. 2.19 Druckverhältnisse im extrakorporalen System vom arteriellen bis zum venösen Patientenanschluss

des Bikarbonatkonzentrats kann durch die an der Maschine einstellbare Bikarbonatkonzentration im Dialysat gedrosselt oder gesteigert werden. Gebräuchlich sind Einstellungen von 25–40 mmol/l. Für die Herstellung des Dialysats bei der heute kaum noch eingesetzten Azetatdialyse wird nur ein Konzentrat verwandt. Es wird im Verhältnis 1:34 mit Osmosewasser gemischt.

Ein Leitfähigkeitsmonitor überwacht die korrekte Proportionierung des Dialysats (s. weiter unten). Die Gesamtionenmenge im Dialysat ist in weiten Bereichen der Zumischung von Konzentrat zum Osmosewasser proportional. Natriumsalze haben den wichtigsten Anteil an der Gesamtionenkonzentration, während Kalzium, Magnesium und Kalium einen geringeren Anteil ausmachen. Die Einheit für die Leitfähigkeit ist mS/cm (S=Siemens). Der Normalbereich bei einer Standarddialyse liegt zwischen 14 und 15 mS/cm. Die Messsonde für die **Leitfähigkeit** des Dialysats ist vor dem Dialysator angebracht.

2.6.3 Erwärmung des Dialysats

Das Dialysat wird auf 35–37°C erwärmt, um eine Unterkühlung des Patienten zu verhindern. Die Erwärmung erfolgt vor dem Eingang in den Dialysator nach dem Prinzip des Tauchsieders mit einer Heizspirale. Die Temperatur wird an anderer Stelle gemessen und auf dem Monitor angezeigt.

2.6.4 Dialysatentgasung

Das Dialysat muss vor seiner Erwärmung entgast werden. Bei Temperaturanstieg oder Druckminderung entstehen durch zuvor im Dialysat gelöste Gase Blasen, die den Betriebsablauf stören. Unterdruck im Dialysatkreislauf entsteht durch Betrieb der Ultrafiltrationspumpe (▶ Abschn. 2.7, Überwachung der Dialysatherstellung) und kann bei einem Dialysatfluss von 500 ml/min und einer Temperatur von 35°C zur Gasbildung von bis zu 5 ml/min führen.

Tab. 2.11 Technische Komplikationen während der Dialysebehandlung

Fehler	Folgen	Überwachung
Blutseite		
Blutverlust in die Umgebung	Blutdruckabfall, Schock	Venöser/arterieller Druckalarm
Blutgerinnung und Thrombenbildung	Thrombosierung des extrakorporalen Kreislaufs	Venöser/arterieller Druckalarm
Luftembolie	Abhängig vom Embolievolumen und er Lage des Patienten	Luftdetektor
Infektionen bzw. Einschwemmung von Pyrogen aus dem Dialysat	Pyrogene Reaktion	
Mechanische Traumatisierung der Blutkörperchen	Hämolyse	Sorgfältige Inspektion des gesamten Schlauchsystems
Dialysatseite		
Falsche Elektrolytzusammensetzung des Dialysats	Hypertonie, Hypotonie, Krämpfe, neurologische Symptome, zerebrale Krämpfe	Leitfähigkeitsmessung
Falsche Temperatur	Hypotonie, Frieren	Temperatur
Blutverlust ins Dialysat	Blutverlust, Anämie	Blutleckdetektor

Gasblasen reduzieren im Dialysator die Austauschfläche für den Stofftransport und stören die Funktion von Messeinrichtungen (Fehlalarme der Leitfähigkeits- und Blutleckmonitore).

Dialysatentgasung erfolgt technisch durch Erhitzung des Dialysats bis kurz unter den Siedepunkt oder durch Anwendung von Unterdruck. Bestimmte Dialysegeräte entgasen bereits das Osmosewasser, bevor es dem Dialysatkonzentrat zugemischt wird.

2.7 Überwachung der Dialysebehandlung

Fehlfunktionen im extrakorporalen Blutkreislauf und Fehler in der Dialysatzubereitung können ernsthafte Gefahren für den Patienten darstellen (Tab. 2.11).

Überwachungsinstrumente monitorisieren die Vorgänge und geben Alarm (akustisch, visuell), bzw. führen zur Unterbrechung der Behandlung, wenn kritische Abweichungen von den Sollwerten eintreten. Die Grundsätze dieser Sicherheitsausstattung von Dialysegeräten sind in Tab. 2.11 hinterlegt. Die Aufzeichnung der Messwerte erfolgt während jeder individuellen Behandlung auf den Dialyseprotokollen.

2.7.1 Überwachung im extra-korporalen Blutkreislauf

Arterielle Drucküberwachung

Die Überwachung des arteriellen Drucks ist aus Gründen der Patientensicherheit nicht zwingend notwendig. Sie gibt Hinweise über die Position der Dialysenadel und das Blutflussangebot im Gefäßzugang. Bei nativen Shunts liegt der »arterielle Druck« meist negativ (-20 bis -80 mmHg), er kann auch bis zu -200 mmHg erreichen. Bei kaliberstarken Gefäßprothesen bleibt der »arterielle« Druck selbst bei hohen Blutflüssen positiv.

Venöse Drucküberwachung

Die Überwachung des »venösen« Drucks ist für die Patientensicherheit von großer Bedeutung und erfolgt innerhalb enger Alarmgrenzen. Die Druckmonitore haben ein Alarmfenster, dessen Größe um max. ± 100 mmHg vom aktuellen venösen Druck abweicht. Die Druckalarmgrenzen werden als Fenster um den venösen Druck eingestellt, nachdem der Zielblutfluss erreicht wurde. Der unterste, noch zulässige einstellbare Grenzwert ist mit 10 mmHg in der DIN Norm 57750 Teil 206 für HD-Geräte festgeschrieben. Abflusshindernisse im extrakorporalen Kreislauf, z. B. durch Thrombosierungen lassen den Venendruck ansteigen. Lecks im extrakorporalen Kreislauf führen zum Druckabfall im System. Korrekt eingestellte Grenzwerte für den venösen Druck verhindern durch Alarmauslösung und Stopp der Blutpumpe größere Blutverluste.

Steigt der zum Zielblutfluss korrespondierende venöse Druck von Behandlung zu Behandlung an, so deutet dies auf eine veränderte Hämodynamik im Shunt. Meist handelt es sich um korrekturbedürftige Stenosierung des Shuntgefäßes.

Der im Vergleich zu nativen Fisteln höhere Blutdruck in Gefäßprothesen führt zu höheren venösen Druckwerten, ebenso wie die Verwendung von Dialysenadeln mit sehr kleinem Innendurchmesser.

Cave!
Zu weitgehenden und den Patienten gefährdenden Folgen kann es bei einem Anstieg des venösen Drucks während der Behandlung bei Dialysegeräten ohne kontrollierte Ultrafiltration oder aktive TMP-Regelung kommen.

Bei gleichbleibendem Dialysatdruck steigt dann die Druckdifferenz an der Dialysemembran an und erhöht die Ultrafiltrationsrate. Wenn dieses Problem unerkannt bleibt, sind Patienten von Hypovolämie bedroht. An modernen Dialysegeräten mit direkter Erfassung der Ultrafiltration tritt diese Komplikation nicht mehr auf.

Ursachen für einen akuten Abfall des venösen Drucks während der Dialysebehandlung

- Dekanülierung von venöser Punktionskanüle
- Schlauchruptur
- Diskonnektion von Schlauchverbindungsstellen
- Thrombosierung des Dialysators

Nicht alle Komplikationen werden durch die Messung des venösen Drucks erkannt.

Bei Dislokation der Kanüle oder anderer Lecks, z. B. durch eine Schlauchruptur, reicht der Abfall des venösen Drucks nicht immer aus, um einen Alarm auszulösen. So bleiben Lecks mitunter unerkannt. Eine Kanüle kann aus einer Unterarmfistel ohne Auslösung des Druckalarms herausrutschen, da der Druck in dem Gefäß dem atmosphärischen Druck ähnlich ist. Wird diese Komplikation längere Zeit nicht bemerkt, kann es zu lebensbedrohlichem Blutverlust kommen. Immerhin macht der minütliche Blutfluss im extrakorporalen Kreislauf etwa 5–10% des gesamten Blutvolumens des Patienten aus.

Ursachen für einen akuten Anstieg des venösen Drucks während der Dialysebehandlung

- Thrombose des venösen Schenkels hinter dem Druckabnehmer
- Thrombose im Bereich der Fistel (in der Regel bei vorbestehender Stenose)
- Nadel fehlplatziert (in der Gefäßwand) oder verstopft
- Venöser Schlauch verdreht
- Filtersieb der Tropfkammer verstopft

- **Luftdetektion zur Vermeidung von Luftinfusion**

Cave!
Infusion von Luft über das extrakorporale System muss mit größter Sicherheit vermieden werden, denn Luftembolien von mehr als 20–50 ml können tödlich verlaufen (▶ Kap. 6**).**

Luft kann durch Material- oder Handhabungsfehler in das extrakorporale System eintreten. Quantitativ bedeutsam sind auch kleine Lecks im arteriellen Schlauchsystem vor der Blutpumpe, da hier Unterdruck herrscht und Luft angesaugt werden kann. Unterdruck im arteriellen System kann ebenso im Blut gelöste Gase freisetzen (■ Abb. 2.20).

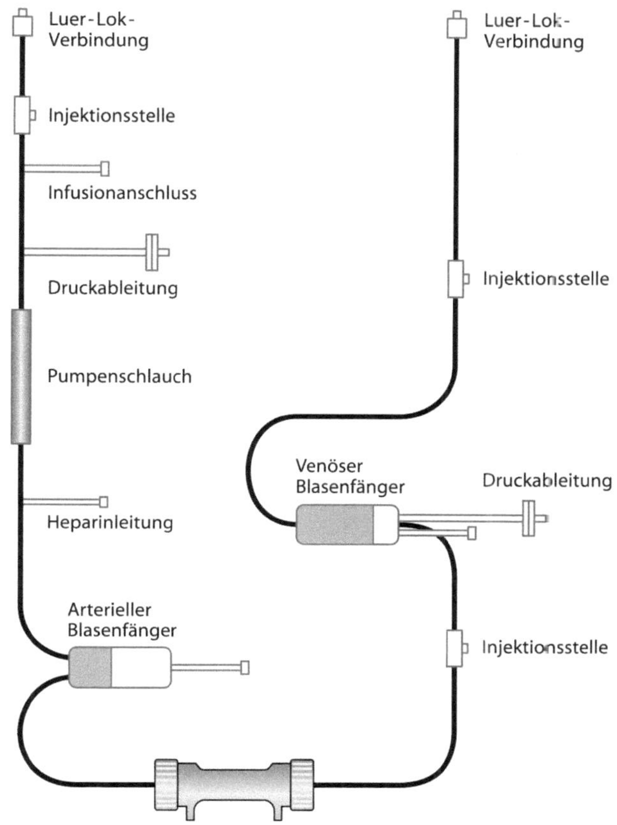

Abb. 2.20 Orte des möglichen Lufteintritts in den extrakorporalen Kreislauf. Bedeutsam sind vor allem die Eintrittsstellen 1–4, weil hier ein negativer Druck herrscht. (Aus: Nowack et al. 2009, Springer Heidelberg)

Cave!
Im arteriellen Schlauchsystem gibt es keinen Luftdetektor. Hier könnte es bei Umkehr der Förderrichtung der Pumpe, z. B. durch falsch eingelegten Pumpenschlauch oder bei manueller Betätigung, unbemerkt zur Luftembolie kommen.

Die **Luftdetektion** findet meist in der **venösen Tropfkammer** oder knapp dahinter statt. Die venöse Tropfkammer befindet sich hinter dem Dialysator und dient der Beruhigung und Filterung des Bluts, bevor es dem Patienten zurückgegeben wird. Gleichzeitig können hier Luftblasen, die zuvor in den extrakorporalen Kreislauf gelangt sind oder aus dem Blut freigesetzt wurden, abgeschieden werden.

Ein Absinken des Blutspiegels im Reservoir der Tropfkammer wird durch den Luftdetektor erkannt und führt zum automatischen Verschluss der **venösen Absperrklemme**, die den venösen Rücklauf stoppt. Die Lufterkennung geschieht durch **Ultraschallsensoren**, die besser als optische Detektoren zur Erkennung von Luft in Form von Blutschaum (Blut-Luft-Gemisch, Mikroschaum) geeignet sind.

Blutschaum kann zur Luftembolie führen. Er entsteht meist im arteriellen Schlauchsystem durch Mikrolecks oder Freisetzung von im Blut gelösten Gasen. Durch die hinter der Blutpumpe einsetzende Druckerhöhung gehen die Gase meist wieder in Lösung.

Cave!
Verbleibende Gasblasen können den Dialysator verstopfen (Verlust von Oberfläche im Dialysator) und sind nur schwer entfernbar. Erreichen sie das venöse Schlauchsystem, so stellen sie ein gefährliches Luftembolierisiko dar.

Erfolgt die Blutrückgabe am Ende der Dialyse mit Luft statt mit Kochsalz, so ist dies mit einem unnötigen Luftembolierisiko verbunden. Diese Abschlusstechniken sollten daher nicht eingesetzt werden. Unter keinen Umständen sollte der Luftdetektor in der Abhängephase inaktiviert werden, z. B. durch Herausnahme der Tropfkammer.

▪▪ Venöse Absperrklemme

Alarme bei Luftdetektion oder Stromausfall (nicht bei allen Geräten) führen aus Sicherheitsgründen zur Trennung des extrakorporalen Kreislaufs vom Patienten.

Auf arterieller Seite verhindert die vollokkludierende Blutpumpe bei gleichzeitigem Druckausgleich zwischen Patientenkreislauf und arteriellem Anschlussschlauch den Rückfluss von Blut in den arteriellen Zugang. Auf venöser Seite schließt sich die venöse Absperrklemme automatisch. Ohne diese aktive Unterbrechung des extrakorporalen Kreislaufs würde bei Stillstand der Blutpumpe so lange eingeschlossene Luft aktiv zum Patienten gefördert werden, bis im gesamten venösen Bereich ein Druckausgleich stattgefunden hat.

2.7.2 Überwachung der Dialysatherstellung

Die Dialysatherstellung und die der Substitutionslösung erfolgt unter Verwendung industriell vorgefertigter Komponenten wie dem Dialysekonzentrat. Ihre Zusammenmischung zum gebrauchsfertigen Produkt geschieht aber erst im Dialysegerät. Entsprechend muss die korrekte Herstellung, vordringlich die Dialysatzusammensetzung und die Temperatur durch Messinstrumente im Dialysegerät, überwacht werden. Bei Alarmauslösung (z. B. Leitfähigkeitsalarm oder Temperaturalarm) wird der Kontakt des Patientenbluts mit dem Dialysat durch ein Vorbeileiten am Dialysator, den sog. **Dialysatbypass**, verhindert.

▪ Leitfähigkeitsmessung

Die Leifähigkeits-Messelektrode erfasst die Gesamtionenkonzentration des Dialysats. Am häufigsten fällt die Leitfähigkeit bei Unterbrechung der Konzentratzufuhr (abgeknickter Schlauch, leerer Kanister) ab. Die Maschine geht automatisch in den Dialysatbypass, um eine Dialyse gegen entionisiertes Wasser zu verhindern. Diese wäre hochgefährlich und würde zur Hämolyse im Dialysator führen.

Ein Überschreiten der eingestellten Leitfähigkeit kann z. B. durch bestimmte Desinfektionsmittelrückstände (z. B. Natriumhypochlorit) im Dialysatraum oder durch verminderte Wasserzufuhr (Schlauch verdreht, zu niedriger Wasserdruck in der Leitung) entstehen.

Fallen bei der Leitfähigkeitsmessung:

- Fehlerhafte Messungen der Leitfähigkeit können auf verkalkten Messelektroden beruhen.
- Fehlproportionierungen einzelner Elektrolyte werden nicht entdeckt, wenn sie nicht die Gesamtionenkonzentration verändern. Dieser Fall ist unwahrscheinlich, denn hierzu müsste sich die Konzentration von Elektrolyten gleicher Ladung gegensinnig in gleichem Umfang verändern.
- Eine weitere Falle tritt im Zusammenhang mit der **leitfähigkeitsgeregelten Proportionierung** des Dialysats auf. Selbst wenn eine fehlerhafte Konzentratzusammensetzung zur Veränderung der Gesamtionenkonzentration führt, bleibt dieser Fehler bei leitfähigkeitsgeregeltem Pumpenbetrieb häufig unerkannt. Das liegt daran, dass das falsch zusammengesetzte Konzentrat zwar zunächst zu einer Abweichung der Leitfähigkeit führt, diese aber durch die leitfähigkeitsgesteuerte Rückkopplung wieder automatisch zu einer Änderung der Konzentratzufuhr führt und damit die Abweichung der Leitfähigkeit vom Sollwert eliminiert. Bei einem System mit **fixer volumetrischer Proportionierung** bleibt der Leitfähigkeitsfehler bestehen, so dass nach einiger Zeit ein Leitfähigkeitsalarm ausgelöst wird.

▪ Temperaturmessung

Die Erwärmung des Dialysats auf 35–37°C wird kontinuierlich überwacht. Zu tiefe Dialysattemperaturen sind unangenehm, aber ungefährlich.

> **Cave!**
> **Kritisch bis lebensbedrohlich ist eine zu hohe Dialysattemperatur. Der Patient beginnt zu schwitzen und es kommt zur Hämolyse. Bei Temperaturen >42°C denaturiert das Plasma-Eiweiß.**

▪ Blutleckdetektor

Rupturen der Dialysemembran durch mechanische Beschädigung oder Produktionsfehler lassen Erythrozyten ins Dialysat übertreten. Ein Makroleck ist als rot verfärbtes Dialysat mit bloßem Auge erkennbar. Der Dialysator muss ausgetauscht werden, um Blutverluste des Patienten zu vermeiden. Rupturen der Schläuche von Plattendialysatoren führen häufiger zu Makrolecks.

Kleinere Lecks (**Mikrolecks**) entstehen durch Ruptur einzelner Kapillaren und führen nicht zu einer sichtbaren Verfärbung des Dialysats. Sie stellen keine akute Gefahr für den Patienten dar, können aber dennoch während einer 5-stündigen Dialyse zu Blutverlusten von bis zu 60 ml führen.

Mikrolecks werden über Detektoren erkannt, die entweder relativ unspezifisch Trübungen im Dialysat nachweisen oder farbstoffspezifisch das Hämoglobin erkennen.

Die Trübungserkennung kann durch Partikel, Kalk oder Schwebstoffe gestört werden und zu Fehlalarmen führen. Weitere Fehlermöglichkeiten sind hohe Bilirubinwerte bei Patienten mit Ikterus und extrem hohe Blutfettwerte.

> **Tipp**
> Ein Blutleckalarm sollte durch Testen des Dialysats mit Urinteststreifen für Hämoglobin bestätigt werden, bevor das System ausgetauscht wird. Die Sensitivität der Blutleckdetektoren liegt bei 0,5 ul Blut/ml Dialysat.

▪ Steuerung und Kontrolle der Ultrafiltration

Die Regulation des gestörten Flüssigkeitshaushalts bei Niereninsuffizienz durch UF ist eine zentrale Aufgabe der Dialyse, die mit höchster Präzision durchgeführt werden muss. Die Ultrafiltrationsrate (UFR) muss mit größerem technischem Aufwand geregelt werden, da sie mit Werten von max. 10 ml/min nur einen Bruchteil des Gesamtdialysatflusses von etwa 500 ml/min ausmacht.

An modernen Dialysegeräten werden einfach das UF-Ziel und die Dialysezeit eingegeben. Alle abgeleiteten Parameter, wie die UFR oder der hierzu notwendige TMP werden von der Maschine errechnet und können an Monitoren abgelesen werden. Diese unmittelbare und einfache Eingabe von Zielparametern der UF macht die Dialysemaschinen moderner Bauart gleichzeitig anwenderfreundlich und sicher.

An Maschinen älterer Bauart (z. B. Fresenius 2008) kann das UF-Ziel nicht direkt eingewählt werden. Hier muss die UFR, an Geräten der ersten Generation gar der TMP, eingestellt und über den Dialyseverlauf hinweg manuell variiert werden, damit das UF-Ziel erreicht wird. Zum Verständnis der Vorgänge bei UF und ihrer möglichen Fehlerquellen ist es nützlich, diese heute nicht mehr notwendigen Anwendungen nachzuvollziehen. Umständliche Berechnungen waren erforderlich, um am Dialysegerät die für ein bestimmtes UF-Ziel erforderlichen Einstellungen zu ermitteln.

▪ Ablauf der Ultrafiltration: Rolle von TMP und K_{UF}

Die UFR ist das Flüssigkeitsvolumen, das pro Zeiteinheit (meist Angabe auf Stunden) aus dem Blut in das Dialysat filtriert wird. UF im Dialysator beruht auf einer hydrostatischen Druckdifferenz an der Dialysemembran, dem TMP zwischen der Blut- und der Dialysatseite. Der erforderliche TMP hängt wesentlich von den Eigenschaften des Dialysators ab.

Bei Dialysatoren mit hoher hydraulischer Permeabilität (High-flux-Dialysatoren) sind für eine bestimmte UFR niedrigere TMP notwendig als bei Dialysatoren mit niedriger Permeabilität (Low-flux-Dialysatoren; 50–100 mmHg). Sehr hohe TMP-Werte von mehr als 500 mmHg belasten die Dialysemembran derart, dass sie rupturieren können.

Die **Durchlässigkeit der Dialysemembran** (= hydraulische Permeabilität) des Dialysators kennzeichnet den Dialysator entscheidend und wird vom Hersteller als **Ultrafiltrationskoeffizienten** (**K_{UF}**) angegeben. Der K_{UF} ist als die Flüssigkeitsmenge in ml, die pro mmHg TMP-Differenz innerhalb 1 h die Membran passieren kann, definiert.

Ultrafiltration ohne direkte Volumenkontrolle: druckkontrollierte Ultrafiltration

Bei der **druckkontrollierten UF** (= TMP-geregelte Ultrafiltration) an Maschinen älterer Bauart wird die UFR durch die Veränderung des Dialysatdrucks erzielt. Um die UFR einzustellen, muss der Bediener den K_{UF} des Dialysators kennen und zunächst den gewünschten TMP berechnen.

Der TMP wird nach Umstellung der Formel für die UFR errechnet:

$$UFR = TMP \times K_{UF}$$

Beispiel: Bei einer 4-stündigen Dialyse sollen 2400 ml Wasser entzogen werden. Dies macht eine stündliche UF von 600 ml/h notwendig. Wenn ein Dialysator mit einem K_{UF} von 6 ml/mmHg/h benutzt wird, beträgt der einzustellende TMP 600/6= 100 mmHg.

Manuelle TMP-Einstellung

Obwohl der Dialysatdruck von einigen Geräten automatisch angepasst werden kann, wird der Dialysatdruck bei den meisten druckkontrollierten Systemen durch den Bediener eingestellt. Zur Berechnung des Dialysatdrucks (P_{Dein}) muss der Venendruck des Patienten bekannt sein (P_{Baus}). Dann kann die unten angewandte vereinfachte TMP-Gleichung zur Errechnung des Dialysatdrucks eingesetzt werden.

- (P_{Dein}) = Dialysatdruck bei Eintritt in den Dialysator
- (P_{Baus}) = Blutdruck bei Austritt aus dem Dialysator = venöser Druck

Beispiel 1:

- $TMP = P_{Baus} - P_{Dein}$
- $P_{Dein} = P_{Baus} - TMP$
- P_{Dein} =100 mmHg – 300 mmHg
- P_{Dein} = – 200 mmHg

Ist der berechnete TMP 300 mmHg und der Venendruck 100 mmHg, dann muss der Dialysatdruck auf -200 mmHg eingestellt werden.

Beispiel 2:

- P_{Dein} =100 mmHg – 50 mmHg
- P_{Dein} =50 mmHg

Ist der berechnete TMP 50 mmHg und der Venendruck 100 mmHg, dann muss der Dialysatdruck auf 50 mmHg eingestellt werden.

Ein Problem dieser UF-Steuerung, die nicht von einer direkten Messung des UF-Volumens begleitet war, sind während der Dialyse eintretende Veränderungen der Dialysatoreigenschaften, d. h. des K_{UF}, oder des venösen Drucks, die zu Abweichungen der UFR führen. Konkret bedeutet dies beispielsweise, dass ein High-flux-Dialysator mit einem K_{UF} von 50 ml/h/mmHg einen TMP von nur 12 mmHg benötigt, um 600 ml/min zu entziehen. Eine Abweichung von nur 5 mmHg würde dazu führen, dass der Patient in 4 h 1000 ml Flüssigkeit zu viel verliert. Aus diesem Grund sollte bei Maschinen mit druckkontrollierter UF kein High-flux-Dialysator eingesetzt werden.

Bei Weiterentwicklung der druckkontrollierten UF-Systeme wurde diese Gefahrenquelle eliminiert, indem Veränderungen des Venendrucks während der Behandlung zur automatischen Anpassung des Dialysatunterdrucks führen, damit der gewählte TMP konstant bleibt.

Beispiele: Der K_{UF} hat während der Behandlung abgenommen, da es zu Membranbildung oder Gerinnungsvorgängen im Dialysator gekommen ist, oder die UF steigt an, weil der Druck im Dialysator durch einen Knick oder eine Verengung (vor der Drucküberwachung) im Schlauch erhöht ist.

> **Bei der indirekten druckkontrollierten Ultrafiltrationssteuerung können bereits geringe Fehler bei der TMP-Messung oder Änderungen der Dialysatoreigenschaften während der Behandlung zu großen Bilanzierungsfehlern führen.**

Direkte volumenkontrollierte Ultrafiltrationsmessung

Die kontinuierliche direkte Messung des Ultrafiltrationsvolumens schützt vor Fehlbilanzierungen und

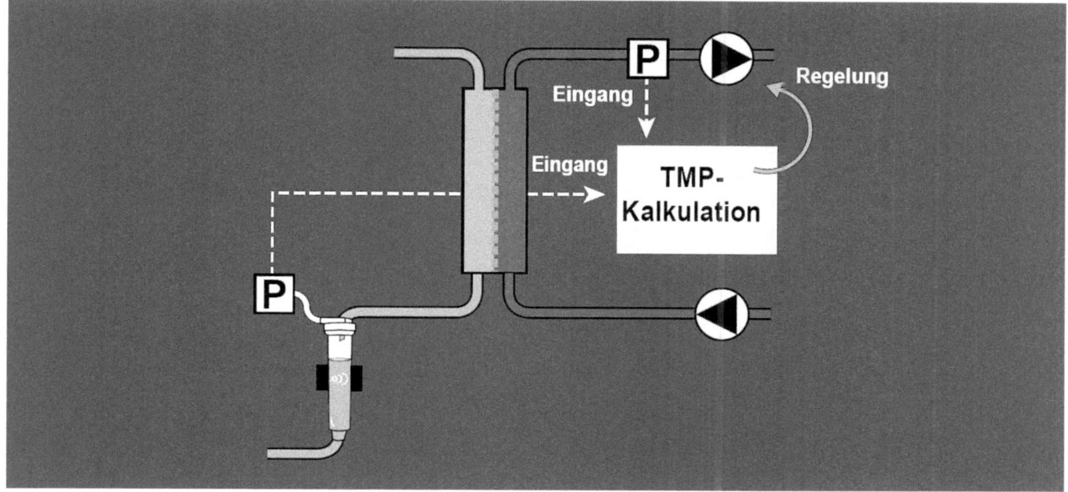

Abb. 2.21 TMP-geregelte Ultrafiltration

dient der Sicherheit des Patienten. Sie macht die Behandlung unabhängig von Veränderungen des venösen Drucks und den Dialysatoreigenschaften, die in gewissem Umfang bei jeder mehrstündigen Dialysebehandlung eintreten. Hochpermeable Highflux-Filter, die hohe Filtrationsvolumina bei geringem TMP zulassen, sind nur an Dialysemaschinen mit direkter Ultrafiltrationsmessung einsetzbar.

Technisch geschieht dies entweder durch direkte Messung des Zu- und Ablauf-Volumens in einer Bilanzkammer oder durch Messung des Dialysatflusses vor und nach dem Dialysator. Diese Verfahren werden in Abb. 2.21 und Abb. 2.22 als volumetrische und kontinuierlich-geregelte UF vorgestellt.

Volumetrische Standardmethode = gesteuerte Ultrafiltration

Die Messung des Ultrafiltrats erfolgt bei den meisten Dialysegeräten direkt in der **volumetrischen Bilanzkammer** durch kontinuierliche Proportionierung kleiner Volumina. Aus dem konstanten Volumen des Dialysats werden durch die UF-Pumpe kontinuierlich kleine Volumen Ultrafiltrats entzogen.

Kontinuierlich geregelte Ultrafiltration

Ein zweites Verfahren ist die kontinuierlich geregelte UF mit drehzahlgesteuerten Zulauf- und Rücklaufpumpen. Die Kontrolle erfolgt durch Dialysatflussmesser vor und nach dem Dialysator. Die Differenz der Flusswerte wird elektronisch weiterverarbeitet und nach Maßgabe der gewünschten UF durch Variieren der Geschwindigkeit der Rücklaufpumpe geändert.

Geräte, die den Fluss überwachen, nutzen die Tatsache, dass die aus dem Blut entzogene Flüssigkeit dem Dialysat, das aus dem Dialysator kommt, hinzugefügt wird. Wenn die UFR 10 ml/min beträgt, muss der Fluss aus dem Dialysator 10 ml/min höher sein als der Fluss in den Dialysator. Wenn der gemessene Fluss die erwartete Differenz nicht zeigt, passt die Maschine den Dialysatdruck automatisch an, um die gewünschte UFR zu erhalten.

Es gibt verschiedene Wege, den Dialysatfluss zu messen. Bei dem Modell AK 100 von Gambro wird das Prinzip der elektromagnetischen Induktion eingesetzt. Innerhalb der Flussmesszelle strömt das Dialysat durch ein starkes magnetisches Feld. Die elektrisch geladenen Ionen (wie Natrium, Kalium) passieren das Magnetfeld und induzieren eine elektrische Spannung. Die induzierte elektrische Spannung verhält sich proportional zum Dialysatfluss.

Andere Geräte verwenden zur Bestimmung der Durchflussmenge Flügelradsensoren mit einem Rotor, der sich wie eine kleine Turbine im Dialysatfluss dreht. Der Rotor ist markiert, und der Sensor zählt, wie oft sich die Markierung an einem optischen Sensor vorbeibewegt.

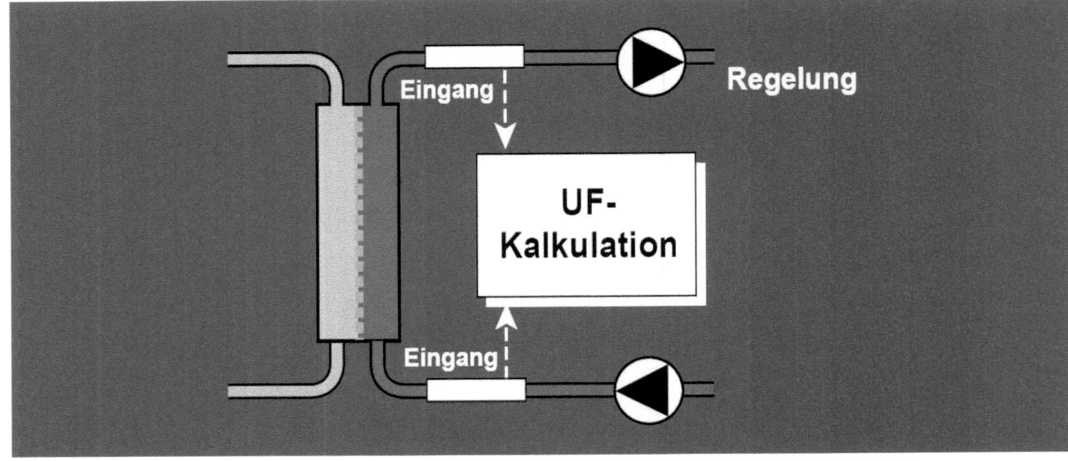

■ **Abb. 2.22** Volumengeregelte Ultrafiltration

Eine weitere Möglichkeit stellt die Ultrafiltrationsregelung mittels Massedurchflusssensoren dar. Der Sensor besteht aus einem oder zwei U-förmigen Messrohren, die in einem hermetisch abgeschlossenen Gehäuse untergebracht sind. Das in den Sensor strömende Dialysat wird einem vertikalen Impuls ausgesetzt, der das Messrohr zum Schwingen bringt. Wenn das Messrohr nach oben bewegt wird, drückt das einströmende Dialysat das Rohr nach unten. Diese Verdrehung wird als Coriolis-Effekt bezeichnet. Die Verdrehung des Rohrs ist proportional zum Dialysatdurchfluss. Die Flusssensoren in all diesen Systemen müssen äußerst präzise arbeiten. Bei niedrigen UFR kann der Unterschied zwischen Ein- und Auslauf des Dialysats weniger als 1% betragen. Um eine solche Genauigkeit zu erreichen, müssen die Geräte exakt kalibriert werden.

2.8 Single-needle-Dialyse

Der kontinuierliche Blutfluss vom Shunt zum Dialysator und wieder zurück zum Shunt setzt voneinander getrennte Blutentnahme- und -rückgabepunkte voraus (zwei Kanülen, doppellumiger Katheter). Die Dialyse ist aber auch möglich, wenn nur ein Gefäßzugang zur Verfügung steht (■ Abb. 2.23).

Wenn eine ausreichende Dialyseeffizienz mit der Einnadeldialyse erreicht wird, so ist sie eine willkommene Strategie, das Punktionstrauma gering zu halten und den Gefäßzugang zu schonen. Voraussetzung hierfür sind kontinuierliche Blutflüsse durch den Dialysator bei einem minimalen Rezirkulationsvolumen.

Der singuläre Gefäßzugang muss in ein Y-Stück münden, das den venösen und arteriellen Blutstrom teilt. Die Strecke im Gefäßzugang selbst muss abwechselnd für den arteriellen und venösen Blutstrom zur Verfügung stehen. Das bedeutet, dass es anders als bei der Zweinadeldialyse 2 Arbeitstakte gibt:

- Im ersten Arbeitstakt fördert die Maschine Blut zum Dialysator.
- Im zweiten Arbeitstakt wird das Blut zurückgegeben (■ Abb. 2.23).

Technisch gibt es 2 Möglichkeiten:

- Klick-Klack-System mit nur einer Pumpe
- Betrieb mit zwei Pumpen

2.8.1 Einpumpenprinzip (Klick-Klack-System)

Diese Möglichkeit besteht an den meisten Dialysegeräten. Für ihre Durchführung werden der Y-Anschluss benötigt und 2 Klemmen, die im Wechseltakt das arterielle Schlauchsystem bzw. das venöse Schlauchsystem nahe des Y-Anschlusses abklemmen. Außerdem muss eine Expansionskammer im extrakorporalen System vorhanden sein.

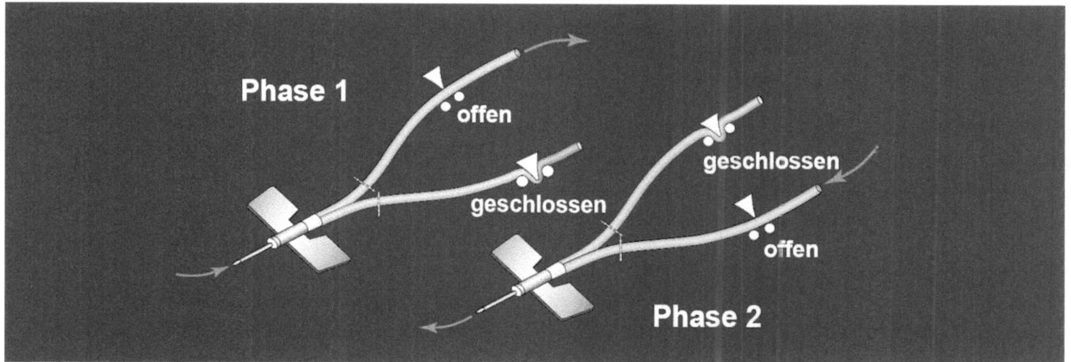

Abb. 2.23 Single-needle-Dialyse – Verfahren 1

- Im ersten Arbeitstakt fördert die Blutpumpe Blut aus dem Gefäßzugang und füllt damit die Expansionskammer. Die arterielle Klemme ist geöffnet, die venöse geschlossen. Die Füllung erfolgt also gegen den Widerstand der venösen Klemme, was zur Dehnung des Schlauchsystems und zur Ausdehnung der Expansionskammer führt.
- Im zweiten Arbeitstakt arbeitet die Blutpumpe nicht. Die arterielle Klemme ist geschlossen, die venöse ist geöffnet. Das Blut kann nun, nachdem der Widerstand freigegeben wurde, passiv dem Druckgefälle folgend, zum Gefäßzugang zurückfließen.

Die Effizienz des Einpumpenprinzips ist gering, da in jedem Arbeitstakt nur kleine Volumina transportiert werden können und es zu einer erheblichen Rezirkulation kommt. Es eignet sich nicht zum regelmäßigen Einsatz bei chronischen Dialysepatienten.

2.8.2 Doppelpumpenbetrieb

Sind am Dialysegerät zwei Blutpumpen vorhanden, so kann im Doppelpumpenbetrieb gearbeitet werden. Das extrakorporale Schlauchsystem muss ebenfalls eine Expansionskammer beinhalten, die in der Regel zwischen den beiden Pumpen liegt. Die beiden Pumpen arbeiten abwechselnd.

- Im ersten Arbeitstakt füllt die arterielle Pumpe die Expansionskammer.
- Im zweiten Arbeitstakt steht die arterielle Pumpe still, die venöse Pumpe fördert das Blut aus dem Expansionsgefäß durch den Dialysator zum Gefäßzugang zurück.

Die Umschaltung zwischen den Arbeitstakten erfolgt durch elektronische Steuerung aufgrund des Füllungszustands der Expansionskammer. Ist die Kammer am Ende des ersten Arbeitstaktes ausreichend gefüllt, führt der gemessene Druck in der Kammer zum Umschalten auf den zweiten Arbeitstakt. Das Absinken der Kammerfüllung baut den Druck wieder ab bis zu einem vorgegebenen Druckwert, der zur erneuten Aufnahme des ersten Arbeitstaktes führt. Damit die arterielle Pumpe während des ersten Arbeitstakts ausschließlich Blut aus dem Shunt ansaugt und nicht aus dem venösen Schlauchsystem, wird während dieser Phase die venöse Absperrklemme geschlossen.

Die Dialysequalität hängt vom mittleren Blutfluss und vom Ausmaß der Rezirkulation ab. Der mittlere Blutfluss kann entweder aus den Blutflüssen während der beiden Arbeitstakte errechnet werden, oder er wird von der Maschine direkt angezeigt.

Auch bei der Doppelpumpendialyse kann das Rezirkulationsvolumen beträchtlich sein. Rezirkulation findet im Shunt, in der Kanüle und im Schlauchsystem statt. Während des zweiten Arbeitstaktes wird Blut nicht nur über die Kanüle zum Shunt zurückgeführt, sondern z. T. auch in das arterielle Schlauchsystem gedrückt. Dieses bereits gereinigte Blut wird im sich anschließenden ersten Arbeitstakt erneut zum Dialysator gepumpt.

Die Effizienz der Dialyse kann durch Rezirkulation im Schlauchsystem bis zu 30% reduziert werden.

Werden Single-needle-Dialysen bei Patienten chronisch durchgeführt, sollte man die Rezirkulation so niedrig wie möglich halten. In der Praxis betrifft dies vor allem Patienten, die über einen einlumigen getunnelten Dialysekatheter (z. B. Demers-Katheter) dialysiert werden. Um das Verfahren trotz der nicht völlig zu vermeidenden Rezirkulation von Pendelblut im Gefäßzugang und im Schlauchsystem effizient zu gestalten, müssen einige Punkte in der Behandlungssteuerung beachtet werden. Bereits beim Aufbau des Systems sind Besonderheiten zu beachten:

- Der venöse Pumpenschlauch wird beim Aufbau zunächst nicht eingelegt, da das Aufrüsten und Anschließen des Patienten im Doppelnadelmodus erfolgt. In der Füllphase werden die Expansionskammern um ca. 45° gegenüber der Senkrechten gedreht, wodurch der Spiegel in den Kammern automatisch die günstigste Höhe einnimmt.
- Erst nach Anlegen des Patienten an das arterielle Schlauchsystem wird das venöse Pumpensegment eingefädelt und der SN-Modus aktiviert.
- Ausgehend von einer geringen Blutpumpengeschwindigkeit am Start werden die Geschwindigkeiten der beiden Blutpumpen separat schrittweise erhöht, bis die jeweiligen Druckgrenzen (arteriell und venös) erreicht sind, da hier die gemessenen Werte den Zu- und Rücklaufdrücken bei einer Doppelnadeldialyse entsprechen.
- Grundsätzlich sollten an beiden Blutpumpen die maximal möglichen Blutflussgeschwindigkeiten eingestellt werden. Damit kann häufig ein effektiver Blutfluss von bis zu 250 ml/min erreicht werden, wenngleich sich dieser durch die Rezirkulation um mind. ca. 15% reduziert.
- Häufig wird die venöse Blutpumpengeschwindigkeit höher als die der arteriellen eingestellt. Besonders bei schlechtem Blutangebot im Gefäßzugang (häufige Situation bei Vorhofkathetern) und gutem venösen Rückfluss kann die venöse Pumpe bis zu doppelt so schnell wie die arterielle Pumpe laufen.
- Eine grobe kalkulatorische Abschätzung des effektiven Blutflusses bei SN-Dialyse ist anhand folgender Rechnung möglich:

$$\frac{\text{Art. BP} - \text{Geschwindigkeit} \times \text{venöse BP} - \text{Geschwindigkeit}}{\text{Art. BP} - \text{Geschwindigkeit} + \text{venöse BP} - \text{Geschwindigkeit}} = \text{effektiver Blutfluss}$$

- Eine weitere Möglichkeit der Einstellung kann je nach Maschinentyp über das Hubvolumen erfolgen. Das Hubvolumen oder Phasenvolumen bezeichnet das Blutvolumen, das in der arteriellen Phase in das Schlauchsystem und den Dialysator einströmt. Zur Verminderung der Rezirkulation sollte es möglichst hoch eingestellt werden (60 ml), um die Anzahl der Umschaltpunkte und damit das Gesamtrezirkulationsvolumen möglichst gering zu halten. Danach muss beobachtet werden, ob das vorgewählte Hubvolumen mit dem voreingestellten Druckhub (Systemdruckobergrenze) erreicht wird. Andernfalls kann der Druckhub auf bis zu 300 mmHg erhöht werden.
- Im Betrieb laufen die Phasen dann durch eine kombinierte Druck/Zeitsteuerung ab (► Übersicht).

Phasen mit kombinierter Druck/Zeitsteuerung

- **Arterielle Phase:**
  Die arterielle Blutpumpe fördert so lange Blut mit der eingestellten Flussgeschwindigkeit in das Schlauchsystem, bis der eingestellte Druckhub erreicht ist. Dieser Vorgang wird zeitüberwacht, d. h., dass unabhängig vom eingestellten Blutfluss das Gerät nach Ablauf einer bestimmten Zeitspanne das Erreichen der Druckobergrenze

erwartet, andernfalls kommt es zum Alarm. Wird der Druckhub innerhalb des Zeitlimits erreicht, beginnt die venöse Phase.

- **Venöse Phase:**
  Die venöse Blutpumpe rotiert so lange, bis das eingestellte Phasenvolumen komplett zum Patienten zurückgefördert wurde. Dazu errechnet das Gerät anhand des eingestellten Blutflusses und des eingestellten Pumpensegmentdurchmessers die dazu erforderliche Laufzeit der Blutpumpe. Anschließend schaltet das Gerät wieder in die arterielle Phase. Dieser Vorgang wird wiederum drucküberwacht: Falls der gemessene Systemdruck vor Ablauf der Laufzeit negative Werte erreicht, schaltet das Gerät vorzeitig in die arterielle Phase (um Rückfiltration zu vermeiden). Dies geschieht dann, wenn der Druckhub zu gering bzw. das Hubvolumen zu hoch eingestellt wurde.

Bei sehr niedrigen Blutflüssen wird das vorgewählte Hubvolumen von 60 ml innerhalb des Zeitlimits nicht erreicht. Als Faustregel kann gelten, dass der Blutfluss mindestens so groß sein sollte, wie das mit vier multiplizierte Hubvolumen. Umgekehrt gilt dann: Blutfluss/4 = Phasenvolumen

Bei niedrigem Blutfluss sollte dementsprechend das Phasenvolumen reduziert werden. Ein niedriger Blutfluss kombiniert mit einem hohen Phasenvolumen führt außerdem wegen des langen Stillstandes im Schlauchsystem zu einem erhöhten Auftreten von Blutgerinnseln.

Zu beachten ist bei diesem SN-Betriebssystem die Wirkung des Blutflusses, der Spiegelhöhe in den Kammern und den eingestellten Druckwerten auf das Phasenvolumen:

- Je größer die Druckdifferenz zwischen den eingestellten Werten (im Einzelnen: je höher der venöse Steuerdruck und je niedriger der arterielle Steuerdruck), desto größer das Phasenvolumen.
- Je niedriger die Spiegel in den Kammern, desto größer das Phasenvolumen (der komprimierbare Raum in den Kammern ist größer, es dauert damit länger, bis die eingestellten Druckwerte erreicht sind): Um ein Eindringen von Luft in den Dialysator zu verhindern, darf der Spiegel in der arteriellen Kammer allerdings auch nicht zu niedrig sein, gleiches gilt für den Spiegel in der venösen Kammer. Beim arteriellen Umschaltpunkt (180 mmHg) sollte der Spiegel ca. 2 cm über dem Boden der Kammer liegen. Für die venöse Kammer gilt die gleiche Spiegelhöhe bei Nulldruck (Vorbereitungsphase).
- Je geringer der Blutfluss, desto größer das Phasenvolumen (wie beim Doppelnadelsystem ist der in den Kammern herrschende Druck von der Blutflussgeschwindigkeit abhängig). Zu Beginn der venösen Rücklaufphase sinkt der Druck in der Kammer zunächst schnell und dann immer langsamer. Würde die Blutpumpe stillstehen, fiele der Druck auf ein Niveau ab, das dem Gegendruck im Gefäß entspricht. Wenn die Blutpumpe langsam läuft, fällt der Druck weiter ab als wenn sie schnell läuft. Je weiter der Druck absinkt, desto mehr Volumen wird in der Phase bewegt (▣ Abb. 2.24).

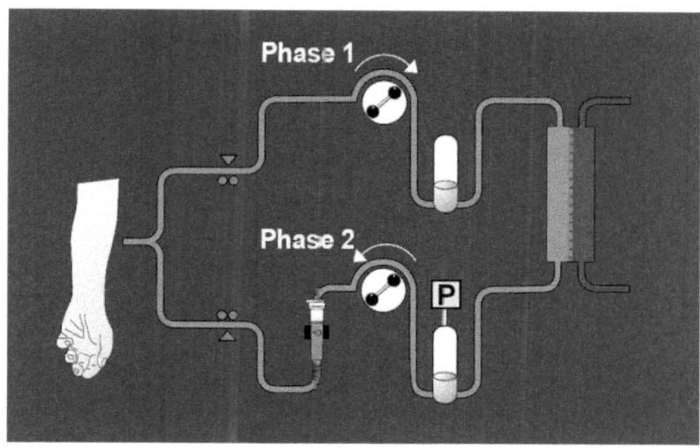

▣ **Abb. 2.24** Single-needle-Dialyse – Verfahren 2

2.9 Hämodiafiltration (HDF)

Die Hämodiafiltration (HDF) ist ein verbreitetes Blutreinigungsverfahren in ambulanten Dialysen, das einige Besonderheiten des extrakorporalen Systems aufweist. Die zur Durchführung erforderliche Substitutionslösung stammt heute nur selten aus industriell vorgefertigten Beuteln, sondern wird online von den HD-Maschinen unter Verwendung der Dialysierflüssigkeit produziert.

Spezielle Blutschlauchsysteme mit separaten, jeweils seitlich im Schlauchsegment unmittelbar vor oder nach dem Dialysator angebrachten Anschlüssen für die Infusion der Substitutionslösung im Prä- oder Postdilutionsmodus kommen zum Einsatz. Der Transport der Substitutionslösung erfolgt über eine zweite Rollenpumpe, in die das entsprechende separate Schlauchsystem eingelegt wird.

Bereits die Füllung des Systems bei der Online-HDF erfolgt nicht mit Kochsalz aus einem externen Beutel, sondern über Anschluss an den Substitutionslösungsport des Gerätes, der die aus ultrareinem Wasser und Dialysat hergestellte Substitutionslösung bereitstellt. Hierzu wird das arterielle Ende des Blutschlauchsystems vom Substitutionsport diskonnektiert und an die arterielle Nadel angeschlossen.

Voraussetzungen für eine effiziente HDF sind ein leistungsfähiger Gefäßzugang, die Verwendung eines Dialysators mit hohem UF-Faktor (>40 ml/mmHg/h) und eine passende Relation von Blutfluss, Dialysatfluss und Substitutionsrate. Nur so kann eine sinnvolle Ergänzung von Diffusion und Konvektion erzielt werden.

Einfache Überlegungen zur Beziehung von Blutfluss, Ultrafiltrationsrate und Dialysatoreigenschaften machen deutlich, worauf es bei der HDF ankommt. Zur Erhöhung der konvektiven Clearance sind prinzipiell sehr hohe Ultrafiltrationsraten erwünscht, wobei die diffusive Clearance nicht vernachlässigt werden darf.

- Einstellung des höchstmöglichen Blutflusses (>300 ml/min) und einer sinnvollen Substitutionsrate.
- Korrespondierend zum hohen Blutfluss sollte der Dialysatfluss am Gerät auf 800 ml/min eingestellt werden.
- Substitutionsrate: Die Substitution gleicht die über den notwendigen Flüssigkeitsentzug hinausgehende UF kontinuierlich aus und vermeidet Volumenverluste. Erfolgt die Substitution erst nach dem Filter, so besteht dennoch die Gefahr der Bluteindickung im Filter.

Postdilution Um die Hämokonzentration in Verfahren der Postdilution zu vermeiden, sollte die Filtrationsrate nicht höher als 40% des Plasmawasserflusses liegen. Dies entspricht ca. 25% der Blutflussrate. Entsprechend sollte der Substituatfluss sich am effektiven Blutfluss im Verhältnis 1:4 (9–16 l/Behandlung) orientieren. Eine zu hoch gewählte Substitutionsrate (und damit Ultrafiltrationsrate) führt zu einem TMP-Anstieg. Der TMP sollte 300 mmHg nicht überschreiten. Bei einigen Maschinentypen erfolgt die HDF über eine Regelung des TMP und vermeidet damit automatisch diese Komplikation. Der Benutzer wählt einen akzeptablen TMP, z. B. von 150 mmHg, und die Maschine errechnet eine effiziente Filtrations- bzw. Substitutionsrate.

Prädilution Durch die Substitution vor dem Filter wird eine verbesserte Hämodynamik im Filter erreicht. Allerdings sollte die Infusionsrate nicht höher als der Plasmawasserfluss liegen, da sonst ein Effizienzverlust aufgrund der Toxinverdünnung eintritt. Der Diffusionsgradient zwischen Blut und Dialysat würde sich abbauen und die diffusive Clearance würde reduziert werden.

2.9.1 Durchführung der Hämodiafiltration in der Praxis

Die Zumischung des Substituats kann erfolgen:

- Vor dem Dialysator (Prädilution)
- Nach dem Dialysator (Postdilution)

■ Abb. 2.25 zeigt die beiden Verfahren schematisch mit typischen Beispielen für Blutfluss, Dialysatfluss und Substitutionsrate (Q_{inf}).

Im Fall der Prädilution werden höhere Substitutionsraten eingestellt als bei der Postdilution, da das substituierte Volumen im Dialysator mitfiltriert wird. Auf diese Weise können sehr hohe Ultrafiltrationsraten mit entsprechend hohem konvektiven Transport erreicht werden, wie in ■ Abb. 2.25a gezeigt. Der Anteil des diffusen Transports, der jedoch für die Entfernung kleinmolekularer Toxine wichtig ist, wird geringer.

Bei der HDF im Postdilutionsverfahren liegen die Substitutionsmengen wesentlich niedriger. Durch die ausbleibende Verdünnung vor dem Dialysator bleiben die Diffusionsgradienten für kleinmolekulare Toxine besser erhalten.

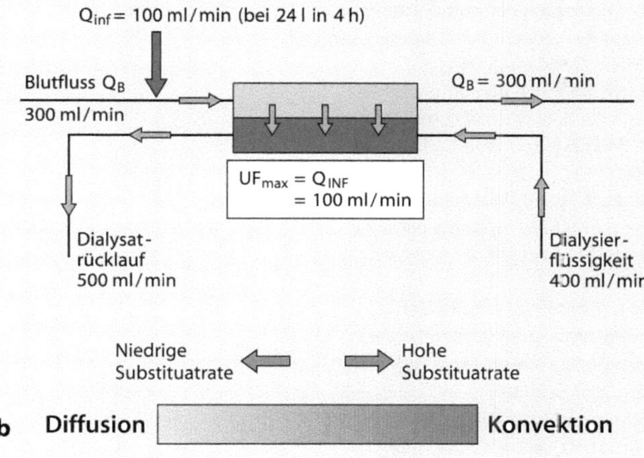

Abb. 2.25 a,b Schematische Darstellung des Postdilutions- und Prädilutionsverfahrens bei Hämodiafiltration. (Mit freundlicher Genehmigung der Firma Gambro Medizintechnik)

Online-HDF: Voraussetzung für die Durchführung

- Gefäßzugang, der einen ausreichenden Blutfluss zulässt
- Dialysegerät, das über eine Online-Bereitstellung von Substituat aus ultrareinem, auf Endotoxin- und Mikrobenfreiheit geprüftem Dialysat verfügt
- Dialysefilter mit einem hohen UF-Faktor (>40 ml/mmHg/h)
- Blutschlauchsystem mit separaten Prä- und Postdilutionsanschlüssen, jeweils seitlich im Schlauchsegment unmittelbar vor oder nach dem Dialysator

2.10 Internet-Links

- ► **http://www.labor-limbach.de/Hygiene-Dialysewasse.161.0.html**
  Untersuchung von Dialyseflüssigkeiten
- ► **http://www.ris.bka.gv.at/GeltendeFassung.wxe?Abfrage=Bundesnormen&Gesetzesnummer=20001483&ShowPrintPreview=True**
  Rechtsvorschrift für Trinkwasserverordnung

Literatur

Bouré T, Vanholder R (2004) Which dialyser membrane to choose? Nephrol Dial Transplant. Feb;19(2):293–296

Canaud B (2002) Performance liquid test as a cause for sudden deaths of dialysis patients: Perfluorohydrocarbon, a previously unrecognized hazard for dialysis patients. Nephrol Dial Transplant 17 : 545–548

Cheung AK, Agodoa LY, Daugirdas JT, Depner TA, Gotch FA, Greene T, Levin NW, Leypoldt JK (1999) Effects of hemodialyzer reuse on clearances of urea and beta2-microglobulin. The Hemodialysis (HEMO) Study Group. J Am Soc Nephrol. Jan;10(1): 117–127

Désormeaux A, Moreau ME, Lepage Y, Chanard J, Adam A (2008) The effect of electronegativity and angiotensin-converting enzyme inhibition on the kinin-forming capacity of polyacrylonitrile dialysis membranes. Biomaterials, Mar; 29(9):1139–1146

Goppelsröder A (2003/2004) Prinzipien der Aufbereitung von Dialysewasser – vom Wasserwerk zum Dialysegerät (Teile 1–3). Dialyse-aktuell, 7/ 2003–1/2004

Hakim RM, Fearon DT, Lazarus JM (1984) Biocompatibility of dialysis membranes: effects of chronic complement activation. Kidney Int. 26(2):194–200. Hoen; JASN 1998, Cochrane Analyse 2007

Hutchison CA, Bradwell AR et al. (2009) Treatment of acute renal failure secondary to multiple myeloma with chemotherapy and extended high cut-off hemodialyis. Clin J Am Soc Nephrol 4: 745–754

John B, Anijeet HK, Ahmad R (1955–1956) Anaphylactic reaction during haemodialysis on AN69 membrane in a patient receiving angiotensin II receptor antagonist. Nephrol Dial Transplant 2001 Sep;16(9)

Locatelli F et al. (2004) Optimal composition of the dialysate, with emphasis on its influence on blood pressure. Nephrol Dial Transplant 19: 785–796

Lowrie EG et al. (1992) Commonly measured laboratory variables in hemodialysis patients: relationships among them and to death risk. Semin Nephrol 12: 276–283

Nörpel C (1994) Spezifische Anforderungen an Trink-, Bau- und Getränkewasser unter besonderer Berücksichtigung der Membrantechnik. In: Marquart K et al. Rein- und Reinstwasseraufbereitung. Kontakt u. Studium. Band 391. Expert, Renningen-Malmsheim

Pedrini LA, De CV (2003) On-line mixed hemodiafiltration with a feedback for ultrafiltration control: effect on middle-molecule removal. Kidney Int 64: 1505–1513

Redaelli B et al. (1996) Effect of a new model of hemodialysis potassium removal on the control of ventricular arrhythmias. Kidney Int 50: 609–617

Santoro A, Conz PA (2005) Mid-dilution: the perfect balance between convection and diffusion. Contributions to Nephrology 149: 107–114

Van der Sande FM et al. (1998) Effect of dialysate calcium concentrations on intra-dialytic blood pressure course in cardiac-compromised patients. Am J Kidney Dis 32: 125–131

Vanholder R, Baurmeister U, Brunet P, Cohen G, Glorieux G, Jankowski J (2008) A bench to bedside view of uremic toxins. J Am Soc Nephrol 19: 863–870

Verresen L, Water M, Vanrenterghem Y, Michielsen P (1990) Angiotensin converting enzyme inhibitors and anaphylactoid reactions to high flux membrane dialysis. Lancet 336: 1360–1362

Vinay P et al. (1987) Acetate metabolism and bicarbonate generation during hemodialysis:10 years of observation. Kidney int 31: 1194–1204

Ward DM (1996) Chloramine removal from water used in hemodialysis. Adv Ren Replace Ther Oct;3(4):337–347f

Gefäßzugang zur Hämodialyse (HD)

Der hohe extrakorporale Blutfluss der Hämodialyseverfahren bedarf eines speziellen Gefäßzugangs, der entweder arteriell gespeist wird oder auf die zentralen Venen zugreift. Das Blutflussangebot peripherer Venen erlaubt keine effiziente Dialyse. Großkalibrige zentrale Venen können passager oder permanent als Gefäßzugang genutzt werden, indem ein Katheter mit ausreichendem Lumen und Stabilität eingeführt wird.

Als peripherer Dialysegefäßzugang hat sich der Shunt mit oder ohne Gefäßprothesen bewährt. Er wird chirurgisch unter Verwendung peripherer Venen konstruiert, die durch kurzschlussartige Anastomosierung (unter Umgehung des kapillären Strombetts) an Arterien arteriellen Fluss- und Druckverhältnissen ausgesetzt werden. Unter diesem Einfluss wandelt sich die Vene in ein kaliberstarkes und belastbares Shuntgefäß um.

Die Wahl des permanenten Gefäßzugangs entscheidet sich im Einzelfall aufgrund der individuellen Voraussetzungen des Patienten (Gefäßstatus, Begleiterkrankungen, Prognose). Darüber hinaus werden regional unterschiedliche Vorgehensweisen von den Nephrologen und Gefäßchirurgen favorisiert (◘ Tab. 3.1).

Für eine adäquate Dialysetherapie ist ein leistungsfähiger Gefäßzugang unabdingbar, und die einzelnen Varianten werden zunehmend unter diesem Gesichtspunkt bewertet. Mit dem eingeführten regelmäßigen Monitoring der Dialyseeffizienz (Kt/V) sind die Anforderungen an die Leistungsfähigkeit der Gefäßzugänge gestiegen. Ineffiziente Dialysen beruhen häufig auf einer Dysfunktion des Gefäßzugangs.

3.1 Shaldon-Katheter als temporärer Dialyse-Gefäßzugang

Temporäre Gefäßzugänge werden angelegt, wenn mit der Dialyse unmittelbar begonnen werden muss und wenn gleichzeitig die Dauer der Dialysepflichtigkeit voraussichtlich begrenzt ist. Überwiegend werden hierzu heute ein- oder doppellumige sog. Shaldon-Katheter aus Polyurethan verwandt. Die nicht-getunnelten Shaldon-Katheter sollten nur eingesetzt werden, wenn die voraussichtliche Liegedauer <2 Wochen beträgt. In allen anderen Fällen sollte ein getunnelter Katheter bevorzugt werden.

Der Nephrologe Stanley Shaldon hat diesen Kathetertyp erstmals in den frühen 1960er Jahren bei Patienten zur Hämodialyse (HD) eingesetzt. Gegenüber herkömmlichen zentralen Venenkathetern haben Shaldon-Katheter ein weiteres Innenlumen und eine verstärkte Wand, die dem im Dialysebetrieb auftretenden negativen intraluminalen Druck Stand halten. Bei Raumtemperatur ist das thermosensitive Polyurethan für die perkutane Anlage steif genug; bei Körpertemperatur wird es dagegen weich und verformbar, und der Katheter kann sich dem Gefäßverlauf anpassen.

Shaldon-Katheter stehen für verschiedene Gefäßzugänge in jeweils geeigneten unterschiedlichen Längen zur Verfügung (Länge 150, 170, 200, 250 mm mit jeweils unterschiedlichem Füllvolumen, das nach Dialyseende mit einer thromboprotektiven Substanz befüllt wird). Es gibt sie in ein- oder doppellumiger Ausführung. Mit diesen Katheterlängen kommen Shaldon-Katheter im Unterschied zu herkömmlichen ZVK und permanenten Dialysekathetern nicht vor dem rechten Vorhof zum Liegen, so dass der zentrale Venendruck nicht gemessen werden kann. Das Füllvolumen wird in der Regel am Katheter angegeben.

Der einlumige Katheterschaft hat zur Verringerung des Strömungswiderstands vor der konisch zulaufenden Katheterspitze 6 zusätzliche Seitenöffnungen. Die verjüngte Katheterspitze mit endständiger Öffnung ermöglicht die perkutane Katheterisierung mit der Seldinger-Technik. Doppellumige Shaldon-Katheter haben etwas versetzte seitliche Öffnungen für den arteriellen und den venösen Schenkel, um die Rezirkulation gereinigten Bluts zu mindern (◘ Abb. 3.1).

▪ Bezeichnungsweise der Punktionskanülen- und Katheterdurchmesser

Angaben zur Kanülengröße werden in Millimeter (mm), Gauge, nach dem Pravaz-System (Gr.) oder in Charrière bzw. French (Charr., Ch., Fr.) gemacht.

3

Tab. 3.1 Prävalenz der permanenten Gefäßzugänge bei Hämodialysepatienten (Aus: Levy et al. 2007)

	Katheter [in %]	AV-Fistel [in %]	Gefäßprothesen [in %]
Deutschland	4	83	13
USA	17	24	59
Frankreich	10	80	10
Großbritannien	22	69	9
Kanada	26	55	19

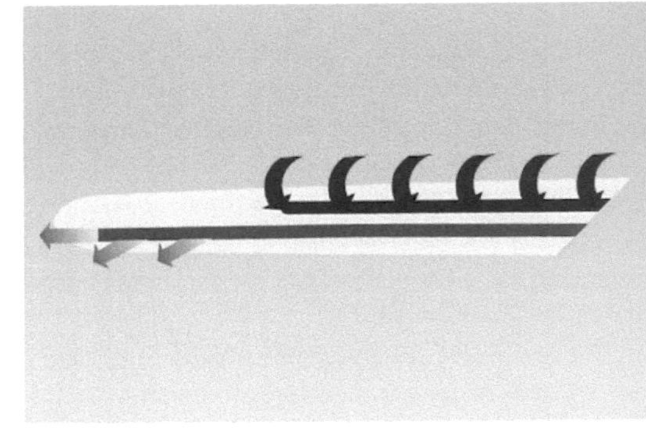

Abb. 3.1 Spitze eines doppellumigen Shaldon-Katheters

Maßeinheiten für den Außendurchmesser von Kathetern und Kanülen (Tab. 3.2, Tab. 3.3)

- Für Katheter erfolgt die Angabe meist in French (Fr.) oder Charrière (Charr. oder Ch.).
- 1 Fr. = 1 Ch. entspricht 1/3 mm. Das bedeutet, dass man den Außendurchmesser in Millimeter jeweils erhält, wenn man die Angabe in Fr. oder Ch. durch 3 teilt.
- Für den Kanülen-Außendurchmesser hat sich dagegen das französische Gauge (G) durchgesetzt: Je höher der Gauge-Wert, desto geringer ist der Außendurchmesser der Kanüle. Die Einheit ist der amerikanischen Einheit für Drähte entlehnt. Hierbei entspricht die Zahl des Gauge-Wertes der Anzahl der Arbeitsgänge, d. h., je häufiger ein Draht durch die Drahtziehmaschine läuft, desto dünner wird er (und desto größer der Gauge-Wert). Die Umrechnung in Millimeter Außendurchmesser und die Farbkodierung ist in ISO 6009, DIN 13095 und ISO/DIN 9626 festgehalten. Nicht alle Hersteller halten sich allerdings daran.
- Beispiele für verschiedene Kanülen: 15 G = 1,8 mm; 17 G = 1,5 mm

Tab. 3.2 Beispiele für Punktionskanülenmaße (Länge und Außendurchmesser) in verschiedenen Einheiten

Kanülenmaß mm × mm (Ø × Länge)	Kanülenmaß Gauge × Inch (Ø × Länge)
1,3 × 20 mm	18 G × 4/5«
1,5 × 15	17 × 5/8
1,5 × 20	17 × 4/5
1,5 × 25	17 × 1
1,6 × 15	16 × 5/8
1,6 × 20	16 × 4/5
1,6 × 25	16 × 1
1,8 × 15	15 × 5/8
1,8 × 20	15 × 4/5
1,8 × 25	15 × 1
2,0 × 20	14 × 4/5
2,0 × 25	14 × 1

3.1.1 Zugänge für Shaldon-Katheter

Vena jugularis interna

Die rechte V. jugularis interna sollte das bevorzugte Gefäß für die Insertion eines Shaldon-Katheters sein, gefolgt von der linken V. jugularis interna. Vorteilhaft ist der gerade Verlauf über die obere Hohlvene zum rechten Vorhof. Von der linken V. jugularis interna aus muss der Katheter dem Gefäßverlauf zweimal im beinahe rechten Winkel folgen. Dadurch liegt der Katheter häufig der Wand der V. brachiocephalica an. Dies führt hier zu Endothelschäden. Es entstehen wandadhärente Thromben, und es kommt häufig zu Katheterdysfunktionen.

Tab. 3.3 Shaldon-Katheter: Abmessungen und Füllvolumen der verschiedenen Katheter und Zuordnung zum Gefäßzugang

Schaftlänge [in mm]	Größe [in French]	Größe [in mm]	Volumen [in ml]	Anwendung
150	8	2,7	1,1	V. subclavia rechts
				V. jugularis rechts
175	8	2,7	1,1	V. subclavia rechts
				V. jugularis rechts
200	8	2,7	1,1	V. subclavia links
				V. jugularis links
240	8	2,7	1,2	V. subclavia links
				V. femoralis

Der Zugang über die rechte V. jugularis interna hat die besten Funktionsergebnisse und die geringsten Komplikationen. Von rechts werden Katheter von 150 mm Schaftlänge gelegt, von links von 175 und 200 mm. Wie alle Shaldon-Katheter müssen die Jugularis-Katheter regelmäßig auf Infektionshinweise kontrolliert werden und sollten zur Reduktion der Infektionsinzidenz nach 14 Tagen gewechselt werden.

Vena jugularis externa

Die Punktion der V. jugularis externa ist leicht und gefahrlos möglich. Das Vorschieben des relativ steifen Shaldon-Katheters ist aber aufgrund der rechtwinkligen Einmündung des Gefäßes in die V. subclavia problematisch. Durch Halsbewegungen können Endothelschäden des Gefäßes und wandadhärente Thromben entstehen.

Vena subclavia

Die V. subclavia sollte als Zugang für Shaldon-Katheter nur ausnahmsweise gewählt werden, wenn besser geeignete Zugangswege nicht zur Verfügung stehen. Die Komplikationsrate ist gegenüber dem jugulären Zugang deutlich erhöht. Bereits bei der Katheteranlage besteht ein Risiko für Verletzungen der Lunge (Pneumothorax, Hämatothorax). Als Komplikation des liegenden Katheters entwickelt sich in hohem Prozentsatz eine V. subclavia-Thrombose, die eine Gefäßstenose nach sich ziehen kann und damit langfristig den Blutabfluss aus den AV-Shunts am ipsilateralen Arm stört.

Vena femoralis

Der femorale Zugang ist nur für bettlägerige Patienten geeignet. Wegen des Infektions- und Thromboserisikos sollte der femorale Katheter an jedem 3. Tag gewechselt werden. Der Femoraliskatheter sollte mind. 200 mm lang sein, da kürzere Katheter in dieser Position hohe Rezirkulationsraten aufweisen. Die Rezirkulation beruht auf dem niedrigen venösen Fluss im femoralen Venenbett. Die Katheterspitze sollte aus diesem Grund die untere Hohlvene mit ihren höheren Flüssen erreichen. Die Anlage der Femoralis-Katheter ist komplikationsarm. Typische, wenn auch seltene Komplikationen sind arteriovenöse Fisteln, Verletzungen des Nervus femoralis, Pseudoaneurysmata der Femoralarterie oder ein retroperitoneales Hämatom (Inzidenz ca. 0,5%).

3.1.2 Technik der Shaldon-Katheteranlage

Die Katheteranlage erfolgt am Krankenbett oder in einem Eingriffsraum unter aseptischen Bedingungen (sterile Schutzbekleidung und Mundschutz für alle Beteiligten) und in lokaler Anästhesie. Der Einsatz von Ultraschall ist obligatorisch und erlaubt die rechtzeitige Erkennung thrombotisch verschlossener Gefäße (meist infolge vorausgegangener Punktionen). Insbesondere beim V. jugularis interna-Zugang können Fehlpunktionen der A. carotis durch sonographische Gefäßlokalisation vermieden werden (Bansal 2005). Allein die femorale

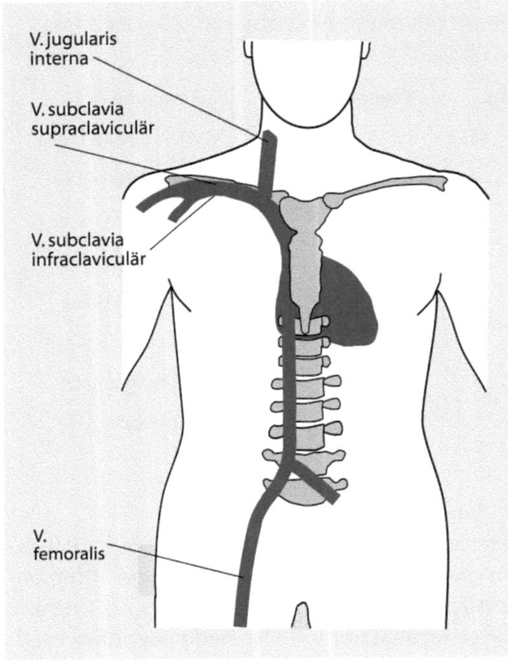

■ **Abb. 3.2** Punktionsstellen großer Venen

Insertion ist mit Palpation der A. femoralis, der die V. femoralis unmittelbar medial anliegt, sicher durchzuführen. Bei sehr adipösen Patienten sollte aber auch diese Punktion unter Ultraschallkontrolle erfolgen (■ Abb. 3.2).

Die Insertion des Katheters erfolgt mit **Seldinger-Technik**. Beim V. jugularis-Zugang sollte der Patient in Trendelenburg-Position (Kopftieflage) gebracht werden. Ausnahmen sind massiv überwässerte Patienten mit Lungenödem.

Nach Sterilisation des Hautareals und lokaler Anästhesie wird das Gefäß mit großkalibriger Kanüle (z. B. Seldinger-Kanüle 1,5 × 70 mm) punktiert, die mit einer kochsalzgefüllten Spritze (10 ml) verbunden ist. Bei richtiger Kanülenposition lässt sich dunkles venöses Blut schwallartig aspirieren. Danach wird die Spritze von der mit einer Hand fixierten Kanüle entfernt und der bereitliegende Führungsdraht mit seinem weichen gekrümmten Ende vorsichtig in die Kanüle eingeführt. Dabei darf kein Widerstand auftreten. Hierzu wird üblicherweise ein Sicherheitsführungsdraht (0,95 mm × 700 mm) benutzt.

Die Kanüle wird vorsichtig über den mit einer Hand fixierten Draht zurückgezogen. Mit dem Skalpell wird die Austrittsstelle des Drahts inzidiert. Über den Draht wird der bereitliegende Shaldon-Katheter mit drehenden Bewegungen in das Gefäß vorgeschoben und der Draht entfernt. Bei sehr fester Haut mit hohem Widerstand sollte der Einführungskanal zuvor mit einem Dilatator präpariert werden.

Das oder die Lumen (doppellumiger Katheter) werden mit Kochsalz gespült und das Füllvolumen anschließend mit einem anti-thrombotischen Agens (z. B. Heparin) verschlossen. Der Katheter wird mit subkutanen Nähten fixiert, die durch die vorgesehenen Ösen gezogen werden.

Die korrekte Katheterlage wird durch eine a.p.-Röntgenaufnahme des Thorax geprüft, bevor die erste Dialyse begonnen wird.

■ Wechsel des Shaldon-Katheters über Führungsdraht

Im Falle einer Katheterdysfunktion, die z. B. auf Abknicken des extrakorporalen Katheterschafts oder auf intraluminalem thrombotischem Verschluss beruht, kann der Katheter ohne erneute Punktion über einen Führungsdraht gewechselt werden. Dieses Vorgehen sollte nicht bei Katheterinfektionen erfolgen oder wenn die Katheterdysfunktion auf einer Fibrinscheide beruht, in die der neue Katheter wieder hineingeschoben wird.

■ Akutkomplikationen der Katheteranlage

Die femorale Katheteranlage hat die geringsten Komplikationen, gefolgt von V. jugularis und V. subclavia. Fehlpunktionen der Arterien können durch Einsatz des Ultraschalls vermieden werden. Treten sie dennoch auf, sollte ausreichend manuell komprimiert werden und die darauffolgende Dialyse mit reduzierter Antikoagulation durchgeführt werden.

Luftembolien sind insgesamt selten und können durch Trendelenburg-Position des Patienten vermieden werden. Ein höheres Risiko besteht bei exsikkierten Patienten, die ein vertieftes Einatmen während der Punktion vermeiden sollten. Hämatothorax/Pneumothorax sind typische Komplikationen der V. subclavia-Katheterisierung. In schweren Fällen kann die Anlage einer Thoraxdrainage erforderlich werden. Die Embolie des Führungsdrahts – in die Hohlvene oder den rechten Herzvorhof – wird durch fehlende Fixierung des Führungsdrahtes beim Vorschieben des Katheters verursacht und ist ein vermeidbarer Lapsus. Tritt diese Komplikation auf, so ist die Konsultation eines interventionellen Radiologen erforderlich, der den Draht aus den Gefäßen bergen kann.

Herzrhythmusstörungen können durch den Führungsdraht ausgelöst werden. Behandlungsbedürftige schwerere Rhythmusstörungen sind extrem selten. Mediastinale Perforationen durch die Katheteranlage sind ebenfalls selten, haben aber in der Regel schwerwiegende Folgen wie raumfordernde mediastinale Hämatome oder Mediastinitis. Weitere Komplikationen der bereits liegenden und in Gebrauch befindlichen Katheter werden weiter unten in ► Abschn. 3.2, Implantation, dargestellt.

3.2 Getunnelte Dialysekatheter

Eine wachsende Zahl chronischer Dialysepatienten wird permanent über einen venösen Katheter dialysiert, was einem steigenden Anteil von hochbetagten Patienten mit zur Shuntanlage ungeeigneten Gefäßen geschuldet ist. In diesen Fällen sollten getunnelte Katheter wegen des gegenüber nicht-getunnelten Kathetern geringeren Infektionsrisikos eingesetzt werden.

3.2.1 Aufbau

Zahlreiche Kathetertypen sind auf dem Markt: Einzellumen- und Doppellumenkatheter sowie sog. Zwillingskatheter mit intravasal völlig getrennt verlaufenden Schenkeln. Letztere haben ein erhöhtes Komplikationsrisiko. Die Leistungsfähigkeit der Single-Lumen-Katheter ist in der Regel für eine effiziente Dialyse ausreichend. Es werden im Single-needle-Betrieb mittlere Blutflüsse von 300–400 ml/min erreicht.

Permanente HD-Katheter wurden aus den Tenckhoff-Kathetern der Peritonealdialyse (PD) weiterentwickelt. Ihre Wand besteht aus weichem, inertem Silikon, das röntgendicht ist und die Lokalisation auf Thoraxaufnahmen ermöglicht. Gegenüber anderen Materialien hat sich Silikon als besonders wenig thrombogen herausgestellt. Der von H.G. Demers entwickelte einlumige Katheter steht in verschiedenen intravasalen Längen (17, 22, 30, 40 cm) für Patienten verschiedener Statur zur Verfügung (◘ Tab. 3.4). Der Innendurchmesser beträgt 3 mm.

Beim Demers-Katheter endet der intravasale Anteil, an dessen Ende sich die Öffnungen für den Blutaustausch end- und seitständig befinden, fischmaulartig. Damit soll ein Ansaugen des Katheters an das Endokard während der arteriellen Phase des Dialyse-Blutflusses verhindert werden (◘ Abb. 3.3).

Es folgt ein extravasaler Abschnitt, der mit ein bis zwei Dacronmuffen besetzt ist und der operativ subkutan tunnelliert wird. Der tunnelartige Verlauf und die Muffen schaffen eine schützende Distanz zwischen punktiertem Gefäß und der Katheter Exitsite. Auf diese Weise wird einer Keiminvasion von außen vorgebeugt und die mechanische Sicherheit des Katheters erhöht. Traktionen am extrakorporal liegenden Katheterabschnitt können sich nicht mehr unmittelbar auf das Gefäß fortsetzen. Der extrakorporale Katheteranteil trägt an seinem Ende die Konnektionskupplung für das Dialyseschlauchsystem (z. B. Luer-Lock-Kupplung). Der Katheter wird infra- oder supraklavikulär ausgeleitet. Die Austrittsstelle sollte eng sein und die Dacronmuffe knapp dahinter liegen, um Keimeinwanderungen frühzeitig aufzuhalten.

3.2.2 Implantation

Die Implantation erfolgt offen-chirurgisch oder perkutan-interventionell mittels Seldinger-Technik. Als Gefäßzugang wird die rechte V. jugularis interna oder externa bevorzugt (Probleme mit V. jugularis externa ► Abschn. 3.1, Septikämien). Der Subclavia-Zugang sollte vermieden werden. Bei gleichzeitiger Anlage eines Shunts sollte die kontralaterale Seite für den Katheter gewählt werden, um den Shuntabfluss durch sich eventuell entwickelnde Stenosen nicht zu beeinträchtigen. Intraoperativ sollte eine Lage- und Funktionskontrolle erfolgen. Die richtige Position der Katheterspitze an der Einmündung der V. cava superior in den rechten Vorhof (bei mittlerer Inspirationslage)

Tab. 3.4 Getunnelte Dialysekatheter

Nutzlänge [in cm]	Implantationslänge [in cm]	Extrakorporale Länge [in cm]	Füllvolumen [in ml]	Anwendung
34	18	15	2,4	V. subclavia rechts
				V. jugularis i/e rechts
38	22	15	2,7	V. subclavia rechts
				V. jugularis rechts
42	26	15	2,9	V. subclavia rechts
				V. jugularis rechts
46	30	15	3,2	V. subclavia links
				V. jugularis i/e links
56	40	15	3,9	V. subclavia links
				V. femoralis
66	50	15	4,6	V. femoralis
71	55	15	5,0	V. femoralis

Bei abweichenden Katheterlängen, z. B. aufgrund einer durch den Chirurgen vorgenommenen Kürzung, errechnet sich das Füllvolumens als 0,07 ml/cm Katheterlänge (beim Demers-Katheter).

kann radiologisch durch Kontrastmittelinjektion oder über die Ableitung eines Vorhof-EKG erfolgen. Die für einen optimalen Blutfluss geeignete Lage wird durch mehrfache schnelle Blutaspirationen (z. B. mit einer 50 ml-Spritze) geprüft.

3.3 Chronische Komplikationen der Dialysekatheter

3.3.1 Septikämien

Patienten, die über einen Katheter hämodialysiert werden, haben unter allen Behandlungsmodalitäten der terminalen Niereninsuffizienz die höchste Inzidenz von Septikämien. Die Inzidenz liegt bei 3,4–6,5 Episoden pro 1000 Kathetertagen. Dies entspricht einem gegenüber Patienten mit AV-Gefäßzugängen 10-fach erhöhten Exzessrisiko für Septitiden. Ein besonders hohes Risiko haben Patienten mit nicht-getunnelten Kathetern ohne Muffe (ca. 10–12 Infektionen/100 Patientenmonate) (Tokars 2002). Das Risiko der Bakteriämie steigt mit Dauer der Katheternutzung.

Pathogenese und Risikofaktoren

Häufig liegen eine Kolonisierung der Haut und des Exit-sites mit den bakteriellen Erregern vor, die schließlich durch nicht konsequent aseptische Handhabung des Katheters in die Blutbahn gelangen. Bei längerem Gebrauch des Katheters und bei getunnelten Kathetern kann die bakterielle Kolonisation im Zusammenhang mit Bildung von Biofilm erfolgen. Eine Keimmigration kann auch von mit Staphyloccus aureus kolonisierten Nasenschleimhäuten ausgehen.

Häufigste Keime bei katheterassoziierten Septikämien

- Grampositive Bakterien:
  - Staphylokokkus epidermidis (sie machen 70% der Septikämien aus)
  - Staphylokokkus aureus (30–80% in verschiedenen Kollektiven)
  - MRSA
- Andere:
  - Enterokokken und gramnegative Stäbchen
  - Candida albicans

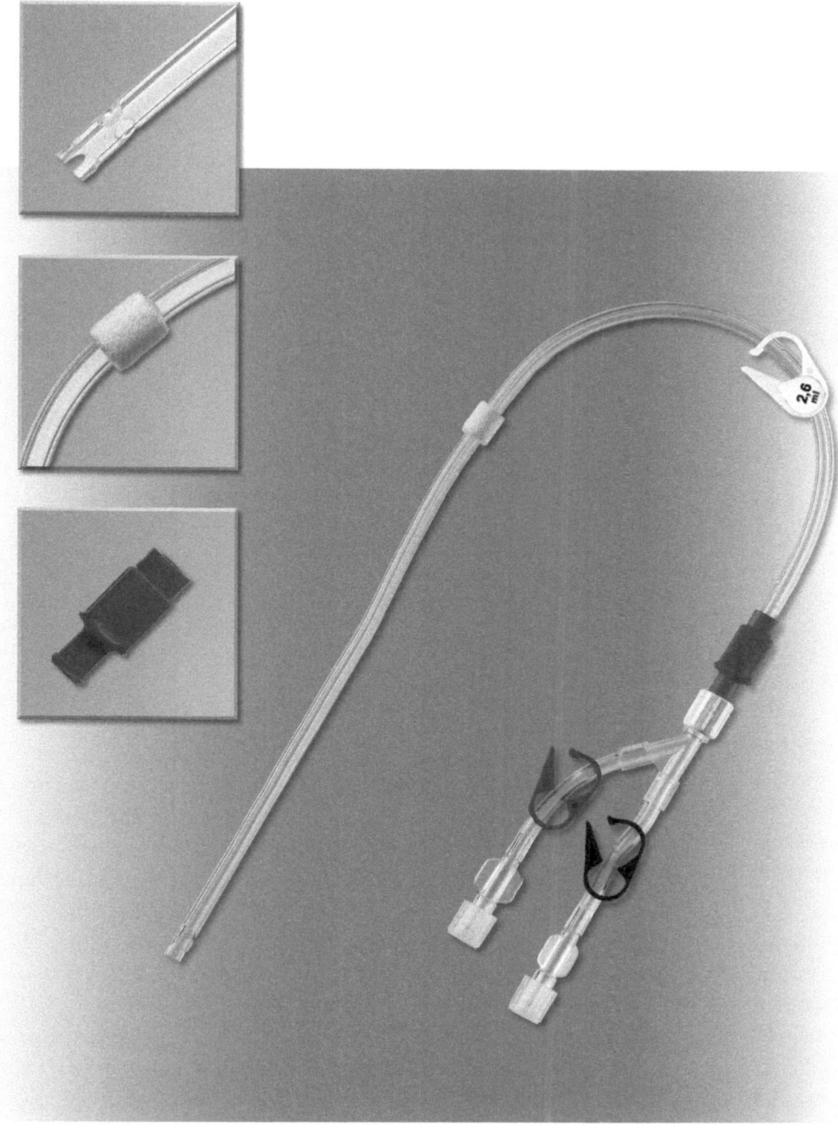

Abb. 3.3 Einlumiger Demers-Katheter als Beispiel für getunnelten, langfristig nutzbaren Dialysekatheter. Detailbilder zeigen die fischmaulartige Öffnung, die subkutan zu platzierende Muffe und den Adapter zur Konnektion an die Dialyseschläuche

Diagnosen

Intermittierendes Fieber, bakteriämische Episoden mit Schüttelfrost, Schmerzen und Entzündungszeichen an der Katheteraustrittsstelle können Zeichen einer Katheterinfektion sein, wenngleich mit geringer Spezifität. Zur Diagnostik sollten jeweils zwei Blutkulturen aus dem Katheterlumen und aus einer peripheren Vene entnommen werden. Diese gepaarte Diagnostik aus dem peripheren Blut und Katheterblut kann im Falle einer negativen Kultur aus dem Katheter oder Verne eine Bakteriämie ziemlich sicher ausschließen (hoher negativer prädiktiver Wert). Bei positiver Kultur ist die Interpretation schwieriger (DesJardin 1999), da der positiv-prädiktive Wert dieses Befundes gering ist.

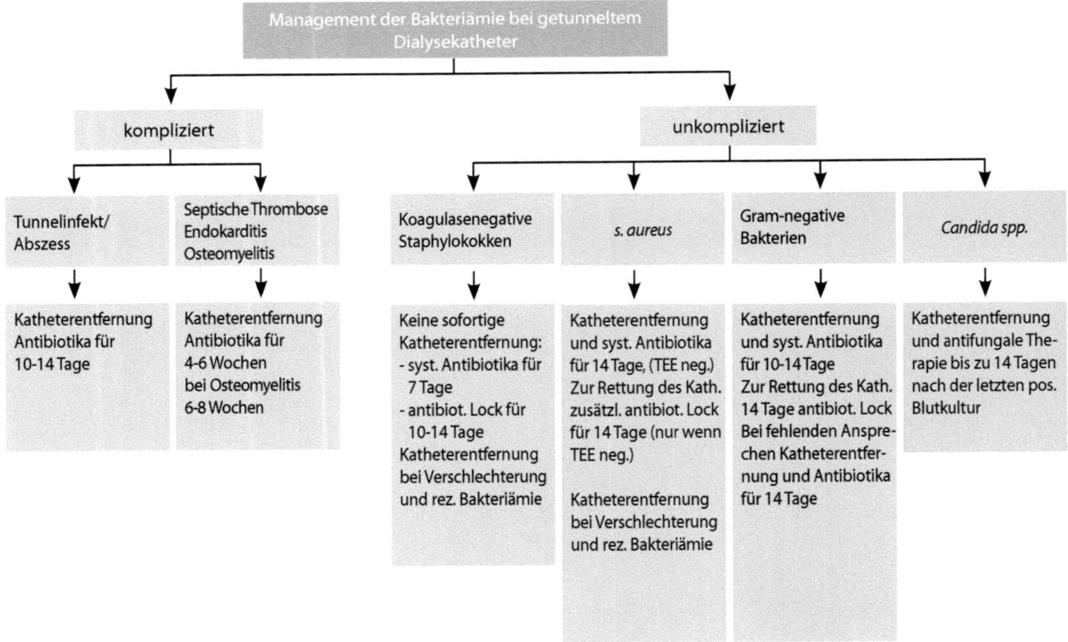

Abb. 3.4 Therapiealgorithmus für infizierte getunnelte Katheter

> **Bei gesicherter Katheterinfektion sollten nicht-getunnelte Katheter sofort entfernt werden. Bei getunnelten Kathetern kann eine verzögerte Entfernung bei kurzer febriler Reaktion vertreten werden.**

Maßnahmen

Temporäre zentralvenöse Katheter müssen bei V. a. Katheterinfektion umgehend entfernt werden. Die Katheterspitze sollte zur bakteriologischen Kultur eingeschickt werden. Die Neuanlage eines als Gefäßzugang unverzichtbaren Katheters sollte frühestens nach 24 h erfolgen. Bei getunnelten Dauerkathetern ist der Versuch einer Sanierung mittels i.v.-Antibiose und antibiotischem Lock bei Beibehaltung des Katheters möglich. Bei Infektion des Kathetertunnels oder schwerem septischem Krankheitsbild kommt dieses Vorgehen allerdings nicht in Betracht.

Es wird empfohlen, vor Entfernung eines getunnelten Katheters bei Vorliegen nur einer positiven Blutkultur für Koagulase-negative Staphylokokken die Blutkulturen zunächst zu wiederholen. Die Wahrscheinlichkeiten für eine Bakteriämie statt einer bloßen Kontamination steigt bei mehrfach positiven Blutkulturen bei hohen Keimzahlen (>100 cfu/ml) in den Kulturen aus dem Katheterlumen und bei Nachweis des gleichen Keims in den peripheren und Katheterkulturen. Zusätzlich spricht ein gegenüber der peripheren Kultur beschleunigtes Keimwachstum in der Kultur aus dem Katheter für eine katheterassoziierte Infektion (raschere Positivität der Kultur) (Blot et al. 1998). Um diese Information nutzen zu können, muss das mikrobiologische Labor zuvor instruiert werden, diese zeitliche Differenzierung der Proben vorzunehmen (Abb. 3.4, nach Mermel et al. 2001).

Antibiotika

Die systemische Antibiotikatherapie erfolgt zunächst empirisch entsprechend dem zu erwartenden Erregerspektrum für Katheter-Bakteriämien. Antibiotika sollten im gram-positiven und gram-negativen Bereich wirksam sein. Vancomycin, das sowohl gegen Staphyloccus aureus als auch gegen S. epidermidis wirksam ist, sollte in Kollektiven mit sehr geringer MRSA-Durchseuchung nicht eingesetzt werden, um die Resistenzbildung nicht zu fördern.

Tipp

Cephalosporine, penicillinase-feste Penicilline wie Oxacillin, Piperacillin, Gentamicin (1–2 mg/kg/Dialyse), Vancomycin (20–30 mg/kg/Woche) sind geeignete Antibiotika für die empirische Behandlung der Katheterbakteriämie.

Die US-amerikanischen Leitlinien empfehlen, die Antibiotika nur initial parenteral zu geben, diese nach klinischer Stabilisierung aber durchaus oral fortzusetzen. Die Dauer der antibiotischen Therapie sollte mind. 14 Tage betragen.

Besonders zur Rettung permanenter getunnelter Katheter ist zusätzlich zur parenteralen Antibiose eine Befüllung der Katheterlumina mit einem Antibiotikum sinnvoll, das sog. antibiotische Katheterlock. Das antibiotische Katheterlock sollte für mind. 14 Tage in Ergänzung der systemischen Antibiotikatherapie erfolgen. Belegt ist die Wirksamkeit allerdings nur bei katheterassoziierter Bakteriämie mit Staphylococcus aureus, Koagulase-negativen Staphylokokken und gram-negativen Bazillen, und zwar nur bei rein intraluminaler Infektion ohne Tunnelinfekt.

Bei Persistieren der klinischen Infektzeichen nach 14 Tagen parenteraler Antibiotikatherapie sollte der Katheter ebenfalls entfernt werden. Zum Ausschluss einer Tunnelinfektion sollte der Katheterverlauf sonographisch untersucht werden.

■ **Prophylaxe**

Sterilität beim Legen des Katheters und bei An- und Abschluss zur Dialyse ist die wichtigste Maßnahme, um katheterassoziierte Infekte zu verhindern. Verbände des Katheter Exit-site sollten nach jeder Behandlung erneuert werden. Der Katheter sollte ausschließlich zur Dialyse verwandt werden. Die konsequente Beachtung dieser Verhaltensregeln mit Schulung des bedienenden Personals führt nachweislich zur drastischen Reduktionen der Infektionsraten (Provonast 2006).

Nachdem Staphylococcus aureus ein bedeutender Keim für katheterassoziierte Infektionen ist (33–80% in verschiedenen Kollektiven), sollte eine Kolonisierung mit diesem Keim spezifisch reduziert werden. Zwischen 30–60% der HD-Patienten weisen eine nasale Kolonisation mit S. aureus auf, und eine Reduktion der nasalen Besiedlung kann die Sepsisrate reduzieren (Boelaert et al. 1993). Für einen Prophylaxe-Erfolg ist allerdings eine Langzeittherapie erforderlich. Auch für die lokale Anwendung von 2% Mupirocin-Salbe an der Katheter Exit-site ist ein prophylaktischer Nutzen beschrieben worden.

Der Stellenwert einer Antibiotika- oder Silber-Imprägnierung von Kathetern zur Infektprophylaxe ist noch ungeklärt. Eine Silberbeschichtung der Dacronmuffe von permanenten Vorhofkathetern hat bei Dialysepatienten nicht zur Reduktion der Bakteriämierate geführt (Trerotola et al. 1998). Weitere auf dem Markt befindliche Katheter mit prophylaktischer Imprägnierung enthalten Minocyclin oder Rifampicin; Chlorhexidin oder Silbersulfadianzin. Ihr hoher Preis rechtfertigt nicht den ungezielten Einsatz, in Dialyseeinrichtungen mit bekannt hoher Sepsisfrequenz können sie aber durchaus kosteneffizient sein.

Darüber hinaus kann die Verwendung von Katheter-Lock-Lösungen (► Abschn. 3.3, Katheterdysfunktion durch Thrombosen) mit antimikrobieller Wirksamkeit (Zitrat (3–30%) plus Gentamicin oder Taurolidin) die Infektionsraten senken. In einer Metaanalyse reduzierten antibiotikahaltige Locklösungen das Risiko für Katheterinfektionen ca. 8-fach (Jaffer 2008).

3.3.2 Katheterdysfunktion durch Thrombosen

Katheterobstruktionen durch Thrombosen sind ein häufiges Problem von temporären und permanenten Kathetern. Sie führen zur Dysfunktion durch Reduktion des Blutflusses. Das höchste Thromboserisiko haben Femoraliskatheter. Hier kommt es besonders häufig zusätzlich zur Thrombose im venösen Gefäß. Ebenso haben V. subclavia-Katheter ein relativ hohes Risiko für Thrombosen im punktierten Gefäß (bis zu 50%).

Abscheidungsthromben entstehen an der äußeren Katheteroberfläche. Durch Ansaugen der arteriellen Katheteröffnungen an die Venenwand oder den Thrombus wird der Blutfluss beeinträchtigt. Bei Doppellumenkathetern kann das Problem häufig durch ein Austauschen der Anschlüsse verbessert werden – allerdings theoretisch um den Preis erhöhter Rezirkulation.

▪ Fibrinscheide

Fibrinscheiden umhüllen die Katheterspitze und deren Öffnungen schleierartig. Sie behindern den arteriellen Katheterfluss, indem sie die Öffnungen verlegen, während sie den venösen Bluteinstrom häufig ungehindert zulassen. Festgestellt werden kann dies in einer Röntgenuntersuchung des Katheters mit Kontrastmittel. Eine Katheter-Lock-Lösung hat keinen prophylaktischen Einfluss auf die Entwicklung einer Fibrinscheide.

▪ Lysetherapie von Katheterobstruktionen

Es wird heute empfohlen, die Lysetherapie bereits einzusetzen, wenn sich der Katheterfluss deutlich reduziert. Protokolle mit verschiedenen Fibrinolytike (Urokinase, t-PA) in unterschiedlicher Dosis und Verweilzeit sind untersucht worden. Überwiegend wird eine lokale Lyse durchgeführt, bei der das Fibrinolytikum nur in das Katheterlumen befüllt wird und nicht in die Zirkulation gelangt.

Die Instillation von 5000 I.E./ml Urokinase für 15–20 min im Katheterlumen führte an Kathetern, die nicht zur Dialyse genutzt wurden, zur 50%igen Wiedereröffnung (Haire 2004). Weitere Studien kombinieren Urokinase (2000–5000 I.E.) oder t-PA (1,25–2 mg) mit Heparin. In den Studien mit lokaler Instillation des Fibrinolytikums in das Katheterlumen wurde kein Anstieg von Blutungskomplikationen beobachtet. Alternativ können systemische Urokinaselysen durchgeführt werden, allerdings mit deutlich erhöhtem Risiko für systemische Komplikationen.

Auch zur Auflösung von Fibrinscheiden kann eine Lysetherapie mit t-PA (Savader 2001) oder Urokinase eingesetzt werden. Allerdings ist eine höherdosierte und länger dauernde Exposition gegenüber dem Fibrinolytikum erforderlich (Haire 2004). Für t-PA führte eine 3-stündige Infusion von 2,5 mg t-PA in jedes Katheterlumen zu einer ca. 90% Wiedereröffnung. Für Urokinase werden verschiedenste Protokolle zur Therapie der Fibrinscheide beschrieben. In Studien untersucht wurde die Infusion von 40.000 I.E./h über 6 h (Haire 2004).

Eine mechanische Entfernung der Fibrinscheiden mit einer intraluminal eingeführten Bürste (oder Dormia-Körbchen) ist ebenso möglich. Ein Wechsel des Katheters über einen Führungsdraht kann das Problem nicht beseitigen, da die exakt identische Katheterspitzenlage durch den Kontakt zur Gefäßwand in der Regel zur raschen Wiederentstehung der Fibrinscheide führt.

▪ Prophylaxe von Thrombosen

Die am häufigsten angewandte Strategie zur Prophylaxe der Katheterobstruktion ist die Instillation eines Antikoagulanz in das Katheterlumen, das sog. Katheterschloss- oder Lock-Lösung. Die hierzu verwendeten Substanzen werden heute nicht nur unter dem Gesichtspunkt Thromboseprophylaxe, sondern auch unter dem der Prophylaxe von Katheterinfektionen bewertet.

Katheterschloss- oder Katheter-Lock-Lösung Die Befüllung des Katheterlumens im interdialytischen Intervall mit einem Antikoagulanz soll die thrombotische Katheterobstruktion verhindern und infektprophylaktisch wirksam sein. Zur Vermeidung der systemischen Instillation des Füllmediums muss das Füllvolumen exakt bekannt sein. Die Angaben befinden sich am Katheter. Modifizierte Füllvolumina können durch Einkürzungen des Katheters durch den Chirurgen entstehen, der die Angabe zur Länge im Operationsbericht vermerken sollte.

▪▪ Heparin

Unverdünntes oder in physiologischer bis hypertoner Kochsalzlösung gelöstes Heparin wird am häufigsten zur Befüllung von Katherterlumina benutzt. Heparin hat keine infekt-prophylaktische Wirksamkeit – dieser Nachteil hat zur klinischen Prüfung alternativer Lösungen geführt, die sowohl thrombo- als auch infektprophylaktisch nutzbar sind.

▪▪ Zitrat

Natriumzitrat wirkt durch Chelation ionisierten Kalziums und Unterbindung der kalziumabhängigen progkoagulatorischen Kaskade antikoagulatorisch. Im Gegensatz zum Heparin verhindert es die Entstehung von Biofilm durch Staphylococcus epidermidis und aureus auf Katheteroberflächen

Tab. 3.5 Rezirkulationsraten von Doppellumenkathetern zur Dialyse (kumulative Referenz ohne Angaben von Originalarbeiten: Mickley 2003)

Kathetertyp	Gefäßzugang	Rezirkulationsrate [in %]
Doppellumenkatheter	V. jugularis interna	3,7–4,3
Doppellumenkatheter Anschlüsse getauscht	V. jugularis interna	4–8,3
Zwillingskatheter	V. jugularis interna	2,9
Doppellumenkatheter <20 cm	V. femoralis	12,6–26
Doppellumenkatheter >20 cm	V. femoralis	8,3

(Shanks 2006), und 30%iges Trinatriumzitrat hat als Katheterschloss zu einer deutlichen Reduktion der katheterassoziierten Bakteriämien bei Dialysepatienten geführt (Weijmer 2005). Inzwischen ist in Europa auch eine 46,7%ige Formulierung des Natriumzitrats verfügbar, für das ebenfalls eine Reduktion von katheterassoziierten Staphylokokken-Bakteriämien nachgewiesen wurde (Winnett 2008). Der antibakterielle Mechanismus scheint auf Chelation von Kalzium und Magnesium zu beruhen, die offenbar zur Leckage der Bakterienwand führen.

Cave!
Die systemische Applikation des Zitrats muss unbedingt vermieden werden. Versehentliche Injektionen 30%igen Natriumzitrats können zu tödlichen Herzrhythmusstörungen führen. Weitere Nebenwirkungen sind Parästhesien und Geschmacksstörungen.

▪▪ Taurolidin

In Kombination mit Zitrat (4%) werden auch Lösungen angeboten, die die antimikrobielle Wirksubstanz Cyclo-Taurolidin enthalten. Die Hersteller verzichten bewusst auf eine höhere Zitratdosierung wegen der beschriebenen Komplikationen seiner akzidentellen systemischen Applikation. Taurolidin soll dagegen rasch und nebenwirkungsfrei abgebaut werden, wenn es versehentlich in die Zirkulation gelangt. Erste klinische Untersuchungen zeigen, dass die Sepsisfrequenz gegenüber der Verwendung von Heparin offenbar gesenkt werden kann (Betjes u. van Agteren 2004).

Auch eine systemische Antikoagulation (INR >1,5) kann bei häufig rezidivierenden thrombotischen Verschlüssen des venösen Gefäßzugangs mit Erfolg eingesetzt werden.

3.3.3 Rezirkulation

Gegenüber Einzellumenkathetern sollten Doppellumenkatheter eine geringere Rezirkulation aufweisen. Allerdings fehlen entsprechende Untersuchungen bei Dialysepatienten. Nachteile der Doppellumenkatheter sind höhere Implantationstraumata und Traumatisierung des zentralen Venensystems.

Die Rolle von sog. »Zwillingskathetern«, bei denen zwei einzelne Lumina simultan implantiert werden, ist in dieser Hinsicht noch nicht definiert. Die Rezirkulationsrate scheint aber im Bereich der übrigen Doppellumenkatheter zu liegen (Tab. 3.5).

3.4 Arteriovenöse Zugänge

Wichtige Aspekte beim Legen von arteriovenösen Zugängen:

- Native arteriovenöse Fisteln sollten Prothesenshunts vorgezogen werden und Prothesenshunts den Kathetern.
- Vor Anlage eines Gefäßzuganges sollten eine klinische Untersuchung sowie eine Ultraschalluntersuchung der Arterien und Venen des Armes erfolgen.
- Die arteriovenöse Fistel am Arm sollte der bevorzugte Gefäßzugang sein und so distal wie möglich angelegt werden.

■ Tab. 3.6 Permanente Gefäßzugänge bei Hämodialysepatienten im Vergleich (Aus: Levy 2007)

	Vorhofkatheter	AV-Fistel	Gefäßprothesen
Zeit bis zur Nutzung	Sofort	Langsame Reifung, meist erst nach 6 Wochen	Meist innerhalb von 3 Wochen nach Einheilung
Durchgängigkeit/technisches Überleben	Bis zu mehreren Jahren	Lange	3–5 Jahre
Infektionsrisiko	Hoch	Gering	Höher und komplikationsträchtiger als bei Fisteln
Thromboserisiko	Hoch für Katheter und venöses Gefäß	Niedrig bei sorgfältigem Monitoring auf Stenosen	6-mal höher als bei Fisteln

3.4.1 Operationsplanung und präoperative Untersuchungen

Die Entscheidung, welche Art des arteriovenösen Zugangs im Einzelfall gewählt wird, wird maßgeblich von den peripheren Gefäßverhältnissen bestimmt. Konkret stellt sich die Frage, ob periphere Venen vorhanden sind, die ein ausreichendes Kaliber besitzen, um sich nach ihrer Anastomosierung mit der Arterie erweitern zu können, und ob sie im weiteren Verlauf thoraxwärts frei von Stenosen sind, die den freien Abfluss des Bluts stören könnten. Auf dem Boden zerstörter oder durch Narbenreaktion eingeengter oberflächlicher Venen infolge häufiger oder unsachgemäßer Kanüllierung kann sich keine leistungsfähige AV-Fistel entwickeln. Die peripheren Arterien müssen vorab v. a. bezüglich arteriosklerotischer Wandveränderungen untersucht werden, da diese die Anastomosierung von Venen behindern könnten.

Die Patienten sollten frühzeitig über die geplante Anlage des Gefäßzugangs informiert werden. Besondere Vorbereitung und Planung benötigt die Anlage einer nativen AV-Fistel. Sie sollte mind. 3–6 Monate vor der zu erwartenden Dialysepflichtigkeit angelegt werden. Zur Vorbereitung gehört die Schonung der peripheren oberflächlichen Armvenen. Besonders V. cephalica-Punktionen sollten unterbleiben und notwendige Venenpunktionen am Handrücken erfolgen.

Zur Vorbereitung wird nach vorausgegangenen zentralen Venenkathetern auf den betroffenen Seiten gefragt. Mit Kathetern ist das Risiko für zentrale Stenosen oder Thrombosen verbunden, die den venösen Abfluss aus dem Shunt massiv behindern könnten. Bei diesen Patienten sollte präoperativ eine bildgebende Diagnostik der zentralen Venen erfolgen (■ Tab. 3.6).

▪ Klinische Untersuchung

Bereits die Palpation und Auskultation der Armarterien und eine seitenvergleichende Blutdruckmessung einerseits sowie die Beurteilung der Armvenen nativ und mit Tourniquet andererseits erlauben bei unauffälligem Ergebnis und schlanken Armen die Festlegung der Anastomosenregion. Auf Narben nach Verletzung oder Voroperation sowie venöse Kollateralen im Bereich von Schulter und oberer Thoraxapertur sollte geachtet werden.

▪▪ Allen-Test

Der Allen-Test ist ein sinnvoller klinischer Test zur Vorbereitung der Shuntanlage. Er prüft die Offenheit der Ulnararterie, die erforderlich ist, wenn sich die arterielle Versorgung der Hand über die A. radialis infolge der Shuntanlage vermindert.

Hierzu werden die Aa. ulnares und radiales auf Handgelenkshöhe komprimiert, bis die Hand blass wird. Beim anschließenden Freigeben allein der ulnaren Arterien sollte eine zügige Reperfusion der Hand zu beobachten sein.

▪▪ Ultraschalluntersuchung von Venen und Arterien

Die klinische Untersuchung sollte präoperativ durch die Ultraschalluntersuchung von Venen und Arterien ergänzt werden. Die gewonnenen Informationen erhöhen die Erfolgsquote von Fistelanlagen nachweislich. Besonders wertvoll sind diese zusätzlichen Informationen bei anamnestischen und klinischen Hinweisen auf eine arterielle oder venöse Problematik und bei adipösen Patienten mit eingeschränkter klinischer Beurteilbarkeit.

Mit dem Ultraschall sollten die Gefäßkaliber vermessen und die Arterien sorgfältig auf arteriosklerotische Veränderungen geprüft werden. Einige gefäßchirurgische Abteilungen fordern für eine akzeptable Funktionsprognose des Shunts ein präoperatives Mindestkaliber für die verwendeten Gefäße:

- **Vena cephalica**: am Handgelenk 1,6–2,6 mm, am Oberarm >3 mm, keine Stenosen
- **Arteria radialis**: minimale Durchmesser >1,6 mm, besser >2 mm, keine Einflussstenose

Werden diese Werte nicht erreicht, so sollte keine native Radio cephalica-Fistel angelegt werden (Silva 1998), da die Frühverschlussrate sonst inakzeptabel hoch liegt. Prothesenshunts sind dagegen möglich, sofern sich im Bereich der Ellbogen eine Vene von >4 mm Durchmesser als Abflussgefäß findet.

▪ Radiologische Diagnostik

Die Duplexsonographie kann indirekte Hinweise auf Stenosen der A. subclavia geben. In diesem Fall sollte eine weitere Abklärung mit radiologischen Methoden (Angiographie, Venographie) erfolgen.

> **Der Gefäßzugang muss einen ausreichenden Blutfluss bieten, denn nur so ist eine adäquate HD möglich. Native arteriovenöse Fisteln sollten Prothesenshunts vorgezogen werden. Die arteriovenöse Fistel sollte am Arm so distal wie möglich angelegt werden.**

3.4.2 Native arteriovenöse Fisteln

Native Fisteln werden unter ausschließlicher Verwendung körpereigener Gefäße chirurgisch anastomosiert. Die subkutane Anastomose zwischen Arterie und Vene führt zum Einstrom arteriellen Bluts in die Vene, die sich durch den erhöhten Blutfluss und -druck allmählich zum Shuntgefäß umwandelt. Dieser Prozess wird Arterialisierung genannt, er führt zur Dilatation der Vene und zu ihrer Wandverstärkung.

Die Vorderarmfistel ist für den neuen Dialysepatienten der beste und komplikationsärmste Zugang für die Dialyse. Bei frühzeitiger Anlage ca. 3–4 Monate vor dem zu erwartenden Dialysebeginn kann sich das Gefäß zur vollen Leistung und Belastbarkeit entwickeln. Die Reifung der Fistel sollte überwacht werden, um, falls erforderlich, frühzeitig korrigierend eingreifen zu können. Die Überwachung schließt die duplexsonographische Flussmessung mit ein. Fisteln mit einem Fluss <400 ml/min werden sich meist nicht suffizient entwickeln.

Häufige native Dialysefisteln

- Unterarm
- Radio cephalica-Fistel
- Radio basilica-Fistel
- Periphere Basilikafistel (Ulnarisfistel)
- Ellbeuge
- Brachio cephalica (Ellbogen)-Fistel
- Brachio basilica-Transpositionen (Herauspräparierung und Vorverlagerung der V. basilica zur Anastomosierung)

Fisteln können auch nach einem vorausgegangenen Prothesen-Shunt nachträglich konstruiert werden, wenn sich die abführenden Venen unter dem erhöhten Fluss der Gefäßprothese erweitert und verstärkt haben.

▪▪ OP-Technik

Die Nahtverbindung zwischen Arterie und Vene wird in der Regel als Seit(Arterie)-zu-End(Vene)-Anastomose in fortlaufender Nahttechnik erstellt. Arterie und Vene sollen im Gebiet der geplanten Anastomose nahe beieinander liegen, um eine zu ausgedehnte Mobilisierung der Vene mit konsekutiver Stenosegefahr zu vermeiden.

▪▪ Radiozephale Fistel

Die radiozephale AV-Fistel am Handgelenk ist der bevorzugte Gefäßzugang zur Dialyse. Bei adäquater Reifung hat sie die längste und komplikationsärmste Funktionsdauer. Die Langzeitfunktionsraten liegen zwischen 60 und 80% nach 2 Jahren.

Allerdings muss auf adäquate Reifung besonders geachtet werden, denn die Frühverschlussraten liegen mit 5–30% relativ hoch.

▪ ▪ AV-Fistel am proximalen Unterarm

Sie stellt die nächstbeste Option nach der handgelenksnahen Fistel dar. Die Anastomosierung von A. radialis und V. cephalica erfolgt am mittleren Unterarm bis zur Ellbeuge.

▪ ▪ Periphere Basilikafistel (Ulnarisfistel)

Die Anastomose zwischen A. ulnaris und V. basilica am distalen Unterarm ist eine Alternative zur radiozephalen Fistel, wenn diese nicht möglich ist. Auch bei guter Fistelfunktion ist die HD über eine periphere Basilikafistel mit Problemen verknüpft. Die Punktion kann fast immer nur am aufgestellten Unterarm erfolgen, und die während der Dialyse unter dem Arm liegenden Kanülen können leicht dislozieren oder führen häufig zu Flussalarmen.

▪ ▪ Ellbeugenfisteln

Die Indikation zur Ellbeugenfistel wird bei hypoplastischen oder aufgebrauchten peripheren Venen an beiden Unterarmen gestellt und bei erheblichen Kalzifikationen der peripheren Arterien, besonders bei Mediasklerose. Für AV-Fisteln auf Höhe der Ellbeuge gibt es mehrere Varianten der Anastomosierung: brachiokubital, brachiocephal und brachiobasilical. Als Fistelvene am Oberarm wird die Rekrutierung der V. cephalica angestrebt, bei deren Fehlen auch der V. basilica. Als arterielles Gefäß wird die A. cubitalis vorzugsweise genutzt, aber auch die Anfangsabschnitte der Aa. radialis und ulnaris sind geeignet.

Ellbeugenfisteln haben eine gute Funktionsprognose und ein vergleichsweise geringes Risiko für Thrombosen und Infektionen. Ihr Hauptnachteil besteht in der Gefahr distaler Ischämien (Steal-Phänomen) aufgrund ihres hohen Flussvolumens. Zur Vermeidung eines zu hohen Shuntvolumens (mit Gefahr der Verschlechterung einer Herzinsuffizienz) sollte die Anastomose nicht länger als 4–6 mm sein. Eine effektive Flussbegrenzung für die Ellbeugenfistel ergibt sich auch, wenn die Fistelvene nicht mit der A. cubitalis, sondern mit der zentralen A. radialis oder ulnaris anastomosiert wird.

▪ ▪ Zentrale Basilikafistel

Bei dieser Variante der Ellbeugenfistel erfolgt die Drainage über die V. basilica. Um die Vene am Oberarm in ausreichender Länge punktabel zu machen, muss sie zumeist ins Subkutangewebe transponiert werden. Dieser Eingriff wird nach ausreichender Reifung der Fistelvene, also frühestens 4–6 Wochen nach Anlage vorgenommen. Die postoperative Stenoserate ist bei zweizeitigem Vorgehen niedriger als bei der primären Subkutanverlagerung anlässlich der Fistelanlage. Ein Problem dieser Fistelvariante ist ein erhöhtes Risiko für Frühverschlüsse.

3.4.3 Prothesenshunts

Etwa 80% der Patienten können bei Erstanlage eines Dialysegefäßzugangs mit einer der beschriebenen AV-Fisteln versorgt werden. Bei Patienten mit hypoplastischen oder nach Eingriffen verbrauchten oberflächlichen Venen muss jedoch bereits primär auf Gefäßersatzmaterial zurückgegriffen werden. Gefäßprothesen sollten die zweite Wahl für einen Gefäßzugang für die Dialyse sein.

Grundsätzlich kann ein Kunststoffshunt in jeder beliebigen anatomischen Region angelegt werden. Voraussetzungen sind eine Arterie von mind. 3 mm und eine Vene von mind. 4 mm Durchmesser. Die primären Offenheitsraten von Prothesenshunts liegen zwischen 60 und 80% nach 1 Jahr und 30–40% nach 2 Jahren und damit deutlich schlechter als die der nativen Fisteln.

Shuntprothesen sind aus Polyurethan, Polyester (Dacron) und Polyfluoroethylen erhältlich. Die größte Akzeptanz haben derzeit Shuntprothesen aus ePTFE (expanded Polyfluoroethylen). Sie haben Vorteile gegenüber anderen (biologischen und synthetischen) Prothesenmaterialien durch höhere Infektresistenz, höhere Stabilität und bessere Handhabbarkeit. Diese Einschätzung beruht jedoch überwiegend auf retrospektiven Studien oder Anwendungsbeobachtungen dieses Prothesentyps.

Ungeklärt ist die ideale Konfiguration der Prothese (Durchmesser 6 mm, 7 mm oder 8 mm? Dünnwandig oder normalwandig? Zylindrisch oder konisch?), der günstigste Verlauf (Gerade, gebogen oder in Schleifenform? Am Unterarm oder

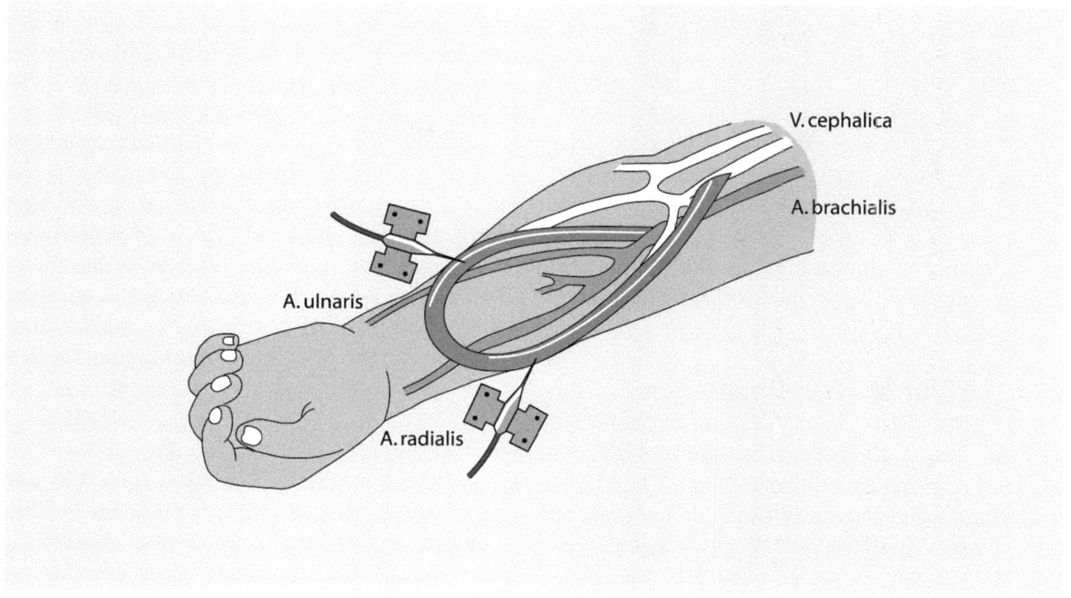

Abb. 3.5 Typischer PTFE-Unterarmshunt in Schleifenform (»loop«) mit Punktionskanülen in ausreichender Distanz

am Oberarm?) und die Art der venösen Anastomose (End-zu-Seit oder End-zu-End? Mit oder ohne Patch?). Je nach Lokalisation und Konfiguration unterscheidet man Unter- und Oberarm-straight- bzw. -curved-Shunts sowie Unter- und Oberarm-Loop-Shunts (Abb. 3.5).

Bedeutsam ist vor allem die Länge der Prothese, lange Prothesen haben einen erhöhten Druck und reduzierten Fluss. Letzterer erhöht das Thromboserisiko deutlich.

Gefäßprothesen haben gute primäre Funktionsraten, aber ein hohes Thromboserisiko mit Verschlüssen an der venösen Anastomose. Hier findet sich meist eine Intimahyperplasie. Blutflüsse in Prothesenshunts liegen zwischen 800–1200 ml/min. Flüsse in nativen Fisteln sind variabler und sollten >600 ml/min liegen.

Prothesenshunts haben gegenüber AV-Fisteln den Vorzug rascherer Nutzbarkeit. Keineswegs sollten sie allerdings vor Ablauf einer dreiwöchigen Einheilungsfrist punktiert werden. Dieser Zeitraum wird zur Endothelialisierung der Oberflächen und ihrer Kapillarisierung benötigt. Zu frühzeitige Punktionen führen zu verlängerten Blutungen aus dem Punktionskanal, Hämatomen und Bildung von Pseudoaneurysmata.

3.5 Komplikationen des Gefäßzugangs

3.5.1 Kardiale Folgen des AV-Shunts

Ein AV-Gefäßzugang zur HD führt zu einer kardialen Dauerbelastung. Der periphere Widerstand nimmt ab, die Herzauswurfleistung steigt aufgrund des gestiegenen venösen Rückstroms an. Dies führt zur hyperdynamischen Zirkulation und zu einer Verminderung der subendokardialen Perfusion und O2-Versorgung aufgrund des gestiegenen linksventrikulären Füllungsdrucks bei gleichzeitig gestiegenem Bedarf aufgrund der hyperdynamen Herzarbeit (Savage 2002).

Bei bekannt eingeschränkter Pumpfunktion (Ejektionsfraktion <30%) sollte zur Vermeidung einer alsbaldigen kardialen Dekompensation die erforderliche Dialysebehandlung zunächst über einen Katheter begonnen werden. Nach Besserung der kardialen Situation unter Dialyse kann die

Möglichkeit zur Anlage eines AV-Gefäßzugangs erneut geprüft werden.

Entwickelt sich unter chronischer HD eine zunehmende Linksherzhypertrophie oder pulmonale Hypertonie und liegt der Shuntfluss bei einem Drittel des Herzzeitvolumens oder höher, sollte eine operative Flussreduktion nach den oben beschriebenen Techniken erwogen werden. Die kardialen Veränderungen können sich bei Verschluss des Shunts nach einer Transplantation zurückbilden.

3.5.2 Ischämie/Steal-Phänomen

Eine mit dem Gefäßzugang assoziierte periphere Minderdurchblutung tritt bei 2–8% der Dialysepatienten auf. Ältere Patienten, Diabetiker und solche mit einer pAVK und/oder KHK sind bevorzugt betroffen. Vorangegangene Shuntanlagen und Anastomosen in der Ellbeuge erhöhen das Risiko ebenso wie die Verwendung von Gefäßprothesen.

Der Schweregrad der Gefäßzugang-assoziierten Ischämie kann analog der Stadieneinteilung der pAVK nach Fontaine beschrieben werden (I°: blasse/livide und/oder kühle Hand ohne Schmerzen; II°: Schmerzen bei Belastung oder während Dialyse; III° Ruheschmerzen; IV°: Ulzerationen, Nekrosen, Gangrän). Die Stadien I und II bedürfen der engmaschigen Beobachtung, III und IV stellen eine Therapieindikation dar.

Ziel der Behandlung ist der Erhalt der Extremität bei gleichzeitigem Erhalt des funktionierenden AV-Gefäßzugangs. Hierfür steht eine Reihe von chirurgischen und interventionellen Optionen zur Verfügung, die in Abhängigkeit vom Shuntfluss zum Einsatz kommen.

Tipp

Zur differenzierten Therapie ist eine präoperative Flussmessung erforderlich, zur Erfolgskontrolle empfiehlt sich ihre intraoperative Wiederholung.

▪▪ Hoher Shuntfluss

Ischämien bei hohem Shuntfluss (>800 ml/min bei AV-Fisteln, >1200 ml/min bei Prothesenshunts; Stealsyndrom im engeren Sinne) machen eine operative Flussreduktion erforderlich. Die chirurgische Technik sollte so gewählt werden, dass eine schrittweise Flussreduktion (z. B. mit immer tiefer greifenden Raffnähten) unter fortlaufender Flussmessung möglich ist, bis ein Shuntfluss von etwa 400 ml/min bei AV-Fisteln und von etwa 750 ml/min bei Prothesenshunts erreicht ist. Andere Verfahren zur Flussreduktion wie die Interposition eines engen Prothesensegmentes oder die Distalisierung der Anastomose (RUDI: »revision using distal inflow«) haben den Nachteil, dass das Ausmaß der Flussreduktion nicht exakt geplant werden kann.

▪▪ Normaler Shuntfluss

Ischämien bei normalem Shuntfluss (400–800 ml/min bei AV-Fisteln, 750–1200 ml/min bei Prothesenshunts) können nicht durch eine Flussreduktion behandelt werden. Diese würde den Zugang gefährden und die Dialysequalität beeinträchtigen. Bei distalen radiozephalen Fisteln, offener A. ulnaris und offenem Hohlhandbogen genügt oft die Ligatur der A. radialis distal der AV-Anastomose zur Behebung der peripheren Ischämie: Der retrograde Einstrom wird unterbunden und so die Handperfusion gebessert. Reicht die Ligatur allein nicht aus, so kann zusätzlich ein Venenbypass von proximal der AV-Anastomose nach distal der Ligatur zur Verbesserung der Handdurchblutung eingesetzt werden. Technisch weniger aufwendig ist die Proximalisierung der AV-Anastomose. Hierbei wird die AV-Anastomose aufgehoben und der Gefäßzugang unter Zuhilfenahme eines Protheseninterponates von der zentralen A. brachialis gespeist. Die Erfolgsraten für beide Verfahren liegen für den Erhalt von Gefäßzugang und Extremität gleichermaßen bei 80–90%.

▪▪ Niedriger Shuntfluss

Ischämien bei niedrigem Shuntfluss (<400 ml/min bei AV-Fisteln, <750 ml/min bei Shuntprothesen) sind problematisch zu behandeln. Nicht selten ist eine Aufhebung des Gefäßzugangs erforderlich. Kann bei schweren peripheren Gefäßveränderungen kein AV-Zugang mehr angelegt werden, muss das Nierenersatzverfahren gewechselt werden (Peritonealdialyse) oder ein HD-Katheter implantiert werden.

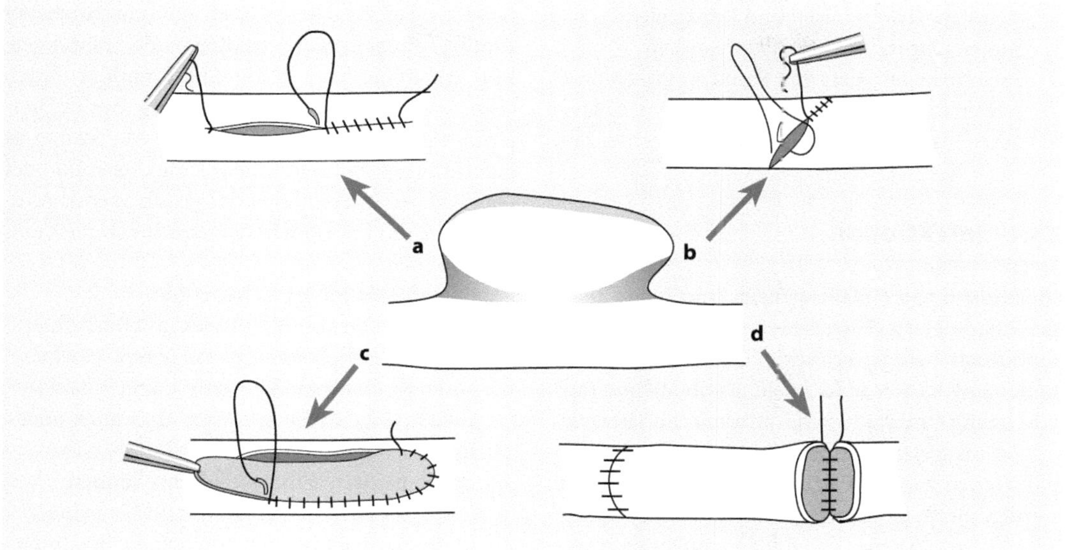

Abb. 3.6 Möglichkeiten der operativen Korrektur von Dialyse-Shuntaneurysmen: a. Resektion und Direktnaht; b. Resektion und End-zu-End-Anastomosierung; c. Resektion und Patchplastik; d. Resektion und Venen- oder Protheseninterponat

Eine Shunt-induzierte Ischämie sollte durch klinische Untersuchung erkannt werden. Die Ursache sollte durch nicht-invasive Bildgebung und durch Angiographie identifiziert werden.

Die Therapie besteht in einer Verbesserung des arteriellen Einstroms, der Drosselung des Shuntflusses und/oder der Verbesserung der distalen Blutzufuhr. Bei Misserfolg dieser Maßnahmen muss die Shuntligatur in Betracht gezogen werden.

3.5.3 Aneurysma/Pseudoaneurysma

Aneurysmata bei AV-Fisteln

Umschriebene aneurysmatische Dilatationen von Fisteln sind meist Folge von Arealpunktionen und somit von einer fehlerhaften Punktionsstrategie. Bei rascher Progredienz, Perforationsgefahr, Entwicklung wandständiger Thromben und Infektzeichen oder im Fall einer dem Aneurysma nachgeschalteten hämodynamisch wirksamen Stenose, wird eine chirurgische Intervention notwendig. Es erfolgt die Resektion (von Aneurysma und Stenose) mit End-zu-End-Anastomose der Fistelvene oder eine Resektion mit Protheseninterponat. Eine post-aneurysmatische Stenose kann unter Verzicht auf Fremdmaterial auch mittels Patchplastik aus der teilexzidierten Aneurysmawand behandelt werden.

Aneurysmata bei Prothesenshunts

Bei mehrjährig benutzten Shuntprothesen kommt es punktionsbedingt zu einem sukzessiven Substanzverlust. Insbesondere, wenn nur umschriebene Areale der Prothese punktiert werden, können sich durch vollständigen Verlust der Prothesenwand in diesen Bereichen Pseudoaneurysmen entwickeln. Da diese Aneurysmen immer direkt subkutan liegen und daher zwangsläufig expandieren, besteht bei Diagnose auch eine (prophylaktische) Operationsindikation (Abb. 3.6). Ein Teil-Prothesenwechsel unter Umgehung des Pseudoaneurysmas ist die Therapie der Wahl.

Wichtig ist in diesem Zusammenhang:

- Die sukzessive Dilatation der Fistelvene während der Shuntreife ist Voraussetzung für die erfolgreiche Nutzung des Zugangs.
- Aussackungen einer Fistelvene mit rascher Progredienz und Perforationsgefahr, wand-

ständigen Thrombosen und Infektzeichen sollten chirurgisch korrigiert werden.
- Pseudoaneurysmata von Shuntprothesen nach Arealpunktion sollten bei Progredienz Anlass zum chirurgischen Teil-Prothesenwechsel sein.

3.5.4 Infektionen

Infektionen von Gefäßzugängen tragen das Risiko infektbedingter Arrosionsblutungen und septischer Embolisationen. Sie erfordern daher die eine wirksame und ausreichend lange Antibiotikatherapie und häufig eine zusätzliche chirurgische Therapie.

Bei lokalisiertem Infekt ohne systemische Komplikationen kann der Erhalt des Zugangs versucht werden. Bei generalisiertem Infekt und septischem Krankheitsbild muss der Zugang aufgegeben werden. Die Neuanlage eines permanenten Gefäßzugangs (vorzugsweise an einer anderen Extremität) sollte erst nach Abklingen der systemischen Infektzeichen erfolgen.

▪▪ Infektionen von AV-Fisteln

Früh-postoperativen Infektionen von AV-Fisteln liegt meist ein infiziertes Hämatom zugrunde, nach dessen Ausräumung und Drainage unter Antibiotikagabe eine Abheilung zu erreichen ist. Spätere Infektionen von AV-Fisteln entwickeln sich z. B. nach Punktion aneurysmatisch dilatierter Venenabschnitte im Bereich wandständiger Thromben. Eine ausgedehnte septische Thrombophlebitis der Fistelvene macht deren Exzision unter Aufhebung des Zugangs erforderlich. Umschriebene Infekte können unter Erhalt des Zugangs durch Resektion und Umgehung des infizierten Venensegmentes mit Hilfe eines Protheseninterponates behandelt werden.

▪▪ Infektionen von Prothesenshunts

Infektionen von Prothesenshunts sind 2- bis 4-mal häufiger als Infektionen von Fisteln. Die Frühinfektion einer Shuntprothese umfasst immer die gesamte Prothese. Die komplette Entfernung sämtlichen Fremdmaterials ist dann erforderlich. Spätinfektionen entstehen meist punktionsbedingt. Durch Keimeinschleppung entwickelt sich ein infiziertes Hämatom, und der Punktionskanal heilt nicht narbig ab. Folgen sind ein umschriebener Protheseninfekt und rezidivierende Blutungen. Ein Erhaltungsversuch der Shuntprothese durch segmentalen Ersatz unter Umgehung des infizierten Areals und unter antibiotischer Abdeckung ist gerechtfertigt. Bei septischem Krankheitsbild oder bei lokal persistierendem oder rezidivierendem Infekt sollte das Fremdmaterial jedoch komplett entfernt werden.

Bei Infektionen ist zu beachten:
- Die Infektion von AV-Fisteln (mit oder ohne Fieber oder Bakteriämie) soll über 2 Wochen antibiotisch behandelt werden. Eine Exzision wird bei Nachweis septischer Thromben oder Embolien erforderlich.
- Lokal infizierte Prothesenshunts können durch segmentale Resektion und Umgehung im infektfreien Bereich erhalten bleiben. Eine Antibiotikatherapie muss längerfristiger als bei Fisteln durchgeführt werden (2 Wochen intravenös, gefolgt von weiteren 4 Wochen peroraler Therapie).
- Die Anastomoseninfektion ist eine Indikation zur totalen Resektion der Gefäßprothese.

3.5.5 Zentral-venöse Stenosen und Verschlüsse

▪ Diagnose

Eine chronische Schwellung des Shuntarmes, seltener auch des Gesichts und/oder der Brust zusammen mit sichtbaren venösen Kollateralen an Oberarm, Schulter und oberer Thoraxapertur weisen auf eine zentralvenöse Abflussstörung hin. Bei entsprechender Klinik ist eine radiologische Darstellung des Ausflusstrakts erforderlich. Diese sollte die angiographische Shuntdarstellung und den kompletten venösen Abstrom bis zum rechten Vorhof umfassen. Zweckmäßig ist eine Phlebographie in DSA-Technik nach antegrader Punktion des Gefäßzugangs und in Interventionsbereitschaft.

▪ Therapie

Bei ausgeprägter venöser Hypertonie mit zunehmender Behinderung, Schmerzen, drohender oder bestehender Ulzeration, bei Punktionsschwierigkeiten oder abnehmender Dialysequalität sollte eine Therapie der zentralvenösen Obstruktion erfolgen. Diese kann interventionell oder chirurgisch sein, z. B. mit PTA ohne oder mit Stentimplantation oder operativ mit Patchplastik. Die Ergebnisse einer PTA ohne Stenting sind mit Durchgängigkeitsraten von <10% nach 1 Jahr und vielen Restenosen allerdings so unbefriedigend, dass eine Stentimplantation durchgeführt werden sollte. Hiermit liegen die 1-Jahres-Durchgängigkeitsraten bei >50%.

Trotz der möglicherweise besseren Offenheitsraten nach einer Operation sollte bei den meist älteren, multimorbiden Patienten grundsätzlich interventionellen Methoden der Vorzug gegeben werden. Bei nicht-rekanalisierbarer bilateraler Obstruktionen oder Verschluss der V. cava superior kann eine femoro-femorale AV-Prothesenschleife am Oberschenkel angelegt werden. Bei Verschluss von drei oder vier zentralen Venen kann die Implantation eines arterio-arteriellen Schleifeninterponates in axillärer oder femoraler Position in Erwägung gezogen werden.

Wichtige Aspekte bei Stenosen und Verschlüssen:

- Zur Prophylaxe von Thrombosierungen sind klinisches Monitoring der Fisteln und dopplersonographische Flussmessungen sinnvoll.
- Bei V. a. hämodynamisch wirksame Shunt-Stenose durch klinische Untersuchung und/oder dopplersonographische Flussmessung sollte eine Bildgebung mit Shunt-Angiographie durchgeführt werden.
- Eine präemptive Intervention zur Vermeidung eines Shuntverschlusses sollte ohne Verzögerung perkutan-interventionell oder operativ durchgeführt werden.

3.5.6 Shuntverschlüsse

Thrombotische Shuntverschlüsse treten mit einer Frequenz von 0,2 pro Patientenjahr auf. Das Thromboserisiko ist für Shuntprothesen gegenüber Fisteln deutlich erhöht. Die akuten thrombotischen Verschlüsse von Fisteln und Gefäßprothesen werden durch Stenosierung des venösen Abflusses oder durch niedrigen arteriellen Fluss, meist bei Stenosen im Bereich der Anastomose, begünstigt.

▪ Diagnostik

Die klinische Diagnose des thrombotischen Shuntverschlusses ist einfach: Das palpatorische Schwirren und das auskultatorische Fistelgeräusch fehlen. Bei AV-Fisteln ermöglicht die Palpation häufig zusätzlich die Lokalisation der zugrunde liegenden Stenose, eventuell auch noch prästenotische Pulsationen der Fistelvene festzustellen. Bildgebende Diagnostik ist bei bereits eingetretener Thrombosierung nicht zur Erkennung der Ursache geeignet, sie lässt aber die Ausdehnung der Thrombose erkennen.

▪ Therapie

Thrombosen von AV-Fisteln und Prothesenshunts sollten konsequent und zügig behandelt werden, um dem Patienten eine Katheterdialyse zu ersparen. Unabhängig davon, ob eine interventionelle Thrombolyse oder eine chirurgische Thrombektomie erfolgt, muss die dem Verschluss meist zugrunde liegende Stenose identifiziert und in gleicher Sitzung behandelt werden, um einen frühen Reverschluss zu vermeiden.

Die eingetretene Thrombosierung sollte möglichst bald, d. h. vor Ablauf von 48 h, durch einen Ballonkatheter (Fogarty) beseitigt werden. Gleichzeitig müssen die Gefäßstenosierungen korrigiert werden, da sonst mit baldigem Reverschluss zu rechnen ist. Alternativ kann auch eine lokale Thrombolyse, z. B. mit tPA, versucht werden. Eine völlige Beschränkung auf die Lysetherapie ist allerdings nicht sinnvoll.

▪ Prophylaxe

Zur Prophylaxe von Thrombosierungen sind ein klinisches Monitoring der Fisteln und dopplersonographische Flussmessungen sinnvoll. Die Rolle von Cumarin und ASS als Prophylaxe für Shuntthrombosen ist unklar. Die besten Ergebnisse gegenüber Placebo liegen für die Kombination ASS und Dipyridamol vor. Außerdem hat sich Ticlopidin in dieser Hinsicht als vorteilhaft erwiesen (Hollenbeck 2009).

3.5.7 Shunt-Stenosen

▪ Diagnostik

Wenn klinische Untersuchung und/oder Flussmessungen auf eine relevante Stenose deuten, erlaubt die Duplexsonographie die Lokalisation, die Bestimmung des Stenosegrades und die Therapieplanung. Bei unklaren Befunden oder schlechter Beurteilbarkeit (Verschlussprozesse der zentralen Arterien und Venen) empfiehlt sich eine angiographische (DSA oder MRA) Abklärung.

▪ Therapie

Bei der Revision hat der Erhalt des Dialysezugangs Vorrang. Teilabschnitte des Zugangs sollten sofort nach der Revision punktabel bleiben. Abhängig vom Stenosetyp wird ein operatives oder interventionelles Vorgehen bevorzugt. Dabei muss berücksichtigt werden, dass oft mehrere Stenosetypen in Kombination vorliegen.

Stenosen sollten nur dann behandelt werden, wenn eine Reduktion des Durchmessers um mehr als 50% – entsprechend einer mehr als 75%igen Einengung des Lumens – vorliegt und zusätzlich eine Reduktion des Shuntflusses besteht.

▪▪ Stenosen von AV-Fisteln

Die weitaus häufigste Ursache für Insuffizienz und Thrombose von AV-Fisteln sind Stenosen der Fistelvene in unmittelbarer Nähe zur AV-Anastomose (**Typ-I-Stenosen**). Bei radiozephalen Fisteln machen diese 55–75% der Stenosen aus. Ihre interventionelle Therapie ist mit einer hohen Rate von Restenosen belastet. Die Neuanlage der AV-Anastomose wenig proximal – ggf. unter Zuhilfenahme eines kurzen Protheseninterponates – hat die deutlich bessere Prognose und ist daher die Therapie der Wahl (◘ Abb. 3.7).

Typ-II-Stenosen (der Fistelvene im Punktionsbereich) sollten interventionell behandelt werden, da nur nach PTA der Punktionsbereich sofort wieder für die Dialyse benutzt werden kann. Die Implantation von Stents sollte vermieden werden. Früh auftretende oder häufig rekurrierende Stenosen stellen eine Indikation für die chirurgische Korrektur mittels (Venen-)Patch oder (Prothesen-) Interponat dar.

Stenosen der Fistelvene an ihrer Einmündung in das tiefe Venensystem (**Typ-III-Stenosen**) treten bei brachiozephalen Fisteln und nach Basilikatransposition auf. Sie können meist mit PTA behandelt werden, jedoch mit hohem Rezidivrisiko.

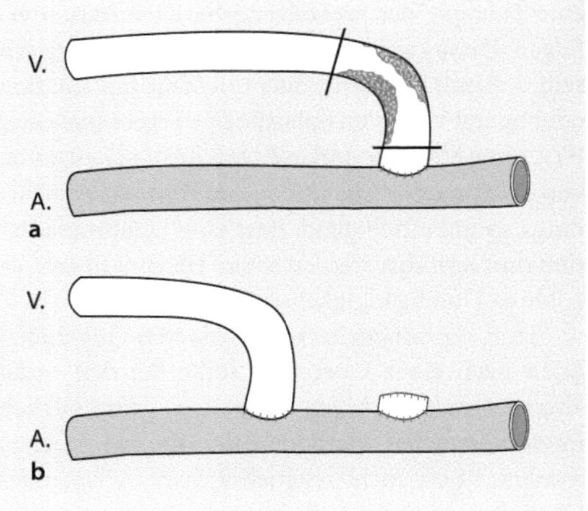

◘ **Abb. 3.7** Chirurgische Therapie einer anastomosennahen Shuntstenose durch Neuanastomosierung der Shuntvene nur wenige Zentimeter höher

Wird eine Stentimplantation erwogen, sollte sie so erfolgen, dass die abführende tiefe Vene nicht kompromittiert wird, um die spätere Anlage eines Prothesenshunts nicht zu gefährden. Bei nicht erfolgreich dilatierbaren oder rezidivierenden Stenosen kann die V. cephalica mündungsnah durchtrennt, mobilisiert und zur V. brachialis transponiert, die stenosierte V. basilica mit Patch oder Interponat versorgt werden.

> **Für venöse Abflussstenosen ist die perkutane transluminale Angioplastie (PTA) die Therapie der ersten Wahl.**

▪▪ Stenosen von Prothesenshunts

Stenosen der arteriellen Anastomose (**Typ-I-Stenosen**) können meist besser interventionell als operativ behandelt werden. Stenosen im Punktionsbereich (**Typ-II-Stenosen**) entstehen durch eingewachsenes Narbengewebe durch Punktionskanäle in über einen langen Zeitraum benutzten Prothesen. Der segmentale Teilaustausch der weitgehend zerstörten Shuntprothese ist die logische Konsequenz. Die häufigste Ursache für das Versagen von Prothesenshunts stellt die zunehmende Stenosierung der venösen Anastomose (**Typ-III-Stenose**) dar. Da Prothesenshunts nur bei Patienten mit aufgebrauchtem peripheren Venensystem zum Einsatz kommen, sollte im Falle einer Typ-III-Stenose venensparenden Korrekturverfahren (PTA, Patch) der Vorzug vor einer Prothesenverlängerung gegeben werden, auch wenn letztere vielleicht bessere Offenheitsraten ergäbe. Im Falle früher oder häufiger Restenosen kann eine Stentimplantation oder Prothesenverlängerung erwogen werden.

3.5.8 Rezirkulation

▪ Kardiopulmonale Rezirkulation

Diese Rezirkulation entsteht durch die Zumischung des bereits gereinigten Bluts zu dem die linke Herzkammer verlassenden Blut, das den Dialysator wieder erreicht. Die Bedeutung dieser Rezirkulation steigt bei sehr hohen Shuntflüssen und bei Herzinsuffizienz. Sie liegt etwa bei 3–7%.

▪ Rezirkulation im Gefäßzugang

Rezirkulation von Blut im Gefäßzugang reduziert die Dialyseeffizienz teilweise beträchtlich. Sie entsteht, wenn gerade gereinigtes Blut direkt zum Dialysator zurückströmt. Rezirkulation stellt ein Problem vor allem bei doppellumigen Dialysekathetern dar, weil die Öffnungen für den Ein- und Ausstrom nahe beieinander liegen, oder bei jeder Single-needle-Dialyse, da hier das gereinigte und das noch nicht gereinigte Blut den gleichen Weg nehmen, wenn auch zeitlich versetzt. Die Rezirkulation kann durch Testverfahren geschätzt werden.

Eine zweite wichtige Ursache für Rezirkulation ist eine Verengung des venösen Abstroms des Shunts. Übersteigt der Dialysatorfluss die Abflusskapazität des Shunts so kommt es zum retrograden Fluss.

▪▪ Rezirkulationstest

Bisher wurde die »Drei-Nadel«-Methode praktiziert, bei welcher die periphere Probe traditionell am kontralateralen Arm des Patienten aus einem Eigengefäß abgenommen wurde. Nach den neuesten Empfehlungen der K/DOQI überschätzt diese Methode die Rezirkulation und sollte nicht mehr durchgeführt werden. Die Harnstoffkonzentration in den peripheren Venen stimmt nicht sehr gut mit der Harnstoffkonzentration des Bluts überein, das den Shunt versorgt. Die Harnstoffkonzentration dieses Bluts wird besser erfasst, wenn die Blutprobe aus der arteriellen Kanüle entnommen wird. Um kurzfristig Bedingungen zu schaffen, die eine Rezirkulation ausschließen, wird der Blutfluss soweit reduziert, dass die Blutprobe durch Rezirkulation harnstoffärmeres Blut nicht verfälscht werden kann. Bei sehr geringen Blutflüssen tritt Rezirkulation nicht auf.

Diese »Stop flow pump«- oder »Low blood flow«-Technik misst die systemische Harnstoffkonzentration direkt im arteriellen Schenkel des Shunts, nachdem der Blutfluss auf 50 ml/min verringert wurde. Beide Methoden sind genauer als die alte »Drei-Nadel«-Methode. Wegen der einfacheren Handhabung wird die »Low-blood-flow«-Technik jedoch häufig bevorzugt.

»Low blood flow«-Technik

- Ultrafiltration 30 min nach Behandlungsbeginn abschalten
- Bei Standardblutfluss Entnahme der venösen und arteriellen Blutprobe aus den jeweiligen Dialysekanülen
- Reduktion des Blutflusses auf 50 ml/min
- Entnahme einer Blutprobe etwa 20–30 s nach dem Herunterdrehen des Blutflusses aus dem arteriellen Schlauchsystem. Die Harnstoffkonzentration in dieser Probe entspricht der systemischen Konzentration: Die Rezirkulation wird anschließend für jeden Wert folgendermaßen berechnet:
  - R% = (Cs – Ca/ Cs – Cv) × 100
  - Cs: »Systemische« Harnstoffkonzentration = Harnstoffkonzentration aus Blutprobe des arteriellen Schenkels vor dem Dialysator nach Reduktion des Blutflusses
  - Ca: Harnstoffkonzentration aus Blutprobe des arteriellen Schenkels vor dem Dialysator
  - Cv: Harnstoffkonzentration aus Blutprobe des venösen Schenkels nach dem Dialysator

3.6 Monitoring der Shuntfunktionen

3.6.1 Apparative Methoden

Zur frühzeitigen Erkennung von Shuntdysfunktionen und zur Vorbeugung von Komplikationen wird ein regelmäßiges klinisches und apparatives Monitoring des Shunts empfohlen.

Das Ziel apparativer Druck- und Flussmessungen ist die Frühdetektion von Stenosen und ihre präemptive Korrektur vor Thrombose des Gefäßzugangs. Die arteriellen und venösen Druckwerte, die am Dialysegerät während der Behandlung einfach abgelesen werden können, erlauben keine zuverlässige Diagnose. Flussmessungen im Dialyseintervall, z. B. mit Duplexsonographie oder während der Dialyse mit Ultraschalldilutionstechnik (»Transonic«), sind zur Stenosedetektion besser geeignet.

Ein Fluss <600 ml/min in Prothesenshunts oder ein Rückgang von >20% im Monat sowie ein Fluss <300 ml/min in der AV-Fistel signalisieren ein hohes Verschlussrisiko und sollten Anlass zur präemptiven Therapie geben.

Nach neueren Untersuchungen scheint es sinnvoll zu sein, strengere Kriterien anzulegen und frühzeitiger, z. B. bei einem Spitzenfluss von <750 ml/min auch bei AV-Fisteln, eine weitere Bildgebung und Intervention anzustreben.

3.7 Hinweise zur Shuntpunktion

Mit einer korrekt durchgeführten Shuntpunktion wird nicht nur ein guter Blutfluss erreicht, sondern auch Komplikationen vermieden, die im schlimmsten Fall zum Shuntverschluss führen können. Ein wichtiger Beitrag hierzu ist die Standardisierung der Punktion sowie deren ständige Überprüfung. Weiterhin ist die Aufklärung des Patienten über mögliche Komplikationen und dessen Mitarbeit zur Erhaltung eines langjährig funktionsfähigen Shunts notwendig.

3.7.1 Vorbereitung

Der Patient wird dazu angehalten, den Shuntarm vor jeder Punktion gründlich mit Wasser und Seife zu waschen. Dabei sollte auf Hilfsmittel wie z. B. Bürsten, aufgrund möglicher mechanischer Verletzungen mit konsekutiver Infektion, verzichtet werden. Vor jeder Dialysebehandlung sollte außerdem auf eine bequeme und funktionsgerechte Lagerung geachtet werden, die aber noch eine Teilmobilität des Patienten zulässt. Die Lagerung kann ggf. auch durch Einsatz von Lagerungshilfen optimiert werden. Weiterhin wird dem Arm zusätzlich ein keimarmes Tuch untergelegt.

Bei Erstpunktion eines unbekannten Shunts sollten soweit möglich Besonderheiten (Gefäßverlauf, Anzahl, Art und Punktionsrichtung der Nadel, etc.) und Komplikationen früherer Punktionen erfragt werden.

Anschließend erfolgt die Inspektion des Shuntarmes. Hierbei ist besonders auf Zeichen einer Infektion oder Gewebeeinblutung wie auch auf bestehende Aneurysmata zu achten. Die Art, die ordnungsgemäße Funktion und der genaue Verlauf des Gefäßzugangs müssen vor jeder Punktion palpatorisch **und** auskultatorisch gesichert werden. Weiterhin muss die Flussrichtung des Shunts (besonders bei Kunststoffprothesen) vor jeder Punktion feststehen.

Tipp

Bei schmerzempfindlichen Patienten und bei Kindern sollte auf eine möglichst schmerzfreie Punktion Wert gelegt werden. Dies kann z. B. mittels subkutaner Infiltration mit Lokalanästhetika oder kutan aufzutragender Creme gewährleistet werden.

Die Desinfektion des Shuntarmes erfolgt durch großflächiges Aufsprühen von Hautdesinfektionsmittel und anschließender Wischdesinfektion mit sterilen Kompressen. Hierbei darf jede Kompresse nur einmal verwendet werden, wobei von dem geplanten Punktionsfeld weggewischt wird. Anschließend erfolgt eine nochmalige Sprühdesinfektion unter Beachtung der Einwirkzeit. Zum eigenen Schutz ist das Tragen von Einmalhandschuhen zu empfehlen.

3.7.2 Durchführung

Bei der Durchführung der Shuntpunktion können verschiedene Punktionstechniken praktiziert werden. Die Wahl der Dialysenadel hängt vom Shunt und dessen Zustand ab. Meistens werden jedoch beim chronischen HD-Patienten Stahlnadeln mit einer Kanülenstärke zwischen 15 und 17 Gauge (dies entspricht einem Außendurchmesser zwischen 1,8 und 1,5 mm) und einer Schlauchlänge von 15 cm verwendet. Arterielle und venöse Stahlnadeln unterscheiden sich darin, dass die arterielle Stahlnadel über eine zusätzliche Öffnung am Kanülenschaft verfügt. Diese augenförmige Öffnung verringert die Gefahr, dass sich die Nadel an der Gefäßwand ansaugt. Sollte die Nadel sich dennoch mit der Spitze an der Gefäßwand ansaugen und das Lumen der Nadel verlegen, kann ein weiterer Blutfluss über die zusätzliche Öffnung garantiert werden.

Bei der Wahl der Punktionsstellen ist unbedingt darauf zu achten, dass die arterielle und venöse Nadel nach deren Platzierung nicht zu nahe beieinander liegen.

Von der arteriovenösen Anastomose muss ein Abstand von 5 cm eingehalten werden, um dort keine Verletzungen zu setzen. Punktiert wird in Richtung des Blutflusses, wobei die venöse, proximal der arteriellen Nadel zu liegen kommt. Eine schmerzarme Punktion kann dadurch erreicht werden, indem die Haut über dem Gefäß gespannt und die Kanüle in einem Arbeitsgang in das Lumen des Gefäßes vorgeschoben wird.

Tipp

Empfehlenswert ist es, bei der Punktion den Nadelschliff nach unten zu halten. Dadurch können Gewebetraumatisierungen, Blutungen und die Gefahr der Punktion der gegenüberliegenden Gefäßwand verringert werden.

Die Punktionsrichtung hat jedoch keine Auswirkung auf die Lebensdauer eines Shunts. Der Punktionswinkel bei autologen Shunts sollte 20–30° betragen. Bei Gefäßprothesen sollte in einem Winkel von 45° punktiert werden. Hierdurch kommt es zu relativ kleinen Substanzdefekten des Gefäßes, die sich durch den Gewebedruck leicht verschließen und zu einer Verkleinerung des Punktionslochs führen.

Die Kanülen werden in ihrer gesamten Länge unter vorsichtigem Vorschieben in das Gefäßlumen eingeführt und deren freie Lage im Lumen kontrolliert. Dies ist meist durch freie Beweglichkeit der Nadel im Gefäß leicht zu kontrollieren. Anschließend erfolgt die Fixierung der Nadel mit Pflaster. Auf einen festen Sitz und eine Zugentlastung der Nadel muss geachtet werden, da es aufgrund der Teilmobilität der Patienten zu starken Beanspruchungen an dieser Stelle kommen kann.

Die korrekte Lage der Dialysekanüle und deren Durchgängigkeit werden anschließend durch Spülen der Kanüle mit 10 ml NaCl 0,9% überprüft. Das Spülen verhindert auch die mögliche Teilthrombosierung des Kanülenlumens und gewährleistet somit den notwendigen Blutfluss zur Durchführung einer HD.

▪ Punktionstechnik

Weitere entscheidende Faktoren für die Funktionsdauer eines Shunts sind die Asepsis und die Beachtung der korrekten Punktionstechnik. Hierbei werden 3 Techniken unterschieden (▪ Abb. 3.8):

- Arealpunktion
- Strickleiterpunktion
- Knopflochpunktion

▪▪ Arealpunktion

Bei der Arealpunktion wird ein 2–3 cm langer Bereich des Shunts, ohne Ausnutzung der gesamten Punktionsstrecke, im zeitlichen Intervall wiederholt benutzt. Häufig muss diese Art der Punktionstechnik gewählt werden, da die Anatomie der Shuntverhältnisse keine andere Punktionsweise zulässt. Entweder liegen große Abschnitte des Gefäßes zu tief im Gewebe und können dadurch nicht punktiert werden oder das Lumen der Shuntvene hat sich streckenweise zu gering ausgebildet. Ein Problem der Arealpunktion besteht aus gefäßchir-

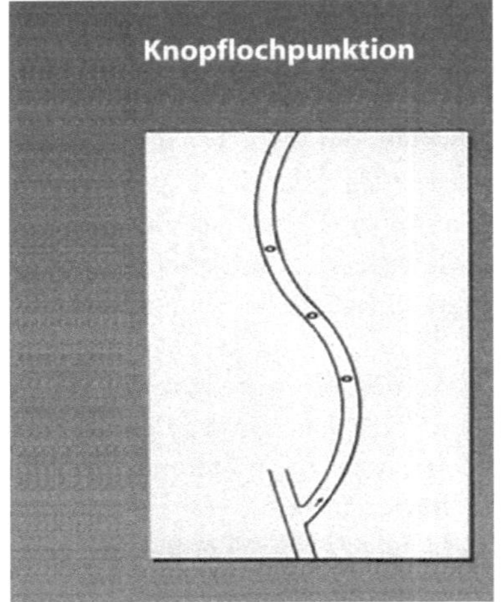

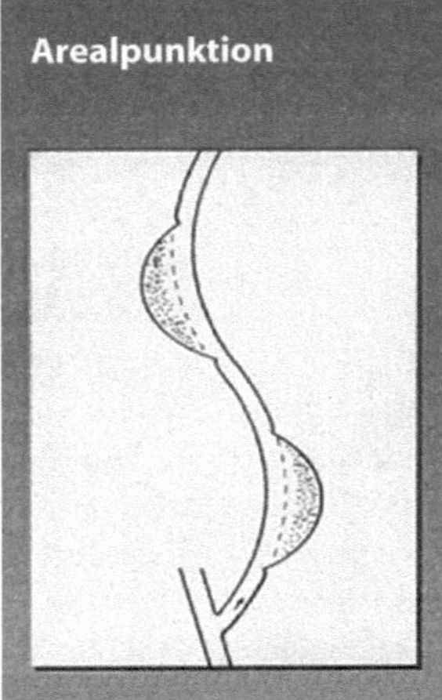

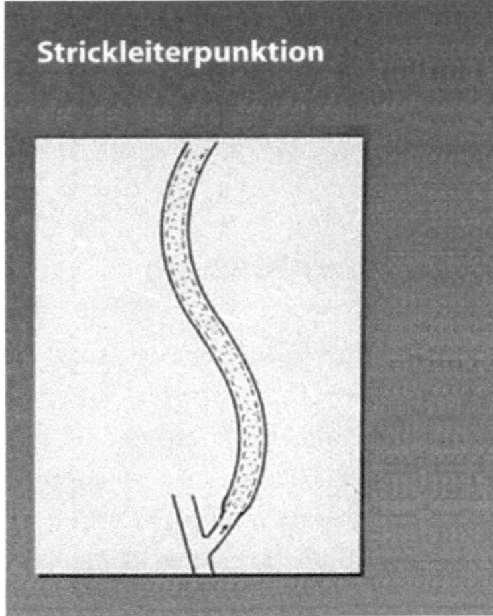

Abb. 3.8 Schema von Knopfloch-, Areal-, und Strickleiterpunktion

urgischer Sicht in der Bildung von umschriebenen Gefäßdilatationen der punktierten Vene. Längerfristig entstehen in diesem Gebiet bei autologen Gefäßverhältnissen Aneurysmata. Bei Kunststoffprothesen kommt es zur Ausbildung von Pseudoaneurysmata und zum Austritt von Blutbestandteilen ins umliegende Gewebe. Durch die entzündliche Gewebsreaktion werden an der Gefäßprothese Shuntinfektionen und Shuntthrombosen gefördert.

■■ Strickleiterpunktion

Bei der Strickleitertechnik wird die gesamte Länge des Shunts zur Punktion genutzt. Der Shunt wird von distal beginnend nach proximal auspunktiert. Jede neue Punktionsstelle befindet sich wenige Millimeter nach proximal der letzten Punktionsstelle gerichtet und horizontal versetzt. Diese Technik der Shuntpunktion reduziert die Traumatisierung und Narbenbildung auf ein Minimum. Durch das Auspunktieren des Gefäßes entwickelt sich meist ein gleichmäßiger, gut punktierbarer Shunt. Obwohl die Strickleitertechnik anfangs mit mehr Schmerzen bei der Punktion einhergeht, sollte diese Punktionstechnik als Standard angesehen werden. Bei der Punktion von Kunststoffprothesen ist sie unerlässlich.

■■ Knopflochpunktion

Die Knopflochpunktion verwendet bei jeder erneuten Punktion des Gefäßzugangs den alten Stichkanal. Aus schon oben beschriebenen Gründen, d. h. der hohen Komplikationsraten, findet diese Punktionstechnik in der Praxis heute keine Anwendung mehr. Nur in Ausnahmefällen sollte diese Technik zur chronischen HD-Behandlung verwendet werden.

3.7.3 Entfernung von Dialysekanülen und Kompressionstechnik

Nach Beendigung der Dialysebehandlung werden die Kanülen nacheinander entfernt und den unten beschriebenen Kompressionszeiten entsprechend jede Punktionsstelle einzeln abgedrückt. Die venöse Nadel wird zuerst entfernt und der Stichkanal komprimiert, um eine spätere Rekanalisierung zu vermeiden. Wird diese Reihenfolge nicht eingehalten, kommt es durch den Kompressionsdruck auf den Shunt auch zu einer Druckerhöhung im Gefäß. Die bereits geschlossene arterielle Punktionsstelle kann sich durch den Druck wieder eröffnen und muss nochmals abgedrückt werden. Komprimiert wird die Einstichstelle mit einem sterilen Kugeltupfer oder einem sterilen Handschuh in Stichkanalrichtung. Der Kompressionsdruck sollte so gewählt werden, dass die Stichkanalblutung zum Stillstand kommt, der Shunt jedoch nicht in seinem ganzen Lumen abgedrückt wird. Eine Shuntthrombose wäre die Folge.

Tab. 3.7 Empfohlene Kompressionszeiten ([in Minuten]; Zirkawerte)

Unter- und Oberarmfisteln (z. B. BC-Fistel)	20
Kunststoffprothesen am Arm (z. B. Gore-Loop)	45
Oberschenkelshunts	60

Zur Kontrolle des Kompressionsdrucks wird ein Stethoskop proximal der Punktionsstelle auf den Shunt gelegt und das Shuntgeräusch beobachtet. Bei zu starkem Druck auf den Stichkanal verschwindet oder ändert sich das Strömungsgeräusch des Shunts. Bei zu geringem Druck blutet es aus der Punktionsstelle. Jeder Dialysepatient sollte sich diese Technik aneignen, um eine lange Funktionsdauer des Shunts zu gewährleisten. Dem Patient wird so von Anfang an das entsprechende Feingefühl für die Kompressionstechnik vermittelt und er kann diese Technik jederzeit zur Selbstkontrolle heranziehen (Tab. 3.7).

Nach Beendigung der Kompressionszeit werden die Punktionsstellen mit einer sterilen Kompresse abgedeckt. Der Ansatz der Binde muss hierbei die Anastomose mit einschließen, um die Ausbildung von Aneurysmata in diesem Bereich zu vermeiden. Der Verband wird am folgenden Tag vom Patient selbstständig abgenommen und die Haut des Shuntarmes mit einer fettenden Creme gepflegt.

Wichtige Aspekte der Shuntpunktion:

- Prothesenshunts sollten in Strickleitertechnik punktiert werden.
- Eine autologe native Fistel sollte erst punktiert werden, wenn sich die Shuntvene ausreichend ausgebildet hat.
- Die Shuntpunktion sollte frühestens 4 Wochen nach Anlage erfolgen. Eine ausreichende Funktion ist gegeben, wenn die Shuntvene einen Durchmesser von >5 mm aufweist und der Fistelfluss >600 ml/min liegt.

3.8 Internet-Links

- ► **http://www.dialyseshunt.com/map.html**
  Gefäßchirurgische Kliniken mit Dialyseshuntchirurgie in Deutschland (interaktive Karte)
- ► **http://www.niere.org/Niere/Dialyse/Der-Shunt/index.html**
  Historie, Wissenswertes rund um die Shunt-Operation
- ► **http://www.syynx.de/asklepiosCMS/web-pageUpload/707-202481__LeitlinieShunt.pdf**
  Gefäßzugang zur Hämodialyse, Interdisziplinäre Empfehlungen deutscher Fachgesellschaften
- ► **http://www.dgfn.eu/aerzte/leitlinien.html**
  Leitlinien der DGfN
- ► **http://www.nephro-fachverband.de/gefaesszugang-zur-haemodialyse.html**
  Gefäßzugang zur Hämodialyse – Empfehlungen der Arbeitsgruppe Pflege (GHEAP)
- ► **http://kidney.niddk.nih.gov/kudiseases/pubs/vascularaccess/**
  National Kidney and Urologic Diseases Information
- ► **http://www.kidney.org/atoz/pdf/va.pdf**
  National Kidney Foundation

Literatur

Bansal R, Agarwal SK, Tiwari SC, Dash SC (2005) A prospective randomized study to compare ultrasound-guided with nonultrasound-guided double lumen internal jugular catheter insertion as a temporary hemodialysis access. Ren Fail 27(5):561–564

Betjes MGH, van Agteren M (2004) Prevention of dialysis catheter-related sepsis with a citrate-taurolidine-containing lock solution. Nephrol Dial Transplant

Blot F, Schmidt E et al. (1998) Earlier positivity of central venous versus peripheral blood cultures is highly predictive of catheter related sepsis. J Clin Microbiol 36: 105–109

Boelaert JR, Van Landyt HW, Godard CA et al. (1993) Nasal mupirocin ointment decreases the incidence of Staphylococcus aureus bacteremia in hemodialysis patients. Nephrol Dial Transplant 8: 235–239

DesJardin JA, Falagas ME, Ruthazer R, Griffith J, Wawrose D, Schenkein D, Miller K, Snydman DR (1999) Clinical utility of blood cultures drawn from indwelling central venous catheters in hospitalized patients with cancer. Ann Intern Med. Nov 2;131(9):641–647

Haire WD, Deitcher SR, Mullane KM et al. (2004) Recombinant urokinase for restoration of patency in occluded central venous access devices. A double-blind, placebo-controlled trial. Thromb Haemost. Sep;92(3):575–582

Hepp W, Koch M, Konner K (2008) Dialyseshunts. 2. Auflage, Steinkopff

Hollenbeck M, Graur C (2009) Stellenwert der Sonographie bei der Entscheidungsfindung des Dialysezugangs und bei der Diagnostik der Shuntdysfunktion. Der Nephrologe 1: 42–52

Hollenbeck M, Mickley V et al. (2009) Gefäßzugang zur Hämodialyse. Interdisziplinäre Empfehlungen deutscher Fachgesellschaften. Der Nephrologe 4: 158–176

Jaffer Y, Selby NM, Taal MW, Fluck RJ, McIntyre CW (2008) A meta-anlysis of hemodialysis catheter locking solutions in the prevention of catheter-related infection. Am J Kidney Dis. Feb;51(2):233–241

Levy J et al. (2007) Oxford Handbook of Dialysis, 2nd edition, Oxford

Marr KA et al. (1997) Catheter-related bacteremia and outcome of attempted catheter salvage in patients undergoing hemodialysis. Ann Intern Med 127: 275–280

Mermel LA, Farr BM et al. (2001) Guidelines for the management of intravascular catheter-related infections. Clin Infect Dis 2001 May 1;32(9):1249–1272. Epub Apr 3

Mickley V (2003) Gefäßzugang für Akutdialysen. Intensivmed 40: 247–255.e 2. 2009: 158–176

Provonost P, Needham D, Berenholtz S et al. (2006) An intervention to decrease catheter-related bloodstream infections in the ICU. N Engl J Med Dec 28;355(26):2725–2732

Savader SJ, Ehrman KO, Porter DJ, Haikal LC, Oteham AC (2001) Treatment of hemodialysis catheter-associated fibrin sheaths by rt-PA infusion: critical analysis of 124 procedures. J Vasc Interv Radiol. Jun;12(6):711–715

Savage MT, Ferro CJ, Sassano A, Tomson CR (2002) The impact of arteriovenous fistula formation on central hemodynamci pressures in chronic renal failure patients: a prospective study. Am J Kidney Dis. Oct;40(4):753–759

Schuman E, Ronfeld A, Barclay C, Heinl P (2007) Comparison of clinical assessment with ultrasound flow for hemodialysis access surveillance. Arch Surg. 142(12): 1129–1133

Shaldon S, Chiandussi L, Higgs B (1961) Hemo-dialysis by percutaneous catheterization of the femoral artery and vein with regional heparinization. Lancet 2:857

Shanks RM et al. (2006) Catheter lock solutions influence staphylococcal biofilm formation on abiotic surfaces. Nephrol Dial Transplant 21: 2247–2255

Silva MB Jr, Hobson RW 2nd, Pappas PJ, Jamil Z, Araki CT, Goldberg MC, Gwertzman G, Padberg FT Jr. (1998) A strategy for increasing use of autogenous hemodialyis access procedures: impact of preoperative non-invasive evaluation. J Vasc Surg. Feb;27(2):302–307; discussion 307–308

Tokars JL, Miller ER, Stein G (2002) New national surveillance system for hemodialysis-associated infections: initial results. Am J Infect Control Aug;30(5):288–295

Trerotola SO et al. (1998) Tunneled hemodialysis catheters: use of silver-coated catheter for prevention of infection – a randomized study. Radiology 207: 491–496

Weijmer MC et al. (2005) Randomized clinical trial comparison of trisodium citrate 30% and heparin as catheter-locking solution in hemodialysis patients. J Am Soc Nephrol 16: 2769–2777

Winnett G et al. (2008) Trisodium citrate 46,7% selectively and safely reduces staphylococcal catheter-related bacteraemia. Nephrol Dial Transplant 23: 3592–9835

Antikoagulation

Verfahren mit extrakorporalem Blutfluss erfordern in aller Regel eine Antikoagulation, da der Kontakt des Blutes mit den Kunststoffen der benötigten Materialien das Gerinnungssystem aktiviert. Es kommt zur Aktivierung des Komplementsystems, zur Thrombozytenadhäsion und -aggregation sowie zur Aktivierung der Gerinnungskaskade.

Zum Einsatz kommen unfraktioniertes Heparin und fraktioniertes, niedermolekulares Heparin. Besonders bei Blutungsgefährdung kann eine regionale Antikoagulation mit Heparin/Protamin, Prostazyklin oder Zitrat/Kalzium erfolgen. Als Alternativen zum Heparin, speziell bei Unverträglichkeit, werden Substanzen wie Danaparoid, rekombinantes Hirudin oder Argatroban eingesetzt.

4.1 Standard-Antikoagulation bei chronisch intermittierender Hämodialysebehandlung

Das Ziel der Antikoagulation ist die Vermeidung von Thrombenbildung im extrakorporalen Kreislauf ohne eine unerwünschte Blutungsneigung auszulösen. Zum Einsatz kommen bei der chronischen Dialysebehandlung am häufigsten die in ◘ Tab. 4.1 aufgeführten Antikoagulanzien.

4.1.1 Heparine

Am weitesten verbreitet ist die Antikoagulation mit unfraktioniertem Heparin. Heparin wurde 1916 von dem amerikanischen Medizinstudenten Jay McLean (1891–1957) entdeckt und verdankt seinen Namen dem reichen Vorkommen in der Leber (hepar). Heparin ist ein stark geladenes anionisches Glykosaminglykan, bestehend aus einer variablen Anzahl von Aminozuckern. Es wird aus dem Lungengewebe von Rindern oder aus Darmmukosa von Schweinen extrahiert. Das mittlere Molekulargewicht liegt bei 10000–16000 Dalton (D).

Die Heparinwirkung ist biologisch standardisiert und wird mit Hilfe des USP (»The Pharmacopeia of the United States of America«) in Aktivitätseinheiten Heparin pro Milligramm (mg) angegeben. Die Dosis wird in internationalen Einheiten (I.E.) angegeben: 1000 I.E. vermögen 1 l Schafs- oder Rinderblut bei 37°C 1 h lang ungerinnbar zu machen.

▪ Unfraktionierte Heparine (HMW-Heparine)

▪▪ Wirkmechanismus

Unfraktionierte (Standard-)Heparine (syn. »high-molecular-weight-heparine«, HMW-Heparine) sind indirekte Thrombininhibitoren, die mit Antithrombin Komplexe bilden und diesen zirkulierenden Kofaktor zu einem raschen Inaktivator des Thrombins, Faktor X_a und zu einem geringeren Teil der Faktoren XII_a, XI_a und IX_a umwandeln. Darüber hinaus bindet Heparin direkt an Thrombozyten. Sowohl niedermolekulares Heparin als auch unfraktioniertes Heparin wirken über Antithrombin (AT, früher AT III) und beschleunigen die Inaktivierung aktivierter Gerinnungsfaktoren um das 1000fache. Heparin kann die Plazenta nicht passieren.

Heparin hat ein schmales therapeutisches Fenster, in dem es zu einer adäquaten Antikoagulation ohne Blutungsgefahr führt. Eine Monitorisierung seiner Wirkung durch Labortests ist daher erforderlich. Heparin kann nur in eingeschränktem Umfang fibringebundenes Thrombin oder Faktor X_a an aktivierten Thrombozyten in Thromben inaktivieren, so dass diese unter einer Heparintherapie weiter wachsen können. Ferner kann eine Thrombopenie auftreten (HIT I/II, s. unten).

> **Je geringer der Blutfluss während einer Dialysebehandlung, desto wahrscheinlicher ist die Koagelbildung im extrakorporalen Kreislauf!**

▪▪ Applikationsarten bei Dialyse

Zwei grundsätzlich verschiedene Möglichkeiten der Heparinapplikation bei extrakorporalen Verfahren haben sich etabliert: die sog. Bolusapplikation, die auch wiederholt während einer Dialysebehandlung durchgeführt werden kann, und die kontinuierliche Infusion nach einer initialen Bolusapplikation (◘ Tab. 4.2).

▪▪ Bolusantikoagulation

Die Heparinmenge wird dem Patienten bei Dialysebeginn als einmalige Dosis oder aufgeteilt auf mehrere Einzeldosen appliziert. Vorteil: Einspa-

Tab. 4.1 Klinische und pharmakologische Spezifika von Antikoagulanzien. (Aus: Nutescu 2005)

	Warfarin, Cumarin	Unfraktioniertes Heparin	Niedermolekulares Heparin	Faktor-X_a-Inhibitoren	Direkte Thrombininhibitoren
Angriffspunkte in der Gerinnungskaskade	Mehrere, unspezifisch	Mehrere, unspezifisch	Relativ wenige, spezifisch	Wenige, spezifisch	Wenige, spezifisch
Verabreichung	Oral	i.v. oder s.c.	s.c. oder i.v.	s.c. oder oral	i.v., s.c. oder oral
Monitoring	INR	aPTT, Thrombozytenzahl	Faktor-anti-X_a	–	aPTT bei parenteraler Applikation, Leberfunktionstests bei Argatroban und orale Applikationsformen
Variabilität der Wirkantwort	Hoch	Hoch	Relativ gering	Keine	Relativ gering
Thrombopenierisiko [%]	–	2–5	1–2	–	–

aPTT = aktivierte Thromboplastinzeit, INR = international normalized ratio, i.v. = intravenös, s.c. = subkutan

Tab. 4.2 Antikoagulation mit unfraktioniertem Heparin bei chronisch intermittierender Hämodialysebehandlung

Präparat: Unfraktioniertes Heparin	
Einsatz (Indikation)	Standard
Dosierung (laut Fachinfo)	Initial 2500–5000 I.E. Bolusgabe (ca. 40–50 I.E /kgKG), dann 500–1000 I.E./h
	Bei erhöhtem Blutungsrisiko 0–2500 I.E. Bolus initial, dann 250–500 I.E./h
Anmerkung	Dosiskontrolle mittels ACT (»activated clotting time«), Dialysator/TMP und vor allem System (»bubble-catcher«) bezüglich Thrombenfreiheit beachten! (ACT-Ziel 80% über dem Ausgangswert, bei erhöhtem Blutungsrisiko 40% über dem Ausgangswert)

rung der Perfusorspritze, Nachteil: am Anfang ist der Patient hoch antikoaguliert, es besteht ein initial verstärktes Blutungsrisiko. Gegen Ende der Behandlung steigt das Risiko der Thrombosierung an (◘ Tab. 4.3).

▪▪ Kontinuierliche Antikoagulation

Die Bolusgabe beträgt 2500–5000 I.E. zu Dialysebeginn und die kontinuierliche Gabe während der Dialyse 250–1000 I.E. Bei einer Heparinhalbwertzeit von ca. 1 h kann der Perfusor ca. 20–30 min vor Dialyseende abgestellt werden. Die ACT (»activated clotting time«, normal 120–150 s) wird auf 200–250 s eingestellt.

▪▪ Antidot

1 ml Protaminsulfat (= 10 mg Protaminsulfat) neutralisiert etwa 1000–1400 I.E. Heparin. Aufgrund der relativ kurzen Halbwertszeiten von intravenös gegebenem Heparin (30 min bis 2 h) sollte die Dosis von Protaminsulfat entsprechend der Zeit, die seit der intravenösen Gabe von Heparin vergangen ist, angepasst werden. Die der Menge von Heparin angepasste Protaminsulfatdosis sollte gesenkt werden, wenn die intravenöse Gabe von Heparin mehr als 15 min zurückliegt. **Cave** bei Protamin: anaphylaktischer Schock.

Tab. 4.3 Unerwünschte Wirkungen von Heparin

Sehr selten	Selten	Gelegentlich	Häufig
Anaphylaktischer Schock	Überempfindlichkeitsreaktionen wie Konjunktivitis, Gliederschmerzen, Rhinitis, Juckreiz, Übelkeit und Erbrechen, Atemnot, Blutdruckabfall	Kleinere Hämatome, Blutplättchenmangel Thrombopenie (HIT I)	Anstieg der Serumtransaminasen
Osteoporose	Thrombozytopenie Typ II (HIT II)		Haarausfall (temporär)
Häufige oder Dauererektion	Hyperkaliämie		
Hyperlipidämie	Hypoaldosteronismus		
	Metabolische Azidose		

> **Protamin wird über das retikuloendotheliale System rascher metabolisiert als Heparin. Nach einigen Stunden kann daher eine vermehrte Heparinfreisetzung auftreten.**

Es sollte eine regelmäßige Kontrolle der Thrombozyten 3–4 Wochen nach Therapiebeginn mit Heparin zum Ausschluss einer heparininduzierten Thrombopenie Typ II (HIT II) erfolgen.

▪ Fraktionierte, niedermolekulare Heparine (LMW-Heparine)

Niedermolekulare Heparine (syn. »Low-molecular-weight-heparine«, LMW-Heparine) werden mittels Fraktionierung aus Heparin gewonnen. Sie haben ein Molekulargewicht von nur 4000–5000 Dalton. Sie sind kostenintensiv und dem Heparin nicht immer überlegen. In den »European Best Practice Guidelines« sind die fraktionierten Heparine jedoch gegenüber dem unfraktionierten Standardheparin favorisiert, vor allem wegen geringer Auswirkungen auf die Plasmalipide und geringerer Inzidenz von Hyperkaliämien.

▪▪ Wirkmechanismus

Niedermolekulare Heparine inaktivieren Faktor X_a und haben einen geringeren Effekt auf das Thrombin als das unfraktionierte Heparin und damit auch auf die aPTT. Die partielle Thromboplastinzeit und die Thrombinzeit sind in aller Regel nicht verlängert. Zur Überwachung der Dosierung ist nur die Messung der Anti-Faktor-X_a-Aktivität geeignet. Durch die längere Halbwertszeit der niedermolekularen Heparine verlängert sich auch die Blutungsgefährdung.

▪▪ Dosierung

Inzwischen stehen mehrere niedermolekulare Heparine für die Dialyse zur Verfügung. Mit Dalteparin (Fragmin) liegen die meisten Erfahrungen bei der Hämodialyse (HD) vor. Es ist sowohl für die Bolusgabe als auch für die kontinuierliche Infusion während der Dialyse zugelassen.

Die folgende Dosierungsempfehlung bezieht sich auf das Dalteparin:

- Kontinuierliche Gabe: Initial 30 I.E. Anti-Faktor-Xa/kgKG gefolgt von 10 I.E. Anti-Faktor-Xa/kgKG stündlich als Erhaltungsdosis. Hierbei ist zu bedenken, dass aufgrund der deutlich längeren (etwa doppelt so langen) Wirkungsdauer des NMH gegenüber dem konventionellen Heparin die **Abstellzeit** der Pumpe früher zu wählen ist, etwa 60 min vor Dialyseende.
- Bolusgabe: 80–90 I.E. Anti-Faktor-Xa/kgKG 1-malig zu Beginn der Dialyse. Da niedermolekulares Heparin eine doppelt so lange Halbwertszeit wie Heparin besitzt, kommt man bei 3- bis 4-stündigen Dialysen häufig mit einer Gabe aus.

Tab. 4.4 Empfohlene Dosierung niedermolekularer Heparine bei Hämodialyse

	Nichtblutungsgefährdete Patienten		Blutungsgefährdete Patienten	
	Bolus	**Erhaltungsdosis**	**Bolus**	**Erhaltungsdosis**
Dalteparin	85 E/kgKG (5 h) 30–35 E/kgKG	10–15 E/kgKG × h	5–10 E/kgKG	4–5 E/kgKG × h
Enoxaparin	100 E/kgKG = 1 mg/kgKG (4 h)		50–70 E/kgKG	
Nadroparinkalzium	89 E/kgKG (4 h)			

Niedermolekulare Heparine werden in Praxis fast ausschließlich als Einmaldosis mit Beginn der Dialysebehandlung in den arteriellen Schenkel der Blutschlauchsystems verabreicht. Die Dosis muss für jeden Patienten individuell errechnet werden. Nach der Dialyse sollte eine Anti-Faktor-X_a-Aktivität von 0,5 I.E./ml erreicht werden. Bei einer HD-Dauer <5 h entspricht dies (bei nicht erhöhtem Blutungsrisiko) einer Bolusgabe von ca. 85 I.E./kgKG Dalteparin (Fragmin)/kgKG, 100 I.E./kgKG Enoxaparin (Clexane) oder einer Bolusgabe von 4500 I.E. Tinzaparin (Innohep multi).

Bei erhöhtem Blutungsrisiko müssen die Dosen entsprechend reduziert werden (Tab. 4.4).

Mit Enoxaparin (Clexane) und Nadroparinkalzium (Fraxiparin) stehen zwei weitere NMH für die HD zur Verfügung. In Tab. 4.4 werden die derzeit gültigen Dosierungsempfehlungen im Vergleich zum Dalteparin wiedergegeben.

Wie auch das Standardheparin, sind niedermolekulare Heparine bei der HIT Typ 2 wegen der möglichen Kreuzallergie kontraindiziert.

Antidot

Die empfohlene Dosis beträgt gewöhnlich 1 ml Protaminsulfat, (1 ml Protaminsulfat = 10 mg Protaminsulfat) auf 1000 I.E. Anti-Faktor-X_a. Protaminsulfat neutralisiert die verschiedenen niedermolekularen Heparine in unterschiedlichem Maß. Bei einer Überdosierung sind daher unbedingt die Anweisungen der Hersteller des jeweils verwendeten niedermolekularen Heparins zu berücksichtigen.

Protaminsulfat kann die Anti-Faktor-X_a-Aktivität von niedermolekularen Heparinen nur teilweise neutralisieren. Der Grad der Neutralisierung nimmt bei Anwendung höherer als den empfohlenen Dosen von Protaminsulfat nicht zu.

Das Risiko einer unvollständigen Neutralisierung mit nur einer Protaminsulfat-Injektion besteht vor allem bei **subkutan** appliziertem niedermolekularem Heparin. Die Länge der Resorptionsphase am Ort der Injektion führt dann dazu, dass weiteres niedermolekulares Heparin in den Kreislauf gelangt (der sog. »Depot-Effekt«). In diesen Fällen kann die wiederholte Anwendung von Protaminsulfat notwendig sein oder Protaminsulfat sollte kontinuierlich, langsam, intravenös infundiert werden. Bei der Berechnung der benötigten Protaminsulfatdosis ist auch die Halbwertszeit zu berücksichtigen, bezogen auf die Zeit, die seit Gabe der letzten Dosis des niedermolekularen Heparins vergangen ist.

Tipp

Faustregel zur Umstellung von unfraktioniertem Standardheparin (HMW) auf fraktioniertes niedermolekulares Heparin (LMW): LMW = 2/3 der Standardheparin-(HMW)-Dosis.

Blutgerinnung im extrakorporalen Kreislauf beschleunigende Faktoren

- Niedriger Blutfluss
- Hoher Hämatokrit
- Hohe Ultrafiltrationsrate
- Rezirkulation (Zugang)
- Intradialytische Transfusion von Blut oder Blutprodukten
- Intradialytische Lipidinfusion
- Benutzung von Tropfkammern (»bubble catcher«, Luftexposition, Schaumbildung, Turbulenzen)

▪ Heparin-induzierte Thrombopenie (HIT) Typ I/II

> **Die Heparin-induzierte Thrombozytopenie ist die häufigste medikamenteninduzierte Thrombozytopenie.**

▪▪ HIT Typ I

Die Heparin-induzierte Thrombozytopenie vom Typ I (HIT I) tritt typischerweise 5 Tage (5–14 Tage) nach Heparingabe auf. Sie hat keine klinischen Konsequenzen und ist vorübergehender Natur, selbst wenn Heparin weiter verabreicht wird.

▪▪ HIT Typ II

Demgegenüber ist die Heparin-induzierte Thrombozytopenie vom Typ II (HIT II) eine schwerwiegende und lebensbedrohliche Nebenwirkung der Heparintherapie. Sie tritt bei unfraktioniertem Heparin häufiger (~5%) als bei niedermolekularem Heparin auf (<0,1%). Die Inzidenz der Heparin-induzierten Thrombozytopenie liegt bei Patienten unter chronischer Nierenersatztherapie, bei welchen PF4-Heparinantikörper bei 2,8–12% der Patienten nachweisbar sind, unter 1%. Die Gesamtinzidenz bei chirurgischen und internistischen Patienten wird in Metaanalysen mit 2,6% angegeben. Es gibt bemerkenswerte Schwankungen der Inzidenz einer HIT II in unterschiedlichen klinischen Situationen. Neben der Dauer der Heparinbehandlung und dem Geschlecht (Frauen > Männer) spielen 2 Hauptvariablen eine Rolle bei der Entstehung einer HIT II:

- Heparintyp (UFH aus bovinen Lungen > UFH aus dem Schweinedarm > LMWH aus dem Schweinedarm)
- Klinische Zustand des Patienten (postoperativ > internistisch > geburtshilflich)

Eine Metaanalyse randomisierter und prospektiv nicht-randomisierter Studien (Martel N et al. 2005) überwiegend orthopädischer Patienten zeigte ein Risiko einer HIT II von 2,6% mit unfraktionierten Heparinen versus 0,2% mit LMWH.

Die HIT II ist eine immunologische Erkrankung. Heparin bildet mit dem Plättchenfaktor 4 (PF4) einen Komplex, gegen den ein Teil der Patienten IgG-Antikörper entwickelt, die an den Heparin-PF-4-Komplex binden. Komplexe aus Heparin, PF4 und IgG binden an Fc-Rezeptoren der Thrombozyten. Nachfolgend kommt es zur Freisetzung von prokoagulatorischen Mikropartikeln.

Die Heparingabe führt also paradoxerweise zu einem prokoagulatorischen Status, der oft nicht als Folge der Heparinisierung interpretiert wird. Es folgt eine Dosiserhöhung von Heparin, um thromboembolische Komplikationen zu vermeiden. Es stellt sich ein klassischer Circulus vitiosus ein.

Bei V. a. HIT II mit dem Einsatz eines alternativen Gerinnungshemmers sollte keinesfalls bis zu einer Bestätigung der Verdachtsdiagnose durch Labortests (z. B. ELISA, HIPA, SRA) gewartet werden. Stattdessen sollte das Heparin so schnell wie möglich gestoppt und eine alternative Koagulation verabreicht werden. Jede Verzögerung erhöht das Risiko einer weiteren Thrombosierung!

Selbst bei negativem Testergebnis sollte wegen der eingeschränkten Sensitivität und Spezifität der Labortests das weitere therapeutische Vorgehen auch vom klinischen Bild des Patienten abhängig gemacht werden. Kommt es unter Verwendung eines alternativen Antikoagulans zu einem raschen Thrombozytenanstieg, so spricht dies für eine HIT II. Letztlich wird die Diagnose HIT II klinisch gestellt.

Die Alternativen für Patienten, die eine heparininduzierte Thrombozytopenie (HIT) entwickeln, sind:

- Heparinfreie Dialyse (► Abschn. 4.2)
- Regionale Zitratdialyse (► Abschn. 4.2)
- Umstellung auf Danaparoid, Lepirudin oder Argatroban
- Wechsel zur CAPD (Peritonealdialyse, ► Kap. 8)

4.1.2 Klinik und Diagnostik der HIT II

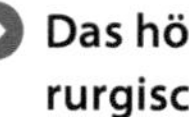

> **Das höchste Risiko einer HIT II haben chirurgische Patientinnen mit unfraktionierten Heparinen!**

Die Verdachtsdiagnose HIT II sollte in Betracht gezogen werden, wenn die Thrombozytenzahlen über 50% gegenüber dem höchsten, ab dem 4. Tag seit Beginn der Heparinbehandlung ermittelten Wert abfallen (auch wenn die Thrombozytenzah-

Tab. 4.5 Differenzialdiagnose der Thrombozytopenie

Ursache	Krankheitsbild/Auslöser
Bildungsstörungen (Megakaryozyten ↓)	Aplastische Anämie
	Myelodysplastisches Syndrom
	Bei Leukämien, Malignome
	Immunsuppressive Therapie
Reifungsstörungen (Megakaryozyten ↓)	Megaloblastäre Anämie (Vitamin B_{12} und/oder Folsäuremangel)
Verbrauchsthrombozytopenien mit erhöhtem peripherem Umsatz (Megakaryozyten ↑)	DIC ITP/Morbus Werlhof Sekundär bei SLE, malignen Lymphomen, HIV
Medikamentös	Außer Heparin z. B. ASS, Ticlopidin, Kortison, Antazolin, Chinin, Chinidin, Co-Trimoxazol, Rifampicin, Paracetamol, Diclofenac, Carbamazepin
Infektiös	HUS, TTP, hämorrhagisches Fieber
Kombinierte Bildungs-/Abbaustörungen	Alkoholtoxische Leberzirrhose
Andere Ursachen	Post-transfusionelle Purpura
	EDTA-induzierte Pseudothrombopenie
	Hypersplenismus (Pooling der Blutzellen)
	Mechanische Schädigung (künstliche Herzklappen)
	Sepsis

Tab. 4.6 HIT II

Thromboserisiko innerhalb der ersten 24 h nach Thrombozytenabfall	Ca. 6%
Thromboserisiko innerhalb des ersten Monats nach Diagnose	Bis zu 75%
Mortalitätsrisiko	Bis zu 20%
Amputationsrisiko	Bis zu 20%

len $\geq 150 \times 10^9$/l liegen). Andere Ursachen für eine Thrombopenie sollten ausgeschlossen sein. Unverträglichkeitsreaktionen gegenüber Heparin, wie z. B. eine arterielle Hypotonie oder akute neurologische Defizite sowie Hautläsionen (Entzündungsreaktionen, Nekrosen) an der Infusionsstelle, passen zum klinischen Bild einer HIT II (Tab. 4.5).

Hinter einer neu aufgetretenen Thrombose unter Heparintherapie kann sich immer auch eine HIT II verbergen. Die betroffenen Patienten entwickeln oft neue thromboembolische Komplikationen, die häufig schon vor dem Thrombozytenabfall auftreten. Blutungskomplikationen sind jedoch selten.

HIT-II-Patienten sind Hochrisikopatienten für neu auftretende thromboembolische Komplikationen.

Thromboembolische Komplikationen einer HIT II sind mannigfaltig. Man findet sowohl venöse als auch arterielle thrombotische Ereignisse wie z. B. tiefe Venenthrombosen, Lungenembolien, Myokardinfarkte, Schlaganfälle und periphere arterielle Verschlüsse (Tab. 4.6).

Neue Thrombosen drohen, wenn ohne eine alternative Antikoagulation lediglich Heparin abgesetzt wird. Das Thromboserisiko beträgt bei

Tab. 4.7 HIT-4T-Score (Quelle: Labor Limbach, Heidelberg)

Kriterium	Ausprägung	Punkte
Thrombozytopenie	Abfall der Thrombozytenzahlen um > 50% auf einen Nadir ≥20.000/μl	2
	Abfall der Thrombozytenzahlen um 30–50% auf einen Nadir 10.000–19.000/μl	1
	Abfall der Thrombozytenzahlen um <30% auf einen Nadir ≤10.000/μl	0
Zeit seit Abfall der Thrombozyten	5–10 Tage oder ≤1 Tag bei früherer Heparintherapie (innerhalb der letzten 30 Tage)	2
	>10 Tage oder <1 Tag bei Heparintherapie innerhalb der letzten 31–100 Tage	1
	<4 Tage (keine frühere Heparintherapie)	0
Andere Ursachen für eine Thrombozytopenie	Keine andere Ursache für einen Thrombozytenabfall	2
	Mögliche andere Ursache nachweisbar	1
	Andere Ursache nachgewiesen	0

diesen Patienten bis zu 75%, die Mortalität erreicht gar 20%. Ohne alternative Gerinnungshemmung besteht innerhalb der ersten 24 h nach Absetzen der Heparinisierung ein Risiko von ca. 6%, eine Thromboembolie zu entwickeln.

4.1.3 HIT-4T-Score

Der 4T-Score (4 T's = Thrombocytopenia, Timing, Thrombosis and the absence of oTher explanation(s)) zur Beurteilung der Wahrscheinlichkeit einer HIT Typ II hat einen sehr hohen negativ-prädiktiven Wert (Vorhersage richtig negativ), d. h., Patienten mit einem Score <4 haben mit großer Wahrscheinlichkeit keine HIT. Der positive Vorhersagewert eines hohen Scores hängt von der Klinik des Patienten und der Erfahrung des Anwenders ab und sollte durch Labortests ergänzt werden (Tab. 4.7).

Einige Labors bieten die Berechnung des HIT-II-Scores online an und man erhält eine sofortige Einschätzung der Wahrscheinlichkeit einer HIT II.

4.1.4 Heparingabe nach einer heparininduzierten Thrombopenie?

Erfahrungen zur erneuten Gabe von Heparin an Patienten mit HIT II existieren nur in begrenztem Umfang und nicht für den Bereich der extrakorporalen Blutreinigungsverfahren.

Patienten nach abgelaufener HIT II wurden z. B. im Rahmen einer kardiopulmonalen Bypass-Operation kurzzeitig erfolgreich mit unfraktioniertem Heparin behandelt. Dieser Ansatz basiert auf der Theorie, dass eine immunologische Zweitantwort nach Reexposition mit Heparin erst nach 3 Tagen erfolgen sollte. Also erwartet man nicht sofort nach Heparingabe die Bildung von HIT Antikörpern. Darüber hinaus wird durch die schnelle Elimination von Heparin eine Thrombogenität der Antikörper fehlen, da dies die Anwesenheit von Heparin voraussetzt.

Diese Annahme wurde in einer Studie bei 10 Patienten mit vorausgegangener HIT geprüft, die eine kardiopulmonalen Bypass-Operation benötigten.

Hier wurden die folgenden Richtlinien (Guidelines) beachtet:

- HIT-Antikörpernachweis strikt negativ (HIT-Antikörper sind im Mittel ca. 50–80 Tage nach der letzten Heparinexposition nicht mehr nachweisbar. >100 Tage Abstand ist sicherer und anzuraten).
- Unfraktioniertes Heparin strikt auf die Prozedur beschränken (also nur unmittelbar prä- und postoperativ)
- Niedermolekulares Heparin ist nicht anzuwenden aufgrund der längeren Halbwertszeit, verglichen mit unfraktioniertem Heparin, auch wegen der schlechteren Wirksamkeit des Antidots Protamin.

Für Dialysepatienten, die ja chronisch-intermittierend einer Antikoagulation bedürfen, kommt dieses Vorgehen nicht in Betracht. Es muss auf alternative Antikoagulanzien ausgewichen werden.

4.1.5 Alternative Antikoagulanzien

Alternative Antikoagulanzien werden bei extrakorporalen Therapien bislang überwiegend dann eingesetzt, wenn das kostengünstige Heparin aufgrund von Nebenwirkungen (meist HIT II) nicht mehr gegeben werden kann (◘ Tab. 4.8).

◘ **Tab. 4.8** Indikationen für eine alternative Antikoagulation bei chronischer Hämodialyse

Indikation	Alternative
Juckreiz, Haarausfall, Hyperlipidämie, Osteoporose	Niedermolekulare Heparine (LMWH)
	Regionale Antikoagulation mit Zitrat
Erhöhtes Blutungsrisiko	Minimalheparinisierung
	Regionale Antikoagulation mit Zitrat
	Regionale Prostazyklin-Antikoagulation
Heparininduzierte Thrombopenie Typ II	Heparinfreie Dialyse
	Regionale Zitratdialyse
	Danaparoid, Lepirudin oder Argatroban

▪ Danaparoid (Orgaran)

Danaparoid ist ein heparinfreies Heparinoid, das ebenfalls aus Schweinedarmmukosa gewonnen wird und antikoagulatorisch wirkt. Es ist eine wirksame Form der medikamentösen Thromboembolie-Prophylaxe für Situationen, in denen Heparine nicht angewendet werden sollen, einschließlich Patienten mit HIT II.

> **In seltenen Fällen sind Kreuzreaktionen von Danaparoid mit Heparin beschrieben. Bei Patienten mit HIT II, bei denen es nach Wechsel auf Danaparoid nicht zu einem Anstieg der Thrombozyten kommt, muss mit dieser Komplikation gerechnet werden.**

Dosierung Danaparoid hat eine sehr lange Halbwertszeit (>25 h) und kumuliert in der Urämie. Wir dosieren empirisch mit 750 Anti-Faktor-X_a-Einheiten (= 1 Ampulle) in das System sowie einem Initialbolus von 1 Ampulle bei kurzen Dialysen (2–3 h). Bei längeren Dialysen müssen 2–3 Ampullen als Initialbolus gegeben werden. Zur Therapieüberwachung wird der anti Faktor-X_a-Spiegel bestimmt (Zielbereich 0,2–0,3 I.E./ml).

Die Kontrolle der Plasma-Anti-X_a-Werte vor und während der Dialyse ist unerlässlich.

- **Behandlung jeden zweiten Tag oder weniger häufig**: 3750 Anti-Xa-Einheiten (Patienten mit <55 kgKG erhalten 2500 Anti-Xa-Einheiten) intravenös als Bolus unmittelbar vor jeder der ersten beiden Dialysen, vor den folgenden Dialysen 3000 Anti-Xa-Einheiten (Patienten mit <55 kgKG erhalten 2000 Anti-Xa-Einheiten), vorausgesetzt, dass sich keine Fibrinfäden im extrakorporalen Schlauchsystem nachweisen lassen.
- Vor der zweiten und jeder folgenden Dialyse sollten Blutproben zur Bestimmung der Plasma-anti-Xa-Werte genommen werden, um die richtige Dosierung für die folgenden Dialysen festlegen zu können. Wenn die Plasma-anti-Xa-Werte <0,3 E/ml liegen, sollten aber der dritten Dialyse 3000 E (bei Patienten mit <55 kgKG 2000 E) verabreicht werden. Liegen die Plasma-Anti-Xa-Werte zwischen 0,3 und 0,35 E/ml, sollte die Dosierung auf 2500 Einheiten (bei Patienten mit <55 kgKG auf 1500 E) reduziert werden, bei Plasma-Anti-Xa-Werten zwischen 0,35 und 0,4 E/ml auf 2000 E (bzw. 1500 E bei Patienten mit <55 kgKG).

Liegen die Plasma-anti-Xa-Werte >0,4 E/ml, sollte vor der Dialyse **kein** Orgaran gegeben werden, außer es bilden sich Fibrinfäden im Schlauchsystem. In diesem Fall kann der Patient, unabhängig vom Körpergewicht, 1500 E erhalten. Während der Dialyse sollten die Plasma-anti-Xa-Werte zwischen 0,5 und 0,8 E/ml liegen.

- **Behandlung täglich**: 3570 Anti-Xa-Einheiten (Patienten mit <55 kgKG erhalten 2500 Anti-Xa-Einheiten) i.v. als Bolus unmittelbar vor der ersten Dialyse und 2500 Anti-Xa-Einheiten (Patienten mit <55 kgKG erhalten 2000 Anti-Xa-Einheiten) vor der zweiten Dialyse.

  Vor der zweiten und jeder folgenden Dialyse sollten Blutproben zur Bestimmung der Plasma-anti-Xa-Werte genommen werden, um die richtige Dosierung für die folgenden Dialysen festlegen zu können. Liegen die Plasma-Anti-Xa-Werte über 0,4 E/ml, sollte vor der Dialyse kein Orgaran gegeben werden, außer es bilden sich Fibrinfäden im Schlauchsystem. In diesem Fall kann der Patient, unabhängig vom Körpergewicht, 1500 E erhalten. Während der Dialyse sollten die Plasma-anti-Xa-Werte zwischen 0,5 und 0,8 E/ml liegen. Wenn eine Dosis aufgrund der hohen Plasma-anti-Xa-Werte vor der Dialyse ausgelassen wurde, sollte die nächste Dosis gleich hoch wie die vorangegangenen Dosen sein (Herstellerangaben).

Unerwünschte Wirkungen Danaparoid induziert selbst keine HIT II, zeigt aber in vitro bei weniger als 10% der Patienten mit HIT II eine Kreuzreaktion mit den zugrunde liegenden Antikörpern. Weitere seltenere unerwünschte Wirkungen von Danaparoid sind: allergische Hautreaktionen, Exazerbationen bei Sulfit-Überempfindlichkeit (aufgrund des Natriumsulfitgehaltes) und andere.

▪ Hirudinanaloga

▪▪ Hirudin (Lepirudin, Refludan)

Bis zur Entdeckung des Heparins war Hirudin (Haycraft 1884) der einzige bekannte Hemmstoff der Blutgerinnung. Hirudin wurde bei den ersten Versuchen zur HD am Menschen als Antikoagulans eingesetzt. Lepirudin ist ein rekombinant hergestelltes Hirudin (in der Natur im Speichel des Blutegels vorkommend), das durch eine direkte Thrombinhemmung eine zuverlässige Antikoagulaton bewirkt.

Aufgrund der fehlenden Kreuzreaktion mit HIT-Typ II-Antikörpern wird Hirudin heute insbesondere zur medikamentösen Thromboemboliepropylaxe bei Patienten mit HIT II angewendet. Unter Hirudin (2-mal 15 mg/Tag s.c.) zeigten sich bei Patienten (z. B. mit elektivem Hüftgelenkersatz) signifikant weniger tiefe venöse Thrombosen bei vergleichbarem Blutungsrisiko als unter unfraktioniertem Heparin bzw. niedermolekularem Heparin.

Bei der HD kann Hirudin als Bolus oder als kontinuierliche Infusion verabreicht werden. Hirudin wird fast ausschließlich renal eliminiert. Deshalb ist seine Halbwertszeit in der Urämie stark verlängert, und die Substanz ist nicht dialysabel. Niedrige Start- und Erhaltungsdosen sind daher erforderlich (0,06–0,08 mg/kgKG), ebenso wie ein Monitoring der Wirkung.

▪▪ Anti-Hirudin-Antikörperbildung

In einer prospektiven Studie aus dem Jahr 2000 entwickelten 44% der untersuchten 196 Patienten, die Hirudin bei HIT für eine mittlere Dauer von 10 Tagen bekamen, Anti-Hirudin-IgG-Antiörper. Eine verlängerte Behandlungsdauer mit Lepirudin (18,6 versus 11,8 Tage) war die einzige klinische Variable, die mit der Antikörperbildung assoziiert war. Die Todesrate war signifikant geringer bei Antikörper-positiven Patienten (1,2 versus 14%). Andere Endpunkte, wie Amputationen von Extremitäten, neu auftretende thromboembolische Komplikationen, Zeit bis zur Normalisierung der Thrombozytenzahl und ausgeprägte Blutungskomplikationen unterschieden sich nicht zwischen der Anti-Hirudin-Antikörper-negativen und der Gruppe der Anti-Hirudin-Antikörper-positiven Patienten.

Bei 45% der Anti-Hirudin-Antikörper-positiven Patienten (12% aller mit Hirudin behandelten Patienten) musste die Hirudindosis reduziert werden (mittlere erforderliche Dosisreduktion 45%, Bereich 17–90%) um die aPTT im therapeutischen Zielbereich zu halten. Bei diesen Patienten (v. a. bei einer Behandlungsdauer von >5 Tagen) sollte die aPTT täglich kontrolliert werden, um Blutungskomplikationen aufgrund dieses Phänomens zu vermeiden.

▪ Überwachung der Hirudintherapie

▪▪ Aktivierte Thromboplastinzeit (aPTT)

Herstellerseitig wird die aktivierte Thromboplastinzeit (aPTT) zur Überwachung empfohlen. Sie

Tab. 4.9 Bivalirudin bei HIT

Klinische Situation	Dosierung [mg/kg/h]	Bemerkung
Normale Leberfunktion	0,15	aPTT von 1,5–2,5 über dem Ausgangswert
Eingeschränkte Leberfunktion	0,14	
Kombiniertes Nieren- und Leberversagen	0,03–0,05	

sollte um das 1,5fache des Ausgangswertes verlängert sein. Bei höheren Hirudinspiegeln lässt die Sensitivität der aPTT allerdings erheblich nach.

Ecarinzeit

Besser geeignet als die aPTT zur Therapieüberwachung ist die ECT (»Ecarin clotting time«). Diese Methode korreliert linear mit der Gerinnungszeitverlängerung über einen weiten Bereich des Hirudinspiegels. Heparin oder eine orale Antikoagulation beeinflussen die ECT nicht. Der Einsatz von Hirudin unter der chronischen HD ist nicht ungefährlich und sollte nur unter sehr gut kontrollierten Bedingungen erfolgen. Die ECT wird allerdings nicht von allen Labors bestimmt.

Unerwünschte Wirkungen

Die häufig beobachtete Antikörperbildung unter Hirudintherapie führt oft zur Verlängerung der Hirudinhalbwertszeit und damit zu einer Erhöhung der Hirudinspiegel. Bei Reexposition mit Hirudin kann es zu allergischen Erscheinungen bis hin zu anaphylaktoiden Reaktionen kommen. Weitere seltenere unerwünschte Wirkungen sind: Fieber, allergische Hautreaktionen, Übelkeit, Verwirrtheit und andere.

Die Inzidenz einer Anaphylaxie bei Patienten mit HIT, die mit Lepirudin behandelt wurden, wurde bei Erstexposition auf nur ca. 0,015% geschätzt und auf ca. 0,16% bei Reexposition trotz einer hohen Inzidenz nachweisbarer Anti-Hirudin-Antikörper.

Antidot

Für Hirudin gibt es (noch) kein Antidot. Eine wirksame Senkung des Hirudinspiegels kann jedoch mit einer Hämofiltration und hohen Volumina erreicht werden.

Tipp

Faustregel: Ein Filtratvolumen von 15% des Körpergewichtes halbiert den Hirudinplasmaspiegel (Fischer et al. 2000).

In einer Arbeit aus dem Jahre 2007 konnte in vitro gezeigt werden, dass bestimmte High-flux-Dialysatoren einen deutlich höheren Siebkoeffizienten für Hirudin haben. Dabei zeigte der Polysulfon-Dialysator die besten Filtrationseigenschaften. Um die Hirudinkonzentration im Falle einer Blutungskomplikation oder Überdosierung zu senken, ist eine Hämofiltration mit High-flux-Dialysatoren aus Polysulfon am besten geeignet. Im Rahmen von Nierenersatzverfahren mit Hirudin als Antikoagulans können sowohl Low- als auch High-flux-Membranen verwendet werden. Dabei sollte die Hirudindosierung insbesondere an die Permeabilität des eingesetzten Filters angepasst werden.

Bivalirudin (Angiomax/Angiox)

Bivalirudin (Angiomax) ist ein dialysierbarer, direkter Thrombininhibitor und ein Hirudinanalogon (früher Hirulog genannt), das bei Patienten mit HIT II erfolgreich eingesetzt wurde. In reduzierter Dosierung liegen auch Erfahrungen bei Patienten mit kombiniertem Leber- und Nierenversagen vor.

Die empfohlene Initialdosierung für Bivalirudin bei HIT ist ca. 0,15 mg/kg/h, so angepasst, dass eine aPTT von 1,5–2,5 über dem Ausgangswert erreicht wird. Dosierungen von 0,14 mg/kg/h bei Patienten mit eingeschränkter Leberfunktion und 0,03–0,05 mg/kg/h bei Patienten mit eingeschränkter Nieren- und Leberfunktion (Tab. 4.9, nach Kiser 2006).

Im Jahr 2006 wurden die ersten vier großen multizentrischen FDA-Zulassungsstudien für die Gabe von Bivalirudin bei Patienten mit HIT bei kardiochirurgischen Operationen mit und ohne Einsatz der Herz-Lungen-Maschine durchgeführt. Begleitet wurden diese beiden Studien von zwei großen Backup-safety-Studien bei Patienten ohne HIT. Diese Studien sind seit der Einführung des kardiopulmonalen Bypass die ersten Zulassungsstudien für die Verwendung eines alternativen Antikoagulanz bei Herzoperationen überhaupt.

▪▪ Argatroban (Argatra)

Argatroban ist seit Mitte 2005 bei Patienten mit heparininduzierter Thrombozytopenie Typ II (HIT II) in Deutschland zugelassen. Argotraban ist ein L-Arginin-Derivat und ein direkter Thrombininhibitor. In Studien wurde Argatroban (Argatra) bei Patienten mit HIT oder HIT mit thrombotischem Syndrom (HITTS) für 5–7 Tage in einer mittleren Dosierung von 1,7–2,0 µg/kg/min parenteral verabreicht.

Bei Patienten mit Blutungsneigung ist Argatroban (Argatra) kontraindiziert. Gleichzeitige Gabe von Argatroban mit Plättchenhemmer wie ASS, Lysepräparaten oder anderen Koagulanzien kann das Blutungsrisiko erhöhen.

Wirkungsweise Die Verstoffwechslung von Argatroban erfolgt ausschließlich in der Leber, so dass eine Dosisanpassung nur bei eingeschränkter Leberfunktion, jedoch nicht bei terminaler Niereninsuffizienz erforderlich ist. Bei Patienten mit normaler Nierenfunktion (Kreatinin-Clearance ≥80 ml/min) liegt nach Herstellerangaben die terminale Halbwertszeit bei 47±22, bei Patienten mit schwerwiegenden Nierenfunktionsstörungen (Kreatinin-Clearance ≤29 ml/min) ist diese nur gering verlängert (65±35 min). Bei Behandlungsbeginn ist eine Anpassung der Dosierung aufgrund der Nierenfunktion nicht erforderlich. Die Halbwertszeit steigt bei Patienten mit nur mäßiger Leberschädigung auf ca. 3 h an. Der antikoagulatorische Effekt kann durch die aPTT monitorisiert werden, die Prothrombinzeit wird jedoch ebenfalls dosisabhängig verlängert. Ziel der Behandlung ist eine 1,5- bis 3-fache Verlängerung der aPTT. Ein Steady-state wird erst 3 h nach Verabreichung erreicht. Nach Absetzen erreicht die aPTT nach 2 h wieder Normalwerte.

Dosierung Mit Wirkung vom 01.10.2009 haben die schwedische Arzneimittelagentur MPA (Medical Product Agency)1 sowie das Bundesinstitut für Arzneimittel und Medizinprodukte (BfArM)2 der Aufnahme detaillierter Dosierungsempfehlungen für spezielle Patientengruppen in die Fachinformation von Argatra zugestimmt. Zu diesen Patientengruppen zählen neben Kindern, Patienten mit HIT II unter perkutaner Koronarintervention (PCI), sowie kritisch kranke und kardiochirurgische Patienten auch HD-Patienten.

Nach Angaben des Herstellers ist die Dosierung wie in ▫ Tab. 4.10 durchzuführen.

Die Datenlage für die Verwendung von Argatra bei HD-Patienten ist beschränkt. Auf der Grundlage der Daten könnte die Behandlung mit einer initialen Bolusgabe (250 µg/kg), gefolgt von einer Dauerinfusion von 2 µg/kg × min vorgenommen werden. Die Infusion wird 1 h vor dem Ende des Verfahrens gestoppt. Der ACT (Activated-clotting-time)-Zielbereich liegt bei 170–230 s (mit dem Haemotec-Gerät gemessen).

Bei Patienten, die bereits mit Argatra behandelt werden, ist keine Bolusgabe erforderlich. Die Argatra-Clearance durch bei der HD eingesetzte Highflux-Dialysatoren und kontinuierliche venovenöse Hämofiltration war klinisch unbedeutend.

Unerwünschte Wirkungen In zwei Studien (Lewis et al. 2001), in denen Argatroban bei HIT eingesetzt wurde, registrierte man geringere Raten an Blutungskomplikationen (3,1% und 5,3%) gegenüber Kontrollen (8,2 und 8,6%).

Ein spezifisches Antidot für Argatroban steht nicht zur Verfügung.

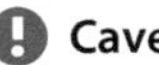

Cave!
Bei einer lebensbedrohlichen Blutung und V. a. überhöhte Argatrobanspiegel im Plasma ist Argatroban sofort abzusetzen und die aPTT zu bestimmen.

Tab. 4.10 Argatroban: Neue Dosierungsempfehlungen für spezielle Patientengruppen (Quelle: Fachinformation von Argatroban (Argatra). Stand Dezember 2009)

Patientengruppen	Initialdosis
Erwachsene Patienten mit HIT II	2 µg/kg × min. angepasst an eine Ziel-aPTT (1,5- bis 3-fache des anfänglichen Basiswerts)
Mit Nierenfunktionsstörung und Nierenversagen	2 µg/kg × min
Mit Leberfunktionsstörung	0,5 µg/kg × min
Ergänzungen für spezielle Patientengruppen	
Kritisch kranke Patienten/Intensivpatienten mit (multiplem) Organversagen	0,5 µg/kg × min (Maximum 10 µg/kg × min)
Patienten mit HIT II nach Herzoperation	0,5 µg/kg × min (Maximum 10 µg/kg × min)
Hämodialysepatienten	Könnte mit einer initialen Bolusgabe von 250 µg/kg gefolgt von Dauerinfusion 2 µg/kg × min vorgenommen werden
Patienten mit HIT II unter perkutaner Koronarintervention (PCI)	Bolusgabe von 350 µg/kg plus Infusionsdosis von 25 µg/kg × min (ACT: 300–450 s)
Kinder und Jugendliche (<18 Jahren)	(Empfohlen) 0,75 µg/kg × min
Kinder und Jugendliche (<18 Jahren) mit Leberfunktionsstörung	0,2 µg/kg × min

Die Behandlung des Patienten sollte symptomatisch und unter Einleitung unterstützender Maßnahmen erfolgen. Wie auch bei Hirudin ist bei Überdosierung eine Entfernung aus dem Blut mittels Hämodialyse oder Hämofiltration möglich.

4.2 Antikoagulation bei erhöhtem Blutungsrisiko

4.2.1 Minimalheparinisierung

Die heparinarme Hämodialyse mit Bolusgabe und geringst möglicher kontinuierlicher Heparindosis wird bei blutungsgefährdeten Patienten z. B. mit gastrointestinalem Ulkus, Trauma oder anderen Blutungsursachen durchgeführt.

▪▪ Durchführung und Dosierung

Dialysekapillare und Blutschlauchsystem werden mit 2000–5000 I.E. Heparin pro 1 l NaCl vorgespült. Anschließend wir das System mit NaCl ausgespült. Die Behandlung wird dann unter einer Minimaldosierung von Heparin durchgeführt (500 I.E. Heparin/alle 30–60 min, Ziel-ACT: 40% über dem Ausgangswert). Alternativ kann auch eine konstante Infusion des Heparins unter regelmäßigen ACT-Messungen erfolgen.

4.2.2 »Heparinfreie« Dialyse

Bei Patienten mit sehr hohem Blutungsrisiko kommt die sog. »heparinfreie Dialyse« zur Anwendung, die gelegentlich mit Minimalheparinisierung durchgeführt wird und nur auf die Erhaltungsdosis verzichtet. Bei V. a. HIT Typ II sollte auch keinesfalls das Schlauchsystem mit einer heparinhaltigen Lösung vorgespült werden. Zur Vermeidung von Thrombenbildung ist ein möglichst hoher Blutfluss erforderlich und der extrakorporale Kreislauf sollte intermittierend mit physiologischer Kochsalzlösung gespült werden.

▪▪ Durchführung und Dosierung

Unter Verwendung wenig thrombogener Dialysemembranen und einer kurzen »3-h-Dialyse« kann im System durch wiederholtes Spülen (»flushen«)

Tab. 4.11 Verteilung der eingesetzten Antikoagulation auf Intensivstationen weltweit [in %] (B.E.S.T.-Kidney-Studie 2007)

Unfraktionierte Heparine	44
Keine Antikoagulation	33
Regionale Zitratantikoagulation	10
Nafamostat	6
LMWH	4
Prostazyklin	1
Hirudin	1
Andere	1

mit geringen NaCl-Volumina (»vor« der Dialysekapillare, also in den arteriellen Schenkel) eine Thrombosierung vermieden werden.

Diese Behandlungsform kann in über 90% der intensiv- und hämodialysepflichtigen Patienten mit temporärem venösem Zugang angewandt werden. Eine Studie bei 239 Dialysebehandlungen belegte nur eine 2%ige Thrombosierungsrate im extrakorporalen Kreislauf, die zur Unterbrechung der Dialyse führte.

Tipp

Bluttransfusionen erfordern bei diesen Behandlungsformen aufgrund des erhöhten Thrombosierungsrisikos im Dialysesystem unter Umständen einen zusätzlichen Gefäßzugang.

4.2.3 Regionale Antikoagulation

Heparin/Protamin

Dies ist die am längsten (seit 1956) benutzte Methode der regionalen Antikoagulation. Sie wird allerdings heute kaum mehr verwendet, da häufiger Blutungskomplikationen auftreten als unter einer Minimalheparinisierung. Gefürchtet ist v. a. eine »Rebound-Blutung«. Diese tritt 2–4 h nach dem Behandlungsende auf, wenn Heparin aus der Bindung an Protamin im retikuloendothelialen System freigesetzt wird.

Durchführung

Heparin wird vor dem Dialysator infundiert und durch Protamin wieder antagonisiert, bevor das Blut den Patientenkreislauf wieder erreicht. 1 mg Protamin antagonisiert ca. 100 I.E. Heparin.

Regionale Zitratantikoagulation

Die regionale Zitrat-Dialyse wurde vor mehr als 40 Jahren entwickelt und erlebt derzeit eine Renaissance. Sie wird auf den Intensivstationen vieler Länder (B.E.S.T. Kidney-Studie 2007, Tab. 4.11) in etwa 10% der Blutreinigungsverfahren, und zwar schwerpunktmäßig bei den kontinuierlichen Formen der Nierenersatztherapie (z. B. langsame, verlängerte tägliche Dialyse, SLED). In der Literatur finden sich verschiedene geringfügig modifizierte Dosierungsschemata. Die Dosierung ist insbesondere von Blutfluss und gewähltem Behandlungsverfahren (Dialyse, HDF, CVVHD) abhängig.

Durchführung

Eine Zitratlösung (meist Trinatriumzitrat) wird kontinuierlich vor dem Dialysator in den arteriellen (zuführenden) Schenkel des Dialyseschlauchsystems infundiert. Sie bindet rasch an Kalzium und Magnesium. Der Abfall der freien Plasma-Kalziumkonzentration durch die Bindung an das Zitrat führt zur gewünschten antikoagulatorischen Wirkung, da freies Kalzium für die Blutgerinnung unentbehrlich ist. Dieser Zitrat-Kalzium-Komplex wird durch den Dialysator entfernt, und es wird in der Regel gegen ein kalziumfreies Dialysat dialysiert, um den Kalziumspiegel im Blut weiter zu reduzieren (Abb. 4.1).

Diese regionale Antikoagulation wird nach dem Dialysator wieder aufgehoben, indem in den venösen Schenkel des Systems 5%iges Kalziumchlorid in einer Rate von 0,5 ml/min infundiert wird. Diese Rate wird durch wiederholte Plasma-Kalziumspiegel-Messungen angepasst, um Hypo- oder Hyperkalzämien zu vermeiden. Nur etwa ein Drittel des infundierten Zitrates wird durch den Dialysator entfernt. Die restlichen zwei Drittel werden normalerweise rasch durch den Patienten metabolisiert.

Vergleichende Studien haben im Vergleich zu einer Antikoagulation mit Heparin eine reduzierte Blutungshäufigkeit zeigen können. Die Hauptlimitierung dieser Methode ist neben der erwähnten

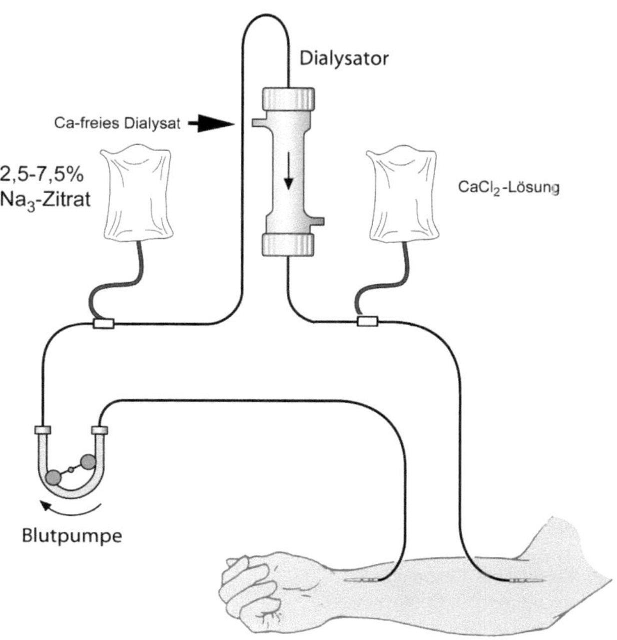

Abb. 4.1 Regionale Zitratantikoagulation

Hypo- oder Hyperkalzämie, die Hypernatriämie (aufgrund der hypertonen Natriumzitratlösung) und die metabolische Alkalose durch die Verstoffwechslung von Zitrat entstehenden Bikarbonats. Eine Kumulation von Zitrat beim Patienten kann durch eine reduzierte Metabolisierung in der Leber auftreten. Dies ist bei Patienten mit fortgeschrittener Leberfunktionsstörung zu beachten, bei denen die Zitratantikoagulation nicht zum Einsatz kommen sollte.

Tipp

Klinische Zeichen einer Zitratvergiftung sind Kribbeln perioral und an Händen und Füßen, Taubheitsgefühl, präkordialer Druck, Kopfschmerzen und Krämpfe sowie Herzrhythmusstörungen.

Regionale Prostazyklin-Antikoagulation

Der Arachidon-Metabolit Prostazyklin ist ein Vasodilatator und ein Inhibitor der Thrombozytenaggregation. Durch rasche Verstoffwechslung beträgt seine in vitro Halbwertszeit nur 3–5 min.

Durchführung

Bei der regionalen Antikoagulation werden 4–8 ng/kgKG/min in den arteriellen Schenkel des Dialyseblutschlauchsystems infundiert. Die Anwendung ist vor allem durch Nebenwirkungen wie Hypotensionen und die hohen Kosten limitiert.

Nafamostat-Mesilat, ein synthetisches Prostazyklin-Analogon, das vor allem in Japan bei blutungsgefährdeten Patienten verwendet wird, verursacht diese Hypotensionen nicht. Allerdings wurden allergische Reaktionen und Hyperkaliämien beschrieben. Es wirkt ähnlich wie Heparin und hemmt ebenfalls Faktor-X_a und Thrombin. Nafamostat-Mesilat wird von Polyacrylnitril-Membranen adsorbiert und verursacht dort ausgeprägte Membranthrombosen trotz adäquater Verlängerung der aPTT. Immerhin wird Nafamostat in 6% der Behandlungen auf Intensivstationen in insgesamt 23 Ländern eingesetzt.

4.3 Internet-Links

- ► **http://www.labor-limbach.de/HIT-4T-Score.371.0.html**
  HIT-Score online berechnen
- ► **http://ndt.oxfordjournals.org/content/vol17/suppl_7/**
  European Best Practice Guidelines
- ► **http://www.uniklinik-ulm.de/struktur/zentrale-einrichtungen/klinische-chemie/home/praeanalytik/untersuchungen-leistungsverzeichnis/hij/hit-test.html**
  HIT-Score (Score-Bogen zum Ausdrucken)

Literatur

Bates SM, Weitz JI (2006) The status of new anticoagulants. Br J Haematol 134(1):3–19

Canaud B, Bragg-Gresham JL, Marshall MR, Desmeules S, Gillespie BW, Depner T, Klassen P, Port FK (2006) Mortality risk for patients receiving hemodiafiltration versus hemodialysis: European results from the DOPPS. Kidney Int 69(11):2087–2093

Collignon F, Frydman A, Caplain H, Ozoux ML, Le Roux Y, Bouthier J, Thébault JJ (1995) Comparison of the pharmacokinetic profiles of three low molecular mass heparins-dalteparin, enoxaparin and nadroparin-administered subcutaneously in healthy volunteers (doses for prevention of thromboembolism). Thromb Haemost. 73(4):630–640

Eichler P, Friesen HJ, Lubenow N, Jaeger B, Greinacher A (2000) Antihirudin antibodies in patients with heparin-induced thrombocytopenia treated with lepirudin: incidence, effects on aPTT, and clinical relevance. Blood 96(7):2373–2378

Gordon LA, Perkins HA, Richards V et al. (1956) Studies in regional heparinization. II. Artificial-kidney hemodialysis without systemic heparinization; preliminary report of a method using simultaneous infusion of heparin and protamine. N Engl J Med; 255:1063

Greinacher A, Lubenow N (2003) Heparin-Induced Thrombocytopenia. Orphanet Encyclopedia. December

Hammerstingl C, Omran H Nickenig G (2009) Peri-operatives Bridging einer oralen Antikoagulation bei Patienten mit chronischer Niereninsuffizienz, Journal für Kardiologie 2009; 16 (7–8), 290–294

Hetzel GR, Sucker C (2005) The heparins: all a nephrologist should know, Nephrol Dial Transplant 20: 2036–2042

Hemodialyzer Membranes (2007) Implications for Clinical Use. Clin J Am Soc Nephrol 2: 470–476

Hirsh J, Raschke R (2004) Heparin and low-molecular-weight heparin: the Seventh ACCP Conference on Antithrombotic and Thrombolytic Therapy. Chest, 126(3 Suppl):188S–203S

Hirsh J, Anand SS, Halperin JL, Fuster V (2001) Guide to anticoagulant therapy: heparin: a statement for healthcare professionals from the American Heart Association. Circulation; 103:2994

Janssen MJ, Deegens JK, Kapinga TH, Beukhof JR, Huijgens PC, van Loenen AC, van der Meulen J (1996) Citrate compared to low molecular weight heparin anticoagulation in chronic hemodialysis patients. Kidney Int 49(3):806–813

Kiser TH, Fish DN (2006) Evaluation of bivalirudin treatment for heparin-induced thrombocytopenia in critically ill patients with hepatic and/or renal dysfunction. Pharmacotherapy, 26(4):452–460

Lewis BE, Wallis DE, Berkowitz SD et al. (2001) Argatroban anticoagulant therapy in patients with heparin-induced thrombocytopenia. Circulation 103: 1838–1843

Lo GK, Juhl D, Warkentin TE, Sigouin CS, Eichler P, Greinacher A (2006) Evaluation of pretest clinical score (4 T's) for the diagnosis of heparin-induced thrombocytopenia in two clinical settings. J Thrombosis and Haemostasis 4: 759–765

Mahnel R, Bassus S, Kirchmaier CM (2009) Blutungskomplikationen unter Antikoagulanzien-Therapie, Internist, 50:1369–1380

Martel N, Lee J, Wells PS (2005) Risk for heparin-induced thrombocytopenia with unfractionated and low-molecular-weight heparin thromboprophylaxis: a meta-analysis. Blood 106(8):2710–5. Epub 2005 Jun 28

Mureebe L, Coats RD, Silliman WR, Shuster TA, Nichols WK, Silver D (2004) Heparin-associated antiplatelet antibodies increase morbidity and mortality in hemodialysis patients. Surgery, 136: 848–853

Nadel S, Goldstein B et al. (2007) Drotrecogin alfa (activated) in children with severe sepsis: a multicentre phase III randomised controlled trial. Lancet. 369(9564):836–843

Nutescu EA, Shapiro NL, Chevalier A, Amin AN (2005) A pharmacologic overview of current and emerging anticoagulants. Cleve Clin J Med. 72 Suppl 1:S2–6

Nutescu EA, Shapiro NL, Chevalier A (2008) New anticoagulant agents: direct thrombin inhibitors. Cardiol Clin. 26(2):169–87, v–vi

O'Donnell MJ et al. (2007) Brief communication: Preoperative anticoagulant activity after bridging low-molecular-weight heparin for temporary interruption of warfarin. Ann Intern Med; 146:184–187

Ota K, Kawaguchi H, Takahashi K, Ito K (1983) A new prostacyclin analog – An anticoagulant applicable to hemodialysis. Trans Am Soc Artif Intern Organs, 29:419

Sagedal S, Hartmann A, Sundstrøm K, Bjørnsen S, Fauchald P, Brosstad F (1999) A single dose of dalteparin effectively prevents clotting during haemodialysis Nephrol. Dial. Transplant. 14: 1943–1947

Swartz RD, Flamenbaum W, Dubrow A, Hall JC, Crow JW, Cato A (1988) Epoprostenol (PGI2, prostacyclin) during high-risk hemodialysis: preventing further bleeding complications. J Clin Pharmacol, 28(9):818–825

Teien AN, Bjoornson J (1976) Heparin elimination in uraemic patients on Haemodialysis. Scand J Haematol. 17(1):29–35

Uchino S, Bellomo R, Morimatsu H et al. (2007) Continuous renal replacement therapy: a worldwide practice survey. The beginning and ending supportive therapy for the kidney (B.E.S.T. kidney) investigators. Intensive Care Med., 33(9):1563–1570

Warren HS, Suffedini AF et al. (2002) Risks and benefits of activated protein C treatment for severe sepsis. N Engl J Med. 26;347(13):1027–1030

Warkentin TE, Greinacher A, Koster A, Lincoff AM (2008) Treatment and prevention of heparin-induced thrombocytopenia: American College of Chest Physicians Evidence-Based Clinical Practice Guidelines (8th edition). Chest 133:340S

Praxis der Dialyseverschreibung

Die elektive Erstdialyse bei terminaler Niereninsuffizienz unterscheidet sich wesentlich von einer Notfalldialyse. In aller Regel ist der Shunt rechtzeitig – am besten Monate zuvor – angelegt worden und nun leicht punktierbar. Der Patient sollte entsprechend informiert und über den bevorstehenden Eingriff ausführlich aufgeklärt worden sein. Hierzu gehört auch die Aufklärung über die Wahl des entsprechenden Nierenersatztherapieverfahrens, d. h., der Patient muss über die Bauchdialyse oder die präemptive Nierenlebendspende genauso sorgfältig aufgeklärt worden sein, wie über die Hämodialyse (HD). Alle diese an den Patienten weitergegebenen Informationen müssen dokumentiert und vom Patienten unterschrieben aufbewahrt werden (► Kap. 1).

5.1 Die erste Dialysebehandlung

Bei der Erstdialyse muss die volle Leistungsfähigkeit des Verfahrens noch nicht ausgeschöpft werden. Im Gegenteil: es ist wichtig, dass sie für den Patienten schonend durchgeführt wird.

Die Erstdialyse sollte rechtzeitig (► Kap. 1) bei noch guter Restausscheidung erfolgen, so dass keine hohe Ultrafiltrationsmenge eingestellt werden muss. Außer durch den Einstich der Dialysenadel sollte der Patient bei der ersten Behandlung nicht weiter traumatisiert werden. Deshalb sind einige wichtige Dinge zu beachten.

Tipp

Die Erstdialyse sollte kurz und schonend sein. Der Harnstoffwert im Blut sollte nur um 30% gesenkt und die Ultrafiltrationsrate (UFR) sollte so niedrig wie vertretbar gehalten werden!

Wichtige Faktoren bei der Erstdialyse

- Wahl des Zugangs
- Zeitdauer der Dialysebehandlung
- Dialysator
- Blutfluss
- Dialysattemperatur
- Antikoagulation
- Dialysatzusammensetzung
- Ultrafiltrationsmenge

Vorbereitung des betreuenden Personals

Es ist wichtig, vor der ersten Behandlung die Krankengeschichte des Patienten kurz mit dem betreuenden Pflegepersonal zu besprechen. Dabei sollten alle Besonderheiten (z. B. Diagnosen), psychosozial belastende Faktoren sowie potenzielle Probleme, die während der Behandlung auftreten könnten, erörtert werden.

Die Erstdialyse sollte durch die zuständige Pflegekraft permanent und lückenlos überwacht, der Blutdruck manuell und häufiger als bei einer Routinedialyse kontrolliert werden.

Ziele der Erstdialyse

- Gewöhnung des Patienten an die neue Situation
- Schonende Entgiftung (kurze Dialysedauer von 3 h)
- Geringe Ultrafiltration (wenn möglich keine!)
- Azidosekorrektur
- Vermeidung von Komplikationen

Dialysedauer

Die Dialysedauer sollte bei der Erstdialyse mit 3 h kurz gehalten werden. Entscheidend ist neben anderen Faktoren die Rate der Harnstoffentfernung über die Zeit. Bei der Erstdialyse sollte der Harnstoffwert daher nur um 30% des Ausgangswertes gesenkt werden, um ein Dysäquilibriumssyndrom zu vermeiden.

Dialysator

Bei der Erstdialyse werden keine High-flux-Dialysatoren benötigt. Patienten mit ACE-Hemmern (für ARB noch nicht gesichert) in der Therapie sollten nicht mit einer AN69-Membran (Polyacrylnitril) behandelt werden, da anaphylaktische Reaktionen auftreten können.

Blutfluss

Der effektive Blutfluss sollte bei der ersten Dialysebehandlung nicht über 200 ml/min liegen.

Ultrafiltrationsmenge

Je nach Restausscheidung des Patienten sollte die Ultrafiltrationsmenge so niedrig wie möglich gehalten werden und wenn möglich nur entgiftet und nicht entwässert werden, um die Nierenrestfunktion des Patienten möglichst lange zu erhalten.

▪ Dialysat

Anwendung der Dialysierflüssigkeit Der behandelnde Arzt hat in Abhängigkeit vom Krankheitsbild des Patienten die Konzentration der Bestandteile der Dialysierflüssigkeit festzulegen.

> **Die zur Anwendung kommenden Konzentrationen müssen dokumentiert werden, insbesondere dann, wenn während der Dialysebehandlung eine Veränderung der Zusammensetzung notwendig wird (Auszug aus: Dialysestandard 2006).**

Natrium Schnelle Korrekturen des Natriums müssen unbedingt vermieden werden (**cave**: pontine Demyelinisierung).

Bikarbonat ► Kap. 2

Kalium Durch die mit der Dialyse erfolgende Azidosekorrektur sinkt das Serumkalium des Patienten. Das Dialysatkalium muss dem Serumkalium angepasst werden und sollte um 3–4 mmol/l liegen, wenn das Serumkalium zwischen 4,0 und 5,0 mmol/l liegt, und zwischen 2–3 mmol/l, wenn das Serumkalium >5 mmol/l liegt.

Kalzium Zu niedriges Dialysatkalzium verursacht eine Hypotonie – folglich sollten 1,75 mmol/l Dialysatkalzium bei der Erstdialyse nicht unterschritten werden.

Glukose Die Ultrafiltration bei der Hämodialyse wird durch eine hydrostatische Druckdifferenz erzielt und macht den Zusatz von Glukose im Dialysat grundsätzlich überflüssig.

Gründe für einen Glukosezusatz im Dialysat sind:

- Bei Diabetikern hat ein Glukosezusatz im Dialysat in Höhe der normalen Serumnüchternwerte die wichtige Funktion, Hypoglykämien zu vermeiden.
- Höhere Glukosezusätze werden gerne zur Vermeidung von Dysäquilibriumszuständen bei der Erstdialyse eingesetzt.

Tab. 5.1 Empfehlungen zur Dialysatzusammensetzung für die Erstdialyse

Parameter	Dialysat [mmol/l]	Normwerte im Serum [mmol/l]
Natrium (Na^+)	137–144	135–145
Kalium (K^+)	0–4	3,5–5,0
Kalzium (Ca^{++})	1,5–2,0	2,2–2,4
Magnesium (Mg^{++})	0,25–0,75	0,75
Chlorid (Cl^-)	98–112	99–103
Azetat (CH_3HCOO^-)	2,5–10	–
Bikarbonat (HCO_3^-)	27–35	24
Glukose ($C_6H_{12}O_6$)	0–5,5	3,6–5,6

Der während der Dialyse stattfindende schnelle Abfall der hohen Serumosmolarität bei hohen Harnstoffspiegeln kann durch gleichzeitiges Auffüllen durch die osmotisch wirksame Glukose aufgefangen werden. Hierzu muss die Glukosekonzentration im Dialysat allerdings deutlich angehoben werden (200–400 mg/dl) und der Blutglukosespiegel des Patienten muss engmaschig überwacht werden.

Dialysatfluss Muss bei Erstdialyse nicht verändert, sondern kann bei den durch die Dialysemaschine vorgegebenen 500 ml/min belassen werden (▣ Tab. 5.1).

▪ Antikoagulation

► Kap. 4

▪ Trockengewicht

Eine genaue Definition der Begriffe »Sollgewicht« oder »Trockengewicht« existiert nicht.

> **Nicht das Verschwinden peripherer Ödeme ist maßgeblich, sondern die Normalisierung des Blutdrucks (ohne Antihypertensiva). Es treten vermehrt hypovolämische Phasen auf. Der Blutdruck bleibt zwischen den Dialysebehandlungen normotensiv ohne den Einsatz antihypertensiver Medikamente.**

Tab. 5.2 Kriterien zur Beurteilung des Volumenstatus

Zeichen	Bei Hypervolämie	Bei Hypovolämie
Blutdruck	Erhöht	Erniedrigt
Ödeme	Vorhanden	Keine
Hautturgor	Normal	Erniedrigt (stehende Hautfalten, trockene Zunge)
Halsvenen	Gestaut	Nicht sichtbar
Krämpfe bei Hämodialyse	Ungewöhnlich	Häufig
Untere Hohlvene (V. cava inferior)	Erweitert, kein Kollaps bei Inspiration	Eng, kollabiert bei Inspiration
Thoraxröntgen	Breites Herz, verstärkte Gefäßzeichnung	Keine Auffälligkeiten

Das Trockengewicht des Patienten sollte bei der Erstdialyse noch nicht endgültig festgelegt werden, da ansonsten die Gefahr besteht, dass bei den folgenden Dialysebehandlungen »nach Protokoll« statt nach (sich oft rasch änderndem) klinischem Eindruck dialysiert wird. Wenn es logistisch erforderlich ist (z. B. weil die Dialyse-Software einen Eintrag des Sollgewichtes fordert), dann sollte das Sollgewicht erneut **vor** jeder Dialysebehandlung zumindest für die ersten 1–2 Wochen nach Erstdialyse bestimmt und neu festgelegt werden. Bei normotensiven Blutdruckwerten und gut erhaltener Restausscheidung besteht ansonsten die Gefahr, dass eine inadäquat hohe Ultrafiltrationsmenge entfernt wird und der Patient in ein artifizielles, durch Unachtsamkeit herbeigeführtes »Acute-on-chronic«-Nierenversagen gerät. Dies führt zum frühzeitigen Verlust der Nierenrestausscheidung.

Ermittlung des Trockengewichtes

Vor jeder Dialyse muss das aktuelle Gewicht des Patienten festgestellt werden. Die Patienten sollten sich möglichst zu den folgenden Dialysebehandlungen in ähnlicher Kleidung vorstellen und regelmäßig entweder mit oder ohne Schuhe gewogen werden, um verfälschende Gewichtsdifferenzen zu vermeiden. Fehlerquellen dieser Art sind bei jeder Ermittlung der Nettoabnahme zu beachten.

Aus der Differenz des tatsächlichen Gewichts zu dem ermittelten Trockengewicht (Δ [KG Soll – KG Ist]) ergibt sich die Nettoabnahme für die Dialysebehandlung.

Dieser Wert gibt genau das Gewicht eines Dialysepatienten an, bei dem keine klinischen Zeichen einer Hypervolämie (Ödeme, Luftnot, hoher Blutdruck) oder Hypovolämie (verringerter Hautturgor, Blutdruckabfälle, Krämpfe) vorliegen. Es kann ohne wesentliche Beeinträchtigung des Wohlbefindens des Patienten bei der Dialysebehandlung erreicht werden. Die Festlegung des Trockengewichtes erfolgt nach einer Beurteilung des Volumenstatus des Patienten durch den Arzt unter Zuhilfenahme festgelegter Kriterien (Tab. 5.2).

5.2 Optimierung der chronischen Dialysebehandlung

Bei der chronischen Dialysebehandlung ist für ein optimales Therapieergebnis eine Vielzahl von Parametern zu beachten. Nur wenige Parameter sind jedoch objektiv messbar.

In den Anfängen der Dialyse wurde die Dialysequalität hauptsächlich anhand klinischer Parameter wie dem Allgemein- und Ernährungszustand beurteilt. Heutzutage werden diese klinischen Parameter ergänzt durch Messungen der Harnstoffkinetik (Kt/V = Harnstoffclearance des Dialysators × Dialysezeit pro Verteilungsvolumen) als Maß für die kleinmolekulare Clearance und durch Messung der Eiweißbilanz (PCR = »protein catabolic rate« oder PNA = »protein equivalent of total nitrogen appearance«).

Bei einer chronisch intermittierenden Dialysebehandlung bedeutet »ausreichende Dialysedosis«

für die Mehrzahl der Patienten eine mind. 3-mal wöchentlich stattfindende Hämodialyse von mind. 4, besser 5 h. Wenn alle anderen Faktoren wie z. B. Kapillarqualität oder Shuntfluss stimmen, dann sind die meisten Patienten mit dieser Dialysefrequenz ausreichend behandelt. Neuere Studien haben gezeigt, dass die erhöhte Mortalitätsrate von Dialysepatienten durch eine weitere Steigerung der verabreichten Dialysedosis gemessen am Kt/V nicht entscheidend gesenkt werden kann.

5.2.1 Überragende Bedeutung der Behandlungsdauer

Die Behandlungsdauer unterscheidet sich von den anderen, die Dialysedosis beeinflussenden, Variablen durch ihre Unverfälschbarkeit. Sie hat gleichzeitig eine von keinem technischen Parameter der Dialyse erreichte Bedeutung. Alle anderen Parameter (Blut- und Dialysatfluss, Dialysatoroberfläche, Bestimmungen von Harnstoff in Blut- und Dialysat) sind im Einzelnen nicht abschätzbaren, sich addierenden Fehlern unterworfen.

Bester Beleg für die Notwendigkeit langer Behandlungszeiten sind die herausragend guten Morbiditäts- und Mortalitätsstatistiken des Dialysezentrums in Tassin, Frankreich. Zwischen 1970 und 1990 lag die dortige 15-Jahres-Überlebensrate bei 65% (445 Dialysepatienten). Diese Überlebensraten, ebenso wie die sehr niedrigen Komplikationsraten, wurden trotz Benutzung relativ bioinkompatibler Dialysatoren (Cuprophan-Membranen) durch besonders lange wöchentliche Dialysezeiten erreicht. Auch Daten der DOPPS-Studie zeigten 2006, dass eine Behandlungsdauer über 4 h pro Einzelbehandlung das Patientenüberleben verbessert. Die Mindestbehandlungsdauer sollte daher 4 h betragen.

■ **Behandlungsfrequenz**

Eine 2-malige Dialysebehandlung pro Woche wird nicht empfohlen und sollte nur bei ausreichender residualer Nierenrestfunktion (Kreatinin im Urin von >2,0 ml/min/1,73 m^2 KO, dies entspricht einer GFR von 4,0 ml/min) in Betracht gezogen werden. Die internationalen Empfehlungen zur Berechnung der Dialysedosis beziehen sich auf eine Behandlungsfrequenz von 3 Dialysen pro Woche.

Eine verlängerte wöchentliche Behandlungszeit ist der sicherste Faktor für eine verbesserte Dialysequalität.

5.2.2 Harnstoffkinetik als Maß für die Dialysedosis

■■ **Messung der Harnstoffelimination**

Hierfür werden die Harnstoffreduktionsrate (URR, »urea reduction rate«), der Single-Pool- Kt/V, der Double-Pool-Kt/V = equilibrierte Kt/V (eKt/V) und der wöchentliche Standard-Kt/V als Behandlungsindizes herangezogen.

■■ **Harnstoffreduktionsrate (URR, »urea reduction rate«)**

Die Harnstoffreduktionsrate ist ein zwar einfaches, aber dafür leider recht ungenaues Instrument zur Bestimmung der Dialyseeffizienz. Der anzustrebende Wert sollte bei 65% liegen.

$$\text{Harnstoffreduktionsrate} = 1 - \frac{\text{Harnstoffkonzentration nach Dialyse}}{\text{Harnstoff vor Dialyse}}$$

Die Hauptfehlerquelle bei der Ermittlung der Harnstoffreduktionsrate ist der Flüssigkeitsentzug während der Dialyse. Werden z. B. im Rahmen einer 5-stündigen Dialyse 3,5 l Flüssigkeit entfernt, so ist die Harnstoffkonzentration vor Dialyse falsch niedrig (verdünnt), nach Dialyse dagegen falsch hoch (konzentriert). Auch ist die prädialytische Harnstoffkonzentration von der Ernährung und der Harnstoffgenerationsrate abhängig. Da diese Verfälschungen der prä- und postdialytischen Harnstoffwerte zu einem schlechteren Messergebnis führen, als es der Realität entspricht, ist die Harnstoffreduktionsrate zur Abschätzung der Dialyseeffizienz akzeptabel.

■ **Durchschnittliche Harnstoffkonzentration (»time averaged urea concentration«, TAC)**

Vorteil dieser Methode ist die Miteinbeziehung des intradialytischen Harnstoffanstiegs. Betrachtet man diesen Parameter ohne die Eiweißbilanz, so können falsch positive Ergebnisse durch mangelernährungsbedingt niedrige Harnstoffwerte erzeugt werden.

TAC =

$$-\frac{\text{TAC} = \left[T_{Dial} \times (K1 + K2)\right] + \left[T_{Int} \times (K2 + K3)\right]}{2 \times (T_{Dial} + T_{Int})}$$

T_{Dial} = Dialysedauer in h
T_{Int} = Dauer zwischen zwei Dialysen 1 und 2 in Stunden (h)
K1 = Harnstoff vor Dialyse 1
K2 = Harnstoff vor Dialyse 2
K3 = Harnstoff vor Dialyse 3

Absolute Harnstoffelimination

Die absolute Harnstoffelimination berechnet man mit der einfachen Formel

Eliminierter Harnstoff = Harnstoffkonzentration im Dialysat × Dialysatvolumen mit Dialysatvolumen = Dialysatfluss × Dialysezeit

Auch wenn mehrere Harnstoffkonzentrationsmessungen vorgenommen werden, ist nicht sicher, dass die Harnstoffkonzentration im Dialysat zu jeder Zeit gleich ist.

Kt/V

Zur Berechnung der Dialyseadäquanz wurde 1985 von Gotch und Sargent in den USA der Kt/V Behandlungsindex als Parameter eingeführt. Mit diesem Parameter wird die Harnstoffelimination unter Berücksichtigung seines Verteilungsvolumens bestimmt. Der Index kann für jede beliebige Substanz errechnet werden – im Allgemeinen ist aber das Kt/V für den leicht zu ermittelnden Parameter Harnstoff gemeint.

Definition

Kt/V ist definiert als Harnstoffclearance des Dialysators K (Herstellerangabe) multipliziert mit der effektiven Dialysebehandlungsdauer t und dividiert durch das Harnstoff-Verteilungsvolumen V (entspricht aufgrund des frei diffundierenden Harnstoffs in etwa dem Körperwasser, also ca. 60% des Körpergewichtes in Liter [l]) des Patienten. Das Produkt aus K und t entspricht dem von Harnstoff befreiten Blutvolumen.

Der durch Division mit dem Harnstoffverteilungsraum (Körperwasser) ermittelte Behandlungsindex Kt/V ist dimensionslos (K*t=ml/min*min=ml; K*t/V=ml/ml). Durch die Beziehung des gereinigten Blutvolumens zum individuellen Harnstoffverteilungsvolumen ist es möglich, die Dialyseeffizienz bei Patienten mit unterschiedlicher Körpermasse zu vergleichen, ähnlich der an ein bestimmtes Körpergewicht angepassten Dosis eines Medikaments.

Berechnung des Kt/V

Eine vereinfachte Abschätzung des Kt/V aus der Harnstoffreduktionsrate kann über die folgenden beiden Formeln berechnet werden:

Genauer ist die Miteinbeziehung der Ultrafiltrationsrate (Abnahme des Verteilungsvolumens während der Dialyse) und des Körpergewichtes.

$$\text{URR} = \text{Harnstoff nach}\ \frac{\text{HD}}{\text{Harnstoff}}\ \text{vor HD}$$

Kt/V = –In (URR – 0,08) + (4 – 3,5 URR) (Ultrafiltrationsvolumen/Gewicht)

Diese einfache Formel berücksichtigt jedoch weder die zusätzliche Entfernung von Harnstoff mit der Ultrafiltration (Konvektion) noch die Harnstoffgeneration während der Dialyse.

Single-Pool-Kt/V (Kt/V_{sp})

Diese Berechnung geht davon aus, dass die Harnstoffkonzentration im Blut direkt nach Beendigung der Dialyse stabil bleibt. Dies wäre dann der Fall, wenn die Harnstoffkonzentration in verschiedenen Blutkompartimenten und im Gewebe auch während der Dialyse stets identisch wäre. Man spricht deshalb von einem Einkompartment- oder Single-Pool-Modell.

In vivo stimmt diese Annahme jedoch nicht. Postdialytisch kommt es über einen Zeitraum von 30 bis max. 60 min zu einem Harnstoffrebound, d. h. einem Wiederanstieg der Harnstoffkonzentration im Blut (■ Abb. 5.1).

Dieser ist bedingt durch:

- Frühe Dialyse-Shuntrezirkulation (nach ca. 20 s)
- Innere kardiopulmonale Rezirkulation (Shunt, rechtes Herz, Lunge, linkes Herz, Shunt; 20 s–3 min)

- Spätes Flussvolumendisäquilibrium (Harnstoffrückverteilung aus minderperfundierten Körperkompartimenten wie Haut oder periphere Muskulatur)
- Verzögerte transzelluläre Harnstoffdiffusion (3 bis max. 60 min)

Besonders bei schweren Herzerkrankungen, kurzen Dialysezeiten, sehr hohen Blutflüssen oder geringem Körpergewicht (Kinder) kann es zu einem erheblichen Harnstoffrebound im Blut nach Dialyseende (bis 45%) kommen. Da ein Abwarten bis zum vollständigen Abklingen des Harnstoffrebound (30–60 min) zu aufwendig ist, wird die Harnstoffrückdiffusion nach Dialyseende in mathematischen Modellen (Zweikompartment- oder »Double-Pool«-Modelle) berücksichtigt.

Kt/V kann zwar aus den Kenndaten des Dialysators (Herstellerangaben), der Dialysezeit und dem Harnstoffverteilungsvolumen des Patienten (ablesbar aus Nomogrammen oder errechnet nach der Formel von Watson) ermittelt werden. Da diese Methode viele Fehlermöglichkeiten enthält, hat sich die Berechnung des Kt/V aus der Verwendung der prä- und postdialytischen Harnstoffkonzentration (bzw. Harnstoff-N-Konzentration) als besser geeignet erwiesen. Aus dem Abfall der Harnstoffkonzentration während der Hämodialysebehandlung wird somit auf die Effektivität der Dialyse rückgeschlossen.

Double-Pool-Kt/V, Kt/V_{dp}, equilibrierte Kt/V ($_eKt/V$)

In allen heute benutzten Formeln wird sowohl die Harnstoffgeneration während der Dialyse als auch die konvektive Harnstoffentfernung durch Ultrafiltration berücksichtigt.

Die Single-Pool-Kt/V überschätzt die tatsächliche Kt/V, da bei der Berechnung davon ausgegangen wird, dass kein Harnstoffrebound nach Dialyseende auftritt. Genauere Ergebnisse erhält man durch die Berechnung der Double-Pool-Kt/V, die auch equilibrierte Kt/V ($_eKt/V$) genannt wird. Die Double-Pool-Kt/V-Formel korrigiert die Single-Pool-Kt/V durch Einbringen eines Dialysezeitfaktors, da der Reboundeffekt nach Dialyseende bei einer kurzen, intensiven Dialyse größer ist als bei einer langen Dialyse, bei der genug Zeit für

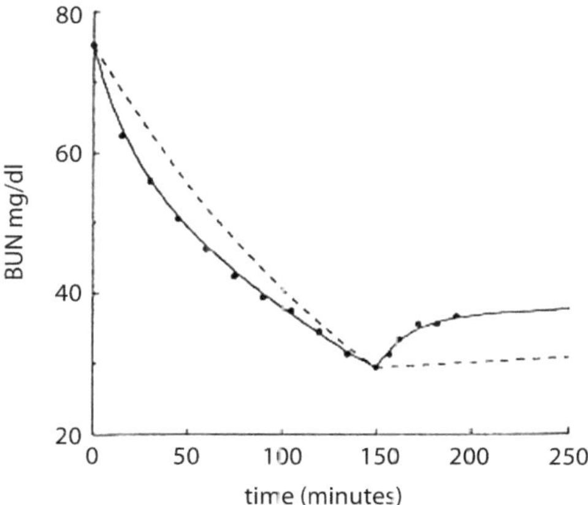

Abb. 5.1 Exponentieller Abfall der Harnstoff-N-Konzentration während der Hämodialyse. Unter Zuhilfenahme eines Zweikompartmentmodells (Double-Pool-Kt/V – durchgezogene Linie) können die während und nach der Hämodialyse gemessenen Harnstoff-N-Werte (Punkte) sehr genau berechnet werden. Ein Einkompartmentmodell (Single-Pool-Kt/V) überschätzt die gemessenen Harnstoff-N-Werte während der Hämodialyse und kann den Harnstoffrebound nach Dialyseende nicht vorhersagen (gestrichelte Linie). (Aus: Felten et al. 1999)

die Äquilibrierung der Harnstoffkonzentrationen zwischen Blut und Gewebe bleibt (Prinzip: Längere Dialysezeit bedeutet geringere Korrektur). Die Double-Pool-Kt/V liegt um 0,1–0,4 E niedriger als die Single-Pool-Kt/V (Abb. 5.1).

Wie viel Kt/V ist adäquat?

Aus den NCDS-Daten (»National Cooperative Dialysis Study«, 1980, erste prospektive randomisierte Studie) wurde abgeleitet, dass ein Kt/V von 1,0 gleichbedeutend mit einer ausreichenden Dialysequalität sei. Jede geringere Dosis erhöhe die Morbidität. Inzwischen wurde aber belegt, dass (bis zu einer gewissen Obergrenze) höhere Dosen die Mortalitätsrate senken, so dass die aktuellen Empfehlungen der K/DOQI-Guidelines ein minimales Kt/V von 1,2 für jede der 3 Dialysebehandlungen pro Woche fordern – eine Steigerung von über 20%.

Nach Publikation der amerikanischen Richtlinien (DOQI, 1997, K/DOQI, 2001) folgten die daran angelehnten »European Best Practice Guidelines« (2002, 2007). Die K/DOQI-Guidelines empfehlen einen minimalen Single-Pool-Kt/V_{HST} von

1,2, etwa entsprechend einer URR von 65% für eine 3-mal wöchentlich durchgeführte Hämodialysebehandlung.

Als Mindestdosis für eine Dialysebehandlung wird derzeit ein Kt/V_{sp} von 1,2 oder ein Kt/V_{dp} von 1,1 empfohlen. Die HEMO-Studie (2002) zeigte keinen wesentlichen Effekt auf die Mortalität und Morbidität bei einer durchschnittlichen Steigerung des Kt/V_{dp} ($_eKt/V$) von 1,05 auf 1,45. Allerdings ergab eine Subanalyse der DOPPS-Daten eine reduzierte Mortalität, wenn der $_eKt/V$ auf 1,2 bei Männern und 1,3 bei Frauen angehoben wird.

Der in den K/DOQI-Leitlinien empfohlene Kt/V von 1,2 kennzeichnet nicht die optimale Dosis, sondern einen Kompromiss zwischen praktischer Machbarkeit und noch als akzeptabel empfundener Mortalitätsrate.

Eine Steigerung des Kt/V senkt auf Dauer das relative Mortalitätsrisiko. Ob das Mortalitätsrisiko auch dann gesenkt werden kann, wenn die Kt/V-Werte über 1,2 hinaus steigen, ist bisher nicht ausreichend untersucht. Allerdings wird in einer retrospektiven Untersuchung von Charra (Tassin) darauf hingewiesen, dass es bis zu einem Anstieg des Single-Pool-Kt/V auf 1,7 zu einem weiteren Absinken der Mortalität und zu einer zusätzlichen Verbesserung der Morbidität kommt. Für Double-Pool-Analysen wurde eine lineare Reduktion der Mortalität bis zu einem Kt/V_{dp} von 1,05 angegeben.

Nachdem zahlreiche retrospektive Untersuchungen eine Assoziation zwischen der Dialysedosis und der Mortalität der Patienten gezeigt hatten, sollte dieser Effekt auch unter prospektiv kontrollierten Bedingungen überprüft werden. In zwei großen randomisierten kontrollierten Studien an Hämodialyse- und Peritonealdialysepatienten (Hemo- und Ademex-Studie) ließ sich jedoch trotz deutlich höherer Dialysedosen, als sie in der NCDS-Studie erreicht wurden, kein eindeutiger Effekt der Steigerung der Dialysedosis auf die Mortalität nachweisen – möglicherweise auch deshalb, weil sich in den Nachfolgestudien die untersuchte Dialysepopulation im Vergleich zur NCDS-Studie drastisch verändert hat – hin zu älteren Patienten und mehr Diabetikern.

Wochen-Kt/V

Angesichts der Grenzen für die Steigerung der Dialysedosis pro Einzeldialyse sind alternative Behandlungsformen der chronischen Hämodialyse (HD) wieder mehr in den Vordergrund gerückt. So findet die Heimhämodialyse (HHD) wieder verstärkt Interesse und mehr und mehr Zentren bieten auch die Nachtdialyse als intensivierte Behandlungsform an. Sie wird meist 3-mal/Woche für die Dauer von 7–8 h durchgeführt. Die vor allem in den USA propagierte »daily-home-hemodialysis« ist leider durch den Kostenfaktor begrenzt. Bei diesen alternativen Regimen sollte zur Berechnung der Dialysedosis der Wochen-Kt/V herangezogen werden. Mit dem sog. Standard-Kt/V errechnet man die Wochendosis einer Dialysetherapie. Um die gleiche Menge gelöster Substanzen (z. B. Harnstoff) pro Woche zu eliminieren und einen vergleichbar guten Ernährungszustand des Patienten zu erzielen, benötigen intermittierende Dialyseverfahren eine höhere Dialysedosis (Kt/V) als kontinuierliche Dialyseverfahren.

Unter der Annahme einer fehlenden residualen Nierenfunktion an der HD sollten die Kt/V-Werte pro Woche für die Single-Pool-Messmethode etwa doppelt so hoch sein als für die CAPD (Kt/V pro Woche ca. 4,0 im Vergleich zu 2,0 pro Woche für CAPD). Für die Double-Pool-Messmethode sollten die Kt/V-Werte pro Woche für die HD um etwa den Faktor 1,7 höher liegen als bei der CAPD (ca. 3,3 im Vergleich zu 2,0).

Kt/V und Behandlungszeit/Dialysefrequenz

Mit zunehmender Dialysedauer sinkt die Harnstoffkonzentration im Blut und somit auch der Gradient zwischen Blut und Dialysat. Folglich wird die Elimination von Harnstoff immer ineffektiver (Abb. 5.2). Durch eine Verdopplung des eKt/V (equilibrierter Kt/V) von 1,0 auf 2,0 wird die eliminierte Harnstofffraktion auf 87% (je Behandlung) gesteigert. Bei einer Steigerung der Behandlungsfrequenz auf z. B. 6-mal $_eKt/V = 1{,}0$ werden mit jeder einzelnen Behandlung 63% eliminiert. Zielwerte für eine wöchentliche Standard-Kt/V sind bis dato nicht definiert. Analog zur CAPD ist ein Standard-Kt/V von ≥2,0/Woche (bei 3 Dialysebehandlungen/Woche) ein anzustrebender Wert.

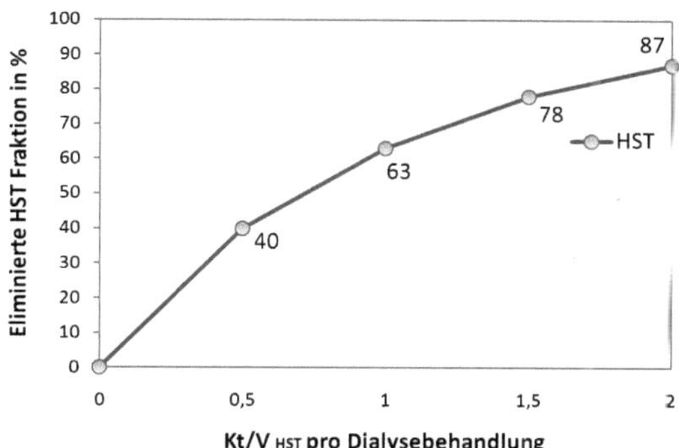

Abb. 5.2 Die in einer Dialysesitzung eliminierte Harnstoffmenge korreliert nicht linear zum Kt/V. Die zusätzlich eliminierte Harnstofffraktion sinkt mit der Steigerung der Dialysedosis

Tab. 5.3 Ursachen einer Ist/Soll-Differenz des Kt/V_{sp}

Ist-unter-Soll-Kt/V	V des Patienten liegt über der ursprünglichen Abschätzung bei der initialen Dialyse
	Tatsächlicher Blutfluss liegt unter dem auf der Blutpumpe angegebenen Wert (bei hohem Unterdruck vor der Pumpe)
	Effektive Dialysezeit nicht erreicht
	K_0A des Dialysators liegt unter den Herstellerangaben
	Shuntrezirkulation
	Harnstoffrebound
Ist-über-Soll-Kt/V	V des Patienten liegt unter der ursprünglichen Abschätzung bei der initialen Dialyse
	Harnstoffabnahme nach Dialyse ergibt zu niedrigen Wert
	Shuntrezirkulation und Vermischung des Blutes mit Blut des Dialysatorauslasses
	Blutabnahme am Dialysatorauslass
	Behandlungsdauer länger als aufgezeichnet
	Kürzlich erfolgte Korrektur einer Shuntrezirkulation

Fehlinterpretation des Kt/V-Konzeptes

- Hohe Kt/V-Werte dürfen kein Grund sein, die Dialysedosis zu reduzieren!
- Untergewicht führt wegen des reduzierten Volumens rechnerisch zu einem normalen Kt/V – auch bei unzureichender Dialyse (rechnerisches Normalgewicht einsetzen, statt tatsächliches Gewicht!)
- Dialysezeit und Clearance sind nicht gegeneinander austauschbar!
- Mit kurzer Behandlungszeit sinkt die entfernte Menge Toxine bei gleicher Clearance
- Es verschlechtert sich die Blutdruckeinstellung durch schwierigere Wasserelimination (Tab. 5.3, nach Daugirdas 2007).

5.2.3 Dialysequalität und Ernährungsstatus

Mangelernährung, angezeigt durch niedriges Serumalbumin, Cholesterin, Kreatinin und niedrige PCR, sowie ein chronischer Entzündungsstatus sind mit einer schlechten Langzeitprognose der

Dialysepatienten verbunden. Daher muss der ausreichenden Energie- und Proteinzufuhr neben einer ausreichenden Dialyseclearance besondere Aufmerksamkeit gelten. In der Vergangenheit waren allein klinische Untersuchungen hierzu verfügbar (Messung der Hautfaltendicke u. a., ► Kap. 13). Heute hat sich zur Überwachung einer adäquaten Eiweißzufuhr durch die Patienten vor allem die PCR etabliert.

5.2.4 PCR (»protein catabolic rate«) = PNA (»protein equivalent of total nitrogen appearance«)

Die PCR ist ein wichtiger Parameter zur Bestimmung des Ernährungszustandes eines Patienten. Er reflektiert am besten die Eiweißzufuhr des Patienten. Mit Hilfe der PCR kann auch unterschieden werden, ob ein niedriger prädialytischer Harnstoffwert malnutritionsbedingt ist oder Zeichen einer adäquaten Dialysedosis. Bezieht man die PCR auf das Körpergewicht, so spricht man von der normalisierten PCR. Empfehlenswert ist eine PCR von 1,0–1,2 g/kgKG/Tag, 0,8 g/kgKG/Tag sollten nicht unterschritten werden.

▪▪ PCR bei Hämodialyse

PCRHämo g/kg/Tag = 0,22 + (0,036 × interdialytischer Harnstoffanstieg × 24)/Intervall zwischen Dialyse 1 und 2 (h)

Hat der Patient noch eine Eigennierenfunktion, so muss das Ergebnis der folgenden Gleichung addiert werden, um den renal eliminierten Harnstoffstickstoff zu berücksichtigen. Der Harnstoffstickstoff muss aus der Sammlung des gesamten Urins zwischen den Dialysen stammen.

Harnstoffstickstoff in g × 150/Intervall zwischen Dialyse 1 und 2 (h) × Gewicht

Weitere Hinweise auf eine Malnutrition bei Dialysepatienten wie niedriges Serumalbumin, Serumcholesterol, Transferrin und Kreatinin sollten die Einschätzung des Ernährungszustandes ergänzen.

▪▪ PCR bei Peritonealdialyse

► Kap. 8

5.3 Strategien zur Optimierung der Dialysetherapie

Zur Optimierung der Behandlung des chronischen Dialysepatienten muss der ganze Patient im Blick sein und alle Aspekte rund um die Dialysetherapie müssen durchleuchtet werden. Die Steigerung der Dialysedosis im engeren Sinne spielt dabei eine zentrale Rolle und hat Auswirkungen u. a. auf die Blutdruckkontrolle und den Ernährungsstatus. Für das Erreichen der optimalen Dialysedosis ist heute nach wie vor der Faktor **Behandlungszeit** gegenüber technischen Merkmalen der Dialysetherapie überragend. Bislang konnte nicht gezeigt werden, dass noch so leistungsfähige Dialysatoren oder Gefäßzugänge einen Verzicht an Dialysezeit gestatten. Aufgrund des Verteilungsvolumens der Urämietoxine und der langen Äquilibrierungszeiten zwischen den Verteilungskompartimenten während der Dialyse wird die Dialysedauer der entscheidende Faktor bleiben.

5.3.1 Optimierung des Blutdrucks und des Sollgewichtes

In einem Viertel bis etwa der Hälfte der Behandlungen kommen hypotone Phasen vor. Ursachen für die Hypotonie sind häufig hohe Ultrafiltrationsraten (UFR), falsch eingestelltes Trockengewicht oder eine inadäquate antihypertensive Behandlung.

Ein hoher Protzentsatz hypertensiver Dialysepatienten ist überwässert. Zur Einstellung des Blutdrucks sollte das Sollgewicht reduziert und zeitgleich die Antihypertensiva sehr langsam ausgeschlichen werden. Das Sollgewicht sollte nur in kleinen Schritten gesenkt werden, um Hypotonien vorzubeugen: max. 0,5 kg Differenz und einige Behandlungen abwarten bis zur nächsten Reduktion des Gewichtes. Dies ist in etwa der Hälfte der hypertensiven Patienten bis zum Absetzen aller Antihypertensiva möglich (◼ Abb. 5.3).

Die Reduktion der Natriumkonzentration im Dialysat kann zur Blutdruckregulation besonders bei postdialytischer Hypertonie beitragen. Entweder wird das Dialysatnatrium auf einen niedrigen Wert eingestellt, z. B. 135 mmol/l, oder es wird im

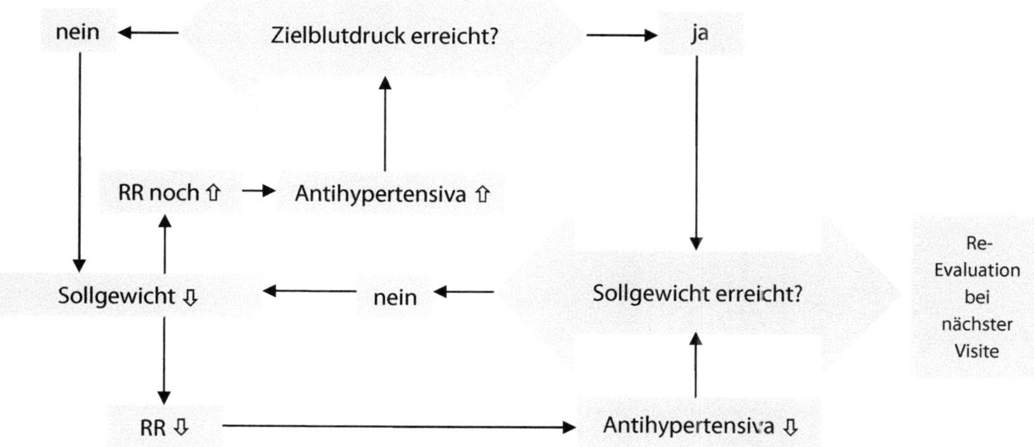

Abb. 5.3 Algorithmus zur Blutdruckoptimierung während der chronischen Dialysebehandlung

Verlauf der Dialyse (z. B. mittels Natriumprofil am Dialysegerät) kontinuierlich reduziert. Eine Erhöhung der Dialysedosis kann die Blutdruckeinstellung ebenfalls verbessern.

Einteilung der Hämoverfahren (nach Empfehlung der European Best Practice Guidelines EBPG)

Intermittierende konventionelle Hämodialyse (HD):

- HD 3–5 h 3-mal/Woche
- Lange HD von >5,5 h 3-mal/Woche

Intermittierende konventionelle Hämodiafiltration (HDF):

- HDF 3–5 h 3-mal/Woche
- Frequenzgesteigerte Behandlung >3-mal/Woche

Tägliche (quotidiane) Dialyse (mind. 6-mal/Woche):

- Kurze tägliche HD 2–3 h/6- bis 7-mal/Woche
- Tägliche Nachtdialyse 6–10 h/6- bis 7-mal/Woche
- Tägliche HDF 2–2,5 h/6-mal/Woche

5.3.2 Optimierung der Dialyse durch Verlängerung der Dialysedauer

Die DOPPS-Daten haben klar gezeigt, dass Behandlungsdaten über 4 h mit einem besseren Überleben assoziiert sind. So sollte zunächst die mittlere Dialysedauer über einen längeren Zeitraum optimiert werden und im Idealfall bei der konventionellen 3-mal wöchentlichen Dialysebehandlung bei 5 h liegen. Da die derzeitigen Vorgaben des Gesetzgebers in Deutschland (je nach Krankenkasse) Zwischendialysen unter Umständen nicht mehr vergüten, ist die Dauer der Einzelbehandlung umso wichtiger. Insofern sollte die Dialysedauer nach der Initialbehandlung bald gesteigert und der Patient auf eine dauerhaft 5-stündige Behandlung vorbereitet werden.

5.3.3 Nächtliche Dialysebehandlung

Das Ausmaß der arteriellen Hypertonie lässt sich durch die Wahl des Dialyseverfahrens reduzieren. Die beste Möglichkeit neben der täglichen Heimhämodialyse (HHD) und der (derzeit ebenso aus Kostengründen in Deutschland nicht durchführbaren)

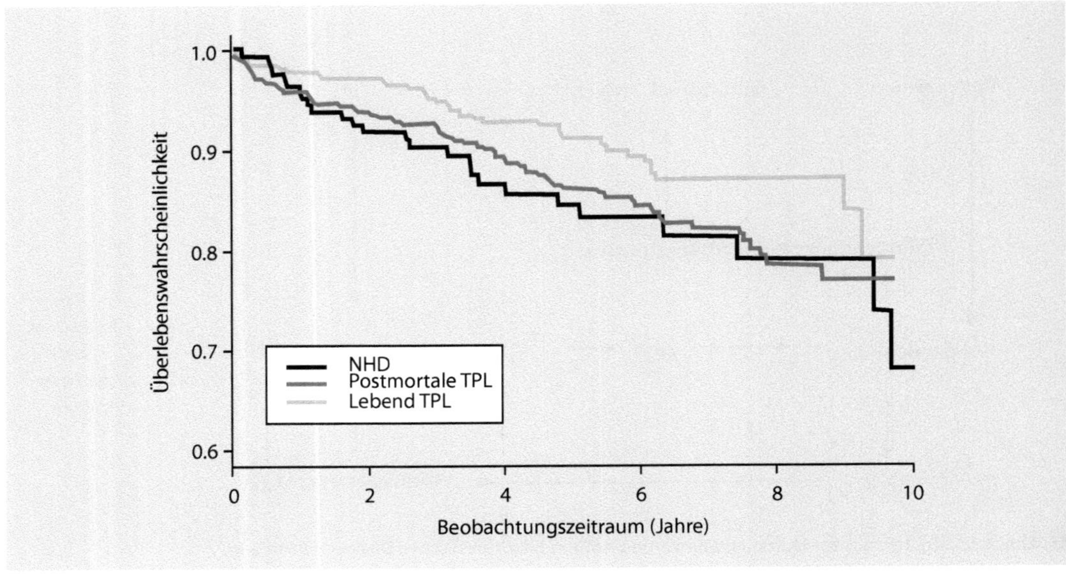

Abb. 5.4 Überleben von Nachtdialysepatienten, Leichennieren- und Lebendspendeempfängern (Log-Rank Test, P = 0,03). [Aus: Pauly et al. 2009]

täglichen Nachtdialyse ist die 3-mal wöchentliche Nachtdialyse für die Dauer von 7–8 h. Seit kurzer Zeit wird dieses Verfahren sogar von einigen Krankenkassen vergütet. Neben der deutlich gesteigerten Lebensqualität und besseren beruflichen Eingliederung der Patienten hat dieses Verfahren weitere entscheidende Vorteile.

- **Besseres Patientenüberleben**

In einer Studie (Pauly et al. 2009) wurde gezeigt, dass das Patientenüberleben bei Nachtdialyse (NHD) mit dem Überleben von nierentransplantierten Patienten vergleichbar ist (Abb. 5.4). Retrospektive Daten (2 regionale NHD-Programme und USRDS) aus den Jahren 1994 bis 2006 von 177 Nachtdialysepatienten vs. 1239 Nierentransplantierten wurden analysiert. Ein signifikanter Unterschied zwischen Leichennierenspende und Nachtdialyse konnte im Beobachtungszeitraum von 12,4 Jahren nicht festgestellt werden (Sterberate 14,7% vs. 14,3%), während die Lebendnierenspende deutlich besser abschnitt (8,5%).

- **Bessere Phosphat- und β_2-Mikroglobulinelimination**

Wenn auch aus Kostengründen eine tägliche nächtliche Hämodialysebehandlung (NHD) in Deutschland nicht vorgesehen ist, so zeigen Untersuchungen, dass bei einem nächtlichen Kt/V von 0,99 die wöchentliche Phosphatelimination zweifach höher und die wöchentliche β_2-Mikroglobulinentfernung vierfach höher liegt als unter einer konventionellen Hämodialysebehandlung (CHD). Bei manchen dieser Patienten konnte die Phosphatbindertherapie sogar ganz beendet und den Patienten eine phosphat- und proteinreiche Diät verordnet werden (Abb. 5.5, nach Chan et al. 2009).

- **Besserer Nachtschlaf**

Neben der Verbesserung der nächtlichen Apnoe- und Hypopnoephasen steigt die Lebensqualität ungemein – nicht zuletzt, weil der Nachtschlaf trotz laufender Dialyse nach einiger Zeit der Eingewöhnung deutlich besser wird. Die Drop-out-Raten sind extrem niedrig und Rückkehrer zum konventionellen Schema gibt es wenige. Wir beobachteten in über 10 Jahren nächtlicher

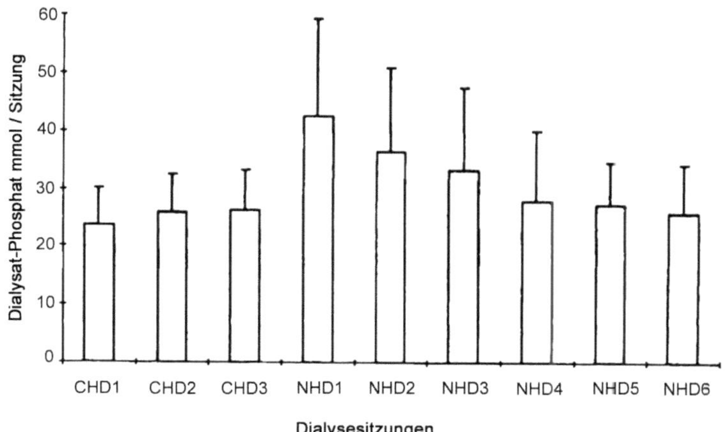

Abb. 5.5 Eliminierte Phosphatmenge bei konventioneller (CHD) und täglicher nächtlicher Hämodialysebehandlung (NHD)

Hämodialysebehandlung in Heidelberg eine sehr geringe Drop-out-Rate von deutlich unter 5% und eine sehr hohe Überlebensrate von über 95%.

- **Besserer Blutdruck und Rückgang der linksventrikulären Hypertrophie (LVH)**

Die antihypertensive Medikation kann durch die längere Behandlungszeit bei nächtlicher Dialyse z. T. drastisch reduziert werden. Nur etwa 30% der Patienten benötigen noch eine antihypertensive Dauermedikation. Folglich sind kardial deutliche Verbesserungen der Prognose zu erzielen. In der Allgemeinbevölkerung ist die linksventrikuläre Masse ein Prädiktor für kardiovaskuläre Ereignisse und die Mortalität. Die Regression der linksventrikulären Masse, unabhängig von der Verbesserung der Blutdruckkontrolle, ist ein valider Surrogatmarker für kardiovaskuläre Ereignisse. Bei Dialysepatienten ist die linksventrikuläre Hypertrophie bei bis zu 75% der Patienten schon zu Beginn der Dialysebehandlung nachweisbar. Ob die linksventrikuläre Hypertrophie bei Dialysepatienten damit fast die Norm darstellt, ist eine Regression möglich. Das Patientenüberleben wird eindeutig verbessert.

In Studien konnte nach Umstellung der Patienten auf eine Nachtdialysebehandlung ein signifikanter Rückgang der linksventrikulären Hypertrophie (LVH) dokumentiert werden (LVMi [LV mass index = linksventrikulärer Massenindex] 117 g/m^2 bei Nachtdialysepatienten vs. 162 g/m^2 bei Patienten mit konventioneller Hämodialyse, n=21). Die Beobachter fanden in der Gruppe der Nachtdialysepatienten keine Korrelation zwischen dem Rückgang des LVMi und dem Blutdruck oder dem Extrazellulärvolumen.

In einer weiteren Studie konnte die gleiche Arbeitsgruppe um Chan (2009) aus Toronto bei 18 Patienten, die von konventioneller auf Nachtdialyse umgestellt wurden, zeigen, dass der MAP (mittlere arterielle Druck) von 102 ± 3 mmHg auf 90 ± 2 mmHg sinkt. Man fand einen assoziierten Rückgang des peripheren Gesamtwiderstandes (von 1967 ± 235 auf 1499 ± 191 $dyne.s.cm^{-5}$; p <0,01). Die Plasma-Norepinephrinspiegel fielen von 2,66 ± 0,4 auf 1,96 ± 0,2 nmol/l; p=0,04. In Vergleichsgruppen konnte dieser Effekt bei Patienten mit konventioneller 3-mal wöchentlicher Dialysebehandlung nicht nachvollzogen werden. Die erste randomisiert kontrollierte Studie aus Kanada (Culleton et al. 2007) bestätigte die Beobachtung einer Regression bei linksventrikulärer Hypertrophie bei Nachtdialysepatienten im Vergleich zur konventionellen 3-mal wöchentlichen Dialyse (Tab. 5.4).

Tab. 5.4 Vergleich LV-Masse und Blutdruckwerte zwischen nächtlicher und konventioneller Hämodialyse

Parameter	Nächtliche Hämodialyse (n=26)	Konventionelle Hämodialyse (n=25)	Gruppenvergleich (95% KI)
LV-Masse, mittlere (SD), g/m²			
Studienbeginn	92,4 (26,6)	101,8 (50,6)	−9,4 (−34,0–15,2)
Studienende	85,3 (23,2)	102,8 (46,1)	−17, 5 (−39,8–4,6)
Δ	−7,1 (12,4)	1,0 (14,1)	−8,1 (−16,2 bis −0,1)d
Blutdruck, mittlerer, systolisch (SD), mmHg			
Studienbeginn	129 (23)	135 (19)	−6 (−17–6)
Studienende	122 (23)	139 (20)	−17 (−28 bis −4)
Δ	−7 (29)	4 (17)	−11 (−24–2)
Blutdruck, mittlerer, diastolischer (SD), mmHg			
Studienbeginn	75 (14)	77 (16)	−2 (−10–7)
Studienende	68 (16)	75 (12)	−7 (−15–1)
Δ	−7 (16)	−2 (12)	−5 (−13–2)

SD = Standardabweichung, KI = Konfidenzintervall.

Weniger Erythropoetin, niedrigeres PTH

Die verabreichten Erythropoetin-Dosen konnten bis zu 30% gesenkt werden. Auch die PTH-Spiegel wurden gesenkt. Man konnte trotz höherem Dialysatcalzium einen Rückgang extraossärer Kalzifikationen beobachten (Tab. 5.5, nach Yuen et al. 2005).

Tab. 5.5 Anämie bei kontinuierlicher und Nachtdialyse

Parameter	CHD	NHD
Hb [g/dl]	12,0 ± 4	12,4 ± 4
Ferritin [ng/ml]	482 ± 73	413 ± 123
Erythropoetin-Dosis [I.E./Woche]	11643 ± 1258	6877 ± 1482
CRP [mg/l]	8,4 ± 1,8	4,6 ± 1,3
IL-6 [pg/ml]	6,5 ± 0,8	3,9 ± 0,7

Rolle des inflammatorischen Status

Die Inflammation spielt eine Rolle in der Pathogenese der Erythropoetinresistenz bei Dialysepatienten. Interleukin (IL)-6 und der Tumor-Nekrose-Faktor (TNF)-α supprimieren die Erythropoese in der Urämie. (IGF)-1 (»Insulin like growth factor«) stimuliert die Erythropoese. Es wurde gezeigt, dass die nächtliche Hämodialyse (NHD) die Anämie durch bessere Wirkung von Erythropoetin verbessert ohne die Überlebenszeit der Erythrozyten zu beeinträchtigen.

Yuen (2005) konnte zeigen, dass die bessere Clearance proinflammatorischer Zytokinspiegel während der Nachtdialyse die Erythropoetin-Wirkung verbessert. Es konnte eine direkte Beziehung zwischen dem CRP-Spiegel (R=0,62, p=0,001), und dem IL-6-Spiegel (R=0,57, p=0,002) gezeigt werden. Obwohl weitere Studien benötigt werden, um die Mechanismen zu klären, wie die Nachtdialysebehandlung den inflammatorischen Status der Patienten bessert. Der kausale Zusammenhang mit der verbesserten Erythropoetin-Wirkung scheint vorhanden zu sein.

> **Möglichst jeder Patient, der die Einschlusskriterien erfüllt, sollte die 3-mal wöchentliche Nachtdialyse (8 h) durchführen, insofern das behandelnde Dialysezentrum diese Möglichkeit bietet.**

5.3.4 Heimhämodialyse

Die Heimhämodialyse ist verglichen mit der zentralisierten Hämodialysebehandlung mit einem deutlich besseren Patientenüberleben verbunden (bis 89% nach 5 Jahren, 74% nach 15 Jahren bei Nicht-Diabetikern vs. 50% nach 15 Jahren bei allen Patienten). Diese Feststellung konnte auch nach Korrektur der Daten für Alter, Komorbidität und Geschlecht aufrecht erhalten werden. Trotz dieses beeindruckenden Vorteils sind sowohl die absolute Zahl wie auch der relative Prozentsatz der Heimdialysepatienten in den letzten 2–3 Jahrzehnten drastisch zurückgegangen.

Die Heimdialyse erfordert eine gute Vorbereitung und ein ausführliches Training des Patienten und der betreuenden Person durch das behandelnde Dialysezentrum. Die in den eigenen vier Wänden mit Assistenz eines Partners durchgeführte Hämodialyse ist eine lange etablierte Strategie, um bedarfsangepasster zu dialysieren. Der Patient verliert keine Zeit durch Anfahrten zum Dialysezentrum und muss sich nicht in deren Behandlungsraster einfügen. Die Langzeitergebnisse dieses Verfahrens sind exzellent. Historisch gesehen ist es der Heimhämodialyse v. a. zu verdanken, dass in einer Zeit, als es nur sehr wenige ambulante Dialysezentren gab, möglich war, einen größeren Teil der urämischen Patienten zu dialysieren.

Heute gibt es ein flächendeckendes Netz an ambulanten Dialysezentren und Klinikdialysen. Dementsprechend hat die Heimhämodialyse deutlich an Bedeutung verloren. Das Verfahren bleibt aber eine interessante Option für Patienten, die hierfür geeignet sind und Wert auf Flexibilität und hohe Dialysequalität legen.

Allerdings hat die relative Bedeutung des Verfahrens auch deshalb abgenommen, weil der Anteil der älteren und sehr alten, mit vielen Begleiterkrankungen behafteten Patienten in den vergangenen Jahren erheblich zugenommen hat.

■ Wer eignet sich?

Bei Patienten muss eine komplikationslose Hämodialyse durchführbar und der Gefäßzugang technisch sicher durch den Patienten oder den Partner punktierbar sein.

■■ Personelle Voraussetzung

Der Patient benötigt einen Partner zur Unterstützung bei der Dialyse und zur Überwachung und Hilfe bei Komplikationen.

■■ Räumliche und apparative Voraussetzungen

Am besten findet die Heimhämodialyse in einem gesonderten Raum statt. Von einem zu beauftragenden Fachunternehmen werden die Voraussetzungen für den Wasserzugang geschaffen. Zur Beurteilung der notwendigen Wasseraufbereitungen sollte eine örtliche Wasserprobe vorliegen. Normalerweise wird eine mobile Umkehrosmose eingesetzt, die mit einem Enthärter gekoppelt ist. Die elektrischen Installationen müssen von einer zugelassenen Elektrofachkraft durchgeführt werden. Das Dialysegerät muss entweder über einen Trenntrafo oder aufwändiger über Versorgungsleitungen zur Unterverteilung mit FI-Schutzschaltern separat abgesichert werden. Am Dialyseplatz sollte ein Telefon stehen (heute meist Handy). Darüber hinaus muss genügend Raum für Lagerhaltung und Entsorgung zur Verfügung stehen.

■■ Aufgaben des betreuenden Dialysezentrums

Der Patient wird im Dialysezentrum mit seinem Partner trainiert. Die ersten Dialysen zu Hause erfolgen in Anwesenheit eines erfahrenen Personals. Der Patient wird in regelmäßigen Abständen medizinisch im Zentrum kontrolliert (Blutabnahmen, Untersuchung durch den Arzt etc.). Bei Ausfall des Heimdialysegerätes erfolgt die Dialyse im Zentrum. Es besteht für den Fall medizinischer oder technischer Probleme eine Rufbereitschaft rund um die Uhr. Das Zentrum hilft bei der Logistik der Lagerhaltung und Abfallentsorgung.

Training Grundsätzlich muss eine Vorbereitungszeit in einem Dialyse(trainings)zentrum durchlaufen werden, um den Patienten und seinen Partner zu schulen und zu prüfen, ob aus medizinischer Sicht eine Heimbehandlung möglich ist.

Zur Dokumentation und Vereinheitlichung des Trainings ist ein Ausbildungskatalog sinnvoll, der in ◘ Tab. 5.6 beispielhaft wiedergegeben ist.

Kurze tägliche (Heim-)Hämodialyse Eine weitere Modalität ist die kurze, aber effiziente tägliche (Heim-)Hämodialyse. Sie wird 5- bis 6-mal/Woche mit einer täglichen Dauer von 1,5–2,5 h durchgeführt. Sie wurde erstmals 1969 von DePalma publiziert. Aufgrund finanzieller und logistischer Probleme fand sie keine weite Verbreitung. Sie erlebt in den letzten Jahren im Kielwasser der HEMO-Studie eine Renaissance. Tägliche Hämodialyse wird auch als »Rescue«-Therapie auf der Intensivstation eingesetzt (▶ Kap. 9, »sustained low efficiency or extended daily dialysis«, SLEDD oder »sustained low efficiency (daily) diafiltration«, SLEDD-f).

5.3.5 Bessere Blutreinigung durch High-flux-Dialyse oder Hämodiafiltration?

Mehrfach wurde herausgestellt, dass Kt/V als Marker für die Clearance kleinmolekularer Toxine nur einen Teilaspekt der adäquaten Dialyse beschreibt und quantifiziert. Die Einschränkungen des Kt/V werden schon dadurch deutlich, dass bei Hämodialyse und Peritonealdialyse verschiedene Wochen-Kt/V eine adäquate Behandlung anzeigen. Außerdem führt eine ausschließliche Orientierung am Ziel-Kt/V bei Patienten mit geringem Gewicht (niedrigeres V) zur Unterdialyse, d. h., Kt/V als Parameter für adäquate Dialyse ist für diese Patienten trügerisch.

Die komplex-veränderte Physiologie bei Nierenversagen bedingt, dass Toxine in verschiedenster Molekülgröße anfallen, die sich aufgrund ihrer physiko-chemischen Eigenschaften verschieden im Körper verteilen und binden (▶ Übersicht).

Einteilung etwa 90 bekannter urämischer Komponenten (Liste der European Toxin (EUTox) Work Group)

- Kleine wasserlösliche nicht-proteingebundene Toxine wie Harnstoff und Kreatinin
- Proteingebundene Stoffe wie Indoxyl-sulfat
- Mittelmoleküle

Harnstoff kann lediglich, und das auch nur mit Einschränkungen, als Surrogatmarker für die erste Gruppe der Toxine dienen.

Die konventionelle Dialyse mit relativ kleinporigen Filtern und überwiegend diffusivem Stofftransport erreicht für die proteingebundenen und die höhermolekularen Toxine keine hohe Clearance. Daher werden Blutreinigungsverfahren entwickelt, die sich enger an den Transportvorgängen in der Niere orientieren, um damit eine adäquatere Blutreinigung zu erreichen. Da die Niere die primäre Entgiftung durch Filtration im Glomerulum durchführt, steht eine Steigerung des konvektiven Transports über großporige Dialysemembranen im Zentrum der Entwicklungen.

■ Verwendung von High-flux-Dialysatoren

Es ist allgemein anerkannt, dass durch die Verwendung von High-flux-Dialysatoren die Morbidität während der Dialysebehandlung verbessert wird (Symptome wie Hypotensionen, Übelkeit, Erbrechen, Krämpfe und Kopfschmerzen).

- Mit High-flux-Dialysatoren ist ein schneller Flüssigkeitsentzug möglich. Die Beziehung zwischen TMP und Ultrafiltration verläuft für Low-flux-Dialysatoren linear, bei High-flux-Dialysatoren kurvilinear. Unter 200 mmHg lässt sich die Ultrafiltrationsrate mit sehr geringen TMP-Änderungen steigern.
- Mit High-flux-Dialysatoren ist die Ultrafiltration von bis zu 60 l während einer Dialyse möglich. Dies geht weit über die Notwendigkeit des reinen Wasserentzugs bei der Dialyse hinaus. Schließlich beträgt die Gewichtszunahme zwischen den Dialysesitzungen, abgesehen von Ausnahmen, höchstens 2–5 l.
- Das hohe Ultrafiltratvolumen der High-flux-Dialysatoren wird aber für einen gesteigerten konvektiven Transport genutzt. Auf diese Weise werden hochmolekulare Toxine effizienter als mit der Low-flux-Dialyse. Hierzu sollten High-flux-Dialysatoren bei möglichst hohen Blut- und Dialysatflüssen eingesetzt werden.
- Bessere β_2-Mikroglobulin-Clearance und im Verlauf geringere Amyloidablagerung

In Studien wird geprüft, ob die Verwendung von High-flux-Dialysatoren tatsächlich zu den Besse-

Tab. 5.6 Ausbildungskatalog in 5 Trainingsabschnitten (Beispiel)

1. Trainingsabschnitt	**Vorbereitung von Geräten und Material:**
	Spülen des Gerätes, Test auf Desinfektionsmittelfreiheit, Vorbereitung des Dialysematerials, Aufbaus des Geräts (Anbringen der Blutschlauchsysteme etc.)
	Informationen über:
	Dialysierlösung (Konzentrat, Permeat/Weichwasser, Umkehrosmose), Leitfähigkeit, transmembranöser Druck (TMP) und Bypass, Test der Dialysat- und Blutseite, allgemeine Aspekte der Hygiene
	Aufklärung über:
	Blutdruck, Puls, Körpertemperatur, Trockengewicht, Restdiurese, Trinkmenge, Diätvorschriften
	Beginn der Dialyse:
	Punktion, Anschließen an die Dialyse, Einstellen der UF-Menge, Überprüfen der Maschine, Alarmbegrenzungen, Eintragungen in Wochen- bzw. Monatsprotokolle, Kontrollen während der Dialyse (Blutdruck, Ultrafiltration, evtl. Gerinnung)
	Beenden der Dialyse:
	Rückgabe des Blutes zum Patienten, Entfernen der Punktionskanülen, Versorgung der Punktionsstellen, Reinigung und Desinfektion der Maschine
	Gefäßzugang:
	Prinzip der arteriovenösen Fistel, Umgang mit der Fistel, Reinigung der Haut vor und nach der Dialyse, Fistelkomplikationen (Entzündung, Thrombose, nachlassende Funktion, Aneurysmen, Stenosen)
2. Trainingsabschnitt	**Erklärung der »künstlichen Niere«:**
	Blut- und Dialysatseite, Entzug harnpflichtiger Substanzen, Veränderungen der Elektrolyte, Bedeutung der Laborwerte (besonders K+, Ca++ und PO4)
	Erklärung der Gerätefunktionen (Bedeutung, Einstellung Kontrolle):
	Blutpumpe, arterieller und venöser Blasenfänger, Luftfalle, Heparinpumpe bzw. Perfusor, arterielle und venöse Druckmessleitung, Dialysatfluss und -menge, Dialysattemperatur, Blutleckdetektor, Bildschirm (falls vorhanden), Transmembrandruck (TMP)
3. Trainingsabschnitt	**Heparinisierung:**
	Abnahme einer Blutprobe zur Bestimmung der Gerinnung am Behandlungsplatz, Bedeutung der Blutgerinnung
	Behebung möglicher Zwischenfälle während der Dialyse
	Austausch des arteriellen und venösen Blutschlauchsystems, Verhalten bei Blutleckalarm, Austausch des Dialysators, Kurzschluss der blutführenden Leitungen, Infundieren von NaCl 0,9%, Abfall bzw. Anstieg des arteriellen oder venösen Druckes
	Aufklären über das Verhalten bei:
	Blutdruckabfall, Blutdruckanstieg, Muskelkrämpfen, Schüttelfrost, Luftembolie, Hyperkaliämie

Tab. 5.6 Fortsetzung

4. Trainingsabschnitt	**Funktion des Dialysegerätes:**
	Wasserseite (Wasserdruck, Wasserausfall), Elektronik (Stromausfall, Bildschirmausfall), Luftfallenalarm, UF-Alarm, Dialysatstörungen (Leitfähigkeit, Dialysatfluss)
	Berechnung der Wasseraufbereitung
	Materialbestellung und -lagerung, Entsorgung
	Führung der Dialyseprotokolle (Dokumentation)
5. Trainingsabschnitt	Wiederholung der Trainingsabschnitte 1–4
	Vorbereitung der ersten Heimdialyse (Geräteinstallation, Materiallieferung)
	Besprechen der medizinischen, pflegerischen und technischen Betreuung

rungen von Morbidität und Mortalität führt, die aufgrund ihrer Transport-Charakteristika zu erwarten ist. In der HEMO-Studie, einer großen prospektiv randomisierten klinischen Studie wurden 1846 Patienten für Low- oder High-flux-Dialyse (basierend auf der β_2-Mikroglobulin Clearance des Dialysators) randomisiert. Nach einer mittleren Behandlungszeit von 4,5 Jahren zeigten die Ergebnisse, dass das Mortalitätsrisiko in beiden Gruppen gleich war, wenngleich die kardiovaskuläre Mortalität in der High-flux-Gruppe signifikant niedriger war. Dies traf vor allem für ältere und länger als 3,7 Jahre dialysierende Patienten zu. Eine retrospektive Studie aus Frankreich mit 650 Patienten fand ein signifikant höheres Survival der High-flux-Gruppe.

Eine kürzlich publizierte italienische Studie konnte diese Ergebnisse bestätigen. Danach hatten Dialysepatienten mit niedrigem Serum-Albumin in der High-flux-Gruppe ein um 37% geringeres Sterblichkeitsrisiko als die Patienten der Low-flux-Gruppe (738 Patienten, Beobachtungszeitraum 7,5 Jahre, 3-mal wöchentliche Behandlung). Je nach Land haben 56–85% der Dialysepatienten einen niedrigen Serum-Albumin-Spiegel (4 g/dl oder weniger).

▪ MPO-Studie

2008 wurden die Ergebnisse dieser randomisiert-kontrollierten Studie mit 647 Patienten veröffentlicht. Im Vergleich zu HEMO-Studie wurden Patienten mit einem höheren Mortalitätsrisiko (Serum-Albumin-Wert von ≤4 g/dl) selektiert. Die MPO-Studie konnte keinen signifikanten Unterschied in der allgemeinen Mortalität feststellen, jedoch bei Patienten mit einem Serum-Albumin-Wert von ≤4 g/dl eine 37%ige signifikante Reduktion des Mortalitätsrisikos zeigen. Auch Diabetiker profitierten von der High-flux-Behandlung. Ebenso konnte eine signifikante Reduktion der β_2-Mikroglobulin-Spiegel nachgewiesen werden.

Aufgrund dieser Studienergebnisse gab das ERBP (European Renal Best Practice) Advisory Board 2007 die Guideline 2.1 der »EBPG guideline on dialysis strategies« heraus (► Übersicht).

»EBPG guideline on dialysis strategies« (Guideline 2.1 und 2.2)

Guideline 2.1

High-flux-Dialysatoren sollten eingesetzt werden, um langfristige Komplikationen der Dialysebehandlung hinauszuzögern. Spezifische Indikationen sind:

- Reduktion der Dialyse-assoziierten Amyloidose
- Bessere Kontrolle der Hyperphosphatämie
- Reduktion des erhöhten kardiovaskulären Risikos
- Bessere Kontrolle der Anämie

Guideline 2.2

Um die hohe Permeabilität von High-flux-Membranen zu nutzen, sollte die Durchführung der Online-Hämodiafiltration oder der Hämofiltration in Erwägung gezogen werden. Die Austauschvolumina sollten unter Berücksichtigung der Sicherheit so hoch wie möglich sein (Evidence level II).

Tipp

Ältere Langzeitdialysepatienten mit niedrigem Serum-Albumin (≤4 g/dl) und Diabetiker profitieren am meisten von High-flux-Dialysatoren.

Hämodiafiltration (HDF)

Die Hämodiafiltration (HDF) kombiniert die Hämodialyse mit der Hämofiltration. Die Elimination urämischer Toxine findet durch Diffusion und Konvektion statt.

Die HDF wird mit hochdurchlässigen High-flux-Filtern durchgeführt. Für die effiziente Durchführung der HDF ist ein hoher Blutfluss im System und damit ein hervorragender Gefäßzugang, der dies erlaubt, unabdingbar.

Wie bei der Hämofiltration setzt sich die hohe angestrebte Ultrafiltration aus zwei Anteilen zusammen:

- Anteil des notwendigen Flüssigkeitsentzugs zum Erreichen des Trockengewichtes
- Zur Erhöhung des konvektiven Transportes zusätzlich erwünschte Ultrafiltration

Der zweiten Komponente muss eine entsprechende Infusion von Substitutionsflüssigkeit gegenüberstehen, um einen Volumenmangel beim Patienten zu vermeiden.

Die Substitutionslösung ist eine sterile Elektrolytlösung mit Puffern, die entweder in industriell gefertigten Infusionsbeuteln vorliegt oder online von der Dialysemaschine durch Abzweigung aus dem Dialysat produziert wird.

Speziell bei der Online-HDF sind von einigen Herstellern zusätzliche Sterilfilter am Dialysegerät angebracht, die die Sterilität und Pyrogenfreiheit des Substituats mehrfach absichern, bevor die Infusion erfolgt.

Ergebnisse der HDF Für die HDF gibt es noch keine Ergebnisse aus Langzeitstudien, die belegen, dass das Verfahren gegenüber der High-flux-Dialyse weitere Vorteile bringt. Bereits kurzfristig soll die HDF eine verbesserte Kreislaufstabilität als die konventionellen Verfahren für den Patienten bringen. Auch diese Annahme konnte bislang in Studien nicht belegt werden.

5.4 Internet-Links

- ► **http://www.ddnae.de/**
  Verband Deutscher Nierenzentren
  Seit 2004 sind alle Vorträge der Nephrologischen Jahresgespräche auf CD-ROM erhältlich
- ► **http://www.dgfn.eu/index.php?id=33**
  Die Deutsche Arbeitsgemeinschaft für Klinische Nephrologie hat im Jahr 2006 einen Dialysestandard publiziert und im Jahr 2008 durch spezielle Hygieneleitlinien erweitert

Literatur

Bayliss G, Danziger J (2009) Nocturnal versus conventional haemodialysis: some current issues, Nephrol Dial Transplant.;24(12):3612–3617

Chan CT, Liu PP et al. (2009) Nocturnal hemodialysis improves erythropoetin responsiveness and growth of hematopoietic stem cells. J Am Soc Nephrol. Mar;20(3):665–671

Chan CT, Floras JS, Miller JA, Richardson RM, Pierratos A (2002) Regression of left ventricular hypertrophy after conversion to nocturnal hemodialysis. Kidney Int.; 61(6):2235–2239

Chauveau P, Nguyen H et al. (2005) Dialyzer membrane permeability and survival in hemodialysis patients, Am J Kidney Dis Mar;45(3) 565–571

Cheung AK, Levin NW et al. (2003) Effects of high-flux hemodialysis on clinical outcomes: results of the HEMO study. J Am Soc Nephrol Dec;14(12):3251–3263

Culleton B, Walsh M, Klarenbach S et al. (2007) Effect of frequent nocturnal hemodialysis versus conventional hemodialysis on left ventricular mass and quality of life;298:1291–1299

DePalma JR, Pecker EA, Maxwell MH (1969) A new automatic coil dialyser system for ‚daily' dialysis. Proc EDTA; 6:26

Dialysestandard 2006 der Deutschen Arbeitsgemeinschaft für Klinische Nephrologie e.V. in Zusammenarbeit mit dem Verband Deutscher Nierenzentren der DN e.V. (ehem. DDNÄ e.V.) sowie der Arbeitsgemeinschaft für Pädiatrische Nephrologie (APN)

Eknoyan G, Beck GJ (2002) Effect of dialysis dose and membrane flux in maintenance hemodialysis. N Engl J Med Dec 19;347(25):2010–2019

Fagugli RM, Buoncristiani U, Ciao G (1998) Anemia and blood pressure correction obtained by daily hemodialysis induce a reduction of left ventricular hypertrophy in dialysed patients. Int J Artif Organs;21(7):429–431

Felten H, Kuhlmann MK, Kühn K (1999) Adäquate Dialysebehandlung bei Hämodialyse und Peritonealdialyse-Patienten. Internist 40:22–36

Girndt M, Kuhlmann M, Köhler H (2007) Aktuelle Behandlungsstrategien in der Hämodialyse. Unimed

Hanly PJ, Pierratos A (2001) Improvement of sleep apnea in patients with chronic renal failure who undergo nocturnal hemodialysis. N Engl J Med 344 (2):102–107

Lacson E Jr, Diaz-Buxo JA (2001) Daily and nocturnal hemodialysis: how do they stack up? Am J Kidney Dis 38(2):225–239

Mailloux LU et al. (1994) Survival estimates for 683 patients starting dialysis from 1970 through 1989: identification of risk factors for survival. Clin Nephrol Aug;42(2):127–135

Pauly RP, Gill JS, Rose C, Asad RA, Chery A, Pierratos A, Chan CT (2009) Survival among nocturnal home haemodialysis patients compared to kidney transplant recipients, Nephrol. Dial. Transplant; 24: 2915–2919

Peppard PE, Young T, Palta M, Skatrud J (2000) Prospective study of the association between sleep-disordered breathing and hypertension. N Engl J Med 342(19):1378–1384

Pierratos A, Ouwendyk M, Francoeur R, Vas S, Raj DS, Ecclestone AM, Langos V, Uldall R (1998) Nocturnal hemodialysis: three-year experience. J Am Soc Nephrol 9(5):859–868

Pierratos A (1999) Nocturnal home haemodialysis: an update on a 5-year experience. Nephrol Dial Transplant 14(12):2835–2840

Saran R et al. (2006) Longer treatment time and slower ultrafiltration in hemodialysis: Associations with reduced mortality in the DOPPS, Kidney International 69, 1222–1228

Schwartz DI, Pierratos A, Richardson RM, Fenton SS, Chan CT (2005) Impact of nocturnal home hemodialysis on anemia management in patients with end-stage renal disease. Clin Nephrol. Mar;63(3):202–208

Tattersall J et al. (2007) EBPG guideline on dialysis strategies. Nephrol Dial Transplant. May;22 Suppl 2:ii5–21

Warkentin TE, Greinacher A, Koster A, Lincoff AM (2008) Treatment and prevention of heparin-induced thrombocytopenia: American College of Chest Physicians Evidence-Based Clinical Practice Guidelines (8th Edition). Chest 133:340S

Yuen D, Richardson RM et al. (2005) Quotidian nocturnal hemodialysis improves cytokine profile and enhances erythropoetin responsiveness, ASAIO Journal 51: 236–241

Akute Probleme während der Dialysebehandlung

Die häufigsten Komplikationen während einer Dialysebehandlung (◘ Tab. 6.1; Bregman 1994) sind Blutdruckabfall (>50%), Krämpfe (20–30%), Übelkeit und Erbrechen (15%) sowie Kopfschmerzen (5%).

6.1 Hämodynamische Instabilität

6.1.1 Intradialytische Hypertonie

Wesentlich seltener als die Hypotonie ist die intradialytische Hypertonie (► Kap. 7). Gelegentlich findet man einen paradoxen Blutdruckanstieg in der zweiten Hälfte der Dialysebehandlung trotz bereits durchgeführtem Volumenentzug. Zunächst sollte eine Natrium-/Volumenbeladung ausgeschlossen werden. Auch die Dialysance von Antihypertensiva (Rebound) kann ein auslösender Faktor sein.

Darüber hinaus finden sich folgende Ursachen:

- Aktivierung des RAAS
- Natrium- und Volumenexzess aufgrund der eingeschränkten Kapazität der Natriumausscheidung
- Erhöhte Sympathikusaktivität
- Anstieg von Vasokonstriktoren (Endothelin) und eine gleichzeitige Reduktion der Vasodilatatoren
- Erythropoetingabe
- Anstieg des intrazellulären Kalziums

Neben der Behandlung des akuten Problems während der Dialysesitzung ist zur Vermeidung längerfristig die Kontrolle des Volumenstatus des Patienten am wichtigsten. Sie kann sowohl den Blutdruck normalisieren (und damit die Einnahme der Antihypertensiva reduzieren, die dialysabel sind) oder besser stabilisieren und führt zu einer leichteren Kontrolle hypertensiver Ereignisse – auch während der Dialyse.

6.1.2 Intradialytische Hypotonie

Die häufigste Ursache einer hämodynamischen Instabilität während der Dialysebehandlung ist der Blutdruckabfall. Sie steht häufig mit hohen Ultrafiltrationsraten in Zusammenhang, Ursachen wie ein kardiales Ereignis oder eine zerebrale Ischämie müssen jedoch ausgeschlossen werden (◘ Tab. 6.2).

Tipp

Zur Prophylaxe von ultrafiltrationsbedingten Blutdruckabfällen sollte eine Ultrafiltrationsrate von 800 ml/h (bei Diabetikern und älteren Patienten 600 ml/h) nicht überschritten werden.

Es fallen zwei klinische Muster der dialysebedingten arteriellen Hypotension auf:

- Die episodische Hypotension, die typischerweise gegen Ende der Dialysebehandlung auftritt. Sie kündigt sich häufig mit Erbrechen, Muskelkrämpfen, Gähnen und anderen vagalen Symptomen an.
- Die chronisch persistierende Hypotension bei Langzeitdialysepatienten mit niedrigen prädialytischen systolischen Blutdruckwerten.

Unabhängig von der Ursache haben Patienten mit dialyseassoziierter Hypotension eine erhöhte Mortalität.

▪ Therapie von Blutdruckabfällen

Maßnahmen zur akuten Behandlung einer Hypotension während der Dialysebehandlung sind in der ► Übersicht aufgelistet.

Akuttherapie des Blutdruckabfalls während der Dialysebehandlung

- Stoppen der Ultrafiltration
- Schocklagerung (Trendelenburg-Lagerung, Schräglagerung des Patienten mit dem Kopf und Oberkörper nach unten)
- Blutfluss reduzieren
- Erniedrigung der Dialysattemperatur
- Volumengabe (NaCl 0,9%)

▪ Prävention von Blutdruckabfällen

Die Frequenz hypotoner Phasen während der Dialyse kann durch folgende Maßnahmen verringert werden: Erreichen des adäquaten Trockengewichts, konstant niedrige Ultrafiltration, höhere Natrium-

Tab. 6.1 Akute Komplikationen während der Dialysebehandlung

Komplikation	Häufigkeit [in %]
Hämodynamische Instabilität (arterielle Hypotension)	25–55
Muskelkrämpfe	20–30
Gastrointestinale Beschwerden (Übelkeit, Erbrechen)	5–15
Kopfschmerzen	5
Juckreiz	5
Thorakale Schmerzen	5
Rückenschmerzen	5
Fieber und Schüttelfrost	1

Tab. 6.2 Ursachen intradialytischer Hypotonie

A. Volumenbezogen	Zu rascher Flüssigkeitsentzug oder zu hohe kontinuierliche UF-Rate
	Zu kurze Dialysezeit (hohe UF-Rate)
	Zu niedriges Zielgewicht (Trockengewicht, Sollgewicht)
	Zu niedrige Dialysatnatriumkonzentration (und nachfolgende intrazelluläre Flüssigkeitsverschiebung)
	Zu hohe Dialysatmagnesiumkonzentration
	Blutung
B. Inadäquate Vasokonstriktion	Zu hohe Dialysattemperatur
	Autonome Neuropathie
	Antihypertensive Medikation
	Essen während der Dialysebehandlung
	Anämie
	Azetat als Pufferlösung (heute selten)
	Sepsis
	Reaktion auf Dialysemembran
C. Kardiale Faktoren	Diastolische Dysfunktion
	Arrhythmie (Vorhofflimmern)
	Ischämie
	Myokardinfarkt, Perikardtamponade, Perikarderguss
	Luftembolie

konzentration im Dialysat (Einsatz von Profilen), Ultrafiltrationsprofile, Bikarbonat als Dialysatpuffer, medikamentöse Verbesserung der Herzleistung (ACE-Hemmer, Digitalis, niedrig dosierte β-Blockade) sowie Nahrungskarenz während der Behandlung und reduzierte Dialysattemperatur.

Durch sequentielle Ultrafiltration zu Beginn der Behandlung und anschließender isovolämischer Dialyse kann bei hoher interdialytischer Gewichtszunahme die Rate an Hypotensionen deutlich gemindert werden. Hierdurch kann – bei adäquaten Blutdruckwerten zu Beginn der Behandlung – ein hohes Volumen ultrafiltriert werden, ohne eine hämodynamische Instabilität auszulösen. Häufig ist dies dem chronisch ambulanten Patienten schwer zu vermitteln, da sich die Gesamtbehandlungszeit durch dieses Manöver verlängert (während der sequentiellen Ultrafiltration findet keine diffusive Clearance statt, ◘ Abb. 6.1).

▪ Absenkung der Dialysattemperatur

Blutdruckabfälle können durch rechtzeitige Senkung der Dialysattemperatur abgefangen werden. Die Stabilisierung des Blutdrucks wird durch einen Anstieg des peripheren Widerstandes bei gleichbleibendem Herzminutenvolumen erreicht. Es wurde postuliert, dass der blutdruckstabilisierende Effekt bei der Hämo**dia**filtration auf die längeren Blutschlauchsysteme und die dadurch niedrigere Temperatur des Blutes im venösen Schenkel zurückzuführen sei.

Man muss berücksichtigen, dass die im Durchschnitt angenommene Kerntemperatur von 37°C für die meisten Dialysepatienten nicht zutrifft, so dass man davon ausgehen kann, dass bei vielen Behandlungen eine Wärmezufuhr stattfindet, die wiederum über eine Weitstellung der Gefäße Hypotensionen begünstigt. Rosales (2000) konnte zeigen, dass bei im Mittel etwa 65 Jahre alten Patienten die

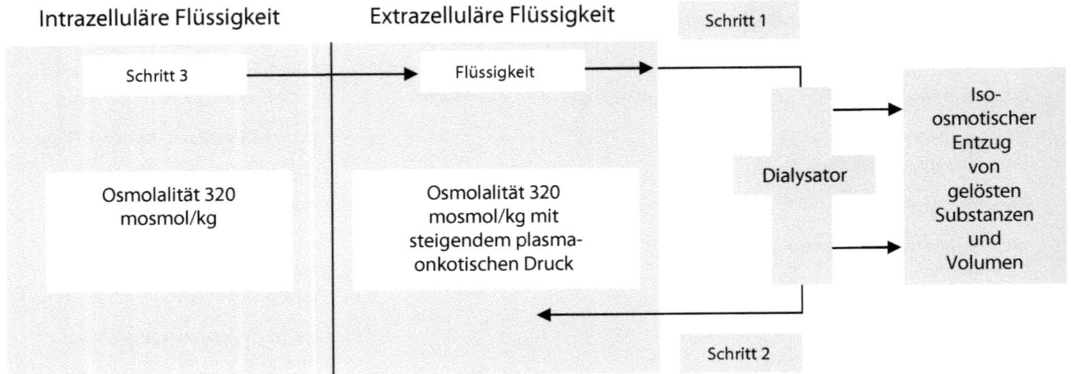

Abb. 6.1 Flüssigkeitsverschiebung während isolierter Ultrafiltration. Blutplasma mit einer Osmolalität von 320 mosmol/kgKG fließt in die Dialysekapillare (1), die nicht mit Dialysat perfundiert ist. Durch den isoosmotischen Volumenentzug entsteht ein günstiger hydrostatischer Druckgradient. Die Flüssigkeit, die zum Patienten zurückgeleitet wird, ist volumenreduziert, hat aber eine unveränderte Osmolalität (2). Der folgende Anstieg des onkotischen Drucks des Plasmas resultiert in einer Flüssigkeitsverschiebung vom interstitiellen und intrazellulären Raum in den intravasalen Raum (3). Dieser letzte Schritt minimiert die Plasmavolumendepletion und schützt gegen Hypotension

Bluttemperatur zwischen 35,6 und 36,6°C lag. Keiner der Patienten erreichte vor Dialysebeginn die angenommenen 37°C Körpertemperatur.

Je ausgeprägter die Hämokonzentration durch hohe Ultrafiltration, desto stärker ist der Impuls zur Vasokonstriktion – je wärmer das Dialysat, desto stärker ist der Impuls, den Gefäßwiderstand der Haut zu erniedrigen, um Wärme abzugeben. Dies ist ein Widerspruch, der den Patienten erschöpft und zu den bekannten und gefürchteten Komplikationen führt.

Tipp

Insbesondere bei Patienten >65 Jahren: Körpertemperatur vor Dialysebeginn messen und Dialysattemperatur entsprechend anpassen!

Intradialytischer Hypotonie kann wirkungsvoll durch Senkung der Dialysattemperatur vorgebeugt werden. Sie tritt bis zu 7-mal seltener als bei Normaltemperatur auf (Selby 2006). Eine bisher vermutete verminderte Clearance kleinmolekularer Toxine ließ sich nicht bestätigen. In vielen Dialysezentren wird die Dialysattemperatur grundsätzlich auf 36–36,5° eingestellt. Nur eine Minderheit der so behandelten Patienten friert während der Behandlung (Abb. 6.2).

6.2 Andere häufige Komplikationen

Muskelkrämpfe

Muskelkrämpfe sind eine häufige Ursache für den vorzeitigen Abbruch einer Dialysebehandlung. Ursachen bei Dialysepatienten sind Volumenkontraktion durch hohe Ultrafiltrationsrate, Hyponatriämie, Gewebehypoxie, Hypomagnesiämie und Carnitinmangel. Während der Dialyse kann durch Massage des betroffenen Muskels, Anheben des Blutdrucks, Gabe geringer Mengen (10 ml) hypertoner Kochsalzlösung bzw. Glukose (i.v.) oder in Ausnahmefällen geringer Dosen eines Benzodiazepins (z. B. 2 Tropfen Diazepam sublingual = ca. 0,5 mg) geholfen werden. Langfristig kann die Senkung der interdialytischen Gewichtszunahme, die Vermeidung von Hypotonie, hohes Dialysatnatrium, eventuell auch Gabe von Carnitin, Vitamin E und Vitamin C helfen, Muskelkrämpfe zu verhindern. Ein hohes Dialysatnatrium erhöht allerdings das Durstgefühl und führt dadurch zu höherer interdialytischer Gewichtszunahme.

Kopfschmerzen

Kopfschmerzen können z. B. Zeichen von metabolischen Störungen (Hyper- oder Hyponatriämie, Hyperglykämie), Medikamentennebenwirkungen

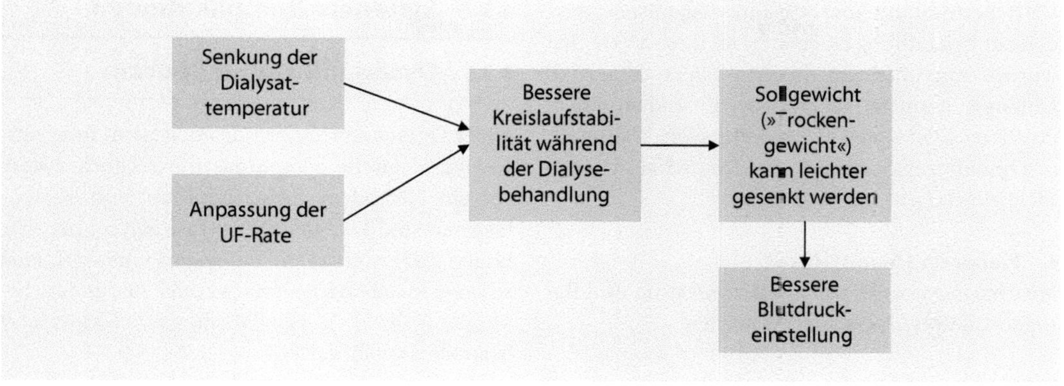

Abb. 6.2 Einfluss der Dialysattemperatur

aber auch eines Koffeinentzugs sein (Koffein ist gut dialysabel). Natürlich können selten auch intrakranielle Blutungen der Auslöser von Kopfschmerzen sein. Paracetamol kann zur Behandlung während der Dialyse verabreicht werden – Novaminsulfon hingegen nur, wenn der Blutdruck nicht zu niedrig ist oder ein Blutdruckabfall nicht befürchtet werden muss.

Übelkeit und Erbrechen

Bei ca. 10% der Routine-Dialysebehandlungen kommt es zu Erbrechen. Meist ist eine Hypotension der Grund. Die Ursachen sind aber multifaktoriell. Die Gastroparese bei diabetischen Patienten findet man auch bei Nicht-Diabetikern. Längere Behandlungszeiten sowie eine hohe Ultrafiltrations-Gesamtmenge oder -rate erhöhen die Inzidenz von Kopfschmerzen, Übelkeit und Erbrechen während der Behandlung. Wie Erfahrungen bei langen Behandlungszeiten (3-mal 8 h/Woche z. B. in Tassin, Frankreich) oder mit der Nachtdialyse gezeigt haben, ist die Behandlungsdauer nicht der ausschlaggebende Faktor, sondern die Blutflussrate und die Ultrafiltrationsmenge, bzw. -rate. Häufig wird während der Behandlung einfach zu viel gegessen.

Die Behandlung besteht vor allem im Ausgleich einer evtl. das Erbrechen auslösenden Hypotension und der Gabe von Antiemetika. Häufig genügen ein Aussetzen der Ultrafiltration und die Gabe von 5 mg Metoclopramid i.v. Prophylaktisch kann dies auch zu Behandlungsbeginn erfolgen.

Präkordiale Beschwerden und Rückenschmerzen

Die häufigste Ursache von thorakalen Schmerzen während der Dialyse ist eine bei erhöhtem Herzminutenvolumen (Shuntfluss) und Anpassungsproblemen an eine hohe Ultrafiltrationsrate ausgelöste Koronarinsuffizienz bei zugrunde liegender koronarer Herzerkrankung. Seltene Ursachen von Throraxschmerzen während Dialyse sind eine Hämolyse oder eine Luftembolie. Bei Manipulationen an einem durch Koagel verstopften System kann es zu einer pulmonalen Embolisierung kommen.

Juckreiz (urämischer Pruritus)

Juckreiz entsteht oft während oder nach der Dialysebehandlung. Somit scheiden die oft verdächtigten Urämietoxine als Ursache weitgehend aus. Hyperparathyreoidismus, Hyperphosphatämie mit Kalziumphosphat-Ablagerung in der Haut bei erhöhtem Kalziumphosphat-Produkt, inadäquate Dialysedosis, erhöhte β_2-Mikroglobulinspiegel, Anämie, periphere Neuropathie, hohe Aluminiumspiegel, A-Hypervitaminose und das Immunsystem können für verstärkten Juckreiz verantwortlich sein.

Die Behandlung besteht zunächst in der Anpassung der Dialysedosis über einen längeren Zeitraum, Behandlung der Anämie, sowie Senkung des Kalziumphospat-Produktes. Emollientien (Pflegemittel, welche die Haut weich und geschmeidig machen und mit Feuchtigkeit versorgen), Capsaicin (ein aus Pflanzen gewonnenes Alkaloid),

UVB-Bestrahlung und Opioidantagonisten werden zur Behandlung eingesetzt. All diese Methoden wurden mit unterschiedlichem Effekt eingesetzt. Unlängst konnten randomisierte Studien einen positiven Effekt von Gabapentin oder Nalfurafin (κ-Opioidrezeptoragonist, in Deutschland noch nicht zugelassen) nachweisen.

▪ Fieber und Schüttelfrost

Hier muss zwischen bakterieller Infektion und Pyrogenreaktion unterschieden werden.

Bakterielle Infektionen Ein Dialysepatient mit einer Bakteriämie hat meist Fieber und Schüttelfrost. Gelegentlich fehlen weitere Infektionszeichen. Eine gerötete Kathetereintrittstelle oder ein entzündeter Shunt kann auf die häufigsten Eintrittspforten für Bakterien beim Dialysepatienten hinweisen.

Die verzögerte Therapie einer Sepsis ist einer der wichtigsten Gründe erhöhter Morbidität und Mortalität von Dialysepatienten.

Zu beachten sind allgemeine Sepsiszeichen, die von der leichten Hypotonie bis zum massiven Blutdruckabfall mit Kreislaufschock reichen können. Die häufigste Infektionsquelle ist beim chronischen Dialysepatienten der mit Staphylokokken infizierte Shunt (am häufigsten synthetische Gefäße wie z. B. GoreTex-Shunts) oder zentrale Venenkatheter. Die umgehende antibiotische Therapie erfolgt nach Antibiogramm, das allerdings meist erheblich zeitverzögert vorliegt. Bei V. a. auf eine Staphylokokkeninfektion ist Vancomycin bewährt (Anwendung und Dosierung: ▶ Kap. 11).

Pyrogenreaktionen Hier gelangen pyrogene Substanzen bakterieller Herkunft (Endotoxine) vom Dialysat durch die intakte Dialysatormembran in den Blutkreislauf des Patienten und führen zu Fieberreaktionen. Oft ist dies Folge einer bakteriellen Besiedelung der Wasserversorgung. Untersuchungen Mitte der 1980er Jahre haben gezeigt, dass der Übertritt von bakteriellen Endotoxinen durch die Dialysemembran von High-flux-Dialysekapillaren in das Blut des Patienten möglich ist.

6.3 Seltenere Komplikationen

6.3.1 Dysäquilibriumssyndrom

Unter Dysäquilibriumssyndrom versteht man zentralneurologische Symptome, die möglicherweise auf ein Hirnödem zurückzuführen sind. Risikofaktoren sind Dialysebeginn (Erstdialyse) bei sehr hohen Harnstoffwerten, zu lange Erstdialyse, eine schwere metabolische Azidose oder eine andere Erkrankung des ZNS. Alte Patienten und Kinder sind besonders gefährdet.

Klinische Zeichen sind in leichten Fällen Kopfschmerzen, Übelkeit, Desorientierung, Ruhelosigkeit, Sehstörungen, Flattertremor, Muskelkrämpfe und Schwindel gegen Ende der Dialysebehandlung. Bei schwererer Ausprägung können Verwirrung, epileptische Anfälle, Koma und auch Tod eintreten. Differenzialdiagnostisch müssen eine medikamentenassoziierte, zentralnervöse Störung, eine intrazerebrale Blutung (z. B. Subduralhämatom), metabolische Entgleisungen (Hyponatriämie, Hyperglykämie) und auch Urämie selbst abgegrenzt werden.

Ursächlich ist wohl eine zu rasche Veränderung der Konzentrationen osmotisch wirksamer Substanzen. Harnstoff z. B. kann die Zellmembran frei durchqueren und wird somit als osmotisch ineffektiv betrachtet, aber auch er benötigt für diesen Konzentrationsausgleich eine definierte Zeit.

▪ Behandlung

Bei milden Reaktionen wie Übelkeit, Erbrechen oder anhaltender Unruhe erfolgt eine symptomatische Behandlung mit der Reduktion des Blutflusses. Hypertone Natriumlösung oder Glukose gegen Muskelkrämpfe.

Bei ausgeprägteren anfallartigen Symptomen oder Benommenheit sollte die Dialyse rasch abgebrochen werden.

▪ Prävention

Die beste Therapie des Dysäquilibriums ist die Prävention. Diese besteht darin, die Dialyse anfänglich so zu dosieren, dass der Harnstoff nur langsam gesenkt wird. Dies kann durch tägliche, kurze Dialysen mit niedrigem Blutfluss und kleiner Dialysatoroberfläche erreicht werden, aber auch durch reine

Ultrafiltrationsbehandlung (hauptsächlich konvektiver Transport) oder Peritonealdialyse.

Bei einem akut-urämischen Patienten sollte der Harnstoff in einer Dialysesitzung nicht weiter als um 40% gesenkt werden. Niedriges Dialysatnatrium (2–3 mmol/l unterhalb des Serumnatrium-Spiegels) erhöht die Wahrscheinlichkeit eines Hirnödems und sollte vermieden werden! Bei hypernatriämischen Patienten sollten Harnstoff und Natrium nicht in einer Sitzung korrigiert werden. Besser sollte das Dialysatnatrium nahe am Serumnatriumwert gewählt werden. Die Hypernatriämie kann bei Bedarf postdialytisch durch 5% Dextrose gesenkt werden.

Für Hypernatriämie und Hyponatriämie gilt: eine Korrekturrate von 0,5 mmol/h sollte nicht überschritten werden! (Cave: pontine Demyelinisierung bei zu schnellem Ausgleich einer Hyponatriämie.)

6.3.2 Kardiale Arrhythmien

Arrhythmien sind bei Dialysepatienten häufig, sowohl während der Dialysebehandlung als auch im Intervall. Risikofaktoren sind höheres Alter, Herzinsuffizienz, linksventrikuläre Hypertrophie (LVH), stark schwankende Werte des Serum-Kaliums und eine autonome Polyneuropathie. Reizüberleitungsstörungen werden häufig im Zusammenhang mit Kalzifikationen der Mitralklappe beobachtet. Die antiarrhythmische Behandlung unterscheidet sich bis auf die Dosisanpassung nicht von derjenigen des Nierengesunden. Hyperhydratation kann durch Dehnung des linken Vorhofes bei prädisponierten Patienten intermittierendes Vorhofflimmern auslösen.

6.3.3 Intrakranielle Blutung

Bestehende Erkrankungen der Gefäße und arterielle Hypertension können insbesondere im Zusammenhang mit der für die Dialysebehandlung notwendigen Antikoagulation zu intrakraniellen, subarachnoidalen oder subduralen Blutungen führen.

6.3.4 Luftembolie

Bei der heutigen Sicherheitsausstattung der Dialysegeräte sind klinisch relevante Luftembolien selten geworden. Allerdings handelt es sich in Abhängigkeit von der embolisierten Luftmenge nach wie vor um eine der gefährlichsten Komplikationen der Dialyse, wenn sie nicht rasch erkannt und richtig behandelt wird.

Die Symptome sind abhängig von der Körperposition des Patienten:

- Aufrechte Haltung:
  Die infundierte Luft gerät in das zerebrale Venensystem mit nachfolgenden Kopfschmerzen, Bewusstseinsverlust, Konvulsionen und Todesfolge.
- Liegende Haltung:
  Die Luft gerät ins rechte Herz und bildet Blutschaum im rechten Ventrikel. Dieser wird in die Lunge weitertransportiert und verursacht Dyspnoe, Husten, Zyanose, Bewusstlosigkeit, Atem- und schließlich Herzstillstand.
- Kopftieflage:
  Die Luft gerät in die unteren Extremitäten.

Sofortmaßnahmen bei V. a. Luftembolie

- Extrakorporale Zirkulation sofort beenden. Dialysemaschine sofort stoppen!
- Kopftief- und Linksseitenlagerung (Luft sammelt sich in der rechten Ventrikelspitze.
  Wichtig: Lagerung beim Transport beibehalten)
- Es besteht Beatmungspflicht
- Ggf. Punktion der rechten Herzkammer und Absaugen des Blutschaums.
  Erst danach darf eine Herzmassage durchgeführt werden!
- Hochdosiert Steroide (Gefahr des Lungenödems)
- Ggf. Behandlung in Kompressionskammer

6.3.5 Hämolyse

Eine Hämolyse kann bei Dialysepatienten viele Ursachen haben:
- Hypoosmolarität des Dialysates, Überhitzung, mechanische Zerstörung (Blutpumpe, Nadel, Katheter, abgeknickter Schlauch), Kupfer-, Nitrat oder Chloraminkontamination
- Dialysedosis zu niedrig
- Hypersplenismus
- Hypophosphatämie
- Begleiterkrankungen (Sichelzellanämie, Hämoglobinopathie, Kollagenose, Vaskulitis),
- Medikamenten-induziert: Methyldopa, Penicillin, Cephalosporine, Sulfonamide, Chinidin, Vitamin A

Eine akute Hämolyse während der Dialysebehandlung kann einen Notfall darstellen, insbesondere wenn große Kaliummengen freigesetzt werden. Klinisch klagen die Patienten häufig über abdominelle Beschwerden und es finden sich EKG-Veränderungen. Die Diagnose kann meist vor Ort gestellt werden, da die meisten Dialysezentren über Analysegeräte verfügen, mit deren Hilfe eine Kaliumbestimmung durchgeführt werden kann.

Tipp

Um eine Retransfusion kaliumreichen Blutes zu vermeiden, muss die Dialysebehandlung umgehend beendet werden. Mit einem neuen Schlauchsystem, neuem Dialysator und neuem Dialysegerät muss rasch eine 2. Sitzung angeschlossen werden, um die sonst eintretende bedrohliche Hyperkaliämie sofort zu behandeln.

6.3.6 Obere gastrointestinale Blutung

Aufgrund der Urämie-bedingten Thrombozytendysfunktion und der intermittierenden Antikoagulation zu den Dialysezeitpunkten besteht bei Dialysepatienten eine höhere Blutungsgefahr.

Die häufigsten Auslöser einer oberen gastrointestinalen Blutung beim Nierengesunden (Reihenfolge nach Häufigkeit) sind:
- Ulzera und Ösophagusvarizen
- AV-Malformationen (seltener)
- Mallory-Weiss-Blutungen
- Erosionen
- Tumoren
- Ulcus Dieulafoy (selten)

Im Vergleich zur Normalbevölkerung sind die Ursachen oberer gastrointestinaler Blutungen bei Patienten mit terminaler Niereninsuffizienz anders verteilt. Eine Studie mit über 700 Patienten mit oberer gastrointestinaler Blutung fand endoskopisch unter 60 Patienten mit chronischem Nierenversagen als Ursache der Blutung in 37% ein Magenulkus, bei 23% ein Duodenalulkus und bei 13% eine Angiodysplasie. Dies dokumentiert im Vergleich zu nierengesunden Patienten eine deutlich höhere Rate an Angiodysplasien (13% vs. 1,3%, P <0,01).

Bei Dialysepatienten ist die Ulkusblutung ebenfalls häufigste Ursache einer oberen gastrointestinalen Blutung, Angiodysplasie und erosive Ösophagitis treten jedoch deutlich häufiger auf als in der Normalbevölkerung. Die Behandlung ist nicht anders als bei Nierengesunden. Bei Angiodysplasie kann die Gabe eines konjugierten Östrogens versucht werden (z. B. Presomen oder Oestrofeminal mit 0,3, 0,6 oder 1,25 mg konjugierten Östrogenen; beginnend mit niedrigster Dosis).

6.3.7 Akutes Abdomen beim Dialysepatienten

Bestimmte Ursachen des akuten Abdomens kommen bei Dialysepatienten im Vergleich zur Normalpopulation besonders häufig vor:
- Pankreatitis
- Divertikulitis bei Patienten mit Zystennieren
- Spontane Kolonperforation
- Strangulierte Bauchwandhernie
- Mesenterialinfarkt bei nicht-okklusiver Darmischämie (»NOMI«)

Bei schwerkranken Dialysepatienten muss ein akutes Abdomen in der Diagnostik häufig auch dann mitbedacht werden, wenn offensichtlich darauf hinweisende Symptome fehlen. Die Symptomatik ist häufig verschleiert.

Ein akutes Abdomen beim Dialysepatienten kann oligosymptomatisch verlaufen, klinisch wegweisende Symptome wie z. B. peritoneale Abwehrspannung können fehlen!

▪ Mesenterialinfarkt bei nicht-okklusiver Darmischämie (»nonocclusive mesenteric ischaemia«, NOMI)

Vor allem bei Hypovolämie oder Hypotension, z. B. aufgrund eines falsch eingeschätzten Sollgewichts, können akute Ischämien im Mesenterialgebiet auftreten. Dialyse-assoziierte Hypotonien führen bei fortgeschrittener Arteriosklerose der Mesenterialgefäße auch dann zu ischämischen Darminfarkten, wenn diese nicht verschlossen sind (»nicht-okklusive Darmischämie«). In der Pathogenese wichtig ist neben der Arteriosklerose eine Vasokonstriktion der Splanchnikusgefäße im Sinne einer Perfusionsumverteilung wie im Schock.

Akute Schmerzen oder Blut im Stuhl können fehlen, eine Leukozytose ist jedoch meistens vorhanden. Im Unterschied zur embolischen Mesenterialischämie können die Schmerzen bei der nicht-okklusiven Darmischämie auch langsam zunehmen. Diabetiker sind besonders gefährdet. Bei V. a. Darmischämie ist eine stationäre Aufnahme erforderlich. Laktat, Laktatdehydrogenase, Amylase, Kreatinkinase und alkalische Phosphatase sind zusätzliche richtungsweisende Laborparameter. Diese können die Diagnose erhärten, beweisend jedoch ist das nekrotische Darmsegment in der Laparoskopie. Prädispositionsstellen sind die sog. »Wasserscheiden« der Gefäßversorgung von Dick- und Dünndarm (Milzflexur, rechtes Kolon, rektosigmoidaler Übergang).

Die typische 3-Phasigkeit des Mesenterialinfarktes beim Nierengesunden (akuter Schmerz, stilles Intervall, schwere Symptomatik mit Peritonitis) ist beim Dialysepatienten die Ausnahme.

▪▪ Diagnostik

Bei der nicht-okklusiven Darmischämie zeigt die Mesenterialangiographie Unregelmäßigkeiten der Hauptäste sowie einen fehlenden Fluss in den kleineren Gefäßen. Der sog. »blush« der Submukosadurchblutung fehlt. Häufig zeigt sich in der venösen Phase auch eine parallele Mesenterialvenenthrombose, die im Extremfall zu einem Rückstau des Kontrastmittels bis in die Aorta führen kann. Einblutungen ins Darmlumen wurden ebenfalls beobachtet.

In der Abdomenleeraufnahme können geblähte Darmschlingen, Ileuszeichen und eine Pneumatosis intestinalis auf eine Mesenterialischämie hinweisen. Bariumgabe zur intraluminalen Darstellung sollte aufgrund der Gefahr einer Barium-induzierten Peritonitis vermieden werden.

Der Nachweis einer Stenose der Mesenterialgefäße durch Doppler/Duplexsonographie ist aufgrund der Luftansammlung im Darm oft nicht möglich!

Die Sterblichkeit der nicht therapierten nicht-okklusiven Darmischämie liegt bei bis zu 70%.

6.3.8 Spontane Kolonperforation

Bei Nierengesunden sind Divertikel oder Ileus der häufigste Grund für Kolonperforationen. Bei Dialysepatienten können aluminiumhaltige Antazida, Bariumkontrastuntersuchungen, Verstopfung oder Dehydratation eine Kolonperforation auslösen.

6.3.9 Darmwandnekrosen durch Kaliumbinder

Manche Kationenaustauscher (Kaliumbinder) können zusammen mit hyperosmolarem Sorbitol, insbesondere beim postoperativ trägen Darm, eine Nekrose induzieren. Die postoperative Gabe von Kationenaustauschern soll nur im Notfall und dann nur zusammen mit Laktulose erfolgen.

6.4 Bewusstlosigkeit und Herz-Kreislauf-Stillstand

Cave!
Jeder Bewusstseinsverlust bedeutet für den Patienten unmittelbare Lebensbedrohung und erfordert schnelles Handeln. Sofortmaßnahmen sind:
- **Kopftieflage**
- **Abstellen der Ultrafiltration**
- **Patient an der Dialysemaschine belassen und Gefäßzugänge sichern!**
- **Sofortige Infusion von 200 ml physiologischer Kochsalzlösung (abgewandeltes Vorgehen beim Diabetiker, s. unten)**

Korrekturbedürftig sind Azidose und Hyperkaliämie. Erstere kann durch die Dialyse bzw. die zusätzliche Infusion von Natriumbikarbonat ausgeglichen werden. Bei Hyperkaliämie sollte die Dialyse unter Reanimationsbedingungen fortgeführt werden. Parallel dazu erfolgt die Gabe von Kalzium i.v. (z. B. Kalziumglukonat 10% 10 ml) und Glukose mit Insulin (20 I.E. in 200 ml G 20%).

In Abwandlung des bereits oben Erwähnten wird man beim bewusstlosen Diabetiker initial anstelle der physiologischen Kochsalzlösung 50%ige Glukoselösung unter der Annahme einer akuten Hypoglykämie injizieren und erst danach den Blutzucker im Serum messen. Kommt es unter dieser Maßnahme zu keiner Besserung und liegt der Blutzucker im normalen Bereich, wird man die oben genannten Maßnahmen fortsetzen.

Die aktuellen Leitlinien zum Thema kardiopulmonale Reanimation finden Sie auf der Homepage des ERC (»European Resuscitation Council«) unter der Internetadresse ▶ https://www.erc.edu/index.php/guidelines_download/en).

6.5 Krampfanfall

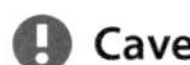

Cave!
Ein generalisierter Krampfanfall kann erstes Zeichen einer Luftembolie sein und erfordert deshalb sofort die Kontrolle des venösen Schlauchsystems.

Ist in den Schläuchen auch nur der geringste Hinweis auf Luft zu entdecken, muss die venöse Leitung sofort abgeklemmt (daher immer ausreichend Klemmen an der Maschine bereithalten!) und die Blutpumpe ausgestellt werden. Gegebenenfalls zieht man die venöse Nadel, wenn nicht ausreichend schnell eine Klemme zur Hand ist. Im Anschluss daran wird nach den oben genannten Maßnahmen weiterbehandelt.

Ist eine Luftembolie als Ursache ausgeschlossen, wird man auch den Krampfanfall bis zum Beweis des Gegenteils als Ausdruck eine Hypotension ansehen und mittels schneller Infusion von 200 ml physiologischer Kochsalzlösung behandeln.

Von eminenter Bedeutung ist der Schutz der Gefäßzugänge!

Parallel dazu ist der Patient vor Verletzungen im Rahmen des Anfalls zu schützen; die Vitalparameter sind zu überprüfen. Die meisten Anfälle terminieren sich spontan. Eine wichtige Aufgabe für die weitere neurologische Abklärung ist die Beobachtung des Krampfgeschehens:
- Beginn
- Ausbreitung
- Tonisch-klonisch
- Zungenbiss
- Urin- oder Stuhlgang

Eine antikonvulsive Therapie wird nur dann notwendig, wenn der Anfall sich nicht spontan terminiert (Status epilepticus) oder sich in kurzen Abständen wiederholt (Anfallserie):
- Im Normalfall muss hier ein Benzodiazepin i.v. injiziert werden, z. B. Diazepam (Valium) 5–10 mg, evtl. wiederholen; Clonazepam (Rivotril) 0,5–1 mg, evtl. wiederholen. (Cave: Atemdepression!)
- Kommt es auch nach mehrfacher Gabe zu keiner Besserung, sind 250 mg Phenytoin (Phenhydan) langsam i.v. zu injizieren (Monitorkontrolle!), gefolgt von einer Dauerinfusion von 750 mg/24 h.
- Bei Versagen dieser Maßnahmen ist die Gabe von Phenobarbital (Luminal) bzw. eine Narkose mit Thiopental (Trapanal) zu erwägen.

> **Ein erstmaliger, unkomplizierter Grand-mal-Anfall ist eine Indikation für eine stationäre Überwachung und Abklärung, ein Status oder eine Anfallserie erfordern eine intensivmedizinische Therapie.**

In Abwandlung zu diesen Maßnahmen ist beim Diabetiker initial eine Injektion von 50 ml 50%iger Glukoselösung vorzunehmen. Bei dokumentierter normoglykämischer Stoffwechsellage sind erst dann die oben genannten Maßnahmen durchzuführen. Nach Einleitung der therapeutischen Maßnahmen kann bei Fehlen eines offensichtlichen Anfallauslösers nach weiteren möglichen Ursachen gefahndet werden. Auszuschließen sind insbesondere:

- Hartwassersyndrom
- Dysäquilibriumssyndrom
- Hyperthermie

Ein intra- oder postiktal gemessener erhöhter Blutdruck ist erfahrungsgemäß ein nur wenig brauchbarer Parameter, da es im Rahmen des Anfalls regelmäßig zu einer hypertensiven Blutdrucklage kommt. Nur wenn ein Patient bereits vor dem Anfallereignis eine hypertensive Entgleisung geboten hat, ist der Anfall möglicherweise als Ausdruck einer hypertensiven Enzephalopathie zu werten und eine antihypertensive Behandlung angezeigt.

6.6 Internet-Links

- ▶ **https://www.erc.edu/index.php/guidelines_download/en**
  Homepage des ERC (»European Resuscitation Council« mit aktuellen Leitlinien zur kardiopulmonalen Reanimation

Literatur

Association for the Advancement of Medical Instrumentation (2004) Dialysate for hemodialysis (ANSI/AAMI RD52:2004) Arlington VA, Association for the Advancement of Medical Instrumentation

Bregman H, Daugirdas JT, Ing TS (1994) Complications during hemodialysis. In: Handbook of Dialysis, Daugirdas, JT, Ing TS (eds) Little, Brown, New York

Canaud B, Chenine L, Leray-Moragués H et al. (2006) Residual renal function and dialysis modality: is it really beneficial to preserve residual renal function in dialysis patients? Nephrology 11: 292–296

Chalasani N, Cotsonis G Wilcox CM (1996) Upper gastrointestinal bleeding in patients with chronic renal failure: role of vascular ectasi, 91(11) 2329–2332

Donauer J, Schweiger C, Rumberger B, Krumme B, Böhler J (2003) Reduction of hypotensive side effects during online-haemodiafiltration and low temperature haemodialysis. Nephrol Dial Transplant. 18(8):1616–1622

European Renal Association – European Dialysis and Transplant Association (2002) European Best Practice Guidelines for Haemodialysis (Part I), Section IV: Dialysis fluid purity. Nephrol Dial Transplant, 17:45

Morton CA, Lafferty M, Hau C, Henderson I, Jones M, Lowe JG (1996) Pruritus and skin hydration during dialysis. Nephrol Dial Transplant Oct;11(10):2031–2036

Ori Y, Chagnac A, Schwartz A et al. (2005) Non-occlusive mesenteric ischemia in chronically dialyzed patients: A disease with multiple risk factors. Nephron Clin Pract; 101:c87

Rosales LM, Schneditz D, Morris AT, Rahmati S, Levin NW (2000) Isothermic hemodialysis and ultrafiltration. Am J Kidney Dis. 36(2):353–361

Salem MM (1995) Hypertension in the hemodialysis population: a survey of 649 patients.. Am J Kidney Dis, 26(3):461–468

Selby NM, McIntyre CW (2006) A systematic review of the clinical effects of reducing dialysate fluid temperature. Nephrol Dial Transplant 21: 1883–1898

Shoji T, Tsubakihara Y, Fujii M, Imai E (2004) Hemodialysis-associated hypotension as an independent risk factor for two-year mortality in hemodialysis patients, Kidney Int 66(3):1212–1220

Ward RA (2007) Worldwide water standards for hemodialysis. Hemodial Int; 11:S18. International Organization for Standardization (2009) Quality of dialysis fluid for haemodialysis and related therapies (ISO 11663:2009). Geneva, International Organization for Standardization Association

Management von Begleiterkrankungen des chronischen Dialysepatienten

7.1 Kardiovaskuläres System

Bei chronischer Niereninsuffizienz kommt es zu vielen Veränderungen des kardiovaskulären Systems. Die Folge ist eine erhöhte kardiovaskuläre Mortalität.

Kardiale Todesursachen sind bei urämischen Personen gegenüber Vergleichspopulationen 15- bis 20-fach erhöht, wobei Herzinfarkte in etwas weniger als einem Drittel die Ursache der Todesfälle sind. Die Prognose eines Infarktes ist bei Niereninsuffizienten besonders ungünstig: Im Vergleich zu nierengesunden Personen, bei welchen die 1-Jahres-Mortalität nach Myokardinfarkt bei 10–15% liegt, beträgt diese bei diabetischen Dialysepatienten 55,4%, bei nichtdiabetischen Dialysepatienten 62,3%.

7.1.1 Arterielle Hypertonie

Studien haben gezeigt, dass 50–60% (bis 85%) der Hämodialysepatienten und ca. 30% der Peritonealdialysepatienten hypertensiv sind. Dieser Prozentsatz liegt deutlich unter den 80%, die zu Beginn der Hämodialysebehandlung hypertensiv sind, was wahrscheinlich auf die Korrektur der Hypervolämie durch die Dialysebehandlung zurückgeht.

■ Ursachen

Die arterielle Hypertonie bei Dialysepatienten hat mehrere Ursachen. Die häufigste ist Natrium- und Volumenüberladung. Dabei können klinisch diagnostizierbare Ödeme fehlen. Weitere Ursachen:

- Vorbestehende essentielle Hypertonie
- Aktiviertes Renin-Angiotensin-System (renovaskulär, renoparenchymatös, durch regionale Ischämie bedingt)
- Erhöhte Sympatikusaktivität
- Anstieg der endogenen Vasokonstriktoren und Abfall der endogenen Vasodilatatoren
- Erythropoetintherapie
- Parathormon-vermittelter Anstieg intrazellulären Kalziums
- Kalzifikation des Gefäßbaumes

■ Blutdruckzielwerte

Generell sollte zur Einschätzung der Schwere der Hypertonie gerade bei Dialysepatienten eine regelmäßige Überprüfung Hypertonie-induzierter Endorganschäden erfolgen. Hierzu gehören die Fundusuntersuchung beim Augenarzt zum Ausschluss einer hypertensiven Retinopathie und die Echokardiographie zur Überprüfung von Hypertrophiezeichen. Wenn möglich, sollte der Blutdruck normwertnah nach den US-amerikanischen Richtlinien des Joint National Committee on Prevention, Detection, Evaluation, and Treatment of High Blood Pressure (JNC) eingestellt werden, d. h., der Tagesmitteldruck sollte 135/85 mmHg, der nächtliche Mitteldruck 120/80 mmHg nicht überschreiten. Ausnahmen bilden ältere Dialysepatienten, bei denen zur Aufrechterhaltung der zerebralen Perfusion ein systolischer Druck von etwa 150 mmHg toleriert werden kann.

Auch bei Fistelproblemen und nach Fistelanlage können etwas erhöhte Werte toleriert werden, um einem Fistelverschluss vorzubeugen. Bei anurischen Dialysepatienten steigt der Blutdruck im Dialyseintervall meist volumenbedingt an.

■ Therapie

Mindestens 50% der hypertensiven Dialysepatienten sind chronisch überwässert. Zur Einstellung des Blutdrucks mittels Sollgewicht sollten zeitgleich (!) die Antihypertensiva – ein Präparat nach dem anderen – sehr langsam ausgeschlichen und das Sollgewicht nur in kleinen Schritten reduziert werden: max. 0,5 kg Differenz und mind. 2–3 Behandlungen warten bis zur nächsten Reduktion – manchmal auch deutlich länger. Dieses Vorgehen ist bei vielen hypertensiven Dialysepatienten bis hin zum Absetzen aller Antihypertensiva erfolgreich. Beim älteren Patienten sollte man sich dafür einige Wochen Zeit lassen.

Ist das Trockengewicht erreicht und besteht weiterhin die Indikation zur medikamentösen antihypertensiven Therapie, so sollte man wenn möglich ein 1-mal abends zu verabreichendes Präparat wählen, z. B. Retardformen eines zentralen α_1-Agonisten (Clonidin, Moxonidin).

Zur Behandlung der arteriellen Hypertonie kann der Einsatz eines ACE-Hemmers sinnvoll sein. Es ist jedoch zu bedenken, dass ACE-Hemmer die Erythropoetinwirkung hemmen und bei Behandlung mit einer AN69-Membran anaphylaktische Reaktionen auslösen können. Für

AT_1-Rezeptorblocker (ARB) liegen noch keine Untersuchungen mit großen Fallzahlen vor.

Die Dosissteigerung sollte langsam erfolgen oder Substanzen zum Einsatz kommen, deren Halbwertszeit bei terminaler Niereninsuffizienz nicht wesentlich ansteigt, wie z. B. Ramipril (normale $t_{1/2}$: 7–11 h, bei terminaler Niereninsuffizienz 16 h).

Der Einsatz von β-Adrenozeptorantagonisten ist besonders nach Myokardinfarkt sinnvoll. Es gilt, die bekannten Nebenwirkungen von β-Blockern zu beachten. Bei Dialysepatienten, insbesondere bei Diabetikern, erschweren β-Blocker die für die Ultrafiltration wichtige autonome Kreislaufregulation und sind auch bei der häufig vorhandenen peripheren Durchblutungsstörung ungünstig. Kalziumantagonisten sind bei linksventrikulärer Hypertrophie (LVH) und diastolischer Dysfunktion sinnvoll.

Cave!
ACE-Hemmer verursachen bei Behandlung mit einer AN69-Membran anaphylaktische Reaktionen!

▪▪ Natriumkonzentration im Dialysat

Die **Reduktion der Natriumkonzentration** im Dialysat kann zur Blutdruckregulation besonders bei postdialytischer Hypertonie beitragen. Entweder wird das Dialysatnatrium auf einen niedrigen Wert eingestellt, z. B. 135 mmol/l, oder es wird im Verlauf der Dialyse (z. B. mittels Natriumprofil) kontinuierlich reduziert. Eine Erhöhung der Dialysedosis kann die Blutdruckeinstellung ebenfalls verbessern (► Kap. 6).

Tipp

Um eine Hypertonie durch Erythropoetin zu vermeiden, sollte initial niedrig dosiert und nur langsam gesteigert werden (»start low, go slow«).

▪ Paradoxer Blutdruckanstieg

Bei einer Dialysebehandlung kann manchmal trotz Volumenreduktion ein paradoxer Blutdruckanstieg beobachtet werden. Dieser beruht vermutlich u. a. auf einer reflektorischen Sympathikusstimulation, die durch den raschen Volumenentzug ausgelöst wird. Zwar kann man symptomatisch durch Volumengabe gegensteuern, sinnvoller wäre aber die Reduktion der **inter**dialytischen Gewichtszunahmen (► Kap. 6).

Bei therapierefraktärer Hypertonie muss an die Einnahme blutdrucksteigernder Substanzen (nichtsteroidale Antiphlogistika, Lakritze) oder auch an ein Phäochromocytom gedacht werden.

7.1.2 Urämische Perikarditis bei chronischer Niereninsuffizienz

Eine urämische Perikarditis kann bei akuter und chronischer Niereninsuffizienz auftreten, aber auch bei Hämodialysepatienten mit unzureichender Dialysedosis. Dies kann z. B. bei Shuntproblemen der Fall sein. Die Diagnose wird auskultatorisch durch Nachweis des unverwechselbaren knirschenden Auskultationsgeräuschs gestellt. Es ähnelt dem Geräusch, welches man beim Formen eines Schneeballs erzeugt. Diese abakterielle Entzündung kann zu einer Verklebung der beiden Perikardblätter führen, was mit einer Beeinträchtigung der kardialen Pumpleistung einhergeht. Ein seröser oder gar hämorrhagischer Perikarderguss großen Ausmaßes (<250 ml) führt zur lebensbedrohlichen Perikardtamponade und muss durch eine Perikardiozentese behandelt werden. Mildere Formen gehen mit Fieber und pleuritischen Schmerzen einher. Bei der urämischen Perikarditis fehlen meist die sonst für Perikarditis typischen diffusen ST- und T-Elevationen.

Cave!
Die urämische Perikarditis ist ein Notfall und eine absolute Dialyseindikation!

Die Therapie bei noch nicht dialysierten Patienten besteht in der Einleitung der Dialysebehandlung. Mit Beginn der Dialyse kommt es rasch zur Besserung der Beschwerden und zur Abnahme des Perikardergusses. Bei hämorrhagischem Erguss sollte eine heparinfreie Dialyse gewählt werden. Entwickeln Dialysepatienten eine Perikarditis, so muss die Dialysedosis erhöht und nach Ursachen wie z. B. Shuntproblemen gefahndet werden. Ein Perikarderguss bildet sich nach 1–2 Wochen zurück. Ist dies nicht der Fall, so kann bei hämodynamischer Wirksamkeit eine Punktion nötig werden. Bei rezidivierenden Perikardergüssen muss unter Umständen eine Fensterung des Perikardsackes in die Peritonealhöhle vorgenommen werden. Bei hämodynamisch nicht tolerabler Verklebung der Perikardblätter kann selten eine Perikardektomie indiziert sein.

7.1.3 Koronare Herzerkrankung und Herzinsuffizienz

Etwa 50% der Dialysepatienten versterben aus kardiovaskulären Gründen. Häufige Manifestationen sind die koronare Herzkrankheit (KHK), Herzstillstand, Arrhythmien und der Myokardinfarkt. 5 Jahre nach einem Myokardinfarkt leben nur noch 10% der Dialysepatienten. Volumenschwankungen und hypotensive Phasen während der Dialysebehandlung, abnormaler Lipidstatus (TGL ↑↑↑, Cholesterol ↑), erhöhte Homozysteinspiegel sowie erhöhter »oxidativer Stress« durch die chronische Urämie, aber auch Kontakt mit bioinkompatiblen Membranen steigern das koronare Risiko von Dialysepatienten.

■ Koronare Herzerkrankung

■■ Diagnostik

Eine frühzeitige Abklärung kardialer Begleiterkrankungen und vor allem des Koronarstatus ist bei Dialysepatienten indiziert. Im Rahmen der Transplantationsvorbereitung ist bei vielen Patienten, insbesondere bei Diabetikern, die Durchführung einer Koronarangiographie erforderlich. Thalliumszintigraphie oder Stressechokardiographie (unter Belastung, körperlich oder mit Dipyridamol) können häufig keine vergleichbaren Aussagen über die Ischämiegefährdung des Myokards liefern. Die Kardio-Magnetresonanztomographie (Kardio-MRT) bietet gegenüber den klassischen Verfahren einige Vorteile (▶ Übersicht).

Vorteile des Kardio-MRT

- Nicht invasiv
- Keine Strahlenbelastung
- Beurteilung des untersuchten anatomischen Gesamtzusammenhangs
- Möglichkeit der 3D-Nachbearbeitung

Die Kardio-MRT erlaubt eine sehr genaue Darstellung der Wandabschnitte des Ventrikels. Die Bestimmung der Myokardperfusion kann unter Adenosinbelastung erfolgen, um minderperfundierte Myokardareale zu erkennen. Die Infarktanalyse mittels Kardio-MRT ermöglicht eine genauere Beurteilung von Lokalisation und Ausdehnung von Myokardinfarkten. Die »Late-enhancement«-Technik (verspätete Anreicherung von Kontrastmittel) erlaubt die genaue Abgrenzung des Infarktareals auch in der Tiefenausdehnung innerhalb des Myokards.

CK-MB und die kardialen Troponine I und T sind aussagekräftige Laborparameter. Troponin T und die Gesamt-CK sind unspezifischer und fallen bei Niereninsuffizienz häufig falsch-positiv aus.

■■ Therapie

Ist eine KHK bekannt, muss auf die korrekte Therapie der Anämie mit einem Zielhämatokrit zwischen 30 und 36% sowie auf eine strenge Blutdruckeinstellung geachtet werden. Die Indikationsstellung zur PTCA bzw. Bypassoperation unterscheidet sich nicht von derjenigen bei nierengesunden Personen. Allerdings liegt für Dialysepatienten die Restenoserate bei PTCA ohne Stenting in manchen Untersuchungen bei bis zu 80%. Langzeiterfahrungen mit Stents liegen noch nicht in ausreichendem Maße vor, aber die Kurzzeitergebnisse sind vielversprechend. Derzeit wird der Bypassoperation von vielen Zentren der Vorzug gegeben.

■ Herzinsuffizienz

Fast 75% der Patienten haben zu Dialysebeginn ein pathologisches Echokardiogramm mit Zeichen der systolischen oder diastolischen Dysfunktion. Besonders ältere Dialysepatienten mit Hypertonie, Anämie und systolischer Kontraktionsstörung neigen zur Entwicklung einer Herzinsuffizienz. Als Hauptursachen der Herzinsuffizienz bei Dialysepatienten werden koronare Herzerkrankung und Hypertonie betrachtet. Wahrscheinlich spielt die Urämie per se ebenfalls eine Rolle. Die Urämie induziert vermittelt durch den sekundären Hyperparathyreoidismus eine progrediente, diffuse, myokardiale Fibrose.

■■ Diagnostik

Die linksventrikuläre Hypertrophie (LVH) ist ein häufiger Befund bei Dialysepatienten. Definiert ist die LVH als ein linksventrikulärer Massenindex ≥134 g/m² bei Männern bzw. ≥110 g/m² bei Frauen. Ein einfacheres (dafür aber auch ungenaueres) Maß ist die Dicke des Septums (LVH: Septum >11 mm). Risikofaktoren der LVH sind Alter, chronische Volumenüberladung, Anämie und evtl. auch der durch den Dialyseshunt erhöhte Herzminutenindex. Zwei Drittel der Dialysepatienten mit LVH versterben aus kardialer Ursache. Man nimmt an, dass man durch therapeutische Reduktion der LVH das kardiale Risiko senken kann.

■■ Therapie

Dialysepatienten mit systolischer Kontraktilitätsstörung profitieren von einer Therapie mit ACE-Hemmern oder AT_1-Rezeptorblockern (ARB). Eine weitere Substanzgruppe sind β-Blocker, die bei Dialysepatienten eingesetzt werden können (Dosisreduktion beachten, ► Kap. 11). Ebenso wichtig ist die Sicherstellung einer ausreichenden O_2-Versorgung des Myokards durch Therapie der renalen Anämie mit Erythropoetin und Eisen. Schließlich kann die Beseitigung einer Hypokalzämie über eine Verbesserung der zellulären Kalziumversorgung zu einer Verbesserung der Kontraktilität führen. Eine Senkung der Dialysattemperatur kann durch Erhöhung des systemischen Gefäßwiderstandes und der Kontraktilität der Herzmuskulatur helfen, Hypotensionen zu vermeiden.

Bei mehreren großen Studien (Voroneanu 2009) fand sich eine hohe Prävalenz sowohl atrialer als auch ventrikulärer Rhythmusstörungen. Viele waren klinisch inapparent, aber die Häufigkeit des plötzlichen Herztodes und des Herzstillstandes bei Dialysepatienten sprechen für ihre prognostische Bedeutung.

7.2 Blut und blutbildende Organe

7.2.1 Renale Anämie

► Kap. 11

7.2.2 Gerinnungsstörungen

Urämie führt zu hämorrhagischer Diathese. Im Vordergrund steht eine Thrombozytenaggregations- und Adhäsionsstörung, die hauptsächlich durch die Urämietoxine, durch Anämie und NO verursacht wird. Bei Anämie sind die normalerweise den Blutzylinder im Gefäß randständig dicht umgebenden Thrombozyten weiträumig verteilt, was die Endotheladhäsion verschlechtert. Konzentration und/oder Funktion der Gerinnungsfaktoren sind bei Niereninsuffizienz in der Regel unverändert. Thrombozytenaggregationshemmer wirken besser.

Die Blutungsneigung bessert sich meist nach Einleitung der Nierenersatztherapie, kann jedoch persistieren. Damit erklärt man die gehäufte Entstehung subduraler Hämatome, Blutungen ins Retroperitoneum, in die Pleura- oder Perikardhöhle bei Patienten mit chronischer Niereninsuffizienz.

■ Diagnostik

Eine einfache Nachweismethode der Blutungsneigung ist die Bestimmung der Blutungszeit. Nach einer Stichinzision in die Haut am Unterarm soll mit einer Lanzette die Blutung nach spätestens 5 min gestoppt werden. Eine 10- bis 15-minütige Blutungszeit geht mit einem deutlich erhöhten Blutungsrisiko einher.

■ Therapie

Therapeutisch gibt es neben einer Urämiekorrektur durch Dialyse weitere Möglichkeiten, die Gerinnung zu verbessern. Wird z. B. eine kurzfristige Verbesserung vor einer Nierenbiopsie angestrebt, kann Vasopressin (dDAVP; 0,3 µg/kgKG in 0,9% Kochsalzlösung i.v. über 30 min) durch Freisetzung des Von-Willebrand-Faktors aus Endothelzellen die Gerinnung deutlich aktivieren. Die Korrektur der Anämie, entweder kurzfristig durch Transfusion oder langfristig durch die Gabe von Erythropoetin bis zu einem Hämatokrit über 30%, führt häufig zur Normalisierung der Gerinnungssituation. Die Gabe von Östrogenen, hautsächlich Estradiol, wirkt vermutlich über die Reduktion eines NO-Vorläufermoleküls gerinnungsverbessernd.

7.2.3 Erythrozytose, Thrombozytose

Eine Erythrozytose ist beim Dialysepatienten selten. Auch Patienten mit Zystennieren benötigen eine Erythropoetinsubstitution. Erworbene Ursachen einer Erythrozytose sind:

- Erworbene sekundäre Zysten bei langjähriger Dialyse
- Hydronephrose
- Pyelonephritis
- Nierenzellkarzinom
- Aktive Hepatitis
- Hepatozelluläres Karzinom

Bei spontanem Hämatokrit über 38% ohne Erythropoetinsubstitution sollten die genannten Ursachen ausgeschlossen werden. Eine Thrombozytose bei terminaler Niereninsuffizienz kann eine Nebenwirkung der Erythropoetintherapie sein.

7.3 Säure-Basen-Haushalt, Elektrolyte, Flüssigkeitshaushalt

7.3.1 Metabolische Azidose

Pathophysiologie

Die chronisch metabolische Azidose des niereninsuffizienten Patienten beruht auf der verminderten Säureexkretionskapazität, welche unter einer GFR von etwa 50 ml/min auftritt. Terminal niereninsuffiziente Patienten haben eine spontane Bikarbonatkonzentration im Plasma von 12–20 mmol/l, die Anionenlücke ist erhöht. Diese Erhöhung beruht auf einer Retention von organischen Säuren wie Sulfat, Urat, Hippurat etc. Selten findet man einen ausgeglichenen Säure-Basen-Status trotz terminaler Niereninsuffizienz. Dieses interessante Phänomen kommt besonders bei Diabetikern vor. Ursache ist zum einen eine verminderte Eiweißzufuhr, wodurch die Säureproduktion – hauptsächlich Sulfat – sinkt. Zum anderen ist die Diät häufig reich an Obst. Dieses enthält Zitrat, welches im Körper zu Bikarbonat umgewandelt wird. Eine metabolische Alkalose durch Diuretikatherapie oder Erbrechen kann die renale Azidose verschleiern.

Behandlung

Drei Argumente sprechen für die Behandlung der renalen, metabolischen Azidose:

1. Azidose führt zu einer negativen Kalziumbilanz des Knochens und damit Verschlechterung der renalen Osteopathie (Osteopenie, Osteitis fibrosa).
2. Chronische Azidose bewirkt Muskelabbau und senkt die Albuminsynthese, wirkt also katabol. Diätetische Eiweißrestriktion kann diese Katabolie verschlimmern.
3. Adaptiver Anstieg der Ammoniumproduktion kann zur Komplementaktivierung führen, was (zumindest experimentell) zu einer Schädigung des Tubulointerstitiums führt.

Bei nur milder Azidose (pH >7,25, Bikarbonat im Plasma >18 mmol/l) sollte ein Ausgleich mit Bikarbonat aufgrund der damit verbundenen Natriumbelastung und der erhöhten Tetaniegefahr nur zurückhaltend eingesetzt werden. Die Tetaniegefahr kann aufgrund der durch die Alkalose bedingten Reduktion des Kalziums besonders bei bereits hypokalzämischen Patienten auftreten. Kinder werden jedoch bereits bei milder Azidose therapiert, um eine Wachstumsverzögerung zu vermeiden. Das in der Zubereitungsform enthaltene Natrium kann durch Volumenretention zu Ödemen führen. Bei gleicher Natriummenge ruft Natriumbikarbonat weniger Ödeme hervor als Natriumchlorid.

Ein positiver Effekt der Therapie mit alkalisierenden Substanzen (hauptsächlich Bikarbonat) zur Behandlung der renalen, metabolischen Azidose auf die Progression der Niereninsuffizienz wurde inzwischen belegt (Shah 2009). Tierexperimentell führt Alkalitherapie bei Zystennieren zu einer verminderten Zystenformation. Der theoretische Kaliumtransfer nach intrazellulär hatte in klinischen Studien nicht den erhofften Erfolg.

Bei präterminaler Niereninsuffizienz und ausgeprägter Azidose (Plasmabikarbonat <18 mmol/l) ist das Anheben der Bikarbonatkonzentration auf >22 mmol/l durch die Gabe von 1–2 g Natriumbikarbonat (Natriumbikarbonat 0,5 g z. B. Nephrotrans bis 4-mal täglich) zu empfehlen. Natriumzitrat hat den Nachteil, die Aluminiumresorption zu steigern, so dass es bei Patienten mit aluminiumhaltigen Phosphatbindern kontraindiziert ist. Ein Vorteil von Zitrat ist allerdings die bessere gastrointestinale Verträglichkeit. Bei Dialysepatienten kann die Bikarbonatzufuhr im Dialysat unabhängig von der Natriumkonzentration reguliert werden.

7.3.2 Hyperphosphatämie

► Abschn. 7.8

7.4 Gastrointestinale Störungen

Ursachen gastrointestinaler Störungen bei niereninsuffizienten Patienten:

- Direkte Auswirkung chronischer Urämie, wie z. B. autonome Gastroparese
- Parallel vorhandene gastrointestinale Grunderkrankungen
- Iatrogene Ursachen, wie z. B. Antibiotika-induzierte Störungen der Darmflora oder Darmwandnekrosen durch kaliumbindende Austauschharze

7.4.1 Mund- und Rachenraum, Speiseröhre

Viele Dialysepatienten klagen über einen metallischen Geschmack. Objektivierbar sind der typische urämische Foetor, Entzündungen von Zahnfleisch, gelegentlich auch Parotitiden. Bei der Bildung des urämischen Foetor spielt die bakterielle Umsetzung von Harnstoff in Ammoniak eine Rolle. Chronische Immunsuppression durch Urämie oder Medikamente (auch nach Transplantation) erleichtert Infektionen durch opportunistische Keime. Gehäuft werden Aphthen durch Herpesviren, Candidiasis und Moniliasis (Neutropenie, Zytostatika) beobachtet. Eine Candidiasis des Ösophagus ist in der Breischluckuntersuchung leicht zu übersehen. Endoskopisch sieht man mit weißlichen Belägen abgedeckte, leicht blutende Ulzera.

Viele Systemerkrankungen betreffen auch die Schleimhäute und den Gastrointestinaltrakt. Sklerodermiepatienten z. B. haben eine veränderte Magen-Darm-Motilität. Das kann zu Diarrhö oder Obstipation führen. Häufig sind auch Dysphagie und Refluxösophagitis, welche durch funktionelle Störungen des ösophagokardialen Sphinkters bedingt werden.

Bei CAPD-Patienten prädisponiert der durch die Peritonealflüssigkeit erhöhte intraabdominelle Druck zur Bildung von Hiatushernien und Refluxösophagitis. Hiatushernien kommen jedoch auch bei Hämodialysepatienten gehäuft vor.

7.4.2 Magen

Im präterminalen Stadium chronischer Niereninsuffizienz kommen Entzündungen von Magen und Duodenalschleimhaut gehäuft vor. Übelkeit, Erbrechen oder Diarrhö, die nicht auf andere Ursachen zurückzuführen sind, können durchaus eine Indikation zum Beginn der Dialysebehandlung darstellen. Bei Dialysepatienten mit autonomer Neuropathie, insbesondere bei Diabetikern, treten Magenentleerungsstörungen besonders häufig auf. Dies kann jedoch alternativ auch auf eine zu geringe Dialysedosis (Urämiezeichen) zurückzuführen sein. Unter adäquater Dialysebehandlung ist der häufigste Magenbefund eine Mukosahypertrophie. Oberflächengastritis, atrophische Gastritis sind ebenso wie eine Duodenitis bei Dialysepatienten häufiger als in der Normalbevölkerung. Die Inzidenz von Ulzera ist jedoch gleich. Die Helikobakterinfektion ist bei Dialysepatienten nicht häufiger als bei gesunden Kontrollen. Die meisten Dialysepatienten haben hohe Magensäurespiegel, die vermutlich auf erhöhte Gastrinspiegel zurückzuführen sind. Obere gastrointestinale Blutungen sind bei Dialysepatienten häufig durch Schleimhautläsionen bedingt und werden durch ulzerogene Medikamente (NSAID, Steroide, ASS, Eisen), selten auch durch Hyperkalzämie begünstigt.

7.4.3 Dünndarm

Im Dünndarm findet man bei chronisch Niereninsuffizienten und Dialysepatienten neben einer Schleimhautentzündung gelegentlich eine ödematöse Mukosaverdickung. Analysen von Dünndarmsaft ergeben Störungen zucker- und eiweißspaltender Enzyme. Diese sind jedoch meist von geringer klinischer Relevanz. Ist eine Amyloidose die Ursache der Niereninsuffizienz, so kann sich diese auch im Dünndarm manifestieren und eine Malabsorption und Malassimilation hervorrufen.

7.4.4 Dickdarm

Zystennierenpatienten leiden gehäuft unter Divertikulose und Divertikulitis. Bei den restlichen Dialysepatienten sind diese Leiden genauso häufig wie in der Normalbevölkerung. Angiodysplasien/Teleangiektasien von Magen, Dünn- und Dickdarm sind bei Dialysepatienten gehäuft. Sie können geringe Dauerblutungen bewirken, die unter oder an der Detektionsschwelle der Stuhltests auf okkultes Blut liegen. Da Dialysepatienten gehäuft an Kolonkarzinomen erkranken, entsteht somit die Frage, wie oft bei positivem Nachweis von Blut im Stuhl (Haemoccult) koloskopiert werden kann bzw. muss. Bei gesicherter Angiodysplasie kann ein Therapieversuch mit niedrig dosierten Östrogenen unternommen werden. An zwei weitere Erkrankungen des Dickdarmes, die bei Dialysepatienten häufiger beobachtet werden, muss bei akuten abdominellen Beschwerden gedacht werden:

- Spontane Kolonperforation (freie infradiaphragmale Luft in der Abdomenleeraufnahme im Stehen)
- Diskrete Kolonulzera (koloskopische Diagnose)

7.4.5 Leber, Galle, Pankreas

Die Gallensäurenverteilung im Darm kann bei chronischer Niereninsuffizienz verändert sein, was möglicherweise zur bei Dialysepatienten gehäuft zu beobachtenden Diarrhö beiträgt. Gallensteine und chronische Cholezystitis sind ebenfalls gehäuft.

Die häufigste Lebererkrankung des Dialysepatienten ist Hepatitis B. Bei Transplantatversagen und erneuter Dialyse muss auch an eine Leberbeteiligung bei persistierender, aktiver Infektion mit den Herpesviren CMV und EBV gedacht werden.

Dialysepatienten sind auch anfälliger für hepatotoxische Medikamentenwirkungen, wobei sich diese nach Absetzen meist rasch zurückbilden. Transaminasen im hochnormalen Bereich können bei Dialysepatienten bereits als pathologisch betrachtet werden. Treten diese bei Patienten mit langjähriger Eisentherapie auf, muss auch eine hepatische Siderose in Betracht gezogen werden. Dies gilt insbesondere dann, wenn die Ferritinspiegel längere Zeit 1000 µg/l überschritten haben.

Die Serumamylase kann bei chronischer Niereninsuffizienz und Dialysepatienten ohne pathologische Bedeutung auf das Zwei- bis Dreifache erhöht sein. Rezidivierende Pankreatitiden sind als Risikofaktor für Komplikationen nach Nierentransplantation zu betrachten.

7.4.6 Akutes Abdomen beim Dialysepatienten

► Kap. 6

7.5 Endokrinologische Störungen und Sexualfunktionsstörungen

Endokrinologische Störungen bei Urämie sind:

- Glukoseintoleranz
- Wachstumsstörungen
- Hyperlipidämie
- Störungen der Sexualfunktion
- Sekundärer Hyperparathyreoidismus

7.5.1 Kohlenhydratstoffwechsel und Insulinmetabolismus

Pathophysiologie

Die bei Urämie auftretende Störung der Glukoseverwertung hat mehrere Ursachen:

- Anstieg der Insulinresistenz
- Absinken der Insulinsekretion
- Veränderte metabolische Clearance von Insulin

Die erhöhte Insulinresistenz führt u. a. zur verminderten Supprimierbarkeit der hepatischen Glukoneogenese durch Insulin. Ein hohes Parathormon sowie O_2-Mangel durch Anämie tragen zur Insulinresistenz bei. Die Glukoseaufnahme in Muskulatur und Skelett ist deutlich verschlechtert. Auch die intrazelluläre Verarbeitung der Glukose (Oxidation zu CO_2, Glykogenaufbau) ist gestört. Andere Insulinwirkungen wie der Kaliumtransfer nach intrazellulär oder die antiproteolytische Wirkung sind unverändert.

Etwa ein Viertel (6–8 I.E.) des täglich vom gesunden Pankreas produzierten Insulins wird in der Niere in den proximalen Tubuluszellen abgebaut oder ausgeschieden. Das kleine Eiweißmolekül Insulin wird normalerweise frei filtriert. Aufgrund zusätzlicher tubulärer Sekretion beträgt seine Clearance 200 ml/min. Aufgrund erschöpfter renaler Kompensationsmechanismen, aber auch durch urämische Blockade der hepatischen Clearance, sinkt die metabolische Clearance von Insulin unterhalb einer Filtrationsrate von 15–20 ml/min.

Die bei Insulinresistenz nötige Sekretionssteigerung der β-Zellen wird durch die metabolische Azidose, durch hohes iPTH und Vitamin-D-Mangel gehemmt.

Klinisch kann eine progrediente Niereninsuffizienz die Stoffwechsellage des Diabetikers sowohl verschlechtern als auch verbessern. Verschlechterte Insulinsensitivität würde eine Steigerung der Insulindosis bei Typ 1 bzw. Beginn der Insulintherapie bei Typ 2 erzwingen. Eine verschlechterte renale Insulinausscheidung führt zu einer längeren Halbwertszeit, was eine Dosisreduktion oder gar ein Absetzen von Insulin erfordern würde. In der Praxis sinkt der Insulinbedarf mit zunehmender Niereninsuffizienz und noch einmal mit Beginn der Dialysebehandlungen ab.

Hypoglykämien treten sowohl bei Diabetikern als auch bei Nichtdiabetikern mit Niereninsuffizienz gehäuft auf. Gründe hierfür sind verminderte Kalorienzufuhr, verminderte renale Glukoneogenese, verlangsamter Abbau hypoglykämisierender Medikamente/Substanzen (Alkohol, β-Blocker, Disopyramid), gleichzeitige Lebererkrankung und Mangel an kontrainsulinär wirkenden Hormonen (Adrenalin).

Urämiebedingte Appetitlosigkeit führt außerdem oft zu einer reduzierten Kalorienzufuhr. Zu Beginn der Dialysetherapie oder bei fortgeschrittener Niereninsuffizienz muss deswegen fast immer eine Änderung der Insulinschemata, meist mit Dosisreduktion, vorgenommen werden.

Die Veränderungen im Insulinmetabolismus führen außerdem zur Hypertriglyzeridämie und über Stimulation von PAI 1 (Plasminogen-Aktivator-Inhibitor) zur verminderten systemischen Fibrinolyse.

Therapeutische Konsequenzen

Nicht jede Methode zur Messung von HbA_{1c} ist bei chronischer Niereninsuffizienz geeignet. Säulenchromatographie, Ionenaustauschchromatographie und Gelelektrophorese liefern bei Urämie falsch hohe Werte. Korrekte Bestimmungen können mit der Boronat-Agarose-Affinitätschromatographie oder der Thiobarbituratmethode erfolgen.

Zielwerte der Diabeteseinstellung beim diabetischen Dialysepatienten:

- Blutglukosespiegel (nüchtern, Vollblut): 140 mg/dl (7,8 mmol/l)
- HbA_1c bei Typ-1-Diabetes mellitus: 6–7%
- HbA_1c bei Typ-2-Diabetes mellitus: 7–8%

Medikamentöse Therapie (► Kap. 11)

7.5.2 Störungen der Sexualfunktion

Störungen der Sexualfunktion sind bei chronisch oder terminal niereninsuffizienten Patienten häufig. Die Störungen sind meist organischer Natur (85% vs. 15% psychischer Ursachen). Um organische von psychischen Störungen zu unterscheiden, eignet sich beim Mann die Messung der nächtlichen (Penis-)Tumeszenz. Trotz des Überwiegens somatischer Ursachen spielen auch die psychischen Faktoren eine wichtige Rolle. Veränderung des Selbstbildes bei chronischer Erkrankung, Erleben starker physischer Einschränkung und das Bewusstsein einer ungewissen Zukunft führen dazu, dass 40% der Dialysepatienten keinerlei Sexualleben mehr haben und insgesamt 65% sexuell unzufrieden sind.

Störungen der Sexualfunktion der Frau

Im normalen Zyklus erfolgt in der follikulären/proliferativen Phase durch langsam steigende FSH-Spiegel zum einen die Ausreifung eines Eis im Ovar, zum anderen wird die Östradiolsekretion angeregt. Überschreitet letztere eine Schwellenkonzentration, stimuliert sie über einen Anstieg des luteinisierenden Hormons den Eisprung. Bei Frauen mit chronischer Niereninsuffizienz fehlt die Ovulation meistens, ein Zyklus mit Schleimhautaufbau und Ausstoßung kann aber erhalten sein. Die Menstruation kann unregelmäßig, abgeschwächt, normal oder verstärkt sein.

In der chronischen Niereninsuffizienz sinkt die Konzeptionswahrscheinlichkeit ab einem Serumkreatinin von 1,5 mg/dl deutlich. Unterhalb einer Kreatinin-Clearance von 10–15 ml/min ist die Menstruation meist unregelmäßig, viele Frauen entwickeln eine Amenorrhö. Hormonelle Veränderungen bestehen in einer Erniedrigung von Progesteron und Östradiol einerseits und einer Erhöhung von Prolaktin (stark), FSH (leicht) und LH (stark und fehlender Peak in Zyklusmitte) andererseits.

Die Anzahl dialysepflichtiger Frauen im gebärfähigen Alter betrug 1998 in Deutschland etwa 3000. Davon waren 2% (2,4% Hämodialyse, 1,1% CAPD) schwanger. Die Konzeptionsrate bei Kinderwunsch beträgt bei Dialysepatientinnen nur 1–7%. Schwangerschaften von Dialysepatientinnen vor 1990 konnten nur in 25–37% erfolgreich ausgetragen werden, seit 1990 immerhin in 40–70% der Fälle. Im EDTA-Register finden sich von 1965 bis 1991 nur 95 erfolgreiche Schwangerschaften von Dialysepatientinnen. Die kritische Phase bilden hauptsächlich die ersten 3 Monate.

Nach Nierentransplantation erlebt jede 30.–50. Frau im gebärfähigen Alter eine erfolgreiche Schwangerschaft. Im EDTA-Register findet man zwischen 1965 und 1991 immerhin 938 erfolgreiche Einzel- und sogar 102 Mehrfachschwangerschaften bei 24–32 Jahre alten, nierentransplantierten Müttern.

▪ Störungen der Sexualfunktion des Mannes

Etwa die Hälfte der männlichen Dialysepatienten leidet an Impotenz, auch bei Nierentransplantierten ist die Impotenzrate 6-fach erhöht. Gesicherte Ursachen sind bei Dialysepatienten urämische Nervenschäden mit einer verlängerten Nervenleitgeschwindigkeit und fehlende bulbokavernöse Reflexe. Die Hormonstörungen entsprechen etwa der hormonellen Situation bei primärem Hypogonadismus mit erniedrigtem Testosteron, erhöhter FSH-, LH- und Prolaktinkonzentration. Eine Gynäkomastie findet man bei ca. 30% der männlichen Dialysepatienten. Die Bedeutung psychischer Probleme ist auch hier sicher nicht zu unterschätzen, wobei bei Dialysepatienten Depressionen, bei Transplantierten Ängste überwiegen. In der Urämie ist die Spermatogenese deutlich verschlechtert, die Ejakulatmenge ist gering und zeigt eine Oligo- oder Azoospermie. Im Hodengewebe befinden sich nur wenige reife Spermatozyten, oft fehlen Keimzellen völlig.

▪ Therapeutische Optionen

Die Dauerstimulation des Endometriums mit Estradiol ohne intermittierenden Progesteroneinfluss (wie normalerweise in der zweiten Zyklushälfte) führt zu einem erhöhten Risiko für Endometriumkarzinome. Durch die Gabe von Progesteron (z. B. Clinofem = Medroxyprogesteronazetat 5–10 mg/24 h) kann bei anovulatorischen Patientinnen mit ausreichender Östradiolstimulation des Endometriums eine Menstruation induziert werden. Bei Metrorrhagien können Progesteronderivate die Blutungsstärke bis hin zur Amenorrhö vermindern. Eine Hysterektomie wegen Metrorrhagie ist nur noch sehr selten nötig.

Erhöhte Prolaktinspiegel können bei Männern und Frauen Milchfluss erzeugen. Diese Laktation kann mit den beiden Mutterkornalkaloidderivaten Cabergolin (Dostinex) oder Bromocriptin (Pravidel) behandelt werden. Beide Substanzen werden hauptsächlich in der Leber metabolisiert. Ihre Metabolite haben Halbwertszeiten von >2 Tagen (Bromocriptin 50 h, Cabergolin 69 h). Pharmakokinetische Untersuchungen bei chronisch Niereninsuffizienten sind nicht verfügbar. Zur Behandlung unerwünschter Laktation sollte aufgrund des schwerwiegenderen Nebenwirkungsprofils von Cabergolin nach adäquater Aufklärung des Patienten Bromocriptin in niedrigst möglicher Dosierung verwendet werden.

Sildenafil (Viagra) ist zur Behandlung von Potenzstörungen bei Männern zugelassen. Die Ergebnisse von Studien (Rosas 2001) belegen die Wirksamkeit auch für Dialysepatienten mit erektiler Dysfunktion.

Sildenafil darf nicht mit Nitraten zusammen eingesetzt werden, auch nicht intermittierend (z. B. Nitrolingual Spray).

Bezüglich der Effizienz ist zur Behandlung von Sexualfunktionsstörungen eine Intensivierung der Dialysetherapie sicherlich oben anzustellen. Die Zunahme der Anzahl von Dialysepatientinnen mit regelmäßiger Menstruation zwischen 1980 und 1997 von 10% auf 40% ist hauptsächlich auf effizientere Dialyse und Erythropoetintherapie zur Korrektur der renalen Anämie zurückzuführen. Bei vielen Frauen normalisierte sich die Menstruation nach Anämiekorrektur. Männer gaben eine Besserung der Potenz an.

Von Penisprothesen ist aufgrund der Infektionsgefahr, insbesondere bei durch Urämie oder Medikamente immunsupprimierten Patienten, abzuraten. Zinksubstitution war außer bei vorbestehendem, deutlichem Zinkmangel insgesamt nicht erfolgreich. Ein wichtiger Punkt in der Behandlung von Sexualfunktionsstörungen ist das Um- bzw. Absetzen von Medikamenten, die Potenz und Libido beeinflussen (z. B. β-Blocker, trizyklische Antidepressiva).

7.5.3 Kortisolmetabolismus

Die geringe Beeinflussung der Hypothalamus-Hypophysen-Nebennierenrinden-Achse durch chronische Niereninsuffizienz führt in der Regel nicht zu klinischen Symptomen. Der Plasmakortisolspiegel ist aufgrund verminderter renaler Elimination und niedriger Eiweißbindung etwas erhöht, der zirkadiane Rhythmus ist allerdings erhalten. Dexamethason wird schlechter enteral resorbiert, seine Clearance ist erhöht. Die Pharmakokinetik von Methylprednisolon ist unverändert.

7.5.4 Hyperlipidämie

Der häufigste pathologische Lipidbefund bei chronisch Niereninsuffizienten ist eine Hypertriglyzeridämie. Die Neutralfette sind durch diätetische Regulation in der Regel beeinflussbar. Bei Hypercholesterolämie kann niedrig dosiert mit Statinen behandelt werden. Bei Niereninsuffizienz und Dialyse sind Atorvastatin oder Simvastatin günstig, da sie nicht in der Dosis reduziert werden müssen (▶ Kap. 11).

7.5.5 Schilddrüsenfunktion

Die Niere spielt eine wichtige Rolle beim Abbau von Schilddrüsenhormonen. Man findet bei eingeschränkter Nierenfunktion erniedrigte Werte für freies T3 und das gesamte T3, jedoch normale Werte für »reverse« T3, freies T4 und TSH. Die Patienten sind klinisch meist euthyreot.

7.6 Dermatologische Veränderungen in der Urämie

Die urämisch bedingten Hautveränderungen sind für den Patienten subjektiv sehr störend.

Hautveränderungen bei chronischer Niereninsuffizienz
- Pruritus
- Einblutungen
- Melanose, graubraunes Hautkolorit (Café au lait)
- Pseudoporphyrie: bullöse Hautveränderungen
- Verminderte Schweißsekretion
- Haarausfall
- Kälteempfindlichkeit
- Hauttrockenheit

Juckreiz

Juckreiz tritt bei fast allen Dialysepatienten irgendwann einmal auf. Ein Ursachennachweis ist schwierig. Infrage kommen:
- Urämischer Pruritus durch zu geringe Dialysedosis
- Medikamente
- Entgleiste Phosphatkonzentration im Plasma mit konsekutiven, dermalen Kalzifikationen
- Allergische Reaktion auf z. B. ETO, ein zur Sterilisation von Dialysatoren eingesetztes Gas

Therapeutisch kommen nach Ausschluss bzw. wenn möglich Korrektur der genannten Ursachen eine topische Therapie beispielsweise durch harnstoffhaltige Salben (z. B. Ureasalbe), rückfettende (Ölbäder) und durchblutungsfördernde Maßnahmen (Kneipp! Physikalische Therapie) sowie UV-B-Bestrahlung zur Anwendung. Letztere ist bei Patienten mit systemischem Lupus allerdings kontraindiziert. Lokalanästhetika-haltige Salben können ebenfalls eingesetzt werden. Steroidhaltige Salben und Cremes sollten aufgrund der langfristigen Schädigung der Unterhautgewebestruktur nur zurückhaltend verordnet werden. Systemisch finden Antihistaminika Einsatz. Insgesamt ist die Behandlung des urämischen Pruritus für alle Beteiligten oft unbefriedigend.

▪ Hautblutungen

Treten Einblutungen oder Ekchymosen gehäuft auf, müssen die Gerinnungsparameter überprüft werden, eventuell muss die Heparindosis während der Dialyse reduziert oder die Dialysedosis an sich erhöht werden. Hautblutungen können jedoch auch Zeichen erhöhter Gefäßfragilität sein.

▪ Veränderungen des Hautkolorits

Die graubräunliche Hautfarbe, die nach langer Dialysebehandlung besonders an sonnenexponierten Stellen auftritt, ist vermutlich auf die Ablagerung von Urochromen und Veränderungen in der Melaninsynthese zurückzuführen. Eine Therapie ist nicht bekannt.

▪ Pseudoporphyrie

Neben verschiedenen Medikamenten kann auch die Dialysebehandlung per se zur Bildung von Hautblasen oft beachtlicher Größe führen. Ursächlich vermutete Medikamente (z. B. Furosemid) müssen abgesetzt werden. Von einer Eröffnung der Blasen sollte wegen Infektionsgefahr abgesehen werden. Salben haben keinen Effekt.

7.7 Neurologische Probleme

Morphologisches Korrelat peripherer und zentral neurologischer Probleme sind Demyelinisierung und Axondegeneration.

7.7.1 Zentrale neurologische Probleme

Eine urämische Enzephalopathie sollte unter Nierenersatztherapie nicht auftreten. Wird die Dialysetherapie jedoch verspätet eingeleitet oder aus Gründen einer inkurablen Tumorerkrankung beendet, dann kann diese urämische Form des Komas auftreten. Es müssen folgende andere auch bei ausreichender Dialyse auftretende Formen der Enzephalopathie abgegrenzt werden.

Aluminium Die prolongierte Gabe aluminiumhaltiger Phosphatbinder oder anderweitige Aluminiumexposition (Geschirr, Wasser) kann zu einer Aluminiumenzephalopathie mit Leistungsschwäche, Gewichtsverlust, Koordinationsstörungen, Artikulationsstörungen, Tremor und Krampfanfällen führen.

Hypertensive Enzephalopathie Im Rahmen einer hypertensiven Krise mit Kopfschmerzen, Übelkeit, Erbrechen, Krampfanfällen und Benommenheit.

Hirnödem bei Dysäquilibrium Ursache ist eine zu rasche Veränderung der Plasmakonzentrationen osmotisch aktiver Substanzen, wie z. B. bei zu langer Dialysezeit bei Erstdialyse. Dabei führt die rasche Abnahme der Osmolarität zu einer Wasserverschiebung nach intrazellulär mit Zellödem.

7.7.2 Periphere Polyneuropathie und Mononeuropathien

Beschwerden durch periphere Polyneuropathie können den Beginn der Nierenersatztherapie erforderlich machen. Die meisten Dialysepatienten leiden an einer Polyneuropathie, nachweisbar ist jedoch oft nur eine pathologische Nervenleitgeschwindigkeit. Das Neuauftreten einer Polyneuropathie erfordert eine Überprüfung der Dialysedosis und ggf. eine Korrektur. Eine Polyneuropathie kann auch durch die zur Niereninsuffizienz führende Grunderkrankung ausgelöst werden, wie z. B. durch Diabetes mellitus, systemischem Lupus erythematodes (SLE), Amyloidose oder Plasmozytom.

▪ Klinik

Klinisch am häufigsten ist eine gemischt sensibel-motorische, symmetrische, distale Polyneuropathie. Die Patienten klagen über Parästhesien, Brennen und Schmerzen, später über motorische Symptome. Bei der neurologischen Untersuchung findet man ein herabgesetztes Vibrationsempfinden und einen abgeschwächten Achillessehnenreflex. Motorische Symptome mit Muskelatrophie, Myoklonien und Lähmungen sind Zeichen einer massiv progredienten Polyneuropathie, die auch durch intensivierte Dialyse meist nicht mehr reversibel ist.

▪ Diagnostik

Die Polyneuropathie wird objektiv durch Messung der Nervenleitgeschwindigkeit sowie subjektiv durch den Stimmgabeltest zur Überprüfung der Tiefensensibilität untersucht. Die Nervenleitgeschwindigkeit im motorischen N. peronaeus sinkt meist parallel zur Kreatinin-Clearance und ist bei etwa vier Fünftel aller Dialysepatienten erniedrigt. Davon ist jedoch nur die Hälfte symptomatisch. Noch empfindlicher gegenüber urämischer Schädigung ist die selten durchgeführte Messung im sensiblen N. suralis.

▪ Therapie

Die Behandlung der Wahl ist die Verabreichung einer ausreichenden Dosis »Nierenfunktion«, entweder durch die Dialyse oder idealerweise durch eine Nierentransplantation. Bei Dialysepatienten müssen die wasserlöslichen Vitamine ausreichend substituiert sein. Hierfür werden von verschiedenen Herstellern speziell auf Niereninsuffizienz angepasste Vitaminpräparate (z. B. Dreisavit, Vitarenal, Carerenal) angeboten. Pharmakologisch können niedrig dosierte trizyklische Antidepressiva (Amytryptilin = Saroten 10 mg abends, Clomipramin = Anafranil 10 mg), Carbamazepin (Tegretal 200–600 mg/24 h) Haloperidol (Haldol 1–5 mg/24 h) helfen. Die Wirksamkeit von α-Liponsäure und B-Vitaminen ist außer bei deutlichen Hypovitaminosen nicht gesichert, ihre Anwendung jedoch weit verbreitet. Nach einer Nierentransplantation verbessert sich die Polyneuropathie zunächst rasch, dann etwas langsamer.

7.7.3 Mononeuropathien

▪ Karpaltunnelsyndrom

Unter den Mononeuropathien ist das Karpaltunnelsyndrom am häufigsten. Die Patienten klagen über Schmerzen, Taubheitsgefühl und Dysästhesien entlang des vom N. medianus innervierten Gebietes. In fortgeschrittenen Fällen kommt es zur Atrophie des Thenarmuskels. Bei manchen Patienten aggraviert die Hämodialysebehandlung die Symptome, manchmal durch Veränderungen der peripheren Durchblutung distal des Dialyseshunts. Ausgeprägte β_2-Mikroglobulinablagerungen erschweren das Karpaltunnelsyndrom. Die Therapie ist operativ.

Seltenere Mononeuropathien sind Störungen des N. vestibularis, N. cochlearis, N. facialis, N. peronaeus oder N. ulnaris. Optikusneuropathien bei Dialysepatienten haben eine überwiegend ischämische Ursache.

Neben Thiaminmangel (Vitamin B_1) scheinen auch Hyperparathyreoidismus, Zink- und Biotinmangel (Vitamin H), erhöhte Plasmakonzentrationen von Phenol und Myoinositol sowie verminderte Transketolaseaktivität zur Entwicklung der Neuropathie beizutragen. Eine viel diskutierte Ursache ist die Clearance der sog. Mittelmoleküle (500–2000 Dalton). Die geringere Prävalenz der Polyneuropathie bei CAPD-Patienten wurde durch die Clearance von Mittelmolekülen bei CAPD erklärt. Es ist allerdings zu bedenken, dass viele CAPD-Patienten noch eine renale Restfunktion besitzen, die an der Ausscheidung der Mittelmoleküle entscheidend beteiligt ist.

▪ Restless-legs-Syndrom (RLS)

Unter Restless-legs-Syndrom (Syndrom der ruhelosen Beine) versteht man eine motorische Unruhe der unteren Extremität, die im Extremfall als schmerzhaft empfunden wird und die symptomatisch nur durch Bewegung gebessert werden kann. Die Symptome sind oft nachts verstärkt und können zu massiven Schlafstörungen führen. Das RLS tritt mit einer geschätzten Prävalenz von 2–5%, nach neuesten Studien sogar in bis zu 10% der Gesamtbevölkerung auf und zwar bevorzugt im höheren Lebensalter.

Klinik

Die Symptome des RLS treten in Ruhe, in Entspannungssituationen oder typischerweise vor dem Einschlafen auf. Die Patienten klagen dann über Missempfindungen in den Beinen, gelegentlich auch in den Armen. Häufig ist Aufstehen und Bewegung die einzig wirksame Maßnahme, die Symptome zu lindern. 20–30% der Patienten mit RLS leiden unter einer schweren Form mit sensiblen und motorischen Symptomen, die auch tagsüber in Ruhe auftreten. Bis zu 60% der Dialysepatienten leiden an einem RLS. Die Pathogenese des urämischen RLS ist unklar. Eine Korrelation zur renalen Anämie wurde beschrieben, aber nicht bestätigt. Nach einer Nierentransplantation bessert sich das Beschwerdebild meistens.

Therapie

L-Dopa Die Behandlung mit L-Dopa ist bisher am besten untersucht und gilt als Therapie der 1. Wahl. L-Dopa reduziert sowohl die Anzahl nächtlicher periodischer Beinbewegungen als auch die subjektiv unangenehmen sensiblen Symptome sowie den Bewegungsdrang. Die Gabe einer einmaligen abendlichen Dosis von 100 bis max. 200 mg Levodopa/25–50 mg Benserazid führte in einer kontrollierten Cross-over-Studie (Trenkwalder et al. 1995) zu einer deutlichen Beschwerdeabnahme im Sinne einer subjektiv verbesserten Lebens- und Schlafqualität, mit einer verlängerten Gesamtschlafzeit, verkürzter Einschlafzeit sowie einer gering verbesserten Schlafeffizienz. Der Wirkungsmechanismus des L-Dopa ist bisher nicht bekannt. Im Gegensatz zum Morbus Parkinson liegt beim RLS in der Substantia nigra kein L-Dopa-Mangel vor.

Dopaminagonisten Falls Patienten auf die L-Dopa-Therapie nicht mehr ansprechen, haben sich Dopaminagonisten wie Bromocryptin mit einer abendlichen Dosierung von 7,5 mg als effektiv und verträglich erwiesen. Der Dopaminagonist Pergolid in einer Dosierung von 0,05–1,0 g mit einer günstigen Halbwertszeit von 27 h zeigte noch günstigere Eigenschaften für die Therapie des RLS.

Opiate Opiate wurden bereits in den 1960er Jahren zur Therapie des RLS eingesetzt. Besonders effektiv erwies sich das Dihydrocodein, das sich durch eine lange Halbwertszeit auszeichnet. In den USA wurden gute Erfolge mit der Anwendung von Methadon über längere Zeiträume erzielt.

Benzodiazepine Die meisten Erfahrungen bestehen beim Clonazepam. Aufgrund von »Overhang«-Effekten und der Toleranzentwicklung ist es nicht für eine langfristige Therapie geeignet.

Magnesium Studien (Hornyak et al. 1998) haben zumindest eine Beteiligung von Magnesiummangel an der Pathogenese des RLS belegt. Die Beteiligung von Magnesium an der Pathogenese des RLS konnte bisher von anderen Arbeitsgruppen nicht bestätigt werden.

Andere Auch Antikonvulsiva wie etwa Gabapentin (Gabax/Neurontin) oder Pregabalin (Lyrica) haben eine Wirksamkeit beim RLS gezeigt.

Tipp

Beim Restless-legs-Syndrom kann die Gabe einer niedrigen Dosis Levodopa (meist in schnell resorbierbarer Form besser wirksam als in retardierter Form, z. B. Madopar 62,5 mg abends) Erleichterung bringen.

Burning-feet-Syndrom

Das Burning-feet-Syndrom geht mit starken Schmerzen und Brennen der Füße einher und wird durch einen Thiaminmangel ausgelöst. Aufgrund der heutzutage üblichen Substitution wasserlöslicher Vitamine bei Dialysepatienten ist es wesentlich seltener geworden.

Paradoxe Temperaturempfindung

Manche Dialysepatienten leiden an einer paradoxen Temperaturempfindung. Kälte wird dabei als Wärme wahrgenommen (Prüfung z. B. mit heißen/kalten Eprouvetten).

Myopathie

Kraftlosigkeit, Muskelschmerzen und Muskelatrophie sind Symptome der urämischen Muskelschädigung. Ihre Ursachen sind vielfältig. Neben der

Polyneuropathie sind Katabolie, Insulinmangel, Unterdialyse, Elektrolytstörungen, Ischämie, Steroidtherapie und viele andere Faktoren beteiligt. Außer der kausalen Behandlung ist die regelmäßige körperliche Bewegung von immenser Bedeutung.

7.8 Renale Osteopathie

Die renale Osteopathie kann bei chronischer Niereninsuffizienz, insbesondere bei chronischer Dialysebehandlung, auftreten und zu unterschiedlichen morphologischen Veränderungen am Knochen führen. Sie ist eine Mischform von Osteitis fibrosa, Osteomalazie (»Low-turnover-Osteopathie«) und der aplastischen Knochenerkrankung (»dead-bone disease«).

7.8.1 Symptome

Beim Auftreten von Osteopathie-assoziierten Beschwerden muss bereits von fortgeschrittenen knöchernen Veränderungen ausgegangen werden, da eine milde bis mittelschwere Form der renalen Osteopathie häufig ohne oder mit nur sehr milden Symptomen einhergeht.

Symptome der renalen Osteopathie

- Führende Beschwerden sind Knochenschmerzen, Gelenkschmerzen und Juckreiz
- Belastungsabhängige Schmerzen (LWS, Os sacrum, Füße), seltener Ruheschmerz
- Knochendeformierungen (Femur, Tibia)
- Pathologische Frakturen (selten)
- Patellafraktur, Sehnenausriss (Achillessehne)
- Reduktion der Körpergröße durch Abnahme der Wirbelkörperhöhe
- Zusätzliche Beschwerden: kutane Kalkablagerungen, Red-eye-Syndrom, Pruritus, Weichteilverkalkungen, Pseudogicht
- Die Knochenveränderungen gehen mit einer erhöhten Frakturneigung einher, die bei einer Aluminiumintoxikation noch stärker ausgeprägt ist
- Der quälende Juckreiz führt zu Kratzverletzungen (Exkoriationen), die aufgrund häufiger Superinfektionen eine schlechte Heilungstendenz zeigen
- Metastatische Verkalkungen können auftreten, wenn das Kalzium-Phosphat-Löslichkeitsprodukt überschritten wird und Kalziumphosphat als unlösliches Salz im Gewebe ausfällt

Im Bereich der Gelenke können diese Ablagerungen zu den Symptomen einer akuten Arthritis mit Schmerzen und Einschränkung der Beweglichkeit führen. Ebenso sind Ablagerungen in der Haut (verbunden mit heftigem Juckreiz) oder in der Bindehaut der Augen möglich (sog. »Red-eye-Syndrom«). Für die Langzeitprognose der Patienten von besonderer Bedeutung aber sind die Ablagerungen in den arteriellen Gefäßen. Diese vaskulären Kalzifikationen fördern die Entstehung von thrombotischen Gefäßverschlüssen, die sich u. a. als Myokardinfarkt, periphere arterielle Verschlusskrankheit, Schlaganfall oder Shuntthrombose manifestieren können.

7.8.2 Knochenstoffwechsel bei chronischer Niereninsuffizienz

Pathophysiologisch führt die bei Abfall der glomerulären Filtrationsrate eintretende Phosphatretention zusammen mit dem Mangel an Vitamin $1{,}25(OH)_2D_3$ (Calzitriol) und daraus resultierendem Abfall der Kalziumkonzentration im Plasma zu einem Anstieg von intaktem Parathormon (iPTH) im Plasma. Bei normaler Nierenfunktion ist dieser Regelkreis sinnvoll, weil iPTH die Phosphatresorption im proximalen Tubulus von 85% auf 15% reduzieren kann, dadurch zu einer erhöhten Phosphatausscheidung führt und die Hyperphosphatämie beseitigt. Bei Niereninsuffizienz dagegen kann Phosphat nicht ausreichend renal eliminiert werden. Die resultierende Hyperphosphatämie bremst über die Hemmung der tubulären 1-α-Hydroxylase die Synthese von $1{,}25(OH)_2D_3$ (Calzitriol), welches normalerweise die iPTH-Sekretion vermindern würde.

Tab. 7.1 Morphologische Klassifikation der renalen Osteopathie nach Delling

Typus	Histologische Kennzeichen	Ursache
I	Fibroosteoklasie	Sekundärer Hyperparathyreoidismus (engl. »hyperparathyroid-« oder »high turnover bone disease«)
II	Osteoidose	Mineralisationsstörung (engl. »low turnover bone disease«) Volumen- und Oberflächenosteoidose (engl. »low turnover osteomalacia«) und Oberflächenosteoidose (engl. »adynamic renal bone disease«)
III	Fibroosteoklasie plus Osteoidose	Mischbild von sekundärem Hyperparathyreoidismus und Mineralisationsstörung

Dieser Anstieg des iPTH führt zu einer erhöhten Kalziumkonzentration im Plasma. Dieses Kalzium wird aber zusammen mit Phosphat aus dem Knochen rekrutiert. Dies kann zu einer fortschreitenden Demineralisation des Knochens führen. Bei fortgeschrittener Niereninsuffizienz fördert Phosphat die Sekretion von intaktem Parathormon nicht nur indirekt (über Unterdrückung der Calzitriolsynthese), sondern auch direkt. Ist das Löslichkeitsprodukt von Kalziumphosphat (Kalziumkonzentration multipliziert mit Phosphatkonzentration) im Plasma überschritten, d. h. >72–80 mg/dl^2 bzw. >5 $mmol/l^2$, kommt es zum Ausfällen von Kalziumphosphat in Weichteilen, Gefäßen, Gelenken etc. Man nennt dies »metastatische Kalzifizierung«. Ihre schwerste Form ist die »Kalziphylaxie«.

Bei manchen Patienten mit chronischer Niereninsuffizienz ist die iPTH-Sekretion von der Plasmakalziumkonzentration entkoppelt und bewirkt eine Hyperkalzämie, die durch die Gabe von Vitamin D sowie Kalzium-haltiger Phosphatbinder nicht erklärbar ist. Bei dieser meist mit Hyperplasie der Epithelkörperchen einhergehenden Situation spricht man von einem tertiären Hyperparathyreoidismus. Eine neoplastische Transformation in ein Nebenschilddrüsenkarzinom ist sehr selten. Die chronische metabolische Azidose fördert ebenfalls die Freisetzung von Kalzium aus dem Knochen.

Die pathophysiologischen Veränderungen bei chronischer Niereninsuffizienz können verschiedene Knochenerkrankungen zur Folge haben (Tab. 7.1, Klassifikation nach Delling).

7.8.3 Einteilung

Zur renalen Osteopathie zählen:

- Osteitis fibrosa: sekundärer renaler Hyperparathyroidismus mit erhöhtem Knochenabbau und Knochenanbau, Fibrose
- Osteomalazie (Low-turnover-Osteopathie): Mineralisationsstörung mit hypaktiven Osteoblasten und -klasten
- Gemischte renale Osteopathie: Hyperparathyreoidismus mit Mineralisationsstörung
- Adynamische oder aplastische Knochenerkrankung (dead-bone disease): Verminderter Knochenumsatz (Anbau und Resorption)

Differenzialdiagnostisch muss bedacht werden:

- Knochenbefall bei β_2-Mikroglobulin-assoziierter Amyloidose
- Mineralisationsstörung und Verminderung des endostalen Knochenumbaus durch Aluminiumablagerungen

Am häufigsten ist die gemischte renale Osteopathie mit normalem oder gering erhöhtem Umbau der Spongiosa, also Typ IIIb nach Delling (Tab. 7.1).

Osteitis fibrosa

Unter Osteitis fibrosa versteht man die unter der Einwirkung von hohen Parathormonspiegeln stattfindenden Veränderungen der Knochenhistologie, die auch als Fibroosteoklasie bezeichnet werden. Dabei ist eine Zunahme der Osteoklasten und der Endostfibrose zu beobachten. Unter den radiologischen Kennzeichen der Osteitis fibrosa sind die oft zitierten »braunen Tumoren«, große osteoklastische Zysten vor allem im Beckenbereich, eher selten. Häufig sind subperiostale Resorptionszonen der Mittelphalangen, die bereits in frühen Stadien der Niereninsuffizienz auftreten, sowie Akroosteolysen. Letztere bezeichnet die Demineralisation der Endphalangen. Häufig sind auch eine Veränderung der lateralen Schlüsselbeinenden und eine unregelmäßige Struktur des Schädelknochens (»Salz und Pfeffer«).

▪ Osteomalazie (Low-turnover-Osteopathie)

Auslöser dieser Form der renalen Osteopathie sind Vitamin-D-Mangel und/oder Aluminiumtoxizität. Der Knochenumbau ist vermindert, die Anzahl der Osteoblasten und Osteoklasten reduziert. Der Anteil unmineralisierter Knochenmasse ist erhöht. Röntgenologisch fällt eine generelle Demineralisation des Knochens auf. Spontanfrakturen kommen gehäuft vor. Die Häufigkeit der reinen Osteomalazie ist seit der Reduktion aluminiumhaltiger Phosphatbinder deutlich gesunken.

▪ Gemischte renale Osteopathie

Kommt die Osteomalazie gleichzeitig mit der Osteitis fibrosa vor, spricht man von gemischter renaler Osteopathie.

> **Tipp**
>
> Vor Parathyreoidektomie sollte bei Patienten mit gemischter renaler Osteopathie die Aluminiumbelastung überprüft und ggf. therapiert werden. Der postoperative Abfall des iPTH führt zu einem vermehrten Einbau von Aluminium in den Knochen.

Zur Entfernung von Aluminium werden Chelatbildner (z. B. Deferoxamin, Desferal) eingesetzt, die Aluminium aus dem Knochen mobilisieren und binden.

▪ Adynamische Knochenerkrankung (»dead-bone-disease«)

Die erstmals etwa 1980 beschriebene dritte Form der renalen Osteopathie hat eine steigende Inzidenz und Prävalenz. Sie ist Ursache von etwa der Hälfte der Fälle renaler Osteopathie bei CAPD-Patienten. Bei Hämodialysepatienten ist sie genauso häufig wie die Osteitis fibrosa, bei Diabetikern sogar häufiger. Bei Typ-1-Diabetikern liegt ein verminderter Knochenumbau oft bereits vor dem Auftreten einer diabetischen Nephropathie vor.

Wie bei der Osteomalazie ist auch bei der adynamischen Knochenerkrankung der Knochenumsatz reduziert, eine vermehrte Bildung unmineralisierten Osteoids fehlt jedoch. Als ursächlich betrachtet man zum einen Aluminiumtoxizität, zum anderen die Suppression der iPTH-Sekretion durch die Therapie mit Kalziumkarbonat und Kalzitriol. Kalzitriol kann direkt die Osteoblastenaktivität unterdrücken. Bei der CAPD werden die generell höheren Plasmakalziumspiegel als ursächlich für die hohe Prävalenz der adynamischen Knochenerkrankung betrachtet.

Die Behandlungsmöglichkeiten sind relativ begrenzt. Eine Aluminiumbelastung muss mit Deferoxamin (Desferal) behandelt werden. Die Senkung des Kalziumspiegels zur Ankurbelung des Knochenumsatzes über die Förderung der iPTH-Sekretion hat vermutlich keine oder nur geringe Bedeutung. Indikation zur Behandlung einer Hyperkalzämie besteht selbstverständlich trotzdem zur Vermeidung anderer Komplikationen (gastrointestinales Ulkus, Nephrolithiasis).

▪ Vitamin-K-Mangel

Vitamin K ist für die Karboxylierung von Matrixproteinen des Knochens wichtig. Ein Mangel an Vitamin K führt vermutlich über Mineralisationsstörungen zu Knochenfragilität und erhöhtem Frakturrisiko. Die Auswirkung der Substitution von Vitamin K auf die renale Osteopathie ist noch unerforscht.

▪ Knochenbefall bei β_2-mikroglobulinassoziierter Amyloidose

▶ Abschn. 7.9

▪ Vitamin D

Vitamin D ist ein Steroidhormon. Die Vorläufermoleküle der aktiven Wirkform von Vitamin D werden unter Einwirkung von UV-Strahlung in der Haut gebildet (90%) oder als fettlösliche Vitamine enteral resorbiert (10%). Bereits kurze Sonnenlichtexposition der Unterarme führt zu einer Synthese des Vorläufermoleküls, die einer enteralen Zufuhr von 200 I.E. entspricht (Vergleich: Vigantoletten 1000 I.E. pro Tablette). Die enterale Resorption kann bei Mangel an UV-Strahlung in den Vordergrund treten. Enteral resorbiertes Vitamin D wird an Vitamin-D-Bindungsprotein und in Assoziation mit Chylomikronen in die Leber transportiert. Dort findet dann der erste Hydroxylierungsschritt in Position 25 zu Calcidiol (Synonyme: 25-(OH)-Cholecalciferol oder 25-Hydroxycholecalciferol) statt. Unter Einfluss von Alkohol, Barbituraten oder Phenytoin kann in der Leber auch eine Inaktivierung von Cholecalciferol erfolgen. Die Bestimmung der Plasmakonzentration von Calcidiol gibt Aufschluss über die Vitamin-D-Reserven. Seine Aktivität beträgt etwa 1% derjenigen der aktiven Endstufe Kalzitriol. Diese wird nach dem Transport in die Niere (Vitamin-D-Bindungsprotein) durch eine weitere Hydroxylierung in Position 1 gebildet (Synonyme:1,25-$(OH)_2$-Cholecalciferol oder 1,25-Dihydroxycholecalciferol) statt. Bei Calzitriolüberschuss oder niedrigem intaktem Parathormon kann durch eine Hydroxylierung in Position 24 das weitgehend inaktive 24,25-(OH)2-Vitamin-D entstehen. Vermutlich finden diese Hydroxylierungen beim Menschen in den distalen Tubuluszellen statt. Das verantwortliche Enzym 1-α-Hydroxylase wird stimuliert bei:

- Anstieg der Parathormonsekretion im Plasma
- Abfall der Phosphatkonzentration im Plasma
- Der Anstieg von Calzitriol im Plasma führt zu einer »Downregulation« der Vitamin-D-Rezeptoren auf Zelloberflächen und fördert die Aktivität der 24-Hydroxylase, die aus Calcidiol und Calzitriol unwirksame Metaboliten erzeugt

Die Vitamin-D-Wirkungen werden über intrazelluläre Rezeptoren durch Regulation von Gentranskription in den Zielzellen gesteuert.

Vitamin-D-Wirkungen:

- Stimulation der Resorption von Kalzium und in geringerem Ausmaß von Phosphat im Dünndarm
- Unterdrückung der Parathormonsekretion
- Regulation der Osteoblastenfunktion
- Förderung von Parathormonwirkungen (Osteoklastenaktivierung und Knochenresorption), sog. »permissive Wirkung«
- Regulation von hämatopoetischen Zellen und vermutlich auch Muskelzellfunktionen
- Immunmodulatorische Funktionen

Alle diese Effekte von Vitamin D dienen letztendlich der Aufrechterhaltung normaler Kalzium- und Phosphatkonzentrationen im Plasma, einer Vorbedingung für normale Mineralisation von neugebildeten Knochen.

> **Bei Vitamin-D-Intoxikation kommt es zu Hyperkalzämie, bei Vitamin-D-Mangel zu Hypokalzämie, Hypophosphatämie, Rachitis oder Osteomalazie.**

Parathormon

Parathormon ist ein kleines Polypeptid, welches aus der Nebenschilddrüse bei Abfall der Kalziumkonzentration im Plasma ausgeschüttet wird. Der Sensor hierfür befindet sich in hoher Dichte auf der Zellmembran der Parathyroideazellen. Fehlfunktionen des Rezeptors führen z. B. zur hypokalziurischen Hyperkalzämie oder autosomal dominanten Hypokalzämie.

Parathormon reguliert die Kalziumkonzentration im Plasma wie folgt:

- Abhängig von der Anwesenheit ausreichender Mengen von aktivem Vitamin D stimuliert es die Knochenresorption, wobei Kalzium und Phosphat freigesetzt werden
- Förderung der renalen Kalziumrückresorption
- Indirekte Förderung der enteralen Aufnahme von Kalzium und Phosphat über die Stimulation der Bildung von aktivem Vitamin D in der Niere
- Stimulation der renalen Phosphatsekretion, die beim Nierengesunden die enterale Resorption überwiegt

Einschub: Kalziphylaxie

Unter Kalziphylaxie versteht man eine sehr selten auftretende massive Kalzifikation der Lamina media der Gefäßwand mit konsekutiver Gewebeischämie. Am häufigsten betroffen sind Dialysepatienten und frisch transplantierte Patienten. Kalziphylaxie kann auftreten bei:

- Terminaler Niereninsuffizienz
- In den ersten Monaten nach Nierentransplantation

- Primärem Hyperparathyreoidismus
- Vitamin-D-Intoxikation
- Milch-Alkali Syndrom
- Hämatologischer, maligner Erkrankungen (z. B. Plasmozytom)

Warum manche Patienten diese Extremform der Kalzifikation entwickeln, ist letztlich unklar. Bei Betroffenen wird gehäuft eine Intimafibrose sowie Thromben in Venolen beobachtet. Patienten mit Kalziphylaxie weisen häufig Hyperparathyreoidismus, Hyperphosphatämie und normales bis erhöhtes Serumkalzium auf und werden mit Vitamin D therapiert. Auch kann man bei Tieren durch Gabe von Vitamin D experimentell Hautnekrosen erzeugen.

Risikofaktoren für eine Kalziphylaxie

- Weiße Hautfarbe
- Weibliches Geschlecht
- Diabetes mellitus
- Schwere Adipositas
- Gewichtsverlust
- Orale Antikoagulation
- Hypalbuminämie
- Therapie mit Kalziumkarbonat
- Verminderte Protein-C-Aktivität
- Therapie mit Kortison

Klinisch beobachtet man Haut-, Fett- und Muskelnekrosen, die sich oft nach einem Bagatelltrauma entwickeln und mit einer Livedo reticularis oder bläulichen, z. T. subkutanen, stammnahen Knoten einhergehen. Die Knoten entsprechen Fettnekrosen. Die Hautnekrosen können eine lederartige Konstitution und schwarze Farbe annehmen und sich infizieren.

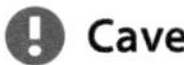

Cave!
Die Kalziphylaxie ist eine ernste Komplikation einer u. a. mit Hyperkalzämie einhergehenden Grunderkrankung.

Die Kalziphylaxie ist ein schweres, therapeutisch schlecht zu beeinflussendes Krankheitsbild. Es ist daher sinnvoll, alle Verdachtsfälle in einem Register (Deutsches Kalziphylaxie-Register) auszuwerten und sich hier hinsichtlich der aktuellen Therapieempfehlungen beraten zu lassen. Besonders bei den Fingern und Zehen besteht Verwechslungsgefahr mit einer peripheren Verschlusskrankheit, Cholesterinembolien bzw. einer Vaskulitis. Die Stellung der exakten Diagnose ist nur histologisch möglich und wird durch die entsprechenden Laborwerte unterstützt (erhöhte Werte für iPTH, Kalzium, Phosphat). Radiologisch erkennt man bei Aufnahmen der betroffenen Extremität Mediaverkalkungen der Gefäße. Die Pulse sind meist gut tastbar.

Die therapeutischen Optionen sind symptomatischer Natur:

- Adäquate Wundversorgung
- Vermeidung neuer Traumata inklusive subkutaner Injektionen und Bluttransfusionen
- Korrektur von Kalzium- und Phosphatwerten mittels Pausierung von Vitamin D und nötigenfalls Einsatz Aluminium-haltiger Phosphatbinder
- Ggf. Parathyreoidektomie
- In Einzelfällen konnten erfolgreiche Behandlungen mit Natrium-Thiosulfat und Bisphosphonaten beschrieben werden, solche Therapien sollten aber nur individuell und nach Möglichkeit in vorheriger Absprache mit Kalziphylaxie-erfahrenen Nierenzentren erfolgen.
- Trotz der noch fehlenden unmittelbaren Evidenz wird derzeit überwiegend empfohlen, eine bestehende Therapie mit Vitamin-K-Antagonisten zumindest zu unterbrechen und entsprechend der Indikationsstellung auf eine Heparin-Therapie (fraktioniert oder unfraktioniert) umzustellen.

7.8.4 Diagnostik

▪ Labor

Neben Bestimmungen von Kalzium und Phosphat (► Kap. 1) sind eine Reihe weiterer Laborwerte zur Interpretation der Art und des Verlaufs der renalen Osteopathie nützlich.

Intaktes Parathormon (iPTH) Die Bestimmung des intakten Parathormons erfolgt aus EDTA-Plasma, welches unmittelbar nach Abnahme zentrifugiert, separiert und eingefroren werden muss (◘ Tab. 7.2).

Tab. 7.2 Knochenstatus und Parathormonspiegel

Parathormonspiegel (iPTH) [pmol/l]	Knochenstatus
<10	Osteitis fibrosa unwahrscheinlich, aplastische Knochenerkrankung möglich
10–45	Normaler, verminderter oder erhöhter Knochenumbau möglich
>45	Osteitis fibrosa oder gemischte renale Knochenerkrankung

Knochenspezifische, alkalische Phosphatase (bAP) Marker der Osteoblastenaktivität. Niedrige bAP in Kombination mit niedrigem iPTH spricht für einen niedrigen Knochenumsatz. Erhöhte Werte unabhängig vom iPTH für hohen Knochenumbau.

1,25-(OH)$_2$-Vitamin D$_3$ und 25-OH-Vitamin D$_3$ Die Höhe des einfach hydroxylierten Vitamin D (25-(OH)-Cholecalciferol oder Calcidiol) spiegelt die Vitamin-D-Reserven wider. Verminderte Werte für 1,25-Vitamin D$_3$ sind typisch für die chronische Niereninsuffizienz, wenn der renale Hydroxylierungsschritt nicht mehr möglich ist.

Bildgebung Die Differenzierung der einzelnen Formen renaler Osteopathie ist durch radiologische Untersuchungen allein nicht möglich. Der Knochenstatus (Röntgenaufnahmen von Schädel, Becken, Akromioklavikulargelenk und bei Beschwerden HWS, BWS und LWS und Röhrenknochen) untermauert die bereits laborchemisch getroffene Verdachtsdiagnose. Die Standardaufnahme zum Nachweis von subperiostalen Resorptionszonen ist die Aufnahme der Hände in Weichteiltechnik. Bei V. a. Osteitis fibrosa cystica (braune Knochentumoren) werden konventionelle Röntgenaufnahmen der jeweiligen Skelettanteile angefertigt.

Histologie Goldstandard für die Diagnose der renalen Osteopathie ist die histologische Auswertung einer Beckenknochenstanze. Da die Gewinnung von Knochenmaterial eine invasive Maßnahme darstellt, wird die Indikation zur Beckenknochenstanze in der Regel auf folgende Situationen begrenzt:

- V. a. symptomatische, aplastische Knochenerkrankung
- Bestimmung des Ausmaßes der Aluminiumintoxikation vor DFO-Therapie bzw. vor Parathyreoidektomie

Um eine Mineralisationsstörung beurteilen zu können, darf das Biopsat nicht entkalkt werden. Nach Formalinfixierung erfolgt die Einbettung in Methylmetacrylat, dessen Polymerisation bis zu 12 Tagen dauern kann. Die Anfärbung findet in der Regel mit der Goldnerfärbung statt.

Tetrazyklinmarkierung Zur Tetrazyklinmarkierung wird 2-mal über 3 Tage ein Tetrazyklin verabreicht und dies nach 21 Tagen mit einem anderen Tetrazyklin wiederholt. 2 Tage nach der zweiten Markierungsperiode kann die Beckenstanze gewonnen werden. Aus dem Abstand und dem Verlauf der beiden Markierungen kann dann indirekt auf das Wachstumsverhalten des Knochens geschlossen werden. Bei der schweren Osteitis fibrosa findet sich eine Markfibrose, vermehrte und hyperaktive Osteoblasten sowie viele verschiedene Tetrazyklinmarkierungen. Letztere kennzeichnen die Mineralisationsfront des Knochenumbaus. Ihre Vielzahl deutet auf eine erhöhte Bildung und adäquate Mineralisation hin. Bei der gemischten renalen Osteopathie finden sich zusätzlich zu den oben genannten Befunden der Osteitis fibrosa größere nichtmineralisierte Osteoidbereiche.

7.8.5 Prophylaxe und Therapie

Medikamentöse Therapie: ► Kap. 11

▪ Indikationen zur Parathyreoidektomie

In den letzten Jahren ist die Anzahl von Parathyreiodektomien gesunken, vermutlich aufgrund eines besseren Verständnisses für die Pathophysiologie der renalen Osteopathie.

Eine Indikation zur Parathyreiodektomie ist der tertiäre Hyperparathyreoidismus. Hier liegt eine Autonomie oder auch Entkopplung der Parathormonproduktion mit Wachstum der Nebenschilddrüse vor. Die Werte für iPTH liegen >100 pmol/l (bzw. 1000 pg/ml) und reagieren auch nicht mehr auf die hochdosierte Gabe von Vitamin D. Hier ist die operative Entfernung der Nebenschilddrüse immer noch Therapie der Wahl. Es ist üblich, einen kleinen Gewebeanteil in Bauchdecke, Unterarm oder Unterschenkel zu implantieren, um den komplexen Regulationsmechanismus aufrechterhalten zu können.

Risikofaktoren für die Entwicklung eines tertiären Hyperparathyreoidismus sind:

- Verspäteter Therapiebeginn des sekundären Hyperparathyreoidismus
- Therapeutisch unbefriedigend hohe Phosphatspiegel
- Erworbene Hyperplasien der Nebenschilddrüsen

Die Hyperplasien der Epithelkörperchen können polyklonaler Natur sein und zu diffuser Hyperplasie führen. Handelt es sich um monoklonale Proliferation, führt dies zu nodulärer Hyperplasie.

Indikationen zur Parathyreoidektomie

- Hyperparathyreoidismus mit
  - Schwerer Hyperkalzämie
  - Radiologisch oder histologisch gesicherter progredienter Knochenerkrankung
- Therapieresistenter Juckreiz
- Progrediente Weichteilverkalkungen oder Kalziphylaxie
- Myopathie (nach Ausschluss anderer Ursachen)
- Nierentransplantierte mit Hyperkalzämie und progredienter, nicht anders erklärbarer Funktionsabnahme des Transplantates

Vor der Entscheidung zur Parathyreoidektomie muss eine Aluminiumintoxikation und eine adynamische Knochenerkrankung ausgeschlossen werden. Falls eine Aluminiumbelastung anamnestisch nicht sicher ausschließbar ist, muss mittels DFO-Test die Aluminiumbelastung präoperativ abgeklärt und ggf. therapiert werden. Nach der Parathyreoidektomie wird vorhandenes Aluminium konkurrierend mit Kalzium vermehrt in den Knochen eingebaut.

Lage der Epithelkörperchen

Die Lokalisation und vollständige Entfernung der normal ca. 30–40 mg, bei Hyperplasie bis zu 2 g wiegenden vier Epithelkörperchen ist diagnostisch und chirurgisch anspruchsvoll. Die Anzahl der Epithelkörperchen kann variieren, außerdem ist eine ektope Lage möglich. Eine unvollständige Entfernung prädisponiert verständlicherweise zum Rezidiv. Zur Lokalisation werden neben der Sonographie szintigraphische Verfahren eingesetzt. Letztere sind insbesondere bei intrathorakaler Ektopie sinnvoll.

Chirurgisches Prozedere

Eine chirurgische Parathyreoidektomie kann subtotal, total oder total mit Reimplantation eines Drüsenanteils in den M. brachioradialis des Unterarmes oder Muskelgewebe des Abdomens durchgeführt werden. Letztere wird von vielen Zentren aus folgenden Gründen favorisiert:

- Die Rezidivrate ist gering.
- Das Gewebe ist leichter erreichbar.
- Potenzielle Shuntgebiete werden geschont.

Für die Reimplantation ist diffus hyperplastisches Gewebe aufgrund der höheren Anzahl von Kalzitriolrezeptoren nodulär-hyperplastischem Gewebe vorzuziehen. Seit kurzem gibt es die Möglichkeit, durch intraoperative Bestimmung des iPTH den Operationserfolg unmittelbar zu überprüfen.

Wichtigste Komplikation der Parathyreoidektomie ist wie bei einer Schilddrüsenoperation die Schädigung des N. laryngeus recurrens mit Stimmbandlähmung.

Neben der chirurgischen Therapie gibt es die Möglichkeit, einzelne, hypertrophierte Epithelkörperchen mittels Ethanolinjektion zu zerstören. Die Erfahrungen mit dieser Therapie sind noch gering, der Ansatz jedoch vielversprechend.

Management nach Parathyreoidektomie

Die postoperative Betreuung des Parathyreoidektomierten erfordert engmaschige Kontrollen des Kalziumspiegels. Der rasche postoperative Abfall des Parathormons führt zu einem Umschwenken des Knochenstoffwechsels von einer knochenkatabolen zu einer -anabolen Situation mit Mineralisation durch Einbau großer Mengen von Kalzium und

Phosphat. Wird Kalzium nicht adäquat substituiert, kann eine akute Hypokalzämie und Hypophosphatämie auftreten. Die Hypokalzämie kann sich klinisch als Tetanie – im Extremfall als epileptischer Anfall – manifestieren. Die enterale Kalziumresorption erschöpft sich auch unter Vitamin-D-Substitution bei 2–3 g. Höhere orale Dosen führen zu gastrointestinalen Nebenwirkungen mit Diarrhö und abdominellen Schmerzen.

Um den »Kalzium-hungrigen« Knochen ausreichend zu versorgen, kann eine i.v.-Kalziumgabe nötig sein. Hierzu werden über einen peripheren venösen Gefäßzugang über 24 h bis zu 22,5 mmol Kalzium verabreicht (Perfusorspritze à 50 ml mit 5 Ampullen 20% Kalziumglukonat oder Kalziumsaccharat füllen, über 24 h infundieren, d. h. 2,1 ml/h). Die Gabe hoher Dosen von Kalzitriol (bis zu 4 μ/24 h) fördert die Resorption und den Einbau von Kalzium und Phosphat in den Knochen und die rasche Normalisierung des Knochenstoffwechsels. Eine regelmäßige Kontrolle der Plasmakonzentrationen von Phosphat und Magnesium und ggf. Magnesiumsubstitution bzw. Reduktion von Phosphatbindern ist ebenfalls sinnvoll. Aluminiumhaltige Phosphatbinder dürfen nach Parathyreoidektomie nicht verabreicht werden, da bei niedrigem Parathormonspiegel und Knochenaufbau das zweiwertige Aluminium vermehrt in den Knochen eingebaut werden würde.

7.9 Dialyse-assoziierte β_2-Amyloidose

Jeder Mensch produziert täglich etwa 3 mg/kgKG β_2-Mikroglobulin. Die Elimination erfolgt renal und ist bis zu einer geringen Nierenrestfunktion noch ausreichend, um eine Kumulation zu vermeiden. Bei Anurie kumulieren β_2-Mikroglobulinmoleküle und werden in bradytrophen und kollagenhaltigen Geweben abgelagert. Dies führt u. a. zum Karpaltunnelsyndrom, Knochenzysten, pathologischen Frakturen und geschwollenen schmerzhaften Gelenken. Das Auftreten der β_2-Amyloidose korreliert mit der Dialysedauer, wobei die Ablagerungen lange vor den klinischen Symptomen auftreten. Nach <2 Jahren findet man β_2-Mikroglobulinablagerungen bei 21%, nach 4–7 Jahren bei 50%, nach 7–13 Jahren bei 90% und danach bei allen Dialysepatienten. Klinische Symptome sind bis 5 Jahre nach Dialysebeginn sehr selten, nach 12 Jahren Dialysebehandlung bei der Hälfte und nach 20 Jahren bei allen Dialysepatienten vorhanden. Dabei scheint die Entwicklung bei Peritonealdialyse ähnlich zu verlaufen.

Die wichtigsten klinischen Manifestationen der β_2-Amyloidose sind:

- Karpaltunnelsyndrom
- Knochenzysten
- Spondylarthropathie
- Pathologische Frakturen
- Geschwollene, schmerzhafte Gelenke, hauptsächlich Skapulohumeralgelenk
- Subkutane Ablagerungen
- Ablagerungen in der rektalen Schleimhaut, Leber, Milz, Blutgefäßen

Wichtig für die Diagnose sind vor allem die klinischen Beschwerden. Erhöhte β_2-Mikroglobulinspiegel im Blut sowie die Echokardiographie (enddiastolische Relaxation vermindert, erhöhte Steifigkeit des Herzmuskels) geben einen weiteren Hinweis. Die Diagnose wird erhärtet durch histologische Analyse von Synovialzellen oder Gelenkflüssigkeitsaspirat, durch Nachweis von β_2-Mikroglobulin-Ablagerungen im Bauchfett (weniger invasiv) oder Submukosa des Rektums sowie durch die radiologische Darstellung von Knochenzysten.

Die Dialysebehandlung kann nur einen Teil der täglich anfallenden Menge von β_2-Mikroglobulin entsorgen. Dabei kommt die Hämodialyse je nach Dialysedauer und Membran der Dialysekapillare auf 400–600 mg/Woche, die CAPD auf 300 mg/Woche. Selbst eine minimale Restausscheidung trägt entscheidend zur Verlangsamung des Prozesses bei. Hochpermeable, biokompatible Membranen im Dialysator helfen durch vermehrte Filtration, aber auch Adsorption an die Membran die bereits vorhandenen β_2-Ablagerungen zu vermindern. Biokompatible Membranen führen durch geringere Stimulation von Entzündungsprozessen zu einer verminderten Produktion von β_2-Mikroglobulin.

7.9.1 Therapie

Die Therapie der β_2-Amyloidose ist weitgehend symptomatisch: Von besonderer Bedeutung ist die prophylaktische Mobilisation und Krankengymnastik, außer natürlich bei akuten Entzündungszeichen. Schmerztherapie und antiphlogistische Therapie im akuten Entzündungsstadium und als Ultima ratio Synovektomie können die Beschwerden lindern. Große Zysten, insbesondere im Femurhals, sollten kürettiert und mit Spongiosa gefüllt werden. Selten ist auch ein Gelenkersatz notwendig. Mit der erfolgreichen Nierentransplantation werden die Schmerzen gelindert oder gar beseitigt, die Knochenzysten sind allerdings noch jahrelang nachweisbar.

7.10 Aluminiumtoxizität

Ursachen für Aluminiumintoxikationen bei Dialysepatienten sind neben der Gabe Aluminium-haltiger Phosphatbinder auch Aluminium-haltiges Dialysatwasser oder Antazida. Auf jeden Fall sollte den Kalzium-haltigen bzw. Kalzium-/Magnesium-haltigen Phosphatbindern oder bei Hyperkalzämie Sevelamer (Renagel) der Vorzug gegeben werden. Eine Aluminiumintoxikation kann sich mit Osteomalazie, eisenresistenter mikrozytärer Anämie und neurologischen Symptomen manifestieren.

7.10.1 Diagnostik

Die Aussagekraft der Aluminiumplasmakonzentration ist gering. Die Diagnose einer Aluminiumintoxikation kann oft erst nach Mobilisation durch i.v.-Infusion von Deferoxamin (40 mg/kgKG; DFO = Desferal) gestellt werden. Als positiv gilt ein unstimulierter Plasmaspiegel von >200 ng/ml (hohe Spezifität) oder ein Anstieg nach Stimulation auf über 200 ng/ml (hohe Sensitivität) plus niedriges PTH. Da hohe PTH-Werte gegen den Einbau von Aluminium in den Knochen schützen, muss vor Parathyreoidektomie eine Aluminiumintoxikation ausgeschlossen oder behandelt werden.

7.10.2 Therapie

Bei positivem Test muss sich eine Langzeitbehandlung mit DFO-Infusionen anschließen, welches idealerweise etwa 5 h vor Dialyse verabreicht werden sollte. Damit hält man die Kontaktphase der anderen Organe mit dem Aluminium-DFO-Komplex kurz. Dies ist in der Realität jedoch oft schwierig umzusetzen. Deswegen wird eine niedrigere Dosis DFO am Ende einer Dialyse gegeben. Die Elimination findet dann während der nächsten Dialyse statt. Während des Behandlungszeitraumes sollte ein Dialysator mit einer Polysulfon-High-flux-Membran eingesetzt werden, der die Aluminium-Chelatbildner-Komplexe doppelt so gut entfernt wie z. B. eine Cuprophanmembran. Mittels Kohlefilter (Hämoperfusion) oder Hämofiltration ist eine noch bessere Entfernung möglich. Diese Verfahren werden hauptsächlich bei akuten Intoxikationen eingesetzt. Wenn der Anstieg des Aluminiumspiegels nach DFO <50 ng/ml beträgt, kann von einer ausreichenden Reduktion der Gesamtaluminiumbelastung ausgegangen werden. Da DFO auch Eisen bindet und dieser Komplex besser eliminiert wird als der Aluminium-DFO-Komplex, muss der Eisenhaushalt regelmäßig kontrolliert und ggf. die Substitution erhöht werden. Eine zwar sehr seltene, aber vital gefährdende Nebenwirkung von DFO ist das Risiko einer opportunistischen Pilzinfektion, speziell der Mukormykose. Weitere seltene Nebenwirkungen sind Hypotension, neurotoxische Schäden des Seh- oder Hörnerven und Verschlechterung bereits vorhandener neurologischer Symptome. Vor Therapiebeginn und unter Therapie sollten regelmäßige Kontrollen beim Augenarzt und HNO-Arzt erfolgen.

Cave!
Bei der Erstgabe von DFO muss man auf eine anaphylaktische Reaktion vorbereitet sein!

7.11 Infektionen

Dialysepatienten sind besonders infektanfällig. Die Diagnostik wird durch die fehlende Entzündungssymptomatik erschwert. Viele Dialysepatienten entwickeln z. B. kein Fieber. Bei einer intraabdominellen Infektion kann trotz massiver Eiteransammlung die peritoneale Abwehrspannung völlig fehlen. Die Therapie der Infekte wird durch die notwendige Dosisreduktion der Präparate kompliziert. Infektionen sind die dritthäufigste Todesursache, speziell bei älteren Dialysepatienten.

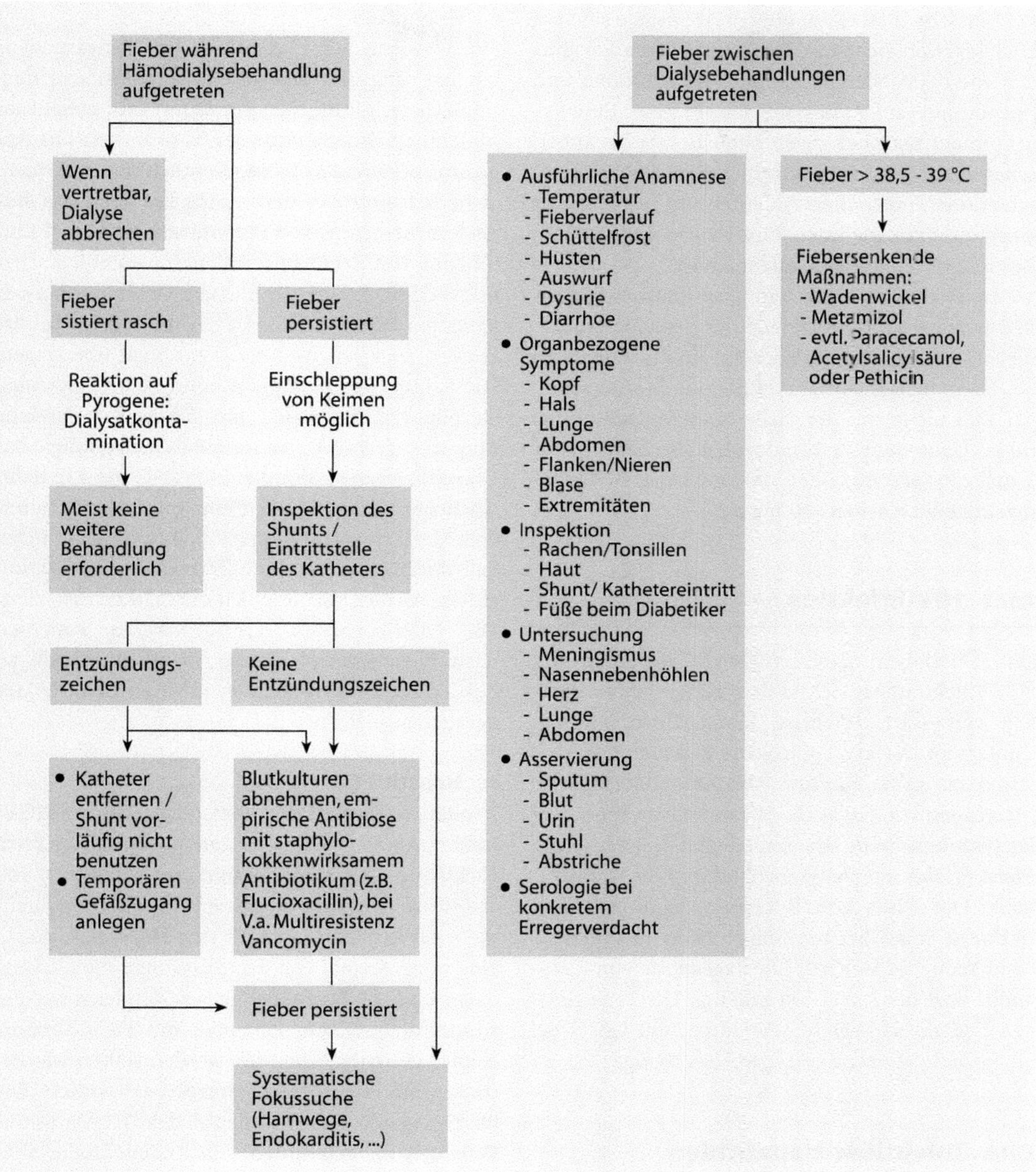

Abb. 7.1 Abklärung der Fieberursache bei Dialysepatienten

7.11.1 Allgemeines

Beim Dialysepatienten findet sich eine Urämie-bedingte Abwehrschwäche gegenüber Infektionserregern. Diese beruht u. a. auf einer Funktionsstörung von Granulozyten und Lymphozyten. Natürlich spielen auch allgemeine Faktoren wie z. B. der Ernährungszustand eine Rolle. Es kommt häufiger zu schweren Infekten, bei welchen die normalen Warnzeichen des Körpers nur abgeschwächt auftreten (Abb. 7.1).

Einfache Infekte der oberen Atemwege sind bei Dialysepatienten ebenso häufig und verlaufen ähnlich wie beim Nierengesunden. Bronchitiden und Pneumonien treten dagegen häufiger auf. Eine Pyurie findet man bei vielen oligurischen bis anurischen Patienten. Harnwegsinfekte sind bei oligurischen oder anurischen Patienten nur bei positiver Urinkultur anzunehmen. Eine Pyurie allein ist kein Zeichen für eine Harnwegsinfektion.

Da Dialysepatienten häufig antibiotisch behandelt werden, ist die Inzidenz der pseudomembranösen, Antibiotika-induzierten Kolitis höher als bei Nierengesunden. Die Behandlung unterscheidet sich nicht von der Gabe bei Nierengesunden (orale Gabe von Metronidazol, z. B. Clont 2- bis 3-mal 250–400 mg, oder Vancomycin z. B. Vancomycin Lederle 4-mal 250 mg **p.o.**).

7.11.2 HIV-Infektion

Das Überleben dialysepflichtiger Patienten mit HIV-Infektion hat sich in den letzten Jahren deutlich verbessert. Wichtige Institutionen wie das Centers for Disease Control and Prevention (CDC) schreiben keine Routine-Isolation oder separate Maschinen vor. Sogar die Wiederaufbereitung von Dialysatoren wird als unbedenklich angesehen. Meist erfolgt die Dialysebehandlung im Krankenhaus. Die Dosis von Ritonavir, Saquinavir und Indinavir muss bei terminaler Niereninsuffizienz nicht reduziert werden. Die Tagesdosis von Zidovudin liegt bei 3-mal 100 mg/Tag. Die Tagesdosis von Didanosin liegt bei Patienten >60 kgKG bei 50 mg, bei Patienten <60 kgKG bei 30 mg.

7.11.3 Infektiöse Hepatitiden

Die infektiöse Hepatitis ist eine wichtige Morbiditäts- und auch Mortalitätsursache von Dialysepatienten.

▪ Hepatitis A

Hepatitis A bei Dialysepatienten hat die gleiche Inzidenz, den gleichen Übertragungsweg (fäkal-oral), sowie den gleichen Verlauf wie in der übrigen Bevölkerung.

▪ Hepatitis B

Die Inzidenz der Hepatitis B bei Dialysepatienten hat aufgrund rigoroser Hygienevorschriften, Impfungen, räumlicher Trennung und getrennter Maschinen, sowie »Reuse«-Verbot bei HB_SAg-positiven Patienten (USA) deutlich abgenommen. Sicherlich positive Auswirkung hat auch das verbesserte Screening von Blutkonserven, die seit Einführung von Erythropoetin auch wesentlich seltener verabreicht werden müssen. Peritonealdialysepatienten hatten insgesamt ein niedrigeres Risiko, können aber HB_SAg über das Effluat übertragen. Die Klinik der Hepatitis B beim Dialysepatienten ist oligosymptomatisch mit Übelkeit, Schwäche und nur geringer Transaminasenerhöhung. Zur Chronifizierung kommt es in bis zu 50%. Ein halbjährliches Screening sowie eine Impfung sind sinnvoll. Vor Transplantation ist die Impfung auf jeden Fall durchzuführen. Eine Transplantation ist mit einem Anstieg der Replikationsmarker assoziiert. Die Überlebensrate HB_SAg-positiver Patienten nach Nierentransplantation ist im Vergleich zu HB_SAg-negativen Patienten etwa ab dem 8. Jahr deutlich reduziert.

▪ Hepatitis C

Bereits seit Beginn der 1990er Jahre ist die HCV-Infektion unter Dialysepatienten weltweit deutlich rückläufig. Die Gründe sind der Rückgang von Transfusionen und verbesserte Hygienemaßnahmen. Als Risikofaktoren für eine Hepatitis C gelten eine hohe Anzahl von Transfusionen, die Dialysedauer und die Hämodialyse (im Vergleich zur Peritonealdialyse). Ob Patienten mit HCV-Virämie ebenso getrennt behandelt werden sollten wie Patienten mit HB_SAg wird kontrovers diskutiert. Die überwiegende Praxis ist heute, dass HCV-positive Patienten an getrennten Dialysemaschinen, aber nicht in getrennten Räumen behandelt werden. Eine antivirale Behandlung mit Interferon α ist indiziert bei Patienten mit bioptisch nachgewiesener chronisch aktiver Hepatitis sowie vor geplanter Nierentransplantation. Große Therapiestudien gibt es für Dialysepatienten nicht. Momentan wird eine Behandlung mit 3 Mio. E Interferon α für 6–12 Monate eventuell in Kombination mit Ribavirin im Rahmen großer Studien durchgeführt. Sowohl für Dialysepatienten als auch für Transplantierte ist der

Nachweis von HCV-RNA mit einer Verschlechterung des relativen Mortalitätsrisikos verbunden.

▪ Hepatitis G

Etwa 20–40% der Dialysepatienten hat Antikörper gegen Hepatitis G bzw. virale DNA. Die überwiegende Mehrheit klinischer Studien findet keine Assoziation mit einer klinischen Hepatitis und auch keine Aggravation der häufig vorkommenden Koinfektion mit Hepatitis C.

7.11.4 Infektionen über den Gefäßzugang

Hierzu gibt es spezifische diagnostische und therapeutische Empfehlungen, die in ▶ Kap. 3 dargestellt sind.

7.11.5 Sonstige Infektionen

▪ Infektionen der unteren Harnwege

Symptome Die Symptome einer Infektion des unteren Harnwegtraktes bei einem oligurischen Dialysepatienten ähneln denen eines Nichtdialysepatienten. Häufiger jedoch kommt es zu einer Makrohämaturie. Anurische Patienten klagen meistens über Schmerzen im suprapubischen Bereich oder über trüben, oft übel riechenden Urin. Häufig besteht ein quälender Harndrang; die Miktion ist dann mit einem lästigen Brennen oder mit Schmerzen verbunden. Nur selten besteht hohes Fieber, die Temperaturen sind kaum erhöht.

Diagnose Die Diagnose wird anhand einer Urinkultur gestellt, sofern der Patient eine (wenn auch nur minimale) Restdiurese besitzt. Das Urinsediment allein hilft meist nicht weiter, da häufig Leukozyten und Leukozytenzylinder auch im nichtinfizierten Urin zu finden sind.

Therapie Therapiert wird mit oralen Antibiotika (nach Abnahme einer Urinkultur) mit einem Gyrasehemmer, Amoxycillin, einem oralen Cephalosporin oder Trimethoprim/Sulfamethoxazol über 5–7 Tage (bei Patienten mit Zystennieren über 10 Tage), sofern das Antibiogramm keine Resistenz gegen die verwendete Substanz zeigt. Der Vorteil der genannten Substanzen liegt in den ausreichend hohen Urinspiegeln, die trotz einer geringen Urinproduktion erreicht werden. Sollte der verantwortliche Keim gegen diese Substanzen resistent sein, wird man auf andere Antibiotika umsteigen müssen, auch wenn hiermit häufig nicht ausreichende Urinspiegel zu erreichen sind.

Komplikationen Eine Komplikation der Infektion unterer Harnwege stellt die Pyozystitis dar. Hier kommt es zur Ansammlung von Eiter in der Blase. Oft liegt eine anatomische Abnormität vor, wie eine subvesikale Obstruktion oder ein großes Harnblasendivertikel. Die Symptome ähneln denen einer normalen Zystitis, jedoch stehen oft starke suprapubische Schmerzen im Vordergrund. Beim anurischen Patienten mit Fieber unklarer Genese oder Sepsis mit unbekanntem Fokus sollte immer an die Pyozystitis gedacht werden. Folgende Schritte sind einzuleiten:

- Die klinische Untersuchung und die Sonographie sind wichtige Hilfsmittel. Die Diagnose wird über die Inspektion des Urins und nachfolgender Kultur gestellt.
- Die Behandlung umfasst die lokale Spülung über eingelegten Einmal- oder Dauerkatheter mit antimikrobiellen Lösungen, solange der Urin klar ist und kulturell keine Erreger nachweisbar sind. Antibiotika sollten nur verabreicht werden, wenn schwere Allgemeinsymptome und/oder systemische Infektionszeichen vorliegen. In schweren therapierefraktären Fällen hilft eine chirurgische Sanierung mittels Zystektomie.

▪ Infektionen der oberen Harnwege

Infektionen des oberen Urogenitalsystems sind meist Folge einer retrograden Aszension von Bakterien in Nierenbecken und -parenchym.

Als Komplikationen können sich entwickeln:

- Zysteninfektionen
- Pyonephrose
- Renale und perirenale Abszesse

Symptome Die Symptome umfassen subfebrile bis febrile Temperaturen, Schüttelfrost, allgemeines Krankheitsgefühl, Dysurie, Bauch- oder Flankenschmerzen bis hin zur lebensbedrohlichen Urosepsis.

Diagnose Meist sind die weißen Blutkörperchen im Blut erhöht. Bei hochfieberhaften und septischen Verläufen können die verantwortlichen Bakterien in der Blutkultur nachweisbar sein. Urinkulturen können den Keim meistens identifizieren, sie können jedoch auch negativ bleiben, wenn die Infektion im Nierengewebe keine direkte Verbindung zu den ableitenden Harnwegen besitzt. Einen weiteren Hinweis auf die Quelle bzw. den Verlauf der Infektion gibt die Untersuchung mittels Ultraschall oder CT. Vor allem Eiteransammlungen in der Niere und ihrer Umgebung sind hiermit gut darstellbar.

Therapie Die Behandlung erweist sich häufig als schwierig und langwierig, da viele Antibiotika nicht in ausreichendem Maß an den Ort der Infektion vordringen. Vor allem infizierte Zysten werden von den Antibiotika kaum in einer ausreichenden Konzentration erreicht, so dass die Behandlung, sofern sie konservativ durchgeführt werden soll, über eine ausreichende Zeitspanne erfolgen muss (mind. 3–4 Wochen). Kommt es unter der antibiotischen Therapie nicht zu einer Besserung der Beschwerden, ist eine chirurgische Sanierung des Infektionsherdes, d. h. eine Nephrektomie, angezeigt. Pyonephrose und renaler bzw. perirenaler Abszess sind einer konservativen Therapie ebenfalls nicht zugänglich und erfordern ebenso eine operative Therapie.

■ Pneumonien

> **Pneumonien bei Dialysepatienten sind in vielen Fällen als Komplikation einer latenten oder manifesten pulmonalen Stauung zu sehen (»Stauungspneumonie«). Es kommt in diesen Lungenregionen zu einer sekundären bakteriellen Infektion.**

Symptome und Diagnose Das führende klinische Symptom ist die zunehmende Dyspnoe; Fieber ist eher selten und systemische Entzündungsparameter (CRP) sind initial oft nur gering erhöht. Auskultatorisch und röntgenologisch ist eine Differenzierung zwischen reiner Stauung und einem pneumonischen Infiltrat häufig gar nicht möglich.

Therapie Entsprechend der Genese besteht die Therapie v. a. in der Senkung des Sollgewichtes bzw. in der kardialen Rekompensation. Gleichzeitig ist, möglichst nach Kultivierung von Sputum, eine antibiotische Therapie einzuleiten, z. B. mit einem Makrolid oder einem Cephalosporin der ersten Generation. Bei im Krankenhaus erworbenen Pneumonien ist entsprechend dem veränderten Keimspektrum mit einer i.v.-Antibiose zu behandeln, z. B. mit einem Cephalosporin der zweiten oder dritten Generation oder einem Breitspektrumpenicillin, z. B. einem Ureidopenicillin. Wichtig ist hierbei die Anpassung der Dosierung an die eingeschränkte bzw. fehlende Kreatinin-Clearance.

> **Tipp**
>
> Eine Dyspnoe ist beim Dialysepatienten bis zum Beweis des Gegenteils Ausdruck einer Überwässerung. Blutdruck in Relation zur antihypertensiven Therapie beachten und Sollgewicht senken!

7.12 Impfungen

Bei Impfungen muss bei Dialysepatienten mit einer abgeschwächten Impfantwort gerechnet werden. In den Impfempfehlungen der ständigen Impfkommission am Robert-Koch-Institut wird bei chronischer Niereninsuffizienz die Impfung gegen Hepatitis B, Influenza und Pneumokokken als Impfung der Kategorie I empfohlen. Der Buchstabe »I« bedeutet, dass es sich um eine Indikationsimpfung bei erhöhter Gefährdung für Personen bzw. Angehörige von Risikogruppen handelt (▶ Kap. 1).

Im Unterschied zu Nierentransplantierten können Dialysepatienten prinzipiell auch Lebendimpfungen erhalten. Geimpft werden sollte am dialysefreien Tag, um das Risiko einer intramuskulären Einblutung gering zu halten. Besser noch ist es, die Impfungen bereits in der Phase der präterminalen Niereninsuffizienz (KDIGO Stadium V) durchzuführen, da die Immunantwort noch deutlich besser ist. Es empfiehlt sich generell, den Patienten vor der Impfung schriftlich über mögliche Folgeerkrankungen und Impfreaktionen aufzuklären. Im Folgenden werden die wichtigsten Impfungen für Dialysepatienten besprochen. Die Impfdosen sind außer bei Hepatitis B für Dialysepatienten gleich derer, die üblicherweise gelten.

Tipp

Es empfiehlt sich, den Patienten vor der Impfung schriftlich über mögliche Folgeerkrankungen und Impfreaktionen aufzuklären.

7.12.1 Hepatitis B

Die Hepatitis-B-Impfung gehört zu den drei für Dialysepatienten empfohlenen Impfungen. Sie ist trotzdem nicht unumstritten. Aufgrund einer verminderten Ansprechrate (60% versus 90% bei Gesunden) müssen höhere Impfdosen verabreicht werden, was gleichzeitig mit hohen Kosten verbunden ist. Die Hepatitis-B-Impfung wird aber von den meisten Zentren durchgeführt. Als Argument gegen eine Impfung wird auch der Rückgang der Infektionsrate von Hepatitis B bei Dialysepatienten angeführt. Die deutschen (STIKO) und US-amerikanischen Behörden (CDC: Center for Disease Control) empfehlen die Impfung. In Amerika sind jedoch nur ein Drittel der Dialysepatienten geimpft. Aus gentechnologisch hergestelltem Oberflächenantigen bestehende Impfstoffe sind:

- Gen Hb Vax (10 μg), Gen Hb Vax D(ialyse) (40 μg), Gen Hb Vax Kinder (5 μg)
- Engerix B (10 μg), Engerix B Kinder (10 μg)

Zur verbesserten Wirkung wurde die Impfdosis in einigen Präparaten erhöht (Gen Hb Vax »D« enthält 40 μg statt 10 μg, erst ab dem 20. Lebensjahr zugelassen). Die Grundimpfung besteht in dreimaliger Gabe zum Zeitpunkt 0, 1 und 6 Monaten. Eine Titerkontrolle sollte frühestens 6 Wochen nach der letzten Impfung erfolgen. Bei Titern unter 100 I.E./l muss nachgeimpft werden, liegen die Titer über 100 I.E./l muss nach 10 Jahren aufgefrischt werden. Die beste Impfreaktion erreicht man bei i.m.-Applikation in den M. deltoideus (nicht am Shuntarm).

7.12.2 Pneumokokken und Influenza (H1N1)

Für Dialysepatienten empfohlen werden neben Hepatits B die Impfung gegen Pneumokokken und Influenza. Gegen Pneumokokken zu impfen, empfiehlt sich besonders bei Patienten nach Splenektomie. Der Pneumokokkenimpfstoff ist ein polyvalenter, azellulärer Totimpfstoff aus 23 der häufigsten Kapselantigene (Pneumovax 23, Pneumopur). Die Impfung erfolgt 1-malig tief s.c. und hält 3–5 Jahre, dann muss eine Auffrischung erfolgen. Erfolgt die Auffrischung früh, so ist eine relativ heftige Lokalreaktion häufig.

Höhepunkte der jährlichen Grippewellen, die durch Influenzaviren der Gruppe A, B oder C ausgelöst werden, liegen in den Monaten Dezember bis Februar. Alle 10–15 Jahre treten weltumspannende Infektionswellen (Pandemien) mit hoher Sterblichkeit auf. Bei Immunsupprimierten ist die Gefahr einer Komplikation (Myokarditis, Enzephalitis, Pleuritis, bakterielle Superinfektion, virale Pneumonie) erhöht. Die Mortalität der schweren Influenzainfektion bei chronisch Kranken liegt bei 20%. Die erhältlichen Vakzinen richten sich gegen Influenzaviren der Gruppen A und B, gegen Viren der Gruppe C sind keine Vakzinen erhältlich. Die Influenzaimpfung wird bei Erwachsenen 1-mal jährlich vor Beginn der Grippeperiode verabreicht. Sie kann tief s.c. gegeben werden. Zur Verfügung stehen Begrivac, Inflexal, Influsplit, Influvac und Mutagrip. 6 Monate bis 3 Jahre alte Kinder werden 2-mal im Abstand von mind. 4 Wochen geimpft. Die Dosis ist je nach Präparat verschieden. Bei Infektzeichen muss die Impfung verschoben werden. Nach der Impfung sind leichte Grippesymptome häufig, die von den Patienten ohne adäquate Aufklärung als Impfversagen empfunden werden. Stimmen infizierender Virustyp und geimpfter nicht überein, besteht natürlich kein Impfschutz.

Die neue Grippe (H1N1, sog. »Schweinegrippe«) von 2009 führte zu einer Empfehlung des Robert-Koch-Institutes für eine 2-malige Impfung, da Dialysepatienten als Hochrisikogruppe eingestuft wurden.

7.12.3 Polio, Diphtherie und Tetanus

Sicherlich sinnvoll sind die Aufrechterhaltung des Impfschutzes gegen Polio, Tetanus und Diphtherie. Die meisten Patienten haben in der Kindheit eine Grundimmunisierung erhalten. Als Auffrischimpfung ist z. B. eine Kombinationsimpfung geeignet, die entweder alle drei Impfungen enthält (z. B. Revaxis) oder eine Kombination von Tetanus/Diphtherie-Impfstoff (z. B. Td-Impfstoff Merieux, Td-pur) plus einzelne Impfung gegen Polio (z. B. IPV Merieux, oder IPV Virelon).

7.13 Internet-Links

- ► **http://cms.bundesverband-niere.de**
  Bundesverband Niere e.V., Selbsthilfe
- ► **http://www.dialyse-online.de**
  Portal mit Informationen zu Dialyse, Nierentransplantation, Pflege von Dialysepatienten und Niereninsuffizienz
- ► **http://www.hochdruckliga.info**
  Deutsche Hochdruckliga e.V. DHL, Deutsche Hypertonie Gesellschaft, Deutsches Kompetenzzentrum Bluthochdruck
- ► **http://www.kidney.org**
  National Kidney Foundation
- ► **http://www.kdigo.org/news_KDIGO_Announces_Anemia_Guideline_update.php**
  Anemia Guideline
- ► **http://www.kidney.org/professionals/kdoqi/index.cfm**
  National Kidney Foundation (NKF), K/DOQI-Guidelines mit GFR-Calculator
- ► **http://www.meineniere.de**
  Die nephrologische Internetpräsenz der Firma Roche
- ► **http://nephron.com**
  Nephron Information Center
- ► **http://ndt.oxfordjournals.org/content/vol17/suppl_7/**
  European Best Practice Guidelines for Haemodialysis
- ► **http://www.restless-legs.org/files/DGN-Leitlinien%20RLS%202007.pdf**
  Leitlinien der Deutschen Gesellschaft für Neurologie Restless Legs Syndrom (RLS) und Periodic Limb Movement Disorder (PLMD)
- ► **http://www.ecdc.europa.eu/en/activities/surveillance/EARS-Net/Pages/index.aspx**
  European Antimicrobial Resistance Surveillance System (EARSS)
- ► **http://www.mrsa-net.org**
  EUREGIO MRSA-net GIS und Frühwarnsystem
- ► **http://www.rki.de/DE/Content/Infekt/Krankenhaushygiene/Erreger_ausgewaehlt/MRSA/Uebersicht.html**
  Informationen zu Methicillin-resistentenStaphylococcus aureus (MRSA)
  Prävention und Kontrolle von MRSA
- ► **http://www.rki.de/DE/Content/Infekt/Krankenhaushygiene/Kommission/Downloads/Altanl_Rili.pdf?__blob=publicationFile**
  Richtlinie für Krankenhaushygiene und Infektionsprävention
- ► **http://www.mre-rhein-main.de**
  MRE-Netz Rhein_Main
- ► **https://www.calciphylaxie.de/index.php?id=333#**
  Deutsches Calciphylaxie-Register

Literatur

Canaud B, Bragg-Gresham JL, Marshall MR, Desmeules S, Gillespie BW, Depner T, Klassen P, Port FK (2006) Mortality risk for patients receiving hemodiafiltration versus hemodialysis: European results from the DOPPS. Kidney Int 69(11):2087–2093

Clemens R, Sänger R, Kruppenbacher J, Höbel W, Stanbury W, Bock H, Jilg W (1997) Booster immunization of low- and non-responders after a standard three dose hepatitis B vaccine schedule – results of a postmarketing surveillance. Vaccine; 15: 349–352

Eknoyan G, Levin A, Levin NW (National Kidney Foundation) (2003) K/DOQI clinical practice guidelines for bone metabolism and disease in chronic kidney disease. Am J Kidney Dis; 42(4 Suppl 3):S1–201

Friedman EA (1994) The best and worst times for dialytic therapy are now [editorial] ASAIO J 40(2):107–108

Hornyak M, Voderholzer U et al. (1998) Magnesium therapy for periodic leg movements-related insomnia and restless legs syndrome: an open pilot study. Sleep 21 (5): 501–505

Huzly D, Neifer S, Reinke P, Schroder K, Schonfeld C, Hofmann T, Bienzle U (1997) Routine immunizations in adult renal transplant recipients. Transplantation 63(6):839–845

Jutabha R, Jensen DM (1996) Management of upper gastrointestinal bleeding in the patient with chronic liver disease. Med Clin North Am 80(5):1035–1068

Moe S, Drueke T et al. (2006) Definition, evaluation, and classification of renal osteodystrophy: A position statement from Kidney Disease: Improving Global Outcomes (KDIGO), Kidney International 69, 1945–1953

Lang AE (1987) Restless legs syndrome and Parkinson disease: insight in pathophysiology. Clin Neuropharmacol 10:474–478

Locatelli F (2003) Dose of dialysis, convection and haemodialysis patients outcome – what the HEMO study doesn't tell us: the European viewpoint, Nephrol. Dial. Transplant. 18: 1061–1065

Lohr JW, Schwab SJ (1991) Minimizing hemorrhagic complications in dialysis patients. J Am Soc Nephrol 2(5):961–975

Parfrey PS, Foley RN (1999) The clinical epidemiology of cardiac disease in chronic renal failure. J Am Soc Nephrol 10(7):1606–1615

Rosas SE, Wasserstein A, Kobrin S, Feldman HI (2001) Preliminary observations of sildenafil treatment for erectile dysfunction in dialysis patients. Am J Kidney Dis 37(1):134–137

Shah SN, Abramowitz M, Hostetter TH, Melamed ML (2009) Serum bicarbonate levels and the progression of kidney disease: a cohort study. Am J Kidney Dis. 54(2):270–277

Trenkwalder C, Stiasny K et al. (1995) L-dopa therapy of uremic and idiopathic restless legs syndrome: A double-blind, crossover trial. Sleep, 18:681–688

Uchino S, Bellomo R, Morimatsu H et al. (2007) Continuous renal replacement therapy: a worldwide practice survey. The beginning and ending supportive therapy for the kidney (B.E.S.T. kidney) investigators. Intensive Care Med., 33(9):1563–1570

United States Renal Data System USRDS (1999) Annual Data Reprot of the United States Department of Health and Human Services. The National Institute of Health, the National Institute of Diabetes and Digestive and Kidney Disorders, Bethesda, MD. Am J Kid Dis 34: S47

Voroneanu L, Covic A (2009) Arrhythmias in hemodialysis patients. J Nephrol. 22(6):716–725

Walters AS, Hening WA, Kavey N, Chokroverty (1988) A double blind randomized cross over trial of bromocryptine and placebo in restless legs syndrome. Ann Neurol 24;225–237

Peritonealdialyse (PD)

8.1 Historische Entwicklung

Die früheste klinische Anwendung der Peritonealdialyse (PD) erfolgte als intermittierende Peritonealdialyse (IPD) seit den 1960er Jahren. Die Patienten wurden über viele Stunden, häufig nachts durch intermittierendes Befüllen und Ablassen von Dialysat in die Bauchhöhle mittels eines Cyclers behandelt (Boen 1961, Tenckhoff 1968). Ende der 1970er Jahre wurde diese klinikgebundene Behandlung durch die kontinuierliche ambulante Peritonealdialyse (CAPD) weitgehend abgelöst. Bei der CAPD wird das in Beuteln abgefüllte Dialysat vom Patienten selbst 4- bis 5-mal täglich ohne maschinelle Hilfe in die Bauchhöhle ein- und ausgelassen. Für Patienten, die mit den CAPD-typischen langen Dialysatverweilzeiten nicht ausreichend behandelt werden können, haben sich später kombinierte Verfahren mit nächtlichem Cycler-Einsatz (CCPD u. a.) entwickelt (Diaz-Buxo 1981).

Die PD stellt heute einerseits ein Konkurrenzverfahren zur Hämodialyse (HD) dar, andererseits wird sie auch als »Einstiegsverfahren« bei noch relativ guter Nierenrestfunktion propagiert. Ihr Anteil an den Nierenersatzverfahren weist weltweit große regionale Unterschiede auf. Ihr Anteil ging in den USA von 18% in 1994 auf ca. 8% in 2005 zurück (United States Renal Data System, USRDS 2005). In Deutschland ist der Anteil der PD-Patienten seit Jahren unterdurchschnittlich gering, mit ebenfalls rückläufiger Tendenz (1996 ca. 7,3%, 2005 ca. 4,9%; Quelle: Quasi-Niere Bericht 2005).

Aktuelle Entwicklungen und technische Innovationen in der PD betreffen die adäquate Dialyse durch Anwendung speziell an die Bedürfnisse des Patienten angepasste Behandlungsprotokolle, Dialyselösungen, die Reduktion von Komplikationen wie Tunnelinfekten, Peritonitis und peritonealem Transportversagen sowie die Erhöhung der Akzeptanz durch anwenderfreundliches Equipment.

8.2 Prinzip

Urämietoxine und Wasser werden aus dem Blut der peritonealen Kapillaren von einer in die Bauchhöhle eingelassenen Lösung, der PD-Lösung, aufgenommen und mit diesem nach einer gewissen Verweilzeit entfernt. Die PD-Lösung enthält Elektrolyte, Puffer und osmotisch wirksame Moleküle, meist Glukose. Parietales und viszerales Peritoneum fungieren als Dialysemembran, über die der Stoffaustausch mittels Diffusion, Ultrafiltration (UF) und konvektivem Transport abläuft. Die UF von Wasser kann über die Konzentration des osmotischen Agens in der PD-Lösung variiert werden. Die endgültige Entfernung von Ultrafiltrat und Soluta geschieht am Ende der Verweilzeit durch Drainieren des Dialysats nach außen.

8.2.1 Funktionelle Anatomie des Peritoneums

Das Peritoneum überzieht die Innenseite der Bauchdecken, die abdominelle Seite des Zwerchfells und die Bauchorgane als eine dünne seröse Haut. Die peritoneale Oberfläche eines durchschnittlichen Erwachsenen beträgt 1,73–2 m^2, die durchschnittliche Dicke der Membran 13±6,6 µm. Es überziehen 90% des Peritoneums die Eingeweide (→ viszerales Peritoneum), nur 10% die Bauchdecke und das Zwerchfell (→ parietales Peritoneum).

Um als effektive Dialysemembran zu fungieren, muss das Peritoneum anatomisch intakt sein und über ein dichtes Kapillarnetzwerk engen Kontakt zwischen Blut und Dialysat herstellen. Die peritonealen Kapillaren werden über die A. mesenterica superior, die epigastrischen Gefäße sowie interkostale und Lumbalarterien für den parietalen Anteil versorgt. Der venöse Abstrom erfolgt zur Pfortader (viszerales Peritoneum) und zur unteren und oberen V. cava (parietales Peritoneum).

Der peritoneale Blutfluss wird auf 60–70 ml/min geschätzt. Reduzierter kapillarer Blutfluss, z. B. bei Herzinsuffizienz, beeinträchtigt den transperitonealen Stoffaustausch und verringert die effektive peritoneale Austauschfläche. Der lymphatische Abfluss peritonealer Flüssigkeit erfolgt hauptsächlich über subdiaphragmale Lymphgefäße. An der Zwerchfellunterseite befinden sich »Lymphlakunen« oder »Stomata«, die sich mit den diaphragmalen Atembewegungen öffnen und schließen und den Flüssigkeitsdurchtritt zur Aufnahme in den Ductus thoracicus ermöglichen. Dieser Lymphab-

Tab. 8.1 Peritonealer Stofftransport

Diffusion	Stofftransport durch semipermeable Membran entlang eines Konzentrationsgefälles
Ultrafiltration	Entzug von Plasmawasser aus dem Blut in die Peritonealhöhle durch osmotischen Druckgradienten (Osmotika: Glukose, Icodextrin)
Konvektion	Mitnahme im Plasmawasser gelöster Stoffe bei der Ultrafiltration in Abhängigkeit des Verhältnisses von Größe und Ladung des Stoffes und der Membranporen

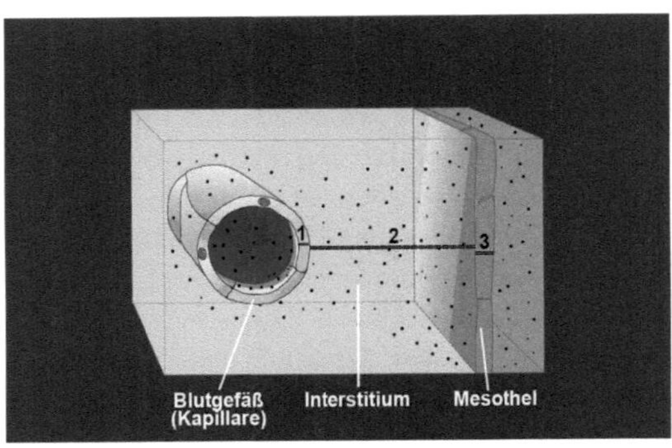

Abb. 8.1 Anatomie der Peritonealmembran und transperitoneale Transportstrecke. (Mit freundlicher Genehmigung der Fa. Gambro)

fluss ist für die transperitoneale Flüssigkeitsbilanz bedeutsam, seine Größenordnung ist aber nicht genau bekannt (Rippe u. Zakaria 1992).

Die Peritonealmembran und damit die transperitoneale Transportstrecke gliedern sich dreischichtig:

- Einschichtige Mesothelzellschicht, deren interzellulären Zwischenräume durch Desmosomen und »tight junctions« abgedichtet sind. Microvilli vergrößern die Oberfläche der Zellen ca. 20-fach
- Bindegewebiges Interstitium
- Blut- und Lymphgefäße

8.2.2 Transperitonealer Transport

Der transperitoneale Transport von Wasser und niedermolekularen Substanzen (Elektrolyte, Harnstoff etc.) erfolgt durch zahlreiche kleine Poren schnell und ungehindert. Substanzen mit höherem Molekulargewicht passieren die Membran langsamer und werden teilweise retiniert.

Im Einzelnen lässt sich der Transport von Soluta mit dem sog. »Drei-Poren-Modell« (nach Rippe 1993) drei verschieden großen Porentypen zuordnen (Tab. 8.1; Abb. 8.1 u. Abb. 8.2).

Große Poren Große Poren (Durchmesser 100–200 Å/10–20 nm) sind in nur geringer Anzahl vorhanden und entsprechen Lücken im Endothel. Sie werden nur von Makromolekülen bis zu 80 kD wie Peptiden oder Proteinen passiert.

Kleine Poren Etwa 90% der Poren sind kleine Poren (Durchmesser 40–60 Å/4–6 nm). Sie entsprechen kleinen Lücken im Endothel und lassen Wasser, Soluta (Urea, Krea, Elektrolyte, Glukose) und Mittelmoleküle bis 15 kD passieren. Sie sind hauptsächlich für die kleinmolekulare Clearance bei PD verantwortlich.

Ultrakleine Poren Ultrakleine Poren (Durchmesser 4–6 Å/0,4–0,6 nm) sind in großer Anzahl vorhanden, sie sind identisch mit den Aquaporinen und lassen nur freies Wasser und keine Soluta passieren. Diese Poren sind für die peritoneale UF bedeutsam.

Über diese anatomischen Strukturen laufen folgende transperitoneale Transportvorgänge ab:

Diffusion Transperitoneale Diffusion einer Substanz entlang eines Konzentrationsgefälles zwischen Blut und Dialysat. Der Transport wird quantitativ zusätzlich durch die peritoneale Durchblutung und Oberfläche sowie die Temperatur beeinflusst. Diffusion ist bedeutsam vor allem für Moleküle, die im Dialysat nicht vorhanden sind, z. B. Harnstoff, Kreatinin und Phosphat.

Ultrafiltration (UF) UF ist der Nettoentzug von Wasser aus dem Blut in das Dialysat und wird von den osmotischen und hydrostatischen Drücken an der peritonealen Membran bestimmt. Das osmotische Agens, in der Regel Glukose in hypertoner Konzentration, bewirkt den osmotischen Druck-

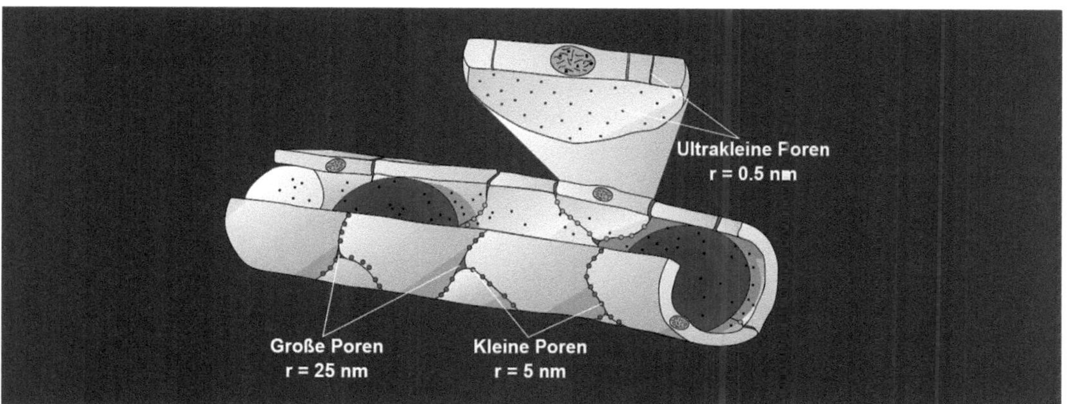

Abb. 8.2 Verschieden große Poren in der Kapillarmembran für den transperitonealen Transport von Soluta. (Mit freundlicher Genehmigung der Fa. Gambro)

gradienten, der Wasser aus dem Plasma- in den Dialysatraum treibt. Der in der Bauchhöhle durch die Dialysatfüllung entstehende hydrostatische Druck wirkt dem osmotischen Druck entgegen, reduziert die UF aber nur unbedeutend. Ein Flüssigkeitsübertritt aus dem Dialysat in das Blut erfolgt überwiegend durch lymphatische Rückresorption (s. oben).

Die Netto-UF bei PD errechnet sich als: Netto-UF = UF – LR (LR = lymphatische Rückresorption).

Konvektiver Transport Mit der UF läuft transperitonealer konvektiver Transport von Soluta ab, der für höhermolekulare Substanzen bis zu 20% der Gesamt-Clearance ausmacht. Ein »Siebeffekt« der Membran schränkt den konvektiven Transport sehr kleiner Moleküle (z. B. von Elektrolyten) ein, d. h., die Moleküle werden stärker als Wasser durch die Membran zurückgehalten. Aus dem Verhältnis der Konzentration einer Substanz im Plasma- und Ultrafiltrat errechnet sich der Siebkoeffizient, der max. 1 (kein Siebeffekt, freier Durchtritt) und mind. 0 (vollständige Siebung) betragen kann. Eine klinische Konsequenz des Siebeffekts ist die bei sehr raschem Volumenentzug auftretende Hypernatriämie von PD-Patienten (Moritz 2001).

8.2.3 Peritoneale Ultrafiltrations- und Transportkinetik

Die peritoneale Mikro-Anatomie und physiologische Funktion variieren interindividuell und verändern sich intraindividuell in Abhängigkeit von der Dauer der PD-Behandlung und dem eventuellen Auftreten von Peritonitiden. Die Quantifizierung des individuellen peritonealen Transports ist für die Verordnung eines effizienten PD-Regimes unerlässlich. Auf dieser Basis werden Dialysatkomposition, -volumina und Verweildauer für den einzelnen Patienten festgelegt.

Da der diffusive Ausgleich zwischen Blut und Dialysat für kleinmolekulare Toxine rasch erfolgt, wird ihre Elimination bereits nach wenigen Stunden Dialysatverweilzeit nicht mehr gesteigert. Für effiziente kleinmolekulare Clearance sollte eine 4-stündige Verweilzeit bei CAPD tagsüber nicht überschritten werden obwohl das Dialysat höhermolekulare Toxine kontinuierlich weiter aufnehmen würde.

Ebenso fällt die Ultrafiltration (UF) mit Abbau des initialen osmotischen Druckgradienten rasch ab, bis schließlich keine Netto-UF mehr erfolgt. Hypertones Dialysat (4,25% Glukose) baut einen initialen osmotischen Druckgradienten von bis zu 4381 mmHg auf, der infolge des Übertritts von Wasser und transperitonealer Glukoseresorption in die Zirkulation abnimmt. Das maximale UF-Volumen ist zumeist nach 2–3 h Verweilzeit erreicht, wenn sich UF-Rate und transperitoneale Flüssigkeitsrückresorption die Waage halten. Nach diesem Zeitpunkt sinkt das intraperitoneale Volumen wieder, da die Flüssigkeitsrückresorption die UF-Rate übersteigt. Wann dieser für die Flüssigkeitsbilanz des Patienten entscheidende Zeitpunkt erreicht wird, beruht auf seiner individuellen peritonealen Transportkapazität und -geschwindigkeit für Wasser und Glukose.

Die zur ausgeglichenen Flüssigkeitsbilanzierung notwendige peritoneale UF kann nur in Kenntnis der peritonealen Transporteigenschaften durch Variation von Dialysatverweilzeit und Konzentration des osmotischen Agens erzielt werden. Diese Quantifizierung der Transporteigenschaften erfolgt mit dem peritonealen Äquilibrationstest (PET). Der ausgewertete PET ist eine der Grundlagen für die Festlegung des PD-Regimes.

8.3 Material zur Durchführung

8.3.1 Lösungen (= Peritonealdialysate)

PD-Lösungen sind Elektrolytlösungen mit Zusatz eines Puffers und einer osmotisch wirksamen Substanz. Sie werden gebrauchsfertig in klaren, flexiblen Kunstfolienbeuteln (PVC oder andere Materialien) zu 0,5–3 l Volumen geliefert. Ein Vorteil der PVS-freien Produkte wie Biofine® ist die Freiheit von umweltschädlichen Weichmachern und geringerem Resourcenverbrauch bei leichter Recyclebarkeit.

Die Lösungen sind hitzesterilisiert. Beutel mit höheren Volumina stehen für die APD (5 l) zur Verfügung. Für die CAPD sind Volumina von >2,5 l ungeeignet, da sie beim aufrechten Gang einen zu hohen intraabdominalen Druck aufbauen. Die Beutel fassen bis zum Doppelten des eigentlichen Füllvolumens und können somit das Ultrafiltrat beim Auslauf aufnehmen. Beschwerden beim Einlauf werden vermieden, indem die Lösungen vor dem Einlauf auf Körpertemperatur angewärmt werden. Dies geschieht meist mit einer Wärmeplatte.

Cave!
Mikrowellenöfen dürfen nicht eingesetzt werden, da diese zur ungleichmäßigen Erwärmung mit Entstehung sog. »hot spots« führen. Lokal überhitztes Dialysat führt zu intraabdominellen Schmerzen oder sogar zu Verbrennungen.

Tab. 8.2 Zusammensetzung von laktatgepufferten PD-Lösungen (Einkammerbeutel)

Natrium [mmol/l]	130–140
Kalium [mmol/l]	0–2
Kalzium (ionisiertes) [mmol/l]	1,25–1,75
Magnesium [mmol/l]	0,25–1,25
Chlorid [mmol/l]	96–102
Laktat [mmol/l]	35–40
pH	5,2–5,5
Glukose [g/dl]	1,5; 2,3; 4,25

8.3.2 Puffer

Laktat Verbreitet wird Laktat als Puffer in PD-Lösungen eingesetzt. Die Freisetzung von Bikarbonat geschieht erst nach hepatischer Metabolisierung des Laktats. Nachteilig an der Verwendung von Laktat ist die Einstellung des Dialysats auf einen unphysiologischen sauren pH-Wert, der andererseits zur Vermeidung der Karamellisierung von Glukose während der Hitzesterilisation erforderlich ist. Die saure Lösung bereitet vielen Patienten Schmerzen oder ein Missempfinden während des Einlaufs. Darüber hinaus wird die langfristige Applikation von ausschließlich sauren Dialysaten u. a. als eine Ursache für das Versagen des peritonealen Transports angesehen (Tab. 8.2).

Bikarbonat Zunehmend werden Bikarbonat-gepufferte Dialysatlösungen eingesetzt, die bereits beim Einlauf einen neutralen oder physiologischen pH-Wert aufweisen. Die Trennung des Bikarbonats von den übrigen, weiterhin sauer reagierenden Dialysatkomponenten durch ein Zweikammer-Beutelsystem verhindert das Ausfällen von Kalzium mit Bikarbonat und gleichzeitig die Entstehung von schädlichen Glukoseabbauprodukten während der Hitzesterilisation. Hierzu werden die beiden Kammervolumina erst kurz vor dem Einlauf gemischt. Es bleibt abzuwarten, ob Bikarbonat-gepufferte Dialysate das Peritoneum weniger schädigen und das technische Überleben der PD verbessern. Daten aus einer großen Studie sprechen dafür, ebenso wie für den besseren Erhalt der Nierenrestfunktion durch die physiologische Lösung (Williams 2004).

Azetat Azetat ist als Puffer für Peritonealdialysate ungeeignet, da es zum Verlust der peritonealen Transportfunktion führt.

8.3.3 Osmotika

▪ Glukose

Glukose wird den PD-Lösungen in Konzentrationen von 1,36–4,25 g/dl als Osmotikum zugesetzt. Mit ansteigender Glukosekonzentration erhöht sich die osmotische UF und kann nachlassende peritoneale UF-Leistung zunächst kompensieren. Glukose hat andererseits konzentrationsabhängig unerwünschte Begleiterscheinungen. Die tägliche transperitoneale Resorption von 100–200 g Glukose führt zur Kalorienbelastung, Adipositas und Entstehung von Diabetes. Sie gefährdet die euglykämische Einstellung von Diabetikern und verschlechtert Fettstoffwechselstörungen (V. a. Hypertriglyzeridämie). Bei schnellen Transportern (PET-Test) wird Glukose so zügig resorbiert, dass innerhalb CAPD-typischer Verweilzeiten keine Netto-UF erreicht wird.

Hohe Glukosekonzentrationen und unphysiologische pH-Werte der (Laktat-gepufferten) Dialysate werden für deren Bioinkompatibilität verantwortlich gemacht. Intraperitoneal beeinträchtigen Glukoseabbauprodukte (GDP) die Funktion der peritonealen Mesothelien, Fibroblasten und Makrophagen. Das verringert die Abwehrfähigkeit gegenüber eindringenden Keimen und aktiviert fibrotische Umbauprozesse. Die nichtenzymatische Glykosylierung von Molekülen scheint darüber hinaus die peritoneale Fibrose und den peritonealen Funktionsverlust zu fördern. Die Bedeutung der GDP für den Erhalt der Restnierenfunktion wurde in der Diurest-Studie nachgewiesen. Im Vergleich zu einer Standard-PD- Lösung konnte die Restnierenfunktion bei Anwendung einer Lösung mit niedrigem GDP-Gehalt besser bewahrt werden.

▪ Glukosepolymer Icodextrin 7,5%

Die Probleme mit Glukose als Osmotikum haben zur Entwicklung alternativer Osmotika für die PD geführt. Ideal sind Substanzen, die einen stabilen osmotischen Gradienten aufbauen, und die das Peritoneum nicht beeinträchtigen.

Icodextrin ist ein sehr großes Glukosepolymer, das durch Hydrolyse von Stärke gewonnen wird. Es besitzt die osmotische Stärke von Serum (282 mosmol/kg) und hat einen lang anhaltenden osmotischen Effekt in der Peritonealhöhle. Selbst bei Verweilzeiten von >10 h wird noch eine Netto-UF und Natriumentfernung mit Icodextrin erreicht, da der osmotische Gradient nicht zusammenbricht. Der osmotische Effekt von Icodextrin liegt nach 8–12 h um 3,5- bis 5,5-fach höher als der von 1,36% Glukose im Standarddialysat. Ein geringer Anteil von Icodextrin wird resorbiert und zu Maltose metabolisiert (cave: Maltose-Unverträglichkeit). Die langfristige Relevanz der Erhöhung der Serum-Maltosespiegel im Blut ist ungeklärt.

Besonderheiten:

- Maltose und/oder Icodextrin-Metabolite können mit Blutzuckerbestimmungen interferieren (Wens 1998; Gokal 2002)
- Glukosemessgeräte oder Teststreifen auf der Basis von Glukosedehydrogenase vom Typ Pyrroloquinolinequinon (GDH PQQ) oder Glukose-Dye-Oxidoreductase (GlucDOR) führen zu falsch-hohen Messwerten bei Icodextrin-behandelten Patienten.
- Methoden auf der Basis von GDH PQQ oder GlucDOR dürfen während der Icodextrin-Therapie deshalb nicht verwendet werden.
- Es sollten nur glukosespezifische Messgeräte und Teststreifen verwendet werden. Dies sind Methoden auf der Basis von Glukoseoxidase (GOD), Hexokinase, Glukosedehydrogenase mit Nicotinamid-Adenin-Dinukleotid (GDH-NAD) und Glukosedehydrogenase mit Flavin-Adenin-Dinukleotid (FAD).

▪ Aminosäuren

Die Verwendung von Aminosäuren als osmotisches Agens ist sehr teuer. Ihr Einsatzgebiet ist die Malnutrition von PD-Patienten, die von einer zusätzlichen Aminosäurenaufnahme über das Peritoneum profitieren. Dieser theoretische Vorzug hat andererseits in Studien bislang keine klinisch relevanten Verbesserungen für die Patienten gebracht. Aminosäuren sind als Osmotikum hervorragend biokompatibel und könnten damit günstig für den Erhalt der peritonealen Transporteigenschaften sein. Andererseits sollte Aminosäure-haltiges Dialysat nur für einen Wechsel am Tag verwendet werden, da es sonst zur systemischen Azidose und zum Ansteigen des Plasmaharnstoffs kommt. Verwendung von Dialyselösungen mit einer erhöhten Pufferkonzentration von 40 mmol/l kann die Azidose verhindern helfen. Aminosäure-haltiges Dialysat sollte im zeitlichen Zusammenhang zu einer Mahlzeit eingesetzt werden, um den Abbau der Aminosäuren (und damit des osmotischen Gradienten) als Energieträger zu verhindern.

▪ Dialysate mit veränderter Elektrolytzusammensetzung

Zur Vermeidung einer Hyperkalzämie, wie sie bei der Therapie der renalen Osteopathie mit Kalzium-haltigen Phosphatbindern und Vitamin-D-Derivaten auftritt, haben sich Dialysate mit einem erniedrigten Kalziumgehalt (1,25 oder 1,0 mmol/l) durchgesetzt. Patienten mit Hypoparathyreoidismus sollten Lösungen mit einem erniedrigten Magnesiumgehalt erhalten, weil Hypermagnesiämie die Entwicklung einer Low-turn-over-Osteopathie fördert. Auch Lösungen mit niedrigeren Na-Konzentrationen haben ihr Einsatzgebiet, beispielsweise wenn rasche Wechsel des Dialysats eine hohe UF erzielen sollen (z. B. bei APD). Die dabei drohende Hypernatriämie verlangt mitunter den Einsatz derartiger hypotoner Lösungen. Noch befinden sich diese Lösungen aber im Stadium der Entwicklung.

8.3.4 Technik und Systeme

▪ Überleitungssysteme

Die für die CAPD notwendigen technischen Komponenten sind im Vergleich zur Hämodialyse (HD) einfach. Sie umfassen Dialysatbeutel, Auffangbeutel für verbrauchtes Dialysat, Verbindungsschläuche und Konnektoren, um den Austausch von gebrauchtem gegen frisches Dialysat unter Nutzung der Schwerkraft bei größtmöglicher Hygiene zu ermöglichen.

Die Systeme sind steril verpackte Einmalartikel, die an den PD-Katheter über einen Adapter angeschlossen werden. Mit dem Ziel einfacher und steriler Bedienbarkeit wurden notwendige Unterbrechungen in der Kontinuität der sterilen Schlauchsysteme, wie sie mit Konnektionen verbunden sind, in Zahl und Dauer minimiert.

Am gebräuchlichsten ist heute das sog. Y- oder Disconnect-System. »Disconnect« bedeutet, dass der Patient im Gegensatz zum Vorläufersystem während der Dialysatverweilzeit den leeren Dialysatbeutel nicht am Körper tragen muss. Die weitere namengebende Besonderheit ist das Y-förmige Schlauchsegment, in welchem die Verbindungen zum Einlaufbeutel, Leerbeutel und zum PD-Katheter Y-förmig zusammenlaufen und jeweils über Klemmen gegeneinander geöffnet bzw. geschlossen werden können. Das sogenannte »stay safe« System (Fa. Fresenius) ist eine Konnektionshilfe, das Klemmen durch den Einsatz einer Drehscheibe vermeidet. Es ist einfach zu bedienen, sicher und hygienisch.

▪▪ Disconnect (= Y-)System

Die Systeme werden als Set geliefert. Von dem Y-förmigen Schlauchsegment wird der kurze »Stamm« an den Katheter des Patienten mit einem Adapter angeschlossen. Über die längeren Überleitungsschläuche, die in das Y-Segment münden, sind der Beutel mit frischem Dialysat und ein leerer Auffangbeutel für das verbrauchte Dialysat angeschlossen. Mittels dreier Rollerklemmen oder ähnlicher Schaltsysteme werden Aus- und Einlauf reguliert. Bei noch verschlossenem Katheter wird das System mit ca. 50–100 ml frischem Dialysat »geflusht«, d. h., frisches Dialysat läuft direkt in den Auslaufbeutel (Klemme zum PD-Katheter geschlossen), um bei der Konnektion möglicherweise eingeschleppte Bakterien aus dem Schlauchsystem zu waschen. Dies ist eine gegenüber dem Vorläufersystem Besonderheit, die die Peritonitisrate entscheidend reduziert hat.

Danach wird das Dialysat der Schwerkraft folgend in den tiefer hängenden Auslaufbeutel drainiert. Abschließend erfolgt der Einlauf frischen Dialysats. Am Ende werden alle Systemkomponenten vom Katheter abgetrennt. Dieser wird schließlich steril verschlossen. Hierzu werden meist mit Desinfektionsmittel gefüllte Verschlusskappen verwandt.

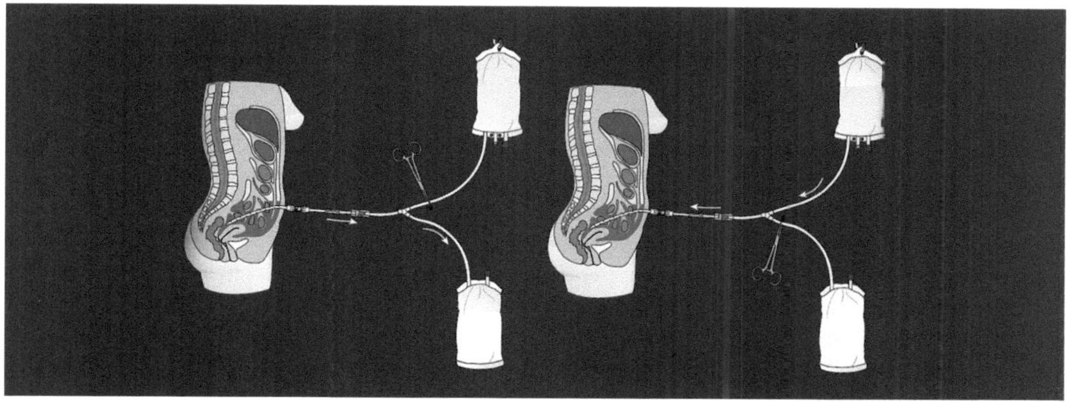

Abb. 8.3 Ablauf des Dialysatwechsels mit dem Y-Connect System. Zunächst Auslauf des Dialysats (links), dann Einlauf (rechts). (Mit freundlicher Genehmigung der Fa. Gambro)

Es stehen auch mechanische Wechselvorrichtungen zur Verfügung, mit deren Hilfe auch Patienten mit Behinderung, ja sogar blinde Patienten, die Wechsel vornehmen können – ohne die Gefahr einer Peritonitis zu erhöhen. Eine besondere Form dieser Wechselgeräte ist das UV-Flash-Gerät. Bei diesem Gerät werden die Konnektionsstellen während des Wechsels durch UV-Licht bestrahlt und somit eventuell kontaminierende Bakterien abgetötet.

Hinsichtlich der Peritonitisraten hat das Y-System gegenüber dem herkömmlichen Standardsystem mit 1/24–30 gegenüber 1/9–12 Patientenmonaten einen deutlichen Vorteil.

Das mehrfach erwähnte »Standard«-Überleitungssystem, dessen Weiterentwicklung das Y-System ist, wird heute kaum mehr eingesetzt. Dabei waren Katheter und Dialysatbeutel über einen ca. 1–1,5 m langen Plastikschlauch miteinander verbunden. Der Beutel blieb mit dem Schlauch während der Verweilzeit des Dialysats konnektiert. Hierzu wurde das Überleitungsstück mit einer Rollerklemme geschlossen und der Schlauch sowie der leere Beutel wurden am Körper zusammengelegt getragen (Abb. 8.3).

- **CYCLER für die automatisierte Peritonealdialyse (APD)**

Cycler werden auch PD-Maschinen genannt. Sie ermöglichen dem Patienten die automatisierte Dialyse. Die Anzahl der Dialysatwechsel und die Austauschmengen werden programmiert und von der Apparatur automatisch durchgeführt. Inzwischen besteht an **allen** Cyclern die Möglichkeit, das Therapieschema auf eine Patienten-Chipkarte abzuspeichern und die abgelaufenen Behandlungen anlässlich einer Ambulanzvorstellung auszulesen. Die Auswertung des Behandlungsverlaufs erlaubt eine bessere Erkennung von Behandlungsproblemen.

8.3.5 Peritonealdialysekatheter

Über den permanent implantierten PD-Katheter erfolgt der Austausch des Dialysats, jeweils durch Konnektion mit den als Einmalartikel verfügbaren Systemen. Der Katheter stellt durch seine permanente Beanspruchung das verwundbarste Glied innerhalb der Funktionselemente der PD dar. Implantation und Pflege zum Erhalt seiner Einsatzfähigkeit bedürfen großer Sorgfalt. Die Katheterposition muss einen schmerzfreien und möglichst vollständigen Austausch des Dialysats innerhalb zumutbarer Zeiträume (Einlauf 5–10 min, Auslauf: 15–20 min) gestatten, und zwar gleichermaßen über die Schwerkraft wie über Pumpenbetrieb. Hierzu müssen seine Abmessungen stimmen. Er muss flexibel und robust sein und sein Innenlumen ausreichend weit und widerstandsarm.

Einer Keiminvasion in die Bauchhöhle entlang des Katheterverlaufs muss durch entsprechende Implantationstechnik wirkungsvoll vorgebeugt werden. Der Patient legt zusätzlich auf optische Unauffälligkeit und Bequemlichkeit Wert. So müssen Druck- und Reibepunkte durch Anpassung an die Kleidungsgewohnheiten vermieden werden. Alle nachfolgend vorgestellten Kathetertypen stellen in dieser Hinsicht Kompromisse dar.

Das Material des Katheters ist flexibles Silikongummi. Er gliedert sich in 3 Abschnitte. Von innen nach außen sind dies der intraperitoneale Katheterabschnitt, gefolgt vom intramuralen, in die Bauchwand platzierten Anteil und schließlich dem extrakorporalen Katheteranteil, an den die PD-Systeme konnektiert werden, und der auf der Haut fixiert wird.

▪▪ Gerader Tenckhoff-Katheter

Der Katheter hat eine Standardlänge von 35 cm bei 2,6 mm Innendurchmesser (abweichende Längen, z. B. für Kinder oder sehr adipöse Erwachsene, sind erhältlich). Das distale intraperitoneale Ende hat seitliche Löcher, die das Aus- und Einlaufverhalten des Dialysats verbessern. Der mittlere, in der Bauchdecke liegende Anteil hat 2 zirkuläre Muffen aus Dacrongeflecht (= Cuff) im Abstand von ca. 5 cm. Die Cuffs lösen eine lokale Entzündungsreaktion aus, die zum Einwandern von Bindegewebe führt, das den Katheter in der Bauchwand fixiert. Die Cuffs bilden eine Barriere gegen von außen eindringende Keime und Dialysatlecks. Ebenfalls erhältliche PD-Katheter mit nur einem Cuff (wie bei den Vorhofkathetern für die HD) sind hinsichtlich der Peritonitisprotektion unterlegen (◘ Abb. 8.4).

▪▪ Gebogener Tenckhoff-Katheter

Die schneckenartige Windung des distalen Katheter-Endes soll zu einer besseren Fixierung des peritonealen Anteils im kleinen Becken führen und die Auslaufstörungen reduzieren.

Als Variante des Tenckhoff-Katheters wurde Mitte der 1990er Jahre in Siena ein sogenannter »Self locating catheter« entwickelt, der sich auch zur perkutanen Implantation eignet. Durch Inkorporation von Wolfram in die Katheterspitze wird das spezifische Gewicht erhöht, so dass er sich der Gravitation folgend bevorzugt in den Douglas-Raum platziert und seltener disloziert. In mehreren Studien wurde nachgewiesen, dass weniger Katheter-Dislokationen als mit dem konventionellen Tenckhoff-Katheter auftreten.

▪▪ Toronto-Western-II-Kathetern (= Oreopoulos-Katheter)

Zur Fixierung der Katheterspitze im kleinen Becken dienen zwei tellerförmige Silikonscheiben, die Darmanteile und überhängende Netzschlingen von den Katheteröffnungen fern halten sollen. Zusätzlich weist dieses Modell eine Kugel unter der scheibenförmig gestalteten tiefen Dacronmuffe auf. Das Peritoneum wird nach Einlage über dieser Kugel möglichst dicht vernäht und so zwischen Kugel und Dacronscheibe positioniert. Das wiederum soll die Abdichtung des Peritoneums verbessern.

▪▪ Schwanenhalskatheter (Swan-Neck-Katheter)

Beim Schwanenhalskatheter ist der mittlere Teil fixiert gebogen. Die vorgegebene Biegung erleichtert die Fixierung in der Bauchdecke und reduziert die Gefahr, dass sich der Katheter durch Verwindungen bei der Einlage durch die Bauchwand später wieder disloziert. Der bei diesem Katheter nach unten gerichtete Austritt aus dem Tunnel soll ferner den Ausfluss von Detritus und Sekret aus dem Tunnel erleichtern und dem Einwandern von Bakterien vorbeugen.

▪ Implantation

Drei Varianten der der Katheterimplantation bei PD stehen zur Verfügung: chirurgisch, laparoskopisch und perkutan mittels Seldinger-Technik. Ein idealer Zeitpunkt der Implantation ist 2 Wochen vor dem geplanten PD-Beginn.

▪▪ Chirurgische Implantation

Die chirurgische Implantation wird allgemein bevorzugt und erfolgt in Lokalanästhesie oder Vollnarkose. Vorteilhaft ist die exakte Positionierbarkeit des inneren Kathetersegments unter Sicht mit geringem Risiko der Verletzung intraperitonealer Organe. Nachteilig sind längere Inzisionen mit dem Risiko von Hernien, Wundinfekten und Dialysatlecks in der postoperativen Phase, besonders bei zu frühzeitigem Beginn der PD. Ein »Einschleichen« der Behandlung ist notwendig. Der Zugang erfolgt wahlweise lateral oder paramedian. Die linke Seite des Abdomens wird für die Katheterimplantation empfohlen, weil sie das Coecum meidet. Beim lateralen Zugang liegt die Durchtrittsstelle am äußeren

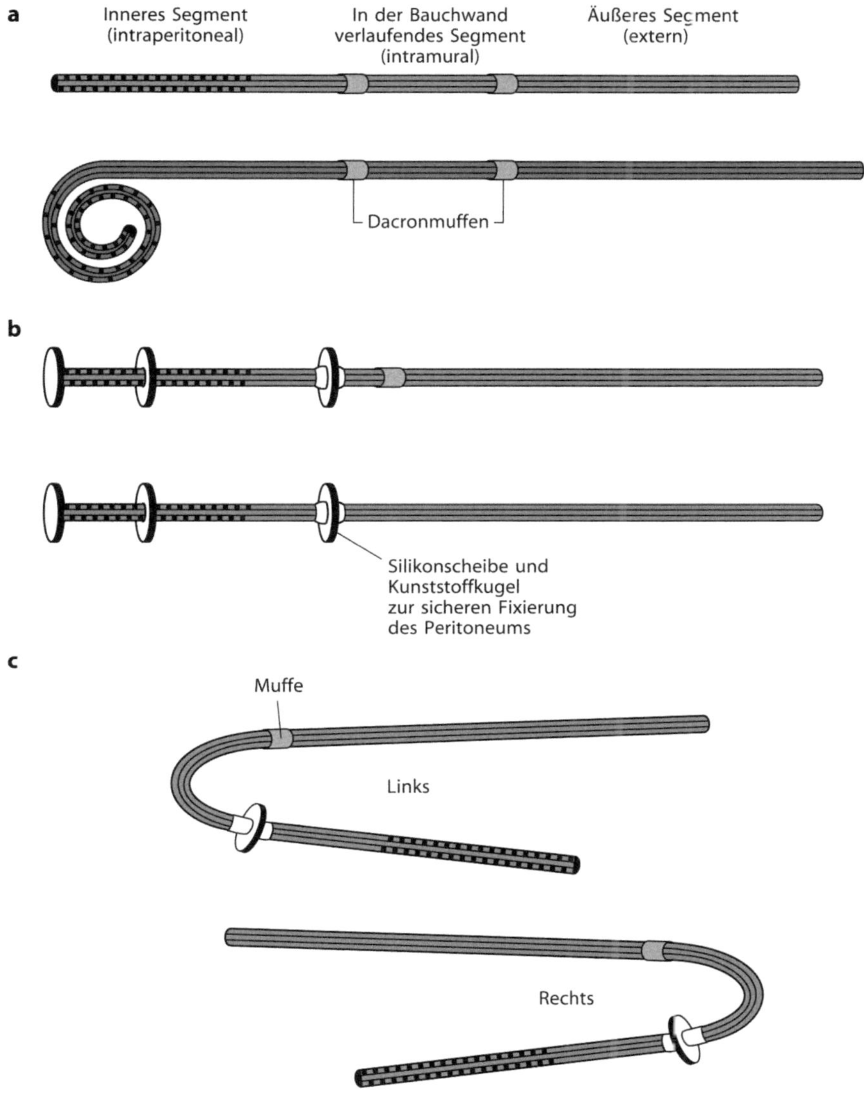

Abb. 8.4 a. Gerader und gebogener Tenckhoff-Katheter; b. Doppel- und Einzel-Cuff-Ausführung eines Toronto-Western II-Katheters; c. Missouri-Schwanenhals-Katheter. (Aus: Nowack et al. Dialyse und Nephrologie für Fachpersonal. Springer, Heidelberg)

Rand des M. rectus abdominis, bei der paramedianen Variante am mittleren Rand.

Die Katheterspitze wird möglichst tief im Peritoneum platziert (Lage direkt im Douglas-Raum kann zu Schmerzen beim Dialysateinlauf führen). Das Peritoneum wird direkt unter der distalen (tiefen) Muffe verschlossen. Über der tiefen Muffe wird die muskuläre Faszie verschlossen, so dass der Cuff zwischen peritonealer Membran und der Muskelfaszie liegt. Danach sollten Dialysatein- und -auslauf bereits im Operationssaal getestet werden. Der subkutane Tunnel des Katheters soll eine Länge von ca. 10 cm haben und so angelegt werden, dass der obere, subkutane Cuff ca. 1,5 cm vor der Katheteraustrittsstelle liegt. Der zwischen Cuff und Austrittsstelle gelegene Anteil des Tunnels ist der Sinus. Er wird nach 2–3 Wochen zu gut 50% mit Epidermis überkleidet sein; die unteren Anteile werden von flachem Granulationsgewebe gebildet. Ein zu langer Sinustrakt (>1,5 cm) begünstigt Tunnelinfekte durch Retention von Sekret und Bakterien. Liegt die Muffe näher unter der Haut, disloziert sie häufig durch Bewegung des Katheters im Tunnel und durch intraabdominellen Druck. Perioperativ 1–2 h vor Katheterimplantation empfiehlt sich die Gabe eines Antibiotikums (z. B. ein Erstgenerations-Cephalosporin oder Vancomycin i.v.), um eine frühe bakterielle Besiedelung von Tunnel und Exit-site zu verhindern und die Einheilung zu verbessern. Die Austrittsstelle wird mit sterilem Verband abgedeckt, der möglichst lange (3–6 Tage) unangetastet bleiben sollte, um die Kolonisation mit Bakterien zu vermeiden. Postoperatives Husten oder Erbrechen sollte verhindert werden, um den Einheilungsprozess nicht zu stören und eine Dislokation zu vermeiden.

▪▪ Laparoskopische Technik

In erfahrenen Händen werden mit laparoskopischer Implantation bessere Ergebnisse als mit chirurgischer Implantation erzielt, was Komplikationen und Funktionsdauer der Katheter angeht. Die Implantation erfolgt mit einem Standardlaparoskop oder mit einem speziell entwickelten Peritoneoskop (verwendbar nur für Original-Tenckhoff-Katheter). Mit Letzterem kann die Implantation in Lokalanästhesie außerhalb eines Operationssaals erfolgen. Beide Verfahren erlauben gute Sicht und exakte Positionierung der Katheterspitze bei relativ kleinen Inzisionen. Das Risiko für ein Dialysatleck ist geringer als bei chirurgischer Implantation.

▪▪ Perkutane Seldinger-Technik

Die perkutane Technik erlaubt keine Positionierung der Katheterspitze unter Sicht und ist daher nur eingeschränkt einsetzbar. Ungeeignet ist sie bei bekannten Adhäsionen und für gebogene Kathetertypen (Swan-Neck, Toronto-Western). Das Risiko für Verletzungen des Darms ist höher als bei den anderen Vorgehensweisen. Das Verfahren kann in Lokalanästhesie außerhalb eines OP durchgeführt werden (▫ Abb. 8.5 u. ▫ Abb. 8.6).

> **Die Lage der Katheteraustrittsstelle muss präoperativ durch den Arzt oder die Pflegekraft festgelegt werden (z. B. Markierung mit wasserunlöslichem Filzstift,** ▫ Abb. 8.5). **Sie soll so gelegen sein, dass der Katheter nicht durch Bewegung oder Kleidung des Patienten (z. B. Gürtel) irritiert wird.**

Bewegung des Katheters im Tunnel oder Läsionen der Austrittsstelle durch mechanische Einflüsse verzögern die Einheilung und begünstigen bakterielle Infektionen.

▪ Nachsorge nach Implantation und Pflege des Exit-site

Postoperativ sollte nicht unmittelbar mit der Dialyse begonnen werden, um ein Dialysatleck entlang des Tunnels zu vermeiden. Der Einheilungsprozess ist innerhalb von 2–4 Wochen abgeschlossen. Bis dahin sollte der Katheter regelmäßig mit Heparinlösung (1000 I.E. in 5 ml) gefüllt werden, um Fibrin- und Blutablagerungen zu verhindern. Besteht die Notwendigkeit zur unmittelbaren Aufnahme der Dialysebehandlung, so dürfen zunächst nur kleine Volumina instilliert werden (500–1000 ml). Im Liegen sind die intraabdominalen Drücke geringer, so dass initial auch Bettruhe oder eine nächtlich-intermittierende Behandlung mit Austausch kleinerer Volumina (NIPD) zu erwägen ist. Die Dialysatmenge kann im Laufe von 8–10 Tagen langsam gesteigert werden.

Für die pflegerische Versorgung der Katheteraustrittsstelle hat sich keine einheitliche Methode durchgesetzt. Entscheidend ist, dass behutsam vorgegangen wird. Bei der Entfernung von Blut, Sekretkrusten oder Detritus darf die Epidermis nicht verletzt werden, um die Einheilung des Sinustrakts nicht zu gefährden. Der Verbandswechsel sollte nur 1-mal wöchentlich während der ersten 2 Wochen stattfinden, es sei denn Blutungen oder Infektionen treten auf. Danach sollte der Exit-site trocken gehalten werden. Für die Behandlung der Austrittsstelle erscheinen heute Substanzen wie H_2O_2 oder PV-Jod aufgrund ihrer Zytotoxizität nicht mehr geeignet.

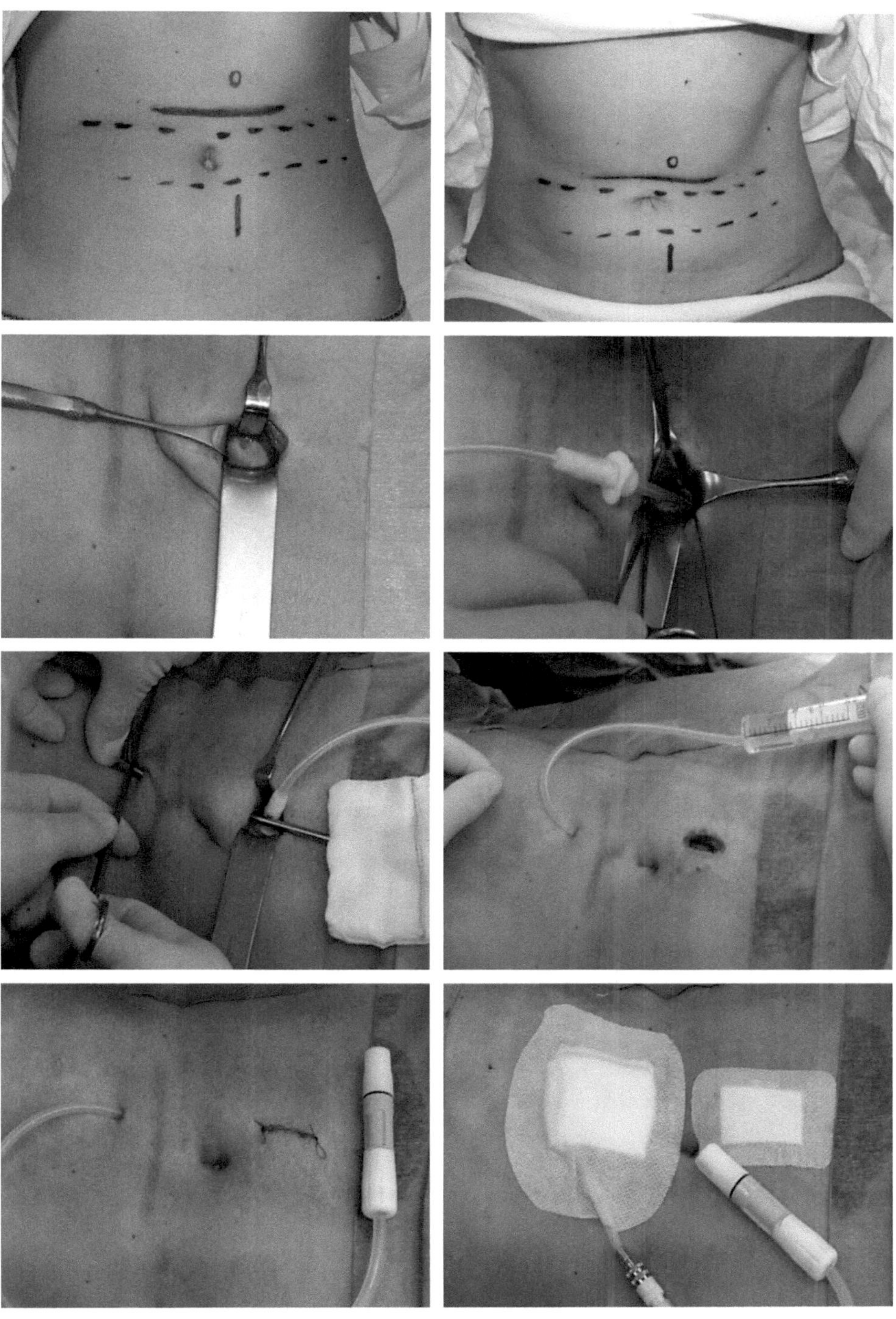

◼ Abb. 8.5 a,b. a. Markierung der Katheterlage und des Exits auf der Bauchdecke präoperativ im Liegen und b. Sitzen; c. Eröffnung des Peritoneums; d. Einlage des Katheters und der inneren Muffe; e. Präparation des subkutanen Tunnels mit dem Trocar; f. Anspülen des Katheters; g. Verschluss der Haut über der inneren Muffe und dem Durchtritt durch das Peritoneum; h. Verband. (Aus: Nowack et al. Dialyse und Nephrologie für Fachpersonal. Springer, Heidelberg)

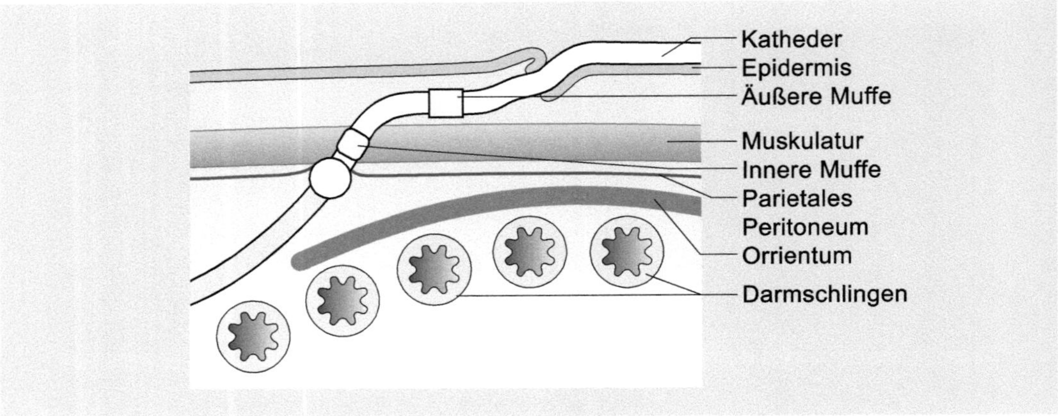

Abb. 8.6 Katheterverlauf in der Bauchdecke. (Aus: Nowack et al. Dialyse und Nephrologie für Fachpersonal. Springer, Heidelberg)

Besonderheiten bei der Versorgung:

- Die Reinigung der Umgebung mit flüssiger Seife erscheint ausreichend wirksam zur Prävention der bakteriellen Besiedelung.
- Schonend und zur Desinfektion geeignet sind Lösungen wie Octenisept oder Lavasept.
- Das Tragen eines Verbandes, zumindest in den ersten Monaten, wird empfohlen.
- Luftundurchlässige Verbände oder Salben sind für die Exit-site-Pflege (▶ Übersicht) ungeeignet
- Der Katheter muss spannungsfrei auf der Bauchdecke immobilisiert werden, um ihn bei körperlichen Bewegungen vor Zug, Verwindung und Druck zu schützen.
- Duschen mit offenem Austritt und sorgsame Reinigung der Umgebung mit flüssiger Seife spülen Sekret, Zellen und Keime aus dem Sinustrakt. Anschließend muss der Katheteraustritt sorgfältig getrocknet werden. Vollbäder hingegen sind kontraindiziert.
- Vom Schwimmen wird ebenfalls zumeist abgeraten, es sei denn, der Tunnelausgang und der Katheter werden zuvor wasserdicht geschützt (z. B. Kolostomiebeutel). Eine Neuentwicklung ist in dieser Hinsicht das Cathcarry© Pflaster, das speziell zur Abdeckung des Katheters entwickelt wurde. Es ist atmungsaktiv und ermöglicht die Kontrolle des Exit-sites über ein Sichtfenster. Eine vorgeschnittene Aussparung für den Katheter erlaubt dessen flexiblere Fixierung.
- Gentamicin- oder Mupirocin-Salbe zur Reduktion der Exit-site-Infekte werden empfohlen. Exit-site-Infekte sollten den Empfehlungen der International Society for Peritoneal Dialysis entsprechend behandelt werden.

Für viele Patienten hat sich das Tragen von Korsagen zur Fixierung des Katheters bewährt.

Exit-site-Pflege

- Alle Arbeitsgänge mit Mundschutz und Handschuhen (Ausnahme Duschen)
- Stets vorsichtige Handhabung des Katheters, mechanische Belastung vermeiden
- Regelmäßige Inspektion und sorgsame Reinigung (Octenisept, Lavasept, desinfizierende Seife)
- Abdeckung des Exit-sites mit kleinem trockenem Verband; Katheter spannungsfrei fixieren
- Keine luftundurchlässigen Verbände

Komplikationen

Die schwerste Komplikation ist die Darmperforation, die eine Laparotomie notwendig macht. Dem Risiko einer Blasenperforation wird vorgebeugt, indem

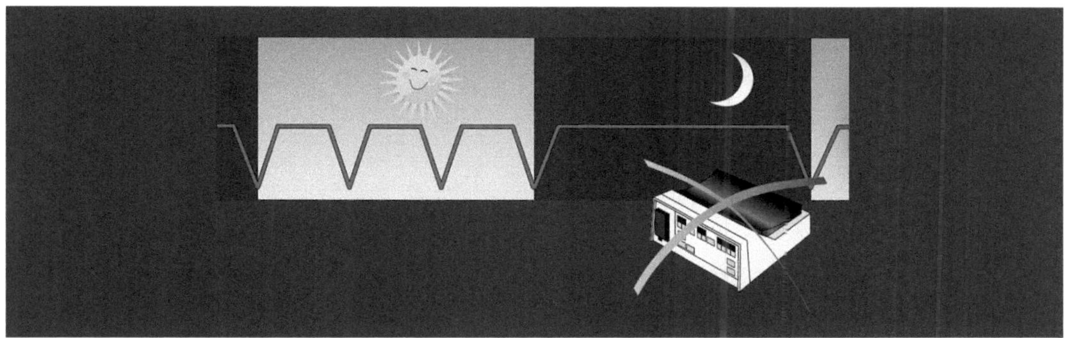

Abb. 8.7 Wechselregime bei CAPD. (Mit freundlicher Genehmigung der Fa. Gambro)

die Blase vor dem Eingriff geleert wird. Auch eine vorhandene Konstipation sollte präoperativ beseitigt werden. Flüssigkeitslecks werden am besten vermieden, indem nur möglichst kurze chirurgische Inzisionen vorgenommen werden und die Dialyse mit geringen Dialysatvolumina begonnen wird (► Abschn. 8.8, Katheter-assoziierte Komplikationen).

8.4 Peritonealdialyseverfahren der Wahl

Zur Wahl stehen die kontinuierlichen Verfahren (CAPD), bei denen die Bauchhöhle ständig mit Dialysat gefüllt ist und die ambulant durchgeführt werden können, und die automatisierten Verfahren (APD), bei denen das Dialysat über einen Cycler pumpengesteuert intermittierend durch die Bauchhöhle des liegenden Patienten zirkuliert. Bei der APD entstehen gegenüber der CAPD höhere Kosten durch den Cycler und den höheren Dialysatverbrauch.

8.4.1 CAPD

Die CAPD (»continuous ambulatory peritoneal dialysis«) ist das verbreitetste PD-Verfahren. Die Bauchhöhle ist kontinuierlich mit Dialysat gefüllt, die Durchführung ist ambulant, und der Dialysataustausch wird vom Patienten ohne maschinelle Unterstützung unter Nutzung der Schwerkraft vorgenommen. Das Basis-Regime der CAPD umfasst täglich 4 Dialysatwechsel (jeweils 2 l Volumen, Gesamtvolumen 8 l/Tag, 56 l/Woche) im Abstand von 4 h (tagsüber) bzw. 8 h (nachts).

Dieses CAPD-Regime stellt bei terminaler Niereninsuffizienz das notwendige Minimum an Behandlungsintensität mit PD dar, und nur eine Minderzahl der initial so behandelten Patienten kann langfristig mit diesem Regime allein den Qualitätsrichtlinien konform dialysiert werden. Ausnahmen sind Patienten mit ausreichend erhaltener Restnierenrestfunktion bzw. Diurese, für die die CAPD besonders gut geeignet ist. Meist jedoch wird im Laufe der Zeit eine Steigerung des Dialysatflusses durch einen zusätzlichen 5. Beutelwechsel oder die Verwendung von 2,5 l statt 2 l-Dialysatbeuteln für eine adäquate PD notwendig. Eine weitere Steigerung der Dialysatfüllung ist nicht möglich, da bereits 2,5 l den intraabdominalen Druck steigern und zu Dyspnoe führen können.

Die beschränkte Steigerungsfähigkeit des Dialysatflusses bei CAPD hat zur Verbreitung der APD beigetragen, die den Dialysatfluss maschinell steigert, während der Patient für einige Stunden an den Cycler angeschlossen ist (Abb. 8.7).

CAPD

- **Vorteile:** konstante Therapie, »steady physiological state«, einfach, kein technischer Aufwand, relativ kostengünstig, gute Volumenkontrolle
- **Nachteile:** Zeitliche Belastung durch die Dialysatwechsel, vor allem während des Tags; etwas höhere Peritonitisraten als unter automatisierten Verfahren

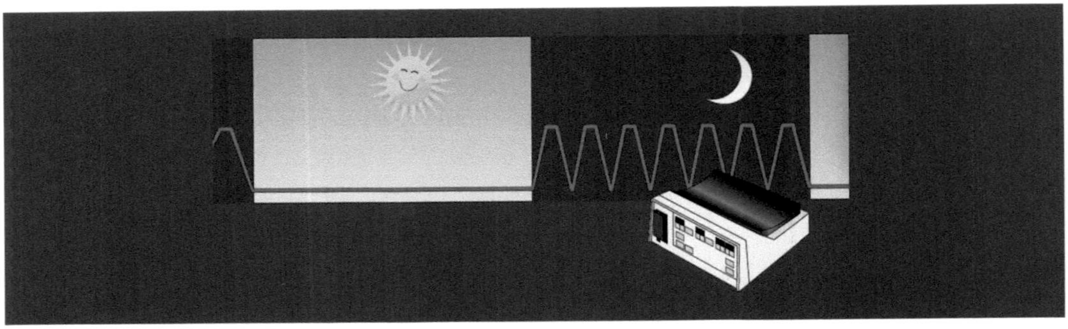

Abb. 8.8 Wechselregime bei NIPD. (Mit freundlicher Genehmigung der Fa. Gambro)

8.4.2 Automatisierte PD (=APD)

Die APD hat einen Vorläufer in der intermittierenden Peritonealdialyse (IPD). Die IPD wurde vorwiegend zur Behandlung des akuten Nierenversagens eingesetzt und hat sich wegen zu geringer Effizienz nicht zur Behandlung chronisch Niereninsuffizienter bewährt. Auch beim akuten Nierenversagen ist die IPD weitgehend verdrängt worden und damit aus dem Behandlungsspektrum vieler nephrologischer Abteilungen verschwunden.

Die APD bedient sich eines Cyclers, der den Austausch des Dialysats mittels einer elektrisch betriebenen Pumpe am liegenden Patienten vornimmt. Der Patient wird über seinen PD-Katheter mit dem Cycler verbunden, der während der Nachtstunden über programmierte Auslauf- und Einlaufzyklen den Dialysataustausch vollzieht, indem er auf ein größeres Reservoir frischen Dialysats zurückgreift. Die erforderliche Dialysatmenge wird in Form von 3–5 l Beuteln an der Maschine installiert und mit einem Verteiler-Schlauchsystem verbunden, das den Zugriff auf bis zu 8 Beutel ermöglicht. In ihrer Zusammensetzung sind die APD-Lösungen identisch mit den CAPD-Lösungen. Der Cycler reguliert Ein- und Auslaufvolumen automatisch, gibt optischen und akustischen Alarm bei Störungen und stoppt den weiteren Dialysataustausch bei Unregelmäßigkeiten.

Die Füllung des Abdomens mit im Vergleich zur CAPD höheren Dialysatvolumina wird durch die liegende Position beim APD behandelten Patienten besser toleriert. Ein Dialysatumsatz von bis zu 20 l wird während einer 8-stündigen Nachtruhe erreicht, meist werden aber nur 10 l ausgetauscht (Einsatz von 2-mal 5 l Dialysatbeuteln). Typische, am Cycler vorzunehmende Einstellungen der Austauschzyklen sind: 4-mal 2,5 l, 5-mal 2 l oder 6-mal 1,5 l in Abhängigkeit von der Größe des Patienten und den PET-Ergebnissen.

Mit der APD werden gegenüber der CAPD höhere UF-Mengen bei Patienten mit raschem peritonealem Transport (High- und High-average-Transporter) erreicht, da während der kürzeren Dialysatverweilzeiten eine geringere, den osmotischen Gradienten reduzierende Rückresorption von Dialysat in den Kreislauf des Patienten erfolgt. Hingegen limitiert die kurze Verweilzeit eine effektive Toxin-Clearance (besonders für höhermolekulare Toxine), so dass häufig eine zusätzliche Dialysatfüllung mit langer Verweilzeit am Tage verordnet werden muss. Die Clearance bei Patienten mit niedrigem peritonealem Transport (»low-transporter«) ist nicht ausreichend. Diese Patienten sind daher grundsätzlich ungeeignet für die APD.

Zum Erreichen der Ultrafiltrations- und Clearance-Ziele wird die APD häufig mit Elementen der CAPD kombiniert. Es haben sich eine Reihe mehr oder weniger verbreiteter Varianten der Verfahren herausgebildet:

▪ Nächtliche IPD (NIPD)

APD mit kurzen Dialysatverweilzeiten. Komplette Entleerung des Abdomens zum Morgen. Tagsüber »trockenes Peritoneum«. Als Kompensation für die fehlende Behandlungszeit während des Tages muss die Zahl der Wechsel in der Nacht gegenüber der CCPD erhöht werden (Abb. 8.8).

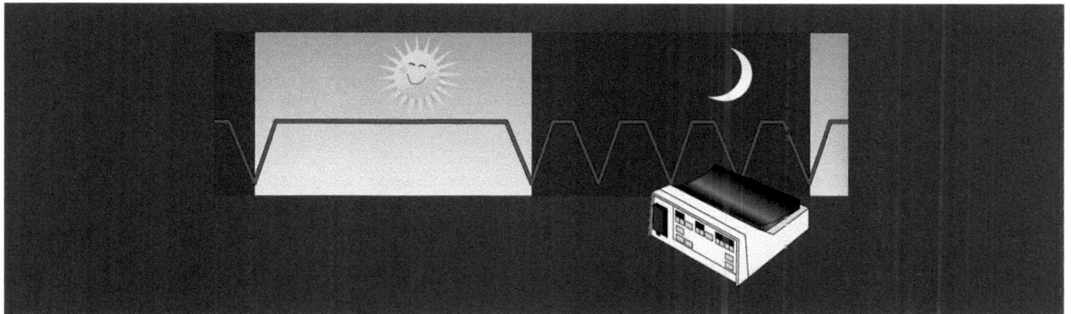

Abb. 8.9 Wechselregime bei CCPD. (Mit freundlicher Genehmigung der Fa. Gambro)

NIPD

- **Vorteile:** Das Verfahren ist vor allem für Patienten mit einer hohen peritonealen Permeabilität geeignet (schnelle Transporter). Der rasche Stofftransport ermöglicht eine ausreichende Clearance auch bei kürzerer Dialysatverweilzeit, ein Volumenentzug ist auch bei hoher Glukoseresorptionsrate möglich.
- **Nachteil:** Die Notwendigkeit einer Maschine und der damit verbundenen höheren Kosten; die Clearance gerade größerer Moleküle (z. B. Kreatinin, Mittelmoleküle) ist schlechter als bei CAPD.

8.4.3 Kontinuierliche, zyklische Peritonealdialyse (CCPD)

Das Peritoneum ist ständig mit Dialysat gefüllt, nächtliche Dialysatwechsel erfolgen mit Cycler, die letzte morgendliche Dialysatfüllung verbleibt tagsüber in der Bauchhöhle und trägt zur Clearance bei (Abb. 8.9).

CCPD

- **Vorteile:** Freiheit über Tag durch fehlende Wechsel; gute Rehabilitation für beruflich aktive Patienten und Kinder; etwas geringere Peritonitis- und Hernienrate gegenüber CAPD.
- **Nachteil:** gegenüber CAPD höhere Kosten und Materialaufwand für Systeme und Automat.

Tidal-Peritonealdialyse (TPD)

Eine Variation sowohl der IPD als auch der CCPD ist die Tidaldialyse: Dabei wird die Bauchhöhle nachts mit 2,5–3 l Dialysat gefüllt. Der Cycler wird so programmiert, dass er jeweils nur 50–70% dieses Volumens, aber in kürzeren Intervallen, austauscht. Mit Tidalprotokollen werden bis zu 35 l ausgetauscht. Die Clearance-Ziele, besonders für mittlere und größere Moleküle, werden aber häufig verfehlt. Der jeweils inkomplette Austausch des Dialysats bringt Vorteile für die Patienten, die bei den anderen Verfahren über Schmerzen beim Einlauf klagen (Abb. 8.10).

Eine Variante und womöglich Perfektionierung des Tidal-Verfahrens stellt die sogenannte BREAKpoint PD mit dem Serena-Cycler dar. Serena ist der einzige PD-Cycler, der die tatsächliche Flussrate des Dialysats konstant präzise messen kann. Während der Auslaufphase ermittelt Serena kontinuierlich die Flussrate und erkennt im BREAKpoint Modus den optimalen Zeitpunkt, um die Auslaufphase zu unterbrechen und mit dem erneuten Füllen fortzufahren. Konkret folgt nach einer Phase des relativ raschen Auslaufs eine Phase mit deutlich reduzierten Flussraten, während der viel Zeit verloren geht und in der es zudem häufig zu Auslauf-Alarmen kommt, die den Schlaf des Patienten stören. Die Erkennung des Zeitpunkts, ab dem der Auslauf-Fluss deutlich abfällt, triggert bei der BREAKpoint The-

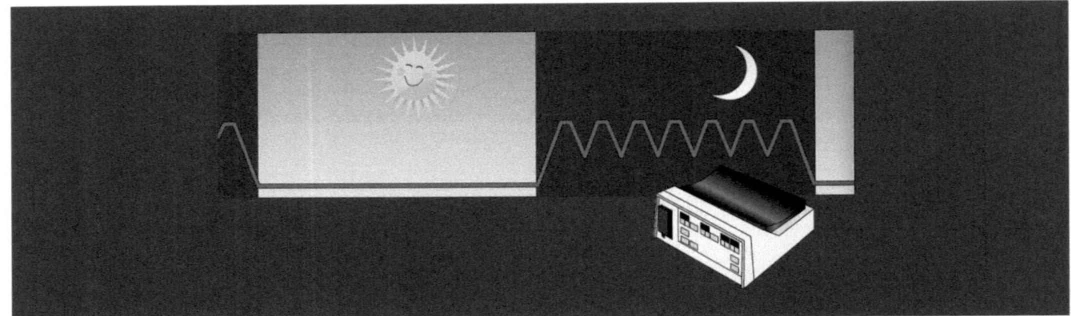

Abb. 8.10 Wechselregimen bei Tidal-Peritonealdialyse (TPD). (Mit freundlicher Genehmigung der Fa. Gambro)

rapie das Umschalten auf erneuten Einlauf und ermöglicht dadurch weitere Behandlungszyklen- und erhöht letztendlich die Dialyse-Effizienz.

8.5 Quantifizierung

8.5.1 PET-Test zur Beurteilung von peritonealen Transporteigenschaften

Der PET klassifiziert den peritonealen Transport für Harnstoff, Kreatinin und Glukose sowie die UF. Auf seiner Basis werden die Therapieform im Einzelnen (CAPD vs. APD), das Wechselregime mit optimaler Verweilzeit und die Konzentration des Osmotikums festgelegt. Der PET sollte regelmäßig durchgeführt werden, da sich die Membranpermeabilität für Wasser und Soluta in Abhängigkeit von der PD-Dauer sowie der Schwere und Anzahl von Peritonitiden ändert. Es wird empfohlen, den PET mind. 1-mal jährlich durchzuführen und zusätzlich bei V. a. Veränderungen der peritonealen Transport-Charakteristika.

Der PET untersucht das Verhältnis von Kreatinin, Harnstoff in Dialysat und Plasma (D/P-Quotient), die Glukosekonzentration im Dialysat und das UF-Volumen nach 4 h Verweilzeit unter standardisierten Bedingungen. Dazu gehört die Durchführung im Peritonitis-freien Zeitraum (PET erst 4 Wochen nach Absetzen der Antibiose) und nach Erreichen des endgültigen Füllvolumens (bei Therapiebeginn mit PD), sowie bei ausgeglichener Stoffwechsellage mit stabilem Dialyseregime.

Protokoll zur Durchführung des PET

- Einen 2-Liter-Beutel 2,27% Dialysatlösung auf Körpertemperatur erwärmen.
- Den Nachtbeutel (8–12 h Verweilzeit) über 20 min auslaufen lassen. Der Patient soll dabei sitzen oder stehen. Auslaufvolumen notieren. Probe zur Bestimmung von Harnstoff und Kreatinin ans Labor geben.
- Den vorbereiteten 2-Liter-Beutel 2,27% Dialysatlösung im Liegen in 400-ml-Schritten pro 2 min über exakt 10 min einlaufen lassen. Der Patient sollte auf dem Rücken liegen und sich, den Einlaufportionen entsprechend, von einer Seite zur anderen drehen. Die Verweilzeit beginnt nach dem kompletten Einlauf. = 0–Verweilzeit
- Dialysatproben nach 0, 2 und 4 h Verweilzeit entnehmen. Durchführung:
  - Ca. 200 ml Lösung in den Beutel zurücklaufen lassen und Beutel schütteln.
  - Medikationsstutzen desinfizieren.
  - 10 ml aus dem Medikationsstutzen mit steriler Spritze und Kanüle entnehmen. Die restlichen 190 ml Dialysat wieder einlaufen lassen.
  - Die Dialysatproben steril abfüllen.
  - Die Proben sollten gekennzeichnet werden: 0–Verweilzeit als Probe 1 mit Namen des Patienten, ID-Nummer, Datum, Uhrzeit, und PET 1. Nach 2 h Verweilzeit als Probe 2 – sonst wie oben – aber als PET 2.
- Nach 2 h Verweilzeit Blutabnehmen zur Bestimmung von Harnstoff, Kreatinin und Glukose. Probe kennzeichnen mit Namen des Patienten, ID-Nummer, Datum, Uhrzeit und PET B.P.
- Nach 4 h das Dialysat bei liegendem Patienten über 20 min auslaufen lassen.
- Die Lösung durch Hin- und Herschwenken des Beutels mischen.
- 10 ml Dialysat entnehmen und als Probe 3 wie Punkt 4 kennzeichnen aber als PET 3. Dialysatproben zur Bestimmung von Harnstoff, Kreatinin und Glukose ans Labor geben.
- Auslaufbeutel wiegen und Auslaufvolumen notieren. Das Volumen der Proben dem Auslaufvolumen hinzuaddieren.

■ **Tab. 8.3** PET: Transportklassifizierung nach 4 h

	D/P-Kreatinin	D/P-Harnstoff	D/D_0-Glukose
Schnell	0,82–1,03	0,98–1,09	0,12–0,25
Hoch-normal	0,65–0,81	0,91–0,97	0,26–0,38
Niedrig-normal	0,50–0,64	0,84–0,9	0,39–0,49
Langsam	0,34–0,49	0,75–0,83	0,50–0,61

Mittlerweile wurden mehrere Varianten des originalen PET entwickelt.

8.5.2 Fast-PET

Der »Fast-PET«-Test ist für klinische Zwecke hinreichend genau und reproduzierbar. Er kommt mit nur einer Dialysatprobe für Glukose und Kreatinin aus dem drainierten Gesamtdialysat und einer Blutprobe am Ende aus.

»Fast-PET«-Testprotokoll (nach Twardowski 1990)

- Nach einem Nachtwechsel mit 8–12 h Verweilzeit wird der Patient angehalten, einen 20-minütigen Auslauf in sitzender Position zu Hause vorzunehmen.
- Einlauf von 2 l 2,5%igem Glukose-haltigem Dialysat über 10 min. Die genaue Zeit des Einlauf-Endes wird festgehalten.
- Der Patient begibt sich in das Dialysezentrum, so dass mit dem Dialysatauslauf genau 4 h nach Einlauf-Ende begonnen werden kann (20 min Auslauf im Sitzen).
- Messen des Auslaufvolumens, Mischen des Beutels und Entnahme einer Probe für die Glukose- und Kreatininbestimmung.
- Blutentnahme für Kreatinin und Glukose.

▪ Modifizierter oder Mini-PET

Das »Ad hoc Committee on Ultrafiltration Failure« der International Society of Peritoneal Dialysis hat 2000 die Verwendung höher prozentiger Glukoselösungen für die Durchführung des PET empfohlen (3,68/4,25%). Hierbei sind die Daten zum Kreatinintransport vergleichbar, die erzielte maximale UF ermöglicht jedoch eine sensitivere Bestimmung des freien Wassertransportes über die Aquaporine. Ein UF-Volumen von <400 ml nach 4 h Verweilzeit spricht für ein UF-Versagen. Die zusätzliche Bestimmung der Natriumkonzentration im Dialysat aus jeder der entnommenen Proben ermöglicht Rückschlüsse auf die Ursache des Filtrationsversagens (La Milia et al. 2002).

▪ Auswertung

Aus den Ergebnissen der Dialysat- und Plasmawerte des PET werden der Dialysat/Plasma (D/P)-Quotient für Harnstoff und Kreatinin für die Zeitpunkte: 0, 120, 240' und das Verhältnis der Glukosekonzentration im Auslauf zu den jeweiligen Zeitpunkten zur Ausgangskonzentration im Dialysat (D/DO) errechnet. Außerdem wird das Auslaufvolumen nach 240' ermittelt.

Für die Klassifizierung der Membraneigenschaft und der individuellen Transportkinetik ist der D/P für Kreatinin und der D/DO für Glukose nach 4 h Dialysatverweilzeit ausschlaggebend.

Der Vergleich der mit PET-Test ermittelten individuellen Werte mit empirisch ermittelten Standardkurven an einer Vielzahl von PD-Patienten erlaubt die Zuordnung zu folgenden Transportertypen (■ Tab. 8.3):

- Schnelle Transporter
- Hoch-normale Transporter
- Niedrig-normale Transporter
- Langsame Transporter

Die meisten Patienten werden im PET als niedrig- und hoch-normalen Transporter klassifiziert und können mit Standard-PD-Regimen behandelt werden.

Patienten mit hohen Transportraten Für Patienten mit hohen Transportraten kann das UF-Ziel mit CAPD zum Teil nicht erreicht werden. Durch rasche peritoneale Glukoseresorption baut sich der osmotische Gradient rasch ab. Diese Patienten profitieren von kurzen Dialysatverweilzeiten, d. h. häufigeren Dialysatwechseln, wie sie mit der APD erreicht werden. Kurze Dialysatverweilzeiten steigern gleichzeitig die Clearance kleinmolekularer Toxine, haben aber das Risiko einer defizitären Mittelmolekül-Clearance, vor allem bei Anurie. Um dieses Defizit auszugleichen, kann die APD um ein zusätzliches Dialysatvolumen mit langer Verweilzeit ergänzt werden.

Patienten mit niedrigen Transportraten Für Patienten mit niedrigen Transportraten besteht gleichermaßen die Gefahr inadäquater Entgiftung und nicht-ausreichender UF. Es liegt ein reduzierter Stofftransport vor (D/P-Kreatinin <0,5), und es wird trotz relativ hoher Glukosekonzentration im Auslauf nur eine geringe UF erreicht. Nachdem ausgeschlossen wurde, dass inkomplette Drainierung des Dialysats dieses Ergebnis nur vortäuscht, benötigen die betroffenen Patienten lange Dialysatverweilzeiten und Dialysatfüllvolumina für einen adäquaten diffusiven Toxintransport, besonders bei hoher Körperoberfläche. Für APD sind sie ungeeignet, eventuell funktioniert CAPD mit hohen Dialysatvolumina. Ein Verfahrenswechsel zur HD kann unumgänglich werden, speziell bei Verlust der Restnierenfunktion (◘ Abb. 8.11).

■ **Fehlerquellen und ihre Vermeidung**

- Das (nichtdrainierte) Residualvolumen sollte vor und nach dem Test konstant sein. Die Auslaufzeit vor Testbeginn und am Ende sollte 20-min betragen, der Auslauf möglichst in der gleichen Position (Sitzen) erfolgen.
- Ausgeprägte Überwässerung oder Exsikkose kann das UF-Volumen verändern. Der Patient sollte »euvolämisch« sein.
- Hohe Glukosekonzentration im Dialysat ist vor der Messung im Labor zu verdünnen (Labor instruieren!).
- Die hohe Glukosekonzentration kann mit der Kreatininbestimmung im Dialysat interferieren. Dieser Fehler muss bei der Wahl der Messmethode für Kreatinin (z. B. enzymatische Bestimmung!) bedacht werden (Labor instruieren!).
- Proben möglichst frisch verarbeiten. Längere Lagerung verfälscht die Resultate durch bakteriellen Abbau von Kreatinin und Harnstoff. Wenn Proben gelagert werden müssen, sollten sie tiefgefroren werden (−20°C). Aufgetaute Proben müssen vor der Messung sorgfältig gemischt werden.

8.5.3 Soluta-Clearance

■ **Messung der Dialysedosis**

Angesichts der prognostischen Bedeutung der Soluta-Clearance für eine adäquate PD müssen die entsprechenden Parameter regelmäßig ermittelt werden. Empfohlen wird die Messung erstmals einen Monat nach Therapiebeginn und jeden 4. Monat während der weiteren Behandlung. Es ist sinnvoll, zeitgleich mit der Messung der wöchentlichen Gesamt-Clearance mit PD (als Kt/V oder Krea-Clearance) und der residualen renalen Clearance den PET-Test durchzuführen sowie die Messung der peritonealen Natriumelimination und der Parameter zur Beurteilung des Ernährungszustandes. Die renale Restausscheidung sollte fortlaufend, z. B. in 2-monatigen Abständen, kontrolliert werden (K/DOQI).

Tipp

Probengewinnung und Verarbeitung für Messung der adäquaten PD: Der Patient bringt alle Dialysatbeutel und den Urin der letzten 24 h mit. Die Volumina werden protokolliert.

Am direktesten erfolgt die Bestimmung der Messwerte aus einem Aliquot, nachdem alle Volumina zusammengekippt und gründlich durchmischt wurden. Hierzu wird ein voluminöses Aufnahmegefäß von ca. 10 l benötigt. Die Durchmischung ist mühsam und in hygienischer Hinsicht herausfordernd.

Alternativ kann aus jedem Beutel ein der Gesamtmenge proportionaler Aliquot entnommen werden, z. B. 2,4 ml aus 2400 ml Auslauf, oder

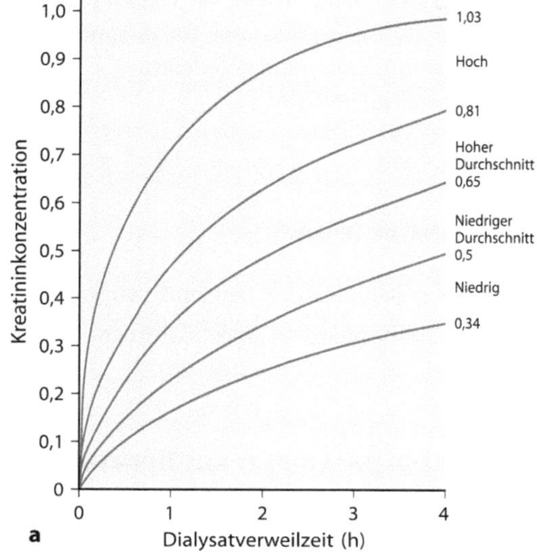

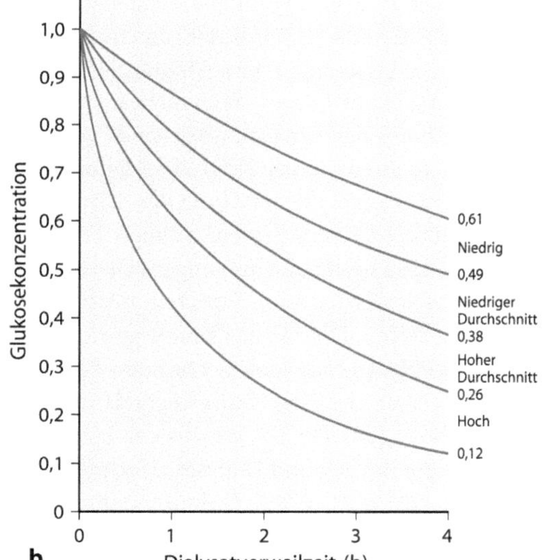

Abb. 8.11 Standardkurven für den Quotienten zwischen der Dialysatkonzentration D und der Plasmakonzentration P für a. Kreatinin und b. Glukose. (Aus: Nowack et al. [2009] Dialyse und Nephrologie für Fachpersonal. 3. Auflage, Springer Heidelberg)

13 ml bei 13.000 ml (APD). Die einzelnen Aliquots werden in einem Röhrchen durchmischt und diese Probe zur Bestimmung der Parameter ins Labor gebracht. Die Probe repräsentiert die Stoffkonzentrationen in ihrer volumenbezogenen Bedeutung.

Berechnung der Parameter Kt/V und Kreatinin-Clearance

Die Parameter werden aus den Messungen der 24-h-Elimination von Harnstoff, Kreatinin und Natrium im Dialysat und Urin errechnet. Zeitliche Bezugsgröße ist anders als bei der HD die Behandlungswoche. Das Kt/V bei HD bezieht sich auf die einzelne Dialysebehandlung von 4–5 h und setzt dabei die Behandlung 3-mal/Woche voraus.

Wöchentliches Kt/V

$$\begin{aligned}&\text{Wöchentliches Kt/V}\\&= \text{wöchentliches peritoneales Kt/V}\\&\quad + \text{wöchentliches renales Kt/V}\end{aligned}$$

Wöchentliches peritoneales Kt/V:

$$K = D_{Hst}/P_{Hst} \times \text{24-h-Auslaufvolumen} \times 7/V$$

Wöchentliches renales Kt/V:

$$K = U_{Hst}/P_{Hst} \times \text{24-h-Urinmenge} \times 7/V.$$

V=Verteilungsvolumen von Harnstoff=Körperwasser (Frauen 0,55×KG; Männer 0,6×KG); D=Dialysat; P=Plasma; U=Urin

Wöchentliche Kreatinin-Clearance

Wöchentliche Krea-Clearance = wöchentliche peritoneale Krea-Clearance + wöchentliche Restfunktion (standardisiert für Körperoberfläche).

Wöchentliche peritoneale Kreatinin-Clearance:

$$D_{Krea}/P_{Krea} \times \text{24-Dialysatauslauf} \times 7$$

Wöchentliche renale Kreatinin-Clearance:

$$U_{Krea}/P_{Krea} \times \text{24-Urinmenge} \times 7$$

Alternative Formel:

$$C_{Krea} = \frac{D_{Krea} \times \text{Dialysatauslauf} \times 1{,}73 \times 7}{P_{Krea} \times \text{Körperoberfläche}}$$

Bestimmung der Körperoberfläche mit der Formel von DuBois:

$$\text{Körperoberfläche } (m^2) = 0{,}007184 \times (\text{Körpergröße in cm})^{0{,}725} \times (\text{Körpergewicht in kg})^{0{,}425}$$

Die renale Restfunktion wird noch exakter als mit der renalen Krea-Clearance durch den Mittelwert der Kreatinin- und Harnstoff-Clearance angegeben:

Renale Restfunktion = Renale Krea - Clearance + renale Harnstoff - Clearance/2 (standardisiert auf Körperoberfläche)

▪▪ Kt/V oder Kreatinin-Clearance zur Beurteilung der PD-Dosis?

Bis heute ist unklar, ob die Kreatinin-Clearance oder $Kt/V_{Harnstoff}$ für die Prognose gleichbedeutend sind. Kt/V reflektiert den Proteinmetabolismus und die Messung ist einfacher und weniger störanfällig, während die Kreatinin-Clearance die Clearance höhermolekularer Urämietoxine besser anzeigt und sich zudem direkter – ohne Umdenken – mit der Restnierenfunktion kombinieren lässt. Patienten ohne Nierenrestfunktion werden eher ausreichende Kt/V-Werte erzielen als eine entsprechende Kreatinin-Clearance (höherer peritonealer Harnstofftransport).

> **NKF-DOQI empfehlen, sich eher auf den Kt/V zu verlassen, wenn Kt/V und Kreatinin-Clearance widersprüchlich sind, und den Patienten gleichzeitig sorgfältig klinisch auf Zeichen nicht-adäquater Dialyse zu evaluieren.**

8.5.4 Natriumelimination

Die Erfassung der Natriumelimination gilt noch als optional. Ihre Kenntnis ist andererseits angesichts der Tendenz zur Ödementwicklung und Hypertonie unter PD und der Neigung zur Malnutrition entscheidend, um dem PD-Patienten auch mit diätetischen Hinweisen zur adäquaten PD zu führen. Die Natriumelimination wird im Dialysat und im Urin über 24 h gemessen und zur gesamten täglichen Natriumelimination aufaddiert.

Natrium (Na) im Urin:

$$\text{Na im Urin} \times \text{Urinmenge} : 17 = \text{g/Tag}$$

Natrium (Na) im Dialysat:

$$\text{Na im Dialysatauslauf} \times \text{Auslaufmenge} - \text{Na im Dialysateinlauf} \times \text{Einlaufmenge} : 17 = \text{g / Tag}$$

8.5.5 Laborparameter zur Beurteilung des Ernährungszustandes

Serum-Albumin ist in mehreren Studien ein starker Prädiktor der Mortalität von PD-Patienten gewesen. Ein Serum-Albumin >3,5 g/dl war mit einer günstigen Prognose verknüpft. Dennoch gilt dieser leicht zu monitorisierende Laborwert als nicht ausreichend zur Beurteilung des Ernährungszustands von PD-Patienten mit ihrem hohen Risiko der Malnutrition.

Entscheidend ist die Erfassung der diätetischen Eiweißzufuhr (»dietary protein intake«, DPI), die über die totale Eiweißausscheidung im Dialysat und Urin ermittelt werden kann (»protein nitrogen appearance«, PNA). Die für das Körpergewicht normalisierte PNA (nPNA) entspricht beim Patienten mit Steady-state des Eiweißstoffwechsels der Protein-Katabolie-Rate (PCR), die aus der Harnstoffausscheidung in Urin und Dialysat errechnet wird.

Daher gilt: PCR = DPI (Eiweißzufuhr pro kg Körpergewicht/Tag) bei stoffwechselstabilen Patienten.

$$\text{PCR (g/Tag)} = 10{,}76 \times (U_{Hst} \times 24 - \text{h Urinmenge} + D_{Hst} \times 24 - \text{h Dialysatauslauf}) : 1440 + 1{,}46$$

Ein weiterer zur Beurteilung des Ernährungszustands verwendeter Parameter ist die Kreatininausscheidung pro Tag (UKrea × 24-Urinmenge + DKrea × 24-Dialysatauslauf), die im Steady-state konstant bleibt und bei fehlerfreier Sammlung die

Muskelmasse des Patienten reflektiert. Mit einer weiteren Formel (► Abschn. 8.9, Adäquate Ernährung) kann die fettfreie Körpermasse (»lean body mass«, LBM) kalkuliert werden (Keshaviah 1994), wobei diese Ableitung nach neueren Untersuchungen als wenig zuverlässig gilt.

8.6 Adäquate Peritonealdialyse mit Hilfe von PET und Soluta-Clearance

Die Quantifizierung der PD dient dazu, die aktuelle Qualität der Dialysebehandlung mit PD zu erkennen und sie prospektiv so zu verschreiben, dass eine adäquate oder sogar optimale PD-Qualität erreicht wird.

8.6.1 Kriterien

Voraussetzung für die PD-Behandlung terminal Niereninsuffizienter ist das Einhalten von Qualitätskriterien, die sich mit dem Begriff »adäquate Peritonealdialyse« verbinden (► Übersicht).

Kriterien für eine adäquate Peritonealdialyse

- Minimale peritoneale UF von 1 l/Tag bei Anurie
- Fehlende Überwässerungshinweise
- Fehlende Urämiesymptome
- Ausreichende Dialysedosis, ermittelt als kleinmolekulare Clearance (Kt/V, Krea-Clearance) (hierzu teilweise abweichende Zielkriterien verschiedener Fachverbände):
  - CAPD: Kt/V für Harnstoff >2, 0; Krea-Clearance >60 l/Woche/1,73 m^2
  - CCPD: Kt//V für Harnstoff >2,1; Krea-Clearance >63 l/Woche/1,73 m^2
  - NIPD: Kt//V für Harnstoff >2,2; Krea-Krea-Clearance >66 l/Woche/1,73 m^2

Die Zielwerte gelten für das Gesamt-Wochen-Kt/V für Harnstoff bzw. die gesamte Krea-Clearance (peritoneal und renal).

Zielwerte für die Soluta-Clearance

Die Bedeutung der Soluta-Clearance für das Überleben der PD-behandelten Patienten wurde durch die »CANUSA«-Studie erkannt. In dieser prospektiven Untersuchung an 680 PD-Patienten in Kanada und USA (Can-USA) bestand ein enger Zusammenhang zwischen der erzielten Gesamt-Clearance (peritoneale und renale Clearance) und dem Patientenüberleben.

Diese und weitere Studien haben auch die überragende Bedeutung der renalen Restfunktion für eine adäquate PD-Therapie gezeigt. Sie ist für die Gesamt-Clearance so entscheidend, dass manche Patienten bei Anurie mit der PD allein keine adäquate Clearance erzielen können. Auch eine sehr geringe Restnierenfunktion (GFR von 2–5 ml/min) kann vor allem die Clearance höhermolekularer Toxine und den Hydratationsstatus verbessern (geringeres Extrazellulärvolumen und geringe Ödemneigung; Konings et al. 2003). Ebenso bedeutsam ist die Restnierenfunktion für die Phosphatkontrolle. Eine GFR von 1 ml/min (korrigierte Kreatinin-Clearance) bedeutet einen wöchentlichen Zugewinn von 10 l Kreatinin-Clearance! Für die Berechnung der Gesamtdialysedosis hat man daher bei der PD anders als bei der HD die renale Restfunktion mitberücksichtigt.

Neuerdings wird andererseits auf Empfehlung der Europäischen Richtlinie zur PD für die Messung der Dialysedosis allein die peritoneale Clearance zugrunde gelegt, um mit größter Sicherheit eine Unterdosierung der PD zu vermeiden. Hintergrund dieser angepassten Empfehlung ist die Absenkung der Zielwerte für Kt/V in den K/DOQI-Guidelines nach Publikation einer Studie aus Mexiko (ADEMEX). In dieser Studie spielte die kleinmolekulare Clearance für die Prognose eine geringere Rolle als andere Faktoren, vor allem die Hyperhydratation von PD-Patienten, die ein chronisches Problem darstellte. Chronisches UF-Versagen stellt daher eine wesentliche Hürde für das Erreichen einer adäquaten PD dar. So wird heute für Patienten mit Nierenrestfunktion (tägliches Urinvolumen >100 ml) nur noch ein Gesamt-Kt/V von 1,7 gefordert, für Patienten ohne Nierenrestfunktion muss das peritoneale Kt/V mind. 1,7 betragen.

In den erneuerten Empfehlungen werden auch keine höheren Kt/V-Ziele für die APD formuliert.

Die abweichenden Zielwerte für die APD in den K/DOQI-Guidelines sind in der Sorge begründet, bei APD mit häufigen kurzen Wechseln keine ausreichende peritoneale Kreatinin-Clearance zu erreichen. Daher sollte zusätzlich zu einem peritonealen Kt/V von 1,7/Woche auch eine peritoneale Cl_{Crea} von mind. 45 ml/Woche/1,73m^2 erzielt werden. Falls diese Therapieziele nicht erreicht werden, wird eine regelmäßige, sorgfältige Überwachung des Patienten empfohlen und bei Zeichen der Überwässerung, der Urämie oder Malnutrition eine entsprechende Umstellung der Therapie.

Das auf diese Weise ermittelte Wochen-Kt/V bei PD entspricht nicht dem 3-fachen Ziel-Kt/V bei HD, wenn diese 3-mal wöchentlich durchgeführt wird.

8

Tipp

Die intermittierende Hämodialyse (IHD) muss für jede Einzeldialyse ein höheres Kt/V erreichen, um ein dem kontinuierlichen Verfahren vergleichbares Kt/V zu erzielen. Bei Single-pool-Kinetik entspricht ein Wochen-Kt/V von 4 dem von 2 bei PD, bei Double-pool-Kinetik liegt der Faktor bei 1,7, d. h. 3,3 bei HD vs. 2,0 bei PD).

8.6.2 Einfluss des PET auf die Verordnung des PD-Regimes

Das individuell geeignete und effiziente PD-Regime berücksichtigt sowohl den Lebensstil als auch die Wünsche des Patienten und die mit PET und Clearance-Messung gewonnenen Daten. Das Behandlungsschema kann mit Hilfe kommerziell erhältlicher Computerprogramme festgelegt werden.

Schnelle Transporter APD ist das Standardverfahren. Kurze Verweilzeiten (30–50 min) müssen zur Aufrechterhaltung eines ausreichenden osmotischen Gradienten und zum Erreichen der Netto-UF eingehalten werden. CAPD kommt nur bei guter renaler Restfunktion und geringem UF-Bedarf in Frage.

Hoch-normale Transporter CAPD und APD sind möglich und erzielen meist ausreichende Clearances. Adäquate UF wird bei Einsatz von APD durch kurze Verweilzeit erreicht. Bei CAPD ist hierfür häufig der Einsatz von Icodextrin-haltigem Dialysat in langer Verweilzeit erforderlich.

Niedrig-normale Transporter Gute Eignung für CAPD. Bei ausreichender renaler Restfunktion ist auch APD möglich (Cave: nicht ausreichende Clearance).

Langsame Transporter Keine Eignung für die APD. CAPD sollte mit hohen Füllvolumina durchgeführt werden. Bei Verlust der Nierenrestfunktion Wechsel zur HD.

■ Therapieoptimierung bei CAPD

Zu Beginn wird als Standardverfahren bei erhaltener Nierenrestfunktion (GRF >2 ml/min) ein Dialysatwechselregime von 2-mal 4 l empfohlen. Patienten mit einer Körperoberfläche >1,7 m^2 benötigen höhere Volumina von 4-mal 2,5 bis 4-mal 3 l/Tag oder einen 5. Dialysatwechsel. Ein Dialysat-Füllungsvolumen von 2,5 l Dialysat/Wechsel wird die bevorzugte Menge bei CAPD sein. 3 l Dialysat/Wechsel sollten nur bei Patienten mit einer Körperoberfläche von >2 m^2 eingesetzt werden. Hier steigt die Gefahr der Hernienentwicklung deutlich an. Bei Verlust der Restnierenfunktion wird zur Erhöhung des Dialysatumsatzes ein zusätzlicher Wechsel über Nacht notwendig.

Für High- und High-average-Transporter, die mit der CAPD keine ausreichende UF erreichen, gibt es zwei Möglichkeiten, grundsätzlich bei der PD zu bleiben. Entweder wird Dialysat mit Icodextrin mit möglichst langer Verweilzeit (>8 h) eingesetzt, um die UF zu steigern oder es erfolgt der Wechsel zu einem APD-Verfahren. Niedrigtransporter verfehlen bei Verlust der renalen Restfunktion häufig die Zielwerte für die Soluta-Clearance. Kann eine Steigerung des Dialysatumsatzes diesbezüglich nicht gegensteuern, so muss ein Wechsel zur HD erfolgen.

Praktisches Vorgehen zur PD-Therapieoptimierung

- Kt/V 2,0; Kreatinin-Clearance 60 l/Woche/1,73 m^2 erreicht: keine Regimeänderungen notwendig
- Kt/V 1,7–2,0 und Kreatinin-Clearance 45–60 l/Woche: keine Intensivierung der PD erforderlich, wenn subjektives Wohlbefinden und keine Zeichen von Mangelernährung
- Kt/V <1,7, Kreatinin-Clearance <45 l/Woche: Intensivierung der PD, Regimeänderungen unter Berücksichtigung der Ergebnisse des PET-Tests

8.7 Patienteneignung

Die PD sollte Patienten mit terminalem Nierenversagen als ein grundsätzlich der HD ebenbürtiges Verfahren angeboten werden. Ausnahmen sind Patienten mit Kontraindikationen zur PD. Einige der als Kontraindikationen angesehenen Umstände haben sich inzwischen als durchaus mit der Durchführung von PD vereinbar herausgestellt. Andererseits stellen die unbedingt einzuhaltenden Kriterien der adäquaten PD eine neue und nicht immer überwindbare Hürde für die längerfristige Anwendung der PD dar. Bestimmte Patientengruppen wiederum können besonders von den Vorzügen der PD profitieren und sollten das Verfahren bevorzugt wählen.

8.7.1 Kontraindikationen

Größere vorausgegangene abdominelle Eingriffe, entzündliche Darmerkrankungen, eine stark gestörte Darmfunktion, abdominale Tumore, nicht reparierte Hernien, schwere restriktive oder obstruktive Lungenfunktionsstörung und sehr ausgedehnte Zystennieren gelten als Kontraindikationen für die Durchführung einer PD. Ob der Patient für die PD geeignet ist, muss aber im Einzelfall beurteilt werden und nicht aufgrund starrer Entscheidungskriterien.

Relativierte Kontraindikationen

Raumfordernde Zystennieren galten als strikte PD-Kontraindikation, weil man befürchtete, dass das Dialysatvolumen keinen Platz finden würde. Tatsächlich lassen sich Standardvolumina für CAPD in den meisten Fällen problemlos einfüllen. Auch eine befürchtete Häufung von Peritonitiden aufgrund einer assoziierten Sigmadivertikulose wurde durch Studien widerlegt, in denen sowohl die Gesamt-Peritonitisrate als auch die der spezifisch durch gramnegative Bakterien bei Divertikulose verursachte nicht über der von Patienten mit anderen Diagnosen lag (Pandya 2004). Erfahrungen mit PD-behandelten Zystennierenpatienten zeigen allerdings, dass mit einer erhöhten Frequenz von Hernien gerechnet werden muss.

Patienten mit einem hohen Body-Mass-Index (BMI) galten ebenso als ungeeignet für die PD. Sofern diese Patienten aber über eine Restnierenfunktion verfügen, und die Zielwerte für eine adäquate PD erreichen, steht einer PD nichts entgegen. Allerdings muss auf das Erreichen der Clearance-Zielwerte besonderes geachtet werden.

Patienten mit chronischem Transplantatversagen können mit PD behandelt werden, allerdings mit einem gegenüber nicht mit Immunsuppressiva behandelten Patienten erhöhten Infektionsrisiko.

Patienten mit Leberzirrhose und Aszites lassen sich mit PD behandeln, obwohl hieran aufgrund pathophysiologischer Überlegungen Zweifel bestand. Ein mit Beginn der PD einsetzender Proteinverlust über das Dialysat verringert sich im Langzeitverlauf, und die PD erlaubt mithilfe der peritonealen UF ein Flüssigkeitsmanagement dieser Patienten ohne ein unverhältnismäßig erhöhtes Peritonitisrisiko. Die vorliegenden Erfahrungen mit dieser Patientengruppe sprechen für den Einsatz der PD bei Leberzirrhose und Aszites (De Vecchi 2002).

Eingeschränktes Sehvermögen kann ein Hindernis für die Durchführung der PD sein, ist aber keine strenge Kontraindikation, da eventuell automatische Wechselhilfen eingesetzt werden können. Weitere Faktoren, die eine erfolgreiche PD-Therapie in Eigenbehandlung erschweren, sind soziale Isolation, Complianceprobleme oder Vorbehalte aufgrund des körperlich-ästhetischen Empfindens. Diese Faktoren, ebenso wie Fragen nach ausreichendem Raum für Lagerung von Material und die

Durchführung der Behandlung müssen vor Einleitung der Behandlung abgeklärt werden. Sie stellen organisatorische Herausforderungen an das Team und den Patienten, sind aber keine Kontraindikationen.

■ **Nachteile bei Langzeitbehandlung**

Die Verwendung von Glukose als osmotisches Agens bei der PD hat klare Nachteile. Sie führt zu Kalorienzufuhr, Anstieg des Körpergewichts und zur Verschlechterung der Blutfettwerte (LDL-Cholesterin, Triglyzeride). Bis zu 70% der intraperitoneal applizierten Glukosemenge werden resorbiert, entsprechend ca. 500–700 kcal/Tag an Kohlenhydraten.

Das technische Überleben des Verfahrens ist begrenzt, und die PD kann selten als definitives Verfahren auf Dauer eingesetzt werden. Die Kriterien der adäquaten PD können häufig nur in den ersten Dialysejahren erfüllt werden. Danach muss auf die HD umgestellt werden.

Das Morbiditätsrisiko durch Peritonitiden und Exit-site-Infekte ist erheblich. Allerdings sollte dieser Morbidität fairerweise die Morbidität von HD-Patienten durch Infektionen über den Gefäßzugang gegenübergestellt werden. Schwer verlaufende Septikämien sind besonders bei den HD-Patienten mit Vorhofkathetern nicht selten.

Von vielen Patienten wird die Selbstverantwortlichkeit für die Durchführung des Verfahrens als Belastung empfunden. Für jüngere Patienten stellt auch der am Körper verbleibende Katheter ein entscheidendes Handicap dar, das sie gegen das Verfahren einnimmt.

Die Kontrolle des Blutdrucks und die Vermeidung von Überwässerung sind bei der PD problematischer als bei der HD. 88% der PD-Patienten sind hypertensiv und überwässert (Cocchi 1999; ADEMEX). Die Blutdruckkontrolle unter PD verschlechtert sich über die Jahre mit rückläufiger Restdiurese (Menon 2001) und bereits kleinere Diätfehler lassen die Kochsalzbilanz positiv werden. Die Monitorisierung der Natriumelimination über das Peritonealdialysat und den Urin ist daher bedeutsam für die zielführende Beratung des Patienten, wie eine adäquate PD erreicht werden kann.

8.7.2 Vorteile der Peritonealdialyse gegenüber der Hämodialyse

Das Erreichen von Zielwerten einer adäquaten PD vorausgesetzt, ist die kontinuierliche, langsame UF und Entgiftung mit Vermeidung von Hypotonie ein Vorzug der PD gegenüber der HD. Sie ermöglicht eine liberale Diät, z. B. ohne strikte Kaliumrestriktion und ohne ganz strenge Beschränkung der Trinkmenge. Auch die Entbehrlichkeit der Antikoagulation ist ein Vorteil des Verfahrens, von dem besonders blutungsgefährdete Patienten profitieren.

Für die PD wird im Vergleich zur HD außerdem ein besserer Erhalt der Nierenrestfunktion postuliert. Diese ist allerdings auch als Voraussetzung für die adäquate Durchführung der PD notwendig. Studien sprechen in der Tat für den längeren Erhalt der Restnierenfunktion, wenn die Dialysebehandlung mit PD statt mit HD begonnen wird (Lang 2001, Moist 2000, Misra 2001) und auch für eine günstigere Mortalität von PD-Patienten (Van Biesen 2000). Diese Ergebnisse berücksichtigen aber bereits einen späteren Wechsel zur HD, wenn die PD nicht mehr adäquat durchgeführt werden kann.

8.7.3 Besondere Patientengruppen und deren Behandlung

Für einige Patientengruppen, die besonders häufig aufgrund ihrer Eignung für das PD-Verfahren behandelt werden, liegen spezifische Erfahrungen vor. Es sind dies Patienten mit für die Anlage eines Dialyseshunts ungeeigneten peripheren Gefäßen, Herzinsuffiziente, Diabetiker mit autonomer Polyneuropathie und besonderer Gefährdung durch Hypotonien, Kinder, jüngere Berufstätige, Patienten mit Blutungsrisiko und infektiöse Patienten (Hepatitis, HIV).

■ **Patienten mit Herzinsuffizienz**

Patienten mit Herzinsuffizienz können besonders von der PD profitieren. Die fortgeschrittene Herzinsuffizienz (Stadium NYHA IV) führt zu konservativ nicht mehr beherrschbarer Hyperhydration und zum Rückgang der GFR. Eine Herztransplantation stellt die beste Therapieoption dar. Die Zeit bis dahin muss häufig durch ein extrakorporales Blutreinigungsverfahren überbrückt werden. Bei ambulant behandelbaren Patienten kommen intermittierende Hämodialyse (IHD) und PD infrage. Allerdings führt ein Dialyseshunt bei diesen Patienten zur weiteren Belastung des Herzens. Dauerhaft intensivpflichtige Patienten können bis zur Transplantation auch mit einem kontinuierlichen Dialyseverfahren behandelt werden.

Mit der IHD ist häufig eine effiziente UF aufgrund von hypotonen Blutdruckwerten unmöglich. Die kontinuierliche UF mit PD führt nicht zur Kreislaufdepression. Sie ist für diese Patienten verträglich und war in mehreren kleineren Studien mit einem Überlebensvorteil gegenüber mit HD behandelten Patienten verknüpft. In einer größeren retrospektiven Analyse allerdings konnte dies nicht bestätigt werden. Die PD-behandelten Patienten schnitten sogar schlechter ab als die mit HD behandelten (Stack 2003). Allein der Gefäßzugang für die HD stellt ein kaum lösbares Problem dar. Ein Dialyseshunt verschärft das kardiale Pumpversagen durch den vermehrten venösen Rückfluss; ein getunnelter zentraler Katheter weist ein beträchtliches Risiko für Septikämien auf.

Zum Teil kommen herzinsuffiziente Patienten, sofern ihr Problem wesentlich auf die Überwässerung beschränkt ist – und weniger auf die Azotäme, mit nur einer nächtlichen Applikation von Dialysat mit Icodextrin also Osmotikum aus, um eine Volumenhomöstase zu erzielen (Khalifeh et al. 2006).

■ Patienten mit ausgeprägter Arteriosklerose

Bei den zumeist älteren Patienten mit fortgeschrittener Gefäßsklerose ist die Anlage eines Gefäßzugangs für die HD erschwert. Die Entscheidung zur PD erspart dem Patienten unnötige Krankenhausaufenthalte, Operationen und Beschwerden. Die PD ist gerade auch bei älteren Patienten erfolgreich durchführbar, eventuell unter Ausnutzung mechanischer Wechselhilfen oder Beistand durch Angehörige. In Seniorenheimen hat sich inzwischen unter Einbeziehung des Pflegepersonals die Behandlung als assistierte PD etabliert.

■ Kleinkinder

Kleinkinder werden bevorzugt mit PD behandelt. Aufgrund der anatomischen Gegebenheiten ist es bei ihnen extrem schwierig, ausreichende Gefäßverhältnisse für eine HD-Behandlung zu schaffen. Die PD, vor allem als NIPD und CCPD, erlauben den Kindern eine weitgehend unbehinderte Teilnahme an Kindergarten und Schule. Der psychologische Stress wiederholter schmerzhafter Shuntpunktionen bleibt den Kindern erspart.

■ Diabetiker

Eine PD ist grundsätzlich zur Behandlung von Diabetikern geeignet. Allerdings haben einige Studien gegenüber der HD schlechtere Patientenüberlebensraten bei Diabetikern gezeigt. Jedoch hatten diese Studien methodische Schwächen. Andere Langzeitanalysen aus verschiedenen Ländern, vor allem Italien und Großbritannien, belegen, dass grundsätzlich keine Unterschiede in der Morbidität zwischen beiden Behandlungsverfahren vorliegen. Für einzelne Subgruppen ist diese Frage aber nicht endgültig beantwortet. Das technische Überleben der PD bei Diabetikern entspricht dem anderer Patientenkollektive. Allerdings ist die Peritonitisfrequenz bei PD-behandelten Diabetikern erhöht (Vychytil 2007).

Für die antidiabetische Therapie sind bei PD-behandelten Diabetikern Besonderheiten zu beachten. Die bei Diabetikern grundsätzlich unerwünschte Zufuhr von Glukose wird bei Verwendung von glukosehaltigem Dialysat zur speziellen Problematik und gefährdet die Stoffwechselkontrolle. Der Einsatz pH-neutraler Lösungen verbessert offenbar die Stoffwechselkontrolle. Noch günstiger ist es möglichweise, wenn Icodextrin statt Glukose als Osmotikum eingesetzt wird. Langzeitstudien zu dieser Fragestellung liegen aber noch nicht vor.

Die Insulintherapie kann zusätzlich zur gewohnten s.c.-Applikation auch intraperitoneal erfolgen. Die Resorption des Insulins geschieht über die peritonealen Gefäße und die Portalvene durch die Leber in die systemische Zirkulation. Die Passage durch die Leber mit einem hohen First-pass-Effekt kommt der physiologischen Situation näher als bei s.c.-Injektion. Auf diese Weise ließ sich in Studien bei adäquater Kontrolle des Blutzuckers durch den Patienten eine stabilere und bessere metabolische Kontrolle ohne postprandiale Hyperglykämien oder spätere Hypoglykämien erzielen. Dies ist erstaunlich, weil das genaue Ausmaß der Resorption von i.p.-appliziertem Insulin stark schwanken kann, z. B. durch Adsorption an Beuteln oder am Schlauchsystem.

Wenn der Patient für die i.p.-Insulingabe adäquat zusätzlich geschult wurde, so ist keine erhöhte Peritonitisfrequenz zu erwarten. Allerdings ist mit dem hepatischen First-pass-Effekt auch eine 2- bis 3-fach höhere notwendige Insulinmenge verbunden. Für die Praxis sollte zu Beginn der Umstellung die benötigte Gesamttagesmenge an Insulin ermittelt werden (alle Insulinformen). Diese Dosis wird gleichmäßig auf die vier Beutel verteilt. Zusätzlich erhält jeder Beutel entsprechend der Glukosekonzentration eine zusätzliche Abdeckung mit:

- 2 l, 1,5% Glukose + 2 I.E. Insulin
- 2 l, 2,3% Glukose + 4 I.E. Insulin
- 2 l, 4,25% Glukose + 6 I.E. Insulin

Bei CCPD-behandelten Patienten lässt sich eine ähnlich gute Stoffwechseleinstellung wie bei CAPD erzielen. Man teilt auch bei diesen Patienten die tägliche Insulindosis auf die Dialysatbeutel auf. Der Gesamtbedarf wird ebenfalls mit ca. 150% der bisherigen s.c.-Dosis veranschlagt. 50% dieser Menge werden dem Tagbeutel zugegeben. Die übrige Menge wird zu gleichen Teilen auf die Dialysatbeutel während der nächtlichen Wechsel verteilt.

Tipp

Insulinpräparate mit protrahierter Wirkung über 24 h (z. B. Insulin glargin) oder rasch wirksame Insulinanaloga sollten weiterhin s.c. verabreicht werden, da für ihre i.p.-Anwendung noch keine ausreichenden Erfahrungen vorliegen.

Während Peritonitisepisoden ist mit Veränderungen der Glukose- und Insulinresorption sowie Verwertung zu rechnen. Sowohl ein erniedrigter Bedarf bei besserer Resorption des Insulins, reduzierter Kohlenhydratzufuhr als auch ein erhöhter bei infektionsbedingter Katabolie oder gesteigerter Glukoseabsorption sind möglich (■ Tab. 8.4, nach Vychytil 2007).

■ Tab. 8.4 Potenzielle Vor- und Nachteile der Peritonealdialyse (PD) beim Diabetiker

Potenzielle Vorteile	Potenzielle Nachteile
Stabilere Blutzuckereinstellung	Erhöhter Insulinbedarf durch Glukosezufuhr
Schonender Volumenentzug	Eventuell Gewichtszunahme
Unabhängigkeit von der Gefäßsituation (kein Shunt)	Mögliche Verschlechterung des Lipidstoffwechsels
Bessere (zumindest initial) Beeinflussung der Hypertonie	Erhöhter peritonealer Proteinverlust
Längerer Erhalt der Nierenrestfunktion	Höhere Mortalität in Subgruppen (z. B. ältere Diabetikerinnen)?

8.8 Komplikationen

8.8.1 Peritonitis

Die Peritonitis ist die gefährlichste Komplikation der PD und der häufigste Grund für das technische Versagen der Methode. Eine durchschnittliche Peritonitisrate von ca. 1 Episode in 18 Monaten (0,67/Behandlungsjahr) gilt als Mindeststandard entsprechend den Richtlinien und Empfehlungen der International Society of Peritoneal Dialysis (2005). Deutlich niedrigere Raten (0,29–0,23/Jahr) werden berichtet. Bei intermittierenden PD-Verfahren wie der APD liegen die Infektraten noch tiefer, vermutlich aufgrund der geringeren Zahl von Diskonnektionen.

In den 2010 aktualisierten Richtlinien und Empfehlungen wird großer Wert darauf gelegt, dass jedes PD-Zentrum seine Peritonitis-Rate, das auftretende Keimspektrum und die Frequenz von Peritonitiden ohne Erregernachweis eigenständig monitorisiert. So sollte die Rate von Kultur-negativen Peritonitiden 20% nicht überschreiten, andernfalls sollte die Kultur-Technik des Zentrums auf den Prüfstand. Die durchschnittliche Peritonitis-Rate sollte auch nicht höher als 1 Episode/18 Behandlungs-Monaten liegen.

Gegenüber früheren Empfehlungen geben die aktualisierten viel weniger starre Empfehlungen zur antibiotischen Therapie. Wir haben dennoch zum Teil in den Tabellen die Therapieschemata der älteren Empfehlungen (Piraino et al. 2005) beibehalten, da sie nach wie vor anwendbar sind – als eine unter mehreren möglichen Vorgehensweisen.

■ Pathophysiologie und Kontaminationsquellen

Die meisten Peritonitiden werden durch grampositive Bakterien der Haut verursacht (Staphylokokken). Zur Infektion kommt es entweder, wenn die Bakterien während des Dialysatwechsels in das Schlauchsystem (intraluminal) gelangen oder wenn sie, ausgehend von einer bakteriellen Besiedlung der Katheteraustrittsstelle (Exit-site- oder Tunnelinfekt), entlang des Katheters in die Bauchhöhle wandern (periluminal).

Seltener entsteht eine Peritonitis durch gramnegative Darmbakterien als Komplikation einer akuten Darmerkrankung (z. B. bei Appendizitis, Cholezystitis, Divertikulitis oder intestinaler Perforation). Noch seltener treten Peritonitiden als Folge hämatogener bakterieller Aussaat oder durch aszendierende Keime aus dem Vaginaltrakt auf. Selten, und therapeutisch sowie diagnostisch schwierig, sind mykobakterielle Peritonitiden (■ Tab. 8.5).

■ Tab. 8.5 Keimspektrum der PD-Peritonitiden in Abhängigkeit vom Infektionsweg

Infektionsweg	Keime
Intraluminal	Hautkeime: Staphylococcus epidermidis, Staphylococcus aureus, Acinetobacter
Periluminal	Staphylococcus epidermidis, Staphylococcus aureus, Pseudomonas, Proteus, Hefe (Exit-site-Tunnelinfekt)
Transmural	Darmflora: häufig mehrere Organismen, Anaerobier, Pilze
Aszendierend	Pseudomonas, Hefe

■ Symptome

Die häufigsten Symptome einer Peritonitis sind Bauchschmerzen (80%), Übelkeit und Erbrechen (30%), Singultus und Diarrhö (7–10%).

■ Diagnose

Bei Auftreten o. g. Beschwerden muss ein Dialysatauslauf durchgeführt werden, um nach den typischen Zeichen einer Peritonitis zu suchen: In 99% der Fälle ist eine Trübung der Dialysatlösung mit bloßem Auge erkennbar, die auf der infektbedingten erhöhten Zellzahl (Leukozyten) im Dialysat beruht. Dabei ist ein hoher (>50%iger) Anteil an neutrophilen Granulozyten diagnostisch bedeutsam, da diese Zellen normalerweise im Dialysat völlig fehlen. Auch wenn die absolute Zahl der Leukozyten, beispielsweise aufgrund von Verdünnungseffekten bei APD, relativ niedrig liegt, so ist die Überrepräsentation von Neutrophilen wegweisend für die Peritonitisdiagnose. Im gesunden, nicht von Entzündung betroffenen Peritoneum ist die Zahl der Neutrophilen sehr gering.

Bei der klinischen Untersuchung findet sich abdomineller Druckschmerz (80%), Abwehrspannung (10–50%) und Fieber (50%). Bei einem Viertel der Fälle ist eine periphere Leukozytose nachweisbar. Eine sorgfältige klinische Untersuchung dient der Erkennung von Komplikationen oder zugrunde liegender abdomineller Erkrankungen. Die Untersuchung des Tunnelverlaufs und der Katheteraustrittsstelle erfolgt zum Ausschluss eines Tunnel- oder Exit-site-Infekts als Auslöser der Peritonitis.

Diagnosekriterien für eine PD-Peritonitis

- Klinische Symptome und Zeichen der Peritonitis (Schmerzen, Übelkeit, Erbrechen, Fieber)
- Trübes Dialysat mit >100 Leukozyten/µl, von denen >50% neutrophile Granulozyten sind
- Nachweis von Bakterien in der Gramfärbung oder Kultur des Dialysats

■■ Probenverarbeitung für die mikrobiologische Diagnostik

Die Dialysatprobe zur Bestimmung der Zellzahl und Gewinnung von Kulturen sollte dem ersten trüben Dialysatbeutel entnommen werden, den der

Patient zur Untersuchung mitbringen sollte. Dialysat, das sich weniger als 2 h in der Bauchhöhle befunden hatte, ist für die quantitative Analyse nicht repräsentativ. Die Quantifizierung der Zellzahl und ihre Differenzierung sind ratsam, da eine Trübung des Dialysats auch durch Fibrin oder Chylus hervorgerufen werden kann. 10 ml natives Dialysat sind zum Auszählen der Zellen in der Zählkammer vor Ort und ein 10-ml-Serumröhrchen für die maschinelle Bestimmung und Differenzierung der Zellen ausreichend. Überwiegen die Monozyten unter den Leukozyten im Dialysat, kann das auf die seltene mykobakterielle Infektion hinweisen – oder auf die sog. eosinophile Peritonitis.

Für die bakterielle Diagnostik ist ein ausreichend großes Volumen Dialysat zur Analyse vorzubereiten. Bewährt hat es sich, mind. 4 Blutkulturflaschen mit je 10 ml aus dem ersten trüben Beutel zu beimpfen, je 2 aerob und anaerob. Dabei müssen die Flaschen, wenn sie in den Versand gehen, noch nicht belüftet werden.

Darüber hinaus erhöht sich die Kultur-Ausbeute, wenn man größere Dialysat-Volumina konzentriert. Hierzu sollten 50 ml Dialysat unter sterilen Bedingungen zentrifugiert werden (3000 g für 15 Minuten) oder zum Zentrifugieren und Kultivieren der Pellets zu versenden (z. B. 2-mal 30 ml). Das Sediment sollte vor Beimpfung des Kulturmediums in 3–5 ml steriler physiologischer Kochsalzlösung resuspendiert werden. Ergänzend kann eine Gramfärbung aus dem gleichen Präparat bereits innerhalb weniger Minuten Anhaltspunkte geben, ob eine grampositive Infektion (zumeist Staphylokokken) oder eine gramnegative (z. B. Darmkeime) vorliegt. Sie ist schnell mit geringem technischem Aufwand durchzuführen, zeigt jedoch nur in 20–30% aller Fälle ein verwertbares Ergebnis. Aufwendiger, zuverlässig, aber selten routinemäßig angewendet ist der Limulus-Test zum Nachweis von bakteriellen Endotoxinen als sensitiver Nachweis gramnegativer Erreger.

■ Therapie

■■ Allgemeinmaßnahmen

In der Vergangenheit wurden 2–3 schnelle Dialysatwechsel (sog. Lavage) empfohlen, um eine Spülung der Peritonealhöhle und eine Keimverdünnung zu erreichen. Die heutigen Richtlinien empfehlen dies nicht mehr, weil für die klinische Wirksamkeit dieser Maßnahme bislang kein Beleg erbracht wurde und weil der niedrige pH-Wert (bei Laktatpufferung) und die hohe Osmolarität der PD-Lösungen die intraperitoneale Leukozytenfunktion und damit die Abwehr stören könnten.

Zur Prophylaxe einer Katheterobstruktion durch Fibrin kann das Hinzusetzen von Heparin (500 IE/l) zum trüben Dialysat sinnvoll sein.

■■ Initiale (= empirische) Antibiotikatherapie

Die antibiotische Therapie der Peritonitis muss nach der Diagnostik unmittelbar, d. h. ohne Kenntnis des verursachenden Keims begonnen werden. Die Empfehlungen der International Society of Peritoneal Dialysis zur Behandlung der Peritonitis sind anerkannte Leitlinien für den klinischen Alltag und wurden in den vergangenen Jahren immer wieder aktualisiert. Die letzte Aktualisierung erfolgte 2010 (Li et al.). Im Gegensatz zu früheren Empfehlungen wird neben konkreten Therapieempfehlungen der Stellenwert der lokalen Erfahrungen der Zentren für die empirische antibiotische Therapie ausdrücklich betont. Angeregt wird die zentrumsinterne langfristige Dokumentation der Peritonitisraten, der Erreger und Therapieerfolge, da sich die initiale Therapie bei noch unbekanntem Keim nach zentrumsspezifischen Erfahrungen richten soll. So haben die Empfehlungen zur empirischen Antibiotika-Therapie heute einen allgemeineren Charakter als noch 2005, als sie relativ starr waren (■ Tab. 8.6, ■ Tab. 8.7, ■ Tab. 8.8 und ■ Tab. 8.9).

Die empirische Therapie sollte grampositive und gramnegative Organismen erfassen (■ Tab. 8.6). Für grampositive Organismen werden Vancomycin oder ein Erstgenerations-Cephalosporin empfohlen. Vancomycin sollte bevorzugt bei einer Vorgeschichte für MRSA-Kolonisation eingesetzt werden. Auch die Zentrum-spezifische MRSA-Rate sollte für die Entscheidung Ausschlag geben. Für gramnegative Erreger sind Drittgenerations-Cephalosporine und Aminoglykoside Mittel der Wahl. Für die Dosierung spielt die Restdiurese eine zusätzliche Rolle. Zur Bewahrung der Restdiurese werden Aminoglykoside in ihrer Dosis reduziert. Ein langfristiger Einsatz von Aminoglykosiden erhöht zudem das Risiko der vestibulären und Ototoxizität.

Tab. 8.6 Empirische initiale Therapie der PD-Peritonitis (PD-intermittierende Therapie mit Gabe der erforderlichen Dosis in einem Beutel/Tag; antibiotikahaltige Beutel: Verweilzeit 6 h) – Empfehlungen von 2005 – für neuere flexiblere Empfehlungen von 2010 siehe Text.

Antibiotikum	Restdiurese <100 ml/Tag	Restdiurese >100 ml/Tag
Cefazolin	1 g/Beutel, 1-mal/Tag oder 1,5 mg/kgKG/Beutel, 1-mal/Tag	20 mg/kgKG/Beutel, 1-mal/Tag
Und		
Gentamicin	0,6 mg/kgKG/Beutel,1-mal/Tag oder in jeden Beutel 8 mg ID, 4 mg ED	0,8 mg/kgKG/Beutel, 1-mal/Tag oder in jeden Beutel 10 mg ID, 5 mg ED
Oder		
Cefazolin	1 g/Beutel, 1-mal/Tag oder 1,5 mg/kgKG/Beutel, 1-mal/Tag	20 mg/kgKG/Beutel, 1-mal/Tag
Und		
Ceftazidim	1 g/Beutel, 1-mal/Tag	20 mg/kgKG/Beutel, 1-mal/Tag

Dem Patienten sollten nach der Einleitung der Therapie zwei mit Antibiotika versehene Beutel mitgegeben werden, die in den folgenden 2 Tagen, jeweils mit einer Verweilzeit von 6 h, anzuwenden sind. ID = Initialdosis; ED = Erhaltungsdosis. Hinweis: Andere Dosisempfehlungen gelten für die PD-kontinuierliche Dosierung (pro Liter Dialysat).

Tab. 8.7 Dosierung der Antibiotika bei intermittierender Gabe (1-mal/Tag) bei APD (Beispiele)

Vancomycin	Startdosis 30 mg/kg i.p. im Dialysat mit langer Verweilzeit, Wiederholung mit 15 mg/kg i.p. jeden 3.–5. Tag, abhängig vom »drug monitoring«
Cefazolin	20 mg/kg i.p. täglich im Dialysat mit langer Verweilzeit
Tobramycin	Startdosis von 1,5 mg/kg i.p. im Dialysat mit langer Verweilzeit, gefolgt von 0,5 mg/kg i.p. täglich
Fluconazol	200 mg i.p. in einem Dialysatwechsel alle 24–48 h

Tab. 8.8 Therapie nach 24–48 h bei Nachweis grampositiver Erreger

Enterococcus	Staphylococcus aureus	Andere grampositive Erreger (Koagulase-negative Staphylokokken)
Cefazolin beenden	Ceftazidim oder Aminoglycosid beenden	Ceftazidim oder Aminoglycosid beenden
Beginn Ampicillin 125 ml/l Dialysat	Weiterführen Cefazolin	Weiterführen Cefazolin
Ggf. Aminoglycoside	Ggf. Rifampicin 600 mg/Tag p.o.	Bei MRSE und Therapieresistenz Vancomycin oder Clindamycin
Bei Ampicillinresistenz, Therapie mit Vancomycin oder Clindamycin; bei VRE ggf. Quinupristin/Dalfopristin	Bei MRSA Vancomycin oder Clindamycin	
14 Tage Therapiedauer	21 Tage Therapiedauer	14 Tage Therapiedauer

Tab. 8.9 Therapie nach 24–48 h bei Nachweis gramnegativer Erreger

Erreger	Therapie	Therapiedauer
Gramnegativer Einzelkeim	<100 ml Urin, Ceftazidim oder Aminoglycosid	14 Tage
	>100 ml Urin, Ceftazidim	
	Therapieanpassung gemäß Antibiogramm	
Pseudomonas/ Stenotrophomonas	Weiterführen Ceftazidim und zusätzlich:	21 Tage
	<100 ml Urin Aminoglycosid	
	>100 ml Urin, Ciprofloxacin 500 mg, p.o. 2-mal/Tag oder	
	Piperaciliin 4 g i.v. alle 12 h oder	
	Sulfamethoxazol/Trimethoprim oder	
	Aztreonom ID 1 g/l; ED 250 mg/l/Beutel	
Multiple gramnegative Keime und/oder Anaerobier	Cefazolin absetzen, Metronidazol 500 mg alle 8 h p.o., i.v. oder	21 Tage
	rektal und Ampicillin 125 mg i.p. in jeden Beutel und Ceftazidim 1000–1500 mg 1-mal/Tag i.p.	
	oder Gentamicin 40 mg 1-mal/Tag i.p.	
	Bei fehlendem klinischem Ansprechen Katheterentfernung	

ID = Initialdosis; ED = Erhaltungsdosis.

Entscheidend ist die intraperitoneale Applikation, die der intravenösen überlegen ist.

Verschiedene Antibiotika können ohne Wirkungsverlust in Dialysatbeuteln gemeinsam appliziert werden. Das gilt für Vancomycin, Aminoglykoside und Cephalosporine. Vorsicht ist bei einer Mischung von Penicillinen und Aminoglykosiden geboten.

Vancomycin und Ceftazidim können gemeinsam in einem Dialysatvolumen von mehr als 1 l gemischt werden, müssen aber aus getrennten Spritzen zugespritzt werden. Die meisten Antibiotika sind bei Raumtemperatur in den Dialysaten über mehrere Tage stabil, so dass auch bei ambulanter Therapie eine Beimpfung der Beutel mit Antibiotika im Zentrum erfolgen und der Patient die vorbereiteten Beutel zu Hause anwenden kann.

Die 1-malige tägliche i.p.-Applikation der Antibiotika ist für eine wirksame Therapie ausreichend (PD-intermittierende Therapie). Eine Gabe mit jedem Beutelwechsel ist nicht erforderlich, aber grundsätzlich natürlich möglich (PD-kontinuierliche Therapie). Das antibiotikahaltige Dialysat muss aber eine mind. 6-stündige i.p.-Verweilzeit haben. Auch aus Gründen der Toxizität ist insbesondere bei Aminoglykosiden nur die 1-malige tägliche Applikation zu wählen, z. B. 40 mg Gentamicin i.p. in 2 l. Dosierungsempfehlungen finden sich detailliert in der Literatur (Piraino 2005 und Li 2010). Die kurzfristige Gabe von Aminoglykosiden (<2 Wochen) beeinträchtigt bei korrekter Dosierung die Restnierenfunktion kaum.

Die begonnene empirische Therapie kann bei fehlender oder nach 24–48 h noch negativer Dialysatkultur weitergeführt werden, sofern eine klinische Besserung eingetreten ist. Ceftazidim oder das Aminoglykosid sollten dann abgesetzt werden, während die Monotherapie mit Cefazolin für 14 Tage fortgesetzt wird. Bei Therapieresistenz dagegen sollten nach 96 h Gramfärbungen und Dialysatkulturen wiederholt werden. Gegebenenfalls muss der Katheter explantiert werden.

Behandlung der Peritonitis bei APD

Die Diagnose einer Peritonitis bei APD erfolgt eventuell etwas verzögert, da die höheren Dialysatmengen und -umsätze zu einer Verdünnung der Leukozyten und schlechteren Wahrnehmbarkeit der Trübung im Auslauf führen. Die Heilungsraten der Peritonitis bei APD sind aber denen bei CAPD (80%) vergleichbar. Das APD-Regime kann zunächst unverändert fortgeführt werden. Antibiotika können grundsätzlich wie bei CAPD kontinuierlich zu jedem Dialysatwechsel hinzugegeben werden oder intermittierend 1-mal täglich. Dann werden sie dem Wechsel mit langer Verweilzeit zugesetzt, um die für die Antibiotikaresorption erforderliche Verweilzeit von mind. 6 h zu erreichen. Antibiotika müssen eventuell aufgrund gesteigerter Elimination durch APD höher dosiert werden oder es muss doch ein vorübergehender Wechsel zur CAPD erwogen werden, um ausreichende Wirkspiegel der Antibiotika zu erhalten (Tab. 8.7).

Fortsetzung der Therapie

Die Mehrzahl der Peritonitiden spricht gut auf die antibiotische Behandlung an, vor allem wenn diese frühzeitig begonnen wird. Gelingt der Erregernachweis mit der Kultur, so wird die Therapie entsprechend dem Antibiogramm angepasst (◘ Tab. 8.7, ◘ Tab. 8.8 und ◘ Tab. 8.9). Kann bei der initialen Diagnostik kein Erreger gesichert werden, so wird die empirische Antibiose fortgeführt, sofern sie zur klinischen Besserung geführt hat. Der Patient setzt in der Regel das übliche Wechselregime fort, und die Behandlung kann meist ambulant erfolgen.

Bei Patienten mit erhaltener Nierenrestfunktion (tägliche Urinmenge >100 ml) wird eine Steigerung der üblichen Dosis um 25% für Antibiotika mit renaler Elimination empfohlen. Bei Patienten mit schnellen peritonealen Transport-Charakteristiken muss mit einer rascheren Elimination der Antibiotika gerechnet werden und im Zweifelsfall auch eine höhere Dosierung gewählt werden. Genaue Zahlen hierzu liegen aber nicht vor. Weitere Besonderheiten betreffen erregerspezifische Verläufe der Peritonitiden.

Während der Peritonitis ist die Permeabilität des Peritoneums vielfach erhöht, was zu einer gesteigerten Glukoseabsorption und UF-Verlust führt. Dadurch werden unter Umständen Änderungen des Behandlungsregimes mit höheren Glukosekonzentrationen im Dialysat und kürzeren Verweilzeiten notwendig. Die erhöhte Glukoseabsorption kann die Stoffwechselkontrolle von Diabetikern verschlechtern. Auch ein erhöhter Eiweißverlust ins Dialysat begleitet die Peritonitis.

Therapierefraktäre Peritonitis

Von therapierefraktärer Peritonitis spricht man bei fehlendem Ansprechen auf die Therapie innerhalb von 5 Tagen. In diesem Fall sollte der Katheter explantiert werden. Der entscheidende Vorteil dieser rechtzeitig getroffenen Maßnahme ist ein Schutz der peritonealen Integrität und Transporteigenschaften, die eine Wiederaufnahme der PD nach Ausheilung ermöglicht. Nach Katheterexplantation sollte die antibiotische Therapie für weitere 7 Tage fortgesetzt werden. Eine erneute Kathetereinlage kann nach 2–3 Wochen erfolgen.

Bereits nach 48 bis max. 96 h ohne Besserung der klinischen Peritonitiszeichen, sollte die Diagnostik mit Gramfärbung, Zellzahlbestimmung und Kultur wiederholt werden, am besten unter Verwendung spezieller Kulturflaschen mit Antibiotika-absorbierenden Medien.

Relapse

Unter Relapse versteht man das erneute Auftreten einer Peritonitis innerhalb von 4 Wochen nach initialem Therapieerfolg mit Nachweis desselben Erregers wie bei der vorhergehenden Episode. Eine erneute antibiotische Behandlung über einen längeren Zeitraum (2–4 Wochen) muss erfolgen. Ursache für den Relapse könnte bakterieller Biofilm sein, der die Katheteroberfläche überzieht und die darunter lagernden Keime dem antibiotischen Zugriff entzieht. Besonders die häufig als Peritonitiserreger nachweisbaren grampositiven Kokken bilden Biofilme. Frühzeitig wurde beschrieben, dass Urokinase zur Auflösung des Biofilms geeignet sei. Mehrere kleine Studien haben mit dem Einsatz von Urokinase verbesserte Katheterüberlebensraten gefunden. Erst kürzlich wurde eine Kombination von i.p.-Urokinase (100.000 E) mit oralem Rifampicin zusätzlich zu i.v.-Vancomycin beschrieben (Demoulin 2009). Überwiegend wird aber heute eine rasche Entfernung des Katheters mit anschließender Reimplantation empfohlen.

Indikationen zur Entfernung des PD-Katheters

- Therapierefraktäre Peritonitis
- Relapse-Peritonitis
- Therapierefraktärer Exit-site- oder Tunnelinfekt
- Pilzperitonitis

Katheterentfernung bei fehlendem Therapieerfolg

- Mykobakterielle Peritonitis
- Multiple enterale Bakterien als Erreger

Besondere Verläufe

Koagulase-negative Staphylokokken

Peritonitiden mit Koagulase-negativen Staphylokokken wie *St. epidermidis* sind besonders häufig. Sie werden durch Kontaktkontamination verursacht und reagieren in der Regel gut auf die Therapie. Probleme treten bei Methicillinresistenz auf. Nach den neueren Empfehlungen sollte die Prüfung der Methicillinresistenz auch über molekulare Untersuchungen erfolgen. Der Nachweis des mecA-Gens bedeutet die Resistenz gegenüber allen Betalaktam-Antibiotika und Carbapenemen. In diesen Fällen wird eine kontinuierliche Antibiotikagabe in jedem Beutel empfohlen, um eine unzureichende Konzentration und die damit verbundene Gefahr einer Resistenzbildung zu vermeiden. Eine Besonderheit dieser Bakterien ist ihre Neigung zur Bildung von Biofilmen. Die in sie eingeschlossenen Keime werden nicht durch die Therapie erreicht und führen zu Relapsen. Eine Katheterexplantation wird dann erforderlich.

Streptokokken und Enterokokken

Peritonitiden mit diesen Organismen verursachen heftige Schmerzen. Bei Nachweis von Enterokokken sollte besonders sorgfältig nach einer Darmproblematik gefahndet werden. Auch Tunnel-Infektionen können die Ursache sein. Die Behandlung sollte mit Ampicillin (125 mg/l) in jeden Beutel erfolgen, bei Enterokokken zusätzlich ein Aminoglykosid (einmal tgl. 20 mg/l i.p.) Auch im Falle von Vancomycin-resistenten Enterokokken ist die Therapie mit Ampicillin angezeigt, alternativ Linezolid (cave: Knochenmarks-Suppression nach ca. 10 Tagen Therapiedauer) oder Quinupristin/Dalfopristin.

Staphylococcus aureus

Peritonitiden mit Staphylococcus aureus verlaufen häufig schwer und führen nicht selten zur intraadominalen Abszedierung. Eine sorgfältige Untersuchung der Austrittsstelle und des Tunnelverlaufs als mögliche Eintrittspforte muss durchgeführt werden. Liegt gleichzeitig ein Exit-site-oder Tunnelinfekt mit Staph. aureus vor, so ist ein Ausheilen der Peritonitis unwahrscheinlich, solange der Katheter verbleibt. Nach Entfernung sollte ein Katheter frühestens nach 2 Wochen erneut implantiert werden. Bei Methicillin-resistenten Staphylokokken ist Vancomycin das Antibiotikum der Wahl. Die Dosierung sollte sich an Spiegelmessungen orientieren, in der Regel ist eine Nachdosierung alle 3–5 Tage (meist 1 g) erforderlich – die Initialdosis ist 15–30 mg/kg i.p. Staphylokokken können intrazellulär in Makrophagen die Antibiotikatherapie überleben und baldige Rezidive verursachen. Der Einsatz intrazellulär wirksamer Antibiotika wie Rifampicin ist in solchen Fällen empfehlenswert.

Corynebacterium

Wie Koagulase-negative Staphyokokken gehören Corynebacterien zur natürlichen Flora der Haut und wurden lange Zeit nicht als Pathogene angesehen. Sie werden aber vermehrt als Verursacher von PD-Peritoniden nachgewiesen.

Pseudomonas aeruginosa

Pseudomonas-Peritonitiden sollten stationär behandelt werden, da sie schlecht und verzögert auf eine Antibiose ansprechen und intraabdominelle Abszesse verursachen. Eine Katheterentfernung ist häufig notwendig. Pseudomonasinfektionen sind auch vielfach durch Katheterinfekte ausgelöst. Der Infekt ist besonders schwierig zu behandeln. Eine Zweierkombination, z. B. Aminoglykosid und Quinolon p.o. oder Piperacillin i.p., sollte immer gewählt werden.

Pilzperitonitis

Pilzperitonitiden entstehen meist als Folge vorausgegangener Antibiotikatherapie, speziell auch zur Peritonitisbehandlung. Die Patienten sollten im Krankenhaus behandelt und der PD-Katheter zur sicheren Sanierung entfernt werden. Die antimykotische Therapie umfasst Flucytosin (»drug monitoring« notwendig; Initialdosis orale Gabe 50 mg/kgKG/Tag auf 4 Einzeldosen verteilt, danach 500 mg 2-mal/Tag) und Fluconazol (200 mg/Tag oral oder i.p.). Die Therapie wird 4– 6 Wochen lang durchgeführt.

▪▪ Mischinfekte mit Darmkeimen (mehrere gramnegative Bakterien und Anaerobier)

Peritonitiden mit mehreren gramnegativen Erregern erfordern eine Suche nach einer intestinalen Infektionsquelle, um diese (chirurgisch) zu sanieren. Die Mortalität ist in diesen Fällen besonders hoch. Die Therapie sollte auch bei günstigem Verlauf mind. 14 Tage durchgeführt werden, bei schwereren Infekten oder verzögertem Ansprechen bis zu 3 Wochen und länger. In jedem Fall muss sich eine Verbesserung des Dialysates nach 72 h zeigen. Bleibt das Dialysat nach 4–5 Tagen der Therapie trüb, muss der Katheter entsprechend entfernt werden.

▪ Prophylaxe

Kein spezieller Kathetertyp besitzt nachweisbare Vorzüge hinsichtlich der Peritonitisrate. Bei Patienten mit rezidivierenden Staphylokokken-Peritonitiden sollte, besonders wenn zugleich eine Besiedelung der Katheteraustrittsstelle mit demselben Erreger nachweisbar ist, durch nasale Abstriche geprüft werden, ob der Patient ein chronischer Staphylokokkenträger ist. Prophylaktische Therapien mit antibiotischer Salbe (Mupirocin, Gentamicin) oder systemischen Antibiotika (Rifampicin) können in diesen Fällen nachweislich die Rezidivraten senken. Hierzu existieren verschiedene effiziente Protokolle.

Prophylaktische Maßnahmen zur Reduktion der Peritonitisrate

- Katheterimplantation im erfahrenen Zentrum, prophylaktische Antibiotikagabe bei Katheterimplantation, z. B. Cefazolin oder Vancomycin
- Nach abwärts gerichteter Tunnelverlauf
- Gründliche hygienische Schulung von Personal und Patienten (Asepsis, Mundschutz usw.)
- Baden erst nach Einheilung des Katheters
- Exit-site-Pflege: trockener Exit, Entfernung von Krusten und eingewachsenen Haaren, Vermeiden von Externa am Exit, mechanischer Schutz durch Exitverband
- Prophylaktische Antibiotikagabe bei Zwischenstückwechsel
- Behandlung nasaler Staphylokoccus-aureus-Träger und von Exit-site-Infekten mit Staphylokokken mit Mupirocin- oder Gentamicin-Creme

▪▪ Sklerosierende Peritonitis

Die sklerosierende Peritonitis ist eine prognostisch ungünstige Komplikation der PD. Sie führt zur progredienten Inkapsulierung des Peritoneums mit fibrotischem Bindegewebe und äußert sich frühzeitig durch peritonealem UF-Verlust, Rückgang der peritonealen Clearance und verringerter peritonealer Glukoseabsorption. Mit zunehmender Umklammerung und Immobilität der verbackenen Dünndarmkonvolute entstehen Inappetenz, Übelkeit, schließlich entwickelt sich ein Ileus. Die PD muss beendet werden. Der Krankheitsprozess kann jedoch auch danach fortschreiten.

Eine chirurgische Lösung der verbackenen Darmkonvolute kann erforderlich sein. Eine spezifische Therapie ist nicht verfügbar, wobei einige Autoren die systemische Behandlung mit Kortikosteroiden befürworten. Darüber hinaus gibt es Berichte über Therapieerfolge mit Tamoxifen. Die Ursache der sklerosierenden Peritonitis bleibt unklar. In manchen Fällen gehen schwere bakterielle Peritonitiden voraus. Die Verwendung von Chlorhexidin und Formaldehyd als Desinfektionslösung, hochprozentige Glukoselösungen, Azetat als Dialysatpuffer und eine Behandlung mit bestimmten β-Blockern werden als Auslöser diskutiert. Ein weiterer Risikofaktor ist eine lange PD-Behandlung.

In Biopsaten werden neben den Zeichen einer außergewöhnlich ausgeprägten Fibrose Entzündungszellen, arteriitischen Veränderungen, Gefäßverschlüsse und Kalzifikationen nachgewiesen. Dabei treten verschiedene Formen und Stadien der peritonealen Fibrosierung im Laufe langjähriger PD auf. Eine peritoneale Fibrose mit typischer bräunlicher Verfärbung des Peritoneums hat dabei zumeist nur begrenzt negative Folgen für das Peritoneum. Eine Abgrenzung von harmlosen Fibrosierungen zur ungünstig verlaufenden sklerosierenden Peritonitis gelingt am ehesten durch den Nachweis des peritonealen UF-Versagens (PET-Test!) und von peritonealen Kalzifikationen im CT.

Mit der Umstellung des früher als Puffer eingesetzten Azetats zu Laktat und Bikarbonat und dem Verzicht auf Chlorhexidin scheint die Inzidenz der sklerosierenden Peritonitis in den letzten Jahren deutlich rückläufig zu sein. Sie wird aktuell mit weniger als 1% aller PD-Patienten angegeben.

▪▪ Eosinophile Peritonitis

Die eosinophile Peritonitis ist eine seltene abakterielle Peritonitis, die meist kurz nach Beginn einer PD-Therapie auftritt. Ihre Ursache ist unklar. Diagnostisch wegweisend ist der Nachweis von trübem Dialysat, verursacht durch Leukoyzten mit einem Anteil von mind. 10% an eosinophilen Granulozyten. Die Erkrankung heilt meist spontan aus.

▪▪ Chyloperitoneum als Differenzialdiagnose der Dialysattrübung

Chylöses Dialysat ist selten und lässt sich makroskopisch nicht von einer Peritonitis unterscheiden. Mikroskopisch lassen sich jedoch keinerlei Zellen nachweisen. Das Dialysat um die Tagesmitte kann besonders deutlich getrübt sein, da ein Zusammenhang zu fettreichen Mahlzeiten besteht.

8.8.2 Katheter-assoziierte Komplikationen

Katheter-assoziierte Probleme (mechanisch, infektiös) stellen die häufigste Ursache für einen Verfahrenswechsel dar. Infekte des Exit-sites und des Tunnels prädisponieren für Peritonitiden. Speziell Exit-site-Infektionen werden nicht einheitlich klassifiziert. Dies erschwert die Erfassung ihrer Inzidenz unter PD-Patienten.

▪ Infekte an Austrittsstelle (Exit-site-Infektion) und Tunnel

Exit-site- und Tunnelinfektionen werden hier gemeinsam als Katheterinfektionen klassifiziert, da ihre Behandlung viele Gemeinsamkeiten aufweist. Ein Tunnelinfekt ohne Exit-site-Infekt tritt selten auf.

Tab. 8.10 Klassifizierung des Exit-site-Befundes nach Twardowski und Prowant (1996)

Akute Infektion	Schmerzhaft geschwollen, Rötung (>13 mm), wucherndes Granulationsgewebe, Sekretion; <4 Wochen
Chronische Infektion	>4 Wochen, Sekretion, granulomatöse Gewebewucherungen, keine Rötung, Induration oder Schmerzen
Indifferent	Flüssigkeit nur im Sinus, wenig Granulationen, tägliche Krustenbildung oder trockenes Exsudat im Verband
Gut	Sichtbare Epithelialisierung des Sinus, kein Sekret, Krustenbildung nicht öfter als alle 2 Tage, keine sichtbaren Granulationen
Perfekt	Kräftige Epithelialisierung, trocken, Krustenbildung nicht >1-mal/Woche, normale oder etwas dunklere Hautfarbe der Umgebung

> **Klinische Zeichen einer Katheterinfektion sind Rötung, Schmerzen, Schwellung und Induration der Umgebung und/oder eitrige Sekretion aus dem Sinustrakt.**

Dabei gilt die eitrige Sekretion als entscheidender Infekthinweis, während ein Erythem auch fehlen kann. Ebenso sind Verkrustungen allein oder positive Abstriche ohne Gewebereaktion keine sicheren Infekthinweise. Ein Keimnachweis im Abstrich zeigt aber eine bakterielle Kolonisation an und sollte eine intensivierte Reinigung der Exit-site mit Antiseptika nach sich ziehen.

Mehrere Autoren haben versucht, die Klassifikation von Exit-site-Infektionen zu vereinheitlichen. (Tab. 8.10 und Tab. 8.11). Der Nutzen einer solchen Klassifikation ist aber zweifelhaft, so dass die neueren Empfehlungen von 2010 dies nicht mehr fordern.

Akute Exit-site-Infekte müssen systemisch antibiotisch behandelt werden. Eine Therapie mit oralen Antibiotika ist genauso effizient wie die i.v.- oder i.p.-Therapie. Die Therapie sollte so lange fortgesetzt werden, bis der Exit-site wieder völlig unauffällig aussieht, mindestens jedoch für 14 Tage.

Tab. 8.11 Scoring-System des Exit-site aus der Pädiatrie nach Schaefer et al. 1999

	0 Punkte	1 Punkt	2 Punkte
Schwellung	Nein	Nur Exit-site; <0,5 cm	>0,5 cm und/oder Tunnel
Krustenbildung	Nein	<0,5 cm	>0,5 cm
Rötung	Nein	<0,5 cm	>0,5 cm
Schmerz	Nein	Leicht	Stark
Sekretion	Nein	Serös	Eitrig

Infektionen sollten angenommen werden, wenn der Score 4 Punkte erreicht, wobei jede eitrige Sekretion bereits als Infekthinweis ausreicht. Falls klinisch der V. a. eine Infektion besteht, muss ein Abstrich zur Sicherung des Erregers durchgeführt werden (Kultur und Gramfärbung).

Tab. 8.12 Orale Antibiotika bei Exit-Site und Tunnel-Infektionen.

Amoxicillin	250–500 mg 2 × tgl.
Ciprofloxacin	250 mg 2 × tgl.
Clarithromycin	500 mg Startdosis, gefolgt von 250 mg tgl. bis 2 × tgl.
Flucloxacillin	500 mg tgl.
Fluconazol	200 mg tgl. für 2 Tage, gefolgt von 100 mg tgl.
Ofloxacin	400 mg am ersten Tag, gefolgt von 200 mg tgl.
Rifampicin	450 mg tgl. (bei KG <50 kg); 600 mg tgl. (bei KG >50 kg)
Trimethoprim/ Sulfamethoxazol	80/400 mg tgl.

Die häufigsten und gleichzeitig auch gefährlichsten Erreger bei Exit-site-Infektionen sind die mit Staphylococcus aureus und Pseudomonas aeruginosa. Beide Pathogene führen häufig auch zur Peritionitis.

Grampositive Infekte werden mit oralen Penicillinase-festen Penicillen oder Erstgenerations-Cephalosporinen behandelt. Vancomycin sollte zunächst nicht eingesetzt werden, es sollte der Therapie Methicillin-resistenter Staphylokokken vorbehalten bleiben. Zeigt sich nach 1 Woche der Therapie keine Besserung, ist im Fall grampositiver Erreger die zusätzliche Gabe von Rifampicin aufgrund seiner guten intrazellulären Wirksamkeit oft hilfreich. Gramnegative Infekte sprechen gut auf orale Gabe von Ciprofloxacin oder Ofloxacin an. Entsprechend dem Antibiogramm muss die Therapie angepasst werden. Exakte Dosisangaben für einige der geeigneten Antibiotika finden sich bei Piraino et al. 2005 und Li et al. 2010 (Tab. 8.12).

Werden Pseudomonas oder Xanthomonas als Erreger eines Tunnelinfekts gesichert, sollte frühzeitig die Entfernung des Katheters erwogen werden, da diese Infektionen sonst kaum zu beherrschen sind. Pseudomanas-Infekte müssen besonders aggressiv und lange (3 Wochen) mit mehreren Antibiotika therapiert werden, da sie häufig zu Peritonitiden führen. Orale Chinolone sind erste Wahl, führen aber in Monotherapie häufig zur Resistenzentwicklung. Die Einnahme sollte zeitlich mindestens 2 Stunden früher oder später als die Einnahme von Sevelamer, Kalzium-haltigen Phosphatbindern oder Milch erfolgen, da es sonst zu einer Resorptionsminderung kommt.

Zusätzlich zur Antibiotikatherapie wird lokal behandelt mit täglichem sorgfältigem Entfernen von Krusten und Reinigen der Umgebung mit flüssiger Seife. Andere empfehlen Antibiotika-haltige Salben oder die Anwendung hypertoner Kochsalzlösung (Piraino et al. 2005). Wucherndes Granulationsgewebe wird am besten mit Silbernitratstiften kauterisiert, chirurgische Maßnahmen sind selten erforderlich. Bezieht der Infekt den äußeren Cuff oder den gesamten Tunnel mit ein (schmerzhafte Palpation des Tunnelverlaufs, Rötung, Schwellung entlang des Tunnels, Flüssigkeitssaum oder -ansammlungen entlang des Katheterverlaufs in der

Sonographie) oder kommt es zu einer begleitenden Peritonitis mit demselben Erreger, muss der Katheter in der Regel entfernt werden. Eine Katheterneuanlage sollte erst nach einem Sicherheitsintervall bei unauffälligen klinischen Verhältnissen auf der Gegenseite erfolgen.

Wird die Peritonitis durch den gleichen Erreger wie eine gleichzeitig vorliegender Exit-site- oder Tunnelinfekt verursacht, so lässt sich diese ebenfalls nur durch eine Entfernung des Katheters sanieren, weil die Bakterien in den Dacronmuffen und am Katheter durch Bildung eines Biofilms dem Zugriff durch Antibiotika entkommen.

▪▪ Prophylaxe von Tunnelinfekten

Staphylococcus-aureus-Infektionen gehören zu den häufigsten Erregern bei Exit-site- und Tunnelinfekten und bei Peritonitiden. Viele Menschen haben eine chronische Staphylococcus-aureus-Besiedlung der Haut, vor allem im Bereich der Nasenlöcher. Es konnte gezeigt werden, dass PD-Patienten mit einer nasalen Staphylococcus-aureus-Besiedelung eine höhere Inzidenz von Exit-site- und konsekutiven Tunnelinfekten und Peritonitiden haben.

Eine lokale Therapie mit Mupirocinsalbe (2% Salbe, 3-mal/Tag) allein oder in Kombination mit systemischer Rifampicingabe senken die Häufigkeit dieser Infekte. Weitere Protokolle zur Prophylaxe sind etabliert (▶ Übersicht). Eine Wiederbesiedelung nach Abschluss der Behandlung ist jedoch häufig und verlangt eventuell erneute Behandlungszyklen.

Protokolle zur Antibiotikaprophylaxe von Exit-site-Infektionen (nach Piraino et al. 2005).

Exit-site-Behandlung mit Mupirocin

- Täglich nach Reinigung bei allen Patienten
- Täglich nach Reinigung nur bei nasalen Trägern von Staphyloccus aureus
- Bei Nachweis von Exit-site-Besiedlung mit Staphyloccus aureus

Intranasale Anwendung von Mupirocin, 2-mal/Tag für 5–7 Tage

- 1-mal/Monat bei allen als nasale Carrier identifizierten Patienten
- Nur bei Nachweis positiver nasaler Kulturen
- Exit-site-Anwendung von Gentamicin-Salbe täglich bei allen Patienten nach Reinigung

▪ Mechanische Katheter-assoziierte Komplikationen

▪▪ Perforation/Lazeration von Blutgefäßen

Läsionen kleinerer Gefäße nach Kathetereinlage sind relativ häufig und sistieren spontan. Das Dialysat wird nach den ersten wenigen Wechseln klar. Läsionen größerer Gefäße können auch zu bedrohlichen Blutungen führen. Zur Abschätzung des Blutverlustes hilft die Bestimmung des Krits im Dialysat. Das Risiko derartiger Blutungen ist besonders nach laparaskopischer Kathetereinlage groß. In der Regel wird eine chirurgische Exploration und Blutstillung unumgänglich.

▪▪ Perforation von Hohlorganen (Magen-Darm, Blase, Uterus)

Dieses Risiko besteht vor allem bei laparoskopischer Kathetereinlage und bei Patienten, die die PD perioperativ unterbrochen haben, z. B. nach Nierentransplantation. Diagnostische Hinweise sind ein fäkulenter Dialysatauslauf, hohe Urinmengen nach Dialysateinlauf bei zuvor anurischem Patienten, Hämatoperitoneum, vaginale Sekretion nach Dialysateinlauf und Peritonitis mit enteraler Mischflora. Eine chirurgische Korrektur ist immer erforderlich, bevor nach einem Intervall wieder der Versuch einer PD-Behandlung begonnen werden kann. Bei Transplantierten empfiehlt es sich, den Katheter mind. 2-mal/Tag mit Heparin-haltiger physiologischer Kochsalzlösung zu spülen und eine Exit-site-Pflege durchzuführen. Der Katheter sollte rechtzeitig bei guter Transplantatfunktion entfernt werden (1–3 Wochen nach Transplantation).

▪▪ Dialysatleck

Ein Dialysatleck ist eine relativ häufige Komplikation, vor allem während der ersten Tage nach Implantation des PD-Katheters. Nach chirurgischer Implantation ist sie etwas häufiger. Eine dialysefreie Phase direkt nach Implantation kann diese Komplikation verhindern. Muss mit einer Behandlung begonnen werden, sollten hohe intraperitoneale Drücke durch den Austausch nur kleinster Dialysatvolumina in liegender Position (500–1000 ml), eventuell auch unter Einsatz eines intermittierenden automatischen Verfahrens (z. B. NIPD), vermieden werden. Der Nachweis eines Dialysatlecks lässt sich in zweifelhaften Fällen durch den Nachweis einer hohen Glukosekonzentration in der austretenden Flüssigkeit mit einem simplen Teststreifen führen. Lecks, die sich kurz nach Anlage des Katheters manifestieren, behandelt man durch vorübergehendes Sistieren der Therapie, bis die Wundheilung abgeschlossen ist (mind. 1–2 Wochen). Im Gegensatz dazu heilen Leckagen, die erst später im Verlauf der PD-Therapie entstehen, oft nicht zufriedenstellend mit dieser Methode aus und müssen eventuell chirurgisch revidiert werden.

▪▪ Dislokation und Auslaufstörung

Dislokationen des Katheters, Umschlagen der Katheterspitze in die oberen Quadranten bleiben zum Teil klinisch unbemerkt, während sie auch zu Ein- oder Auslaufstörungen führen können. Ursache der Auslaufstörung ist zumeist eine Verlegung durch Netzstrukturen, die beim Drainieren in die Katheteröffnung gezogen werden. In der Mehrzahl der Fälle lässt sich der Katheter durch körperliche Aktivität des Patienten und Einläufe (cave: keine phosphathaltigen Einläufe!), die die Peristaltik aktivieren, von selber repositionieren. Gelingt dies nicht, kann der Versuch unternommen werden, den Katheter mit Hilfe eines weichen Führungsdrahtes unter Durchleuchtung zu korrigieren. Bleibt auch dies erfolglos, muss chirurgisch revidiert werden.

▪▪ Hernien

Hernien entstehen durch den erhöhten intraabdominalen Druck bei PD bei 10–20% aller PD-Patienten. Häufige Lokalisationen sind umbilikal, inguinal oder diaphragmal. Präexistente Hernien sollten vor der Katheterimplantation saniert werden.

Auch Hernien entlang des Katheterverlaufs im tiefen Tunnelbereich kommen vor, ebenso wie ein Dialysataustritt durch einen offenen Processus vaginalis zu genitalen Ödemen führen kann. Diese Komplikation findet sich sowohl in der Frühphase als auch nach vielen Monaten unter Behandlung. Der diagnostische Nachweis einer Verbindung zum Peritoneum lässt sich szintigraphisch sichern. Der Durchtritt von Dialysat durch – zumeist vorbestehende – pleuroperitoneale Verbindungen führt zu einem Hydrothorax und ist eine Kontraindikation der PD. Hernien müssen chirurgisch saniert werden, bei rezidivierenden Hernien können geringere Dialysatvolumina oder ein Wechsel zur APD (Durchführung im Liegen bei geringerer intraabdominaler Druckbelastung) indiziert sein.

▪▪ Schmerzen

In der Regel bereiten das Tragen eines PD-Katheters und das Wechseln des Dialysats keine Schmerzen. Diffuse abdominale Schmerzen, eventuell mit Fieber und Übelkeit, müssen zuallererst an eine Peritonitis denken lassen. Der Patient muss sich in solchen Fällen durch einen sofortigen Auslauf vergewissern, ob eine Trübung des Dialysats vorliegt. Diese ist nahezu beweisend für das Vorliegen einer Peritonitis. Lokale Schmerzen werden mitunter beim Dialysateinlauf angegeben. Sie entstehen meist durch die rasche Ausdehnung des Peritoneums bei schnellem Dialysatfluss. Einlaufschmerzen treten häufiger bei Laktat-gepufferten Lösungen mit ihrem unphysiologischen sauren ph-Wert auf. Die Beschwerden verschwinden, wenn die Dialysateinlaufgeschwindigkeit mit Hilfe der Rollerklemme etwas verlangsamt wird. Anhaltende, beim Dialysateinlauf zunehmende Schmerzen treten auf, wenn der Katheter in einem kleinen, abgekapselten Kompartiment des Peritoneums zu liegen gekommen ist. Man muss versuchen, den Katheter konservativ oder chirurgisch zu repositionieren oder auszutauschen. Rückenschmerzen können als Folge der statischen Belastung durch das Dialysatvolumen auftreten.

▪▪ Auslaufstörungen

Auslaufprobleme des Dialysats treten zumeist kurz nach Einlage des Katheters auf. Mitunter kann eine Verbesserung der Darmmotilität oder körperliche Bewegung die Störung beheben. Radiologisch lässt sich eine Dislokation der Katheterspitze leicht nachweisen. Die Korrektur muss, wenn eine adäquate Drainage der Bauchhöhle nicht möglich ist, durch radiologische oder chirurgische Intervention erfolgen. Die Strangulation und Obstruktion des

Katheters durch Netzstrukturen ist bei Erwachsenen selten, wird bei Kindern aber öfter beobachtet und bedarf ebenfalls einer chirurgischen Korrektur, eventuell mit Netzresektion. Die mechanischen Auslaufstörungen sind differenzialdiagnostisch gegen ein UF-Versagen abzugrenzen.

▪▪ Hämatoperitoneum

Unter einem Hämatoperitoneum versteht man eine mehr oder weniger ausgeprägte Einblutung in die Bauchhöhle. Sie lässt sich bei leichten Formen oft nur durch eine mikroskopische Untersuchung des Dialysats sicher von der Trübung durch Leukozyten im Rahmen einer Peritonitis unterscheiden. Bei Frauen wird diese Komplikation in Zusammenhang mit dem monatlichen Zyklus beobachtet (retrograde Menstruation, rupturierte Ovarialzysten, Ovulation). Ursächlich kommen auch Rupturen von Zysten bei familiären Zystennieren, medikamentöse Antikogulation und intraabdominelle Traumen durch den Katheter in Betracht.

Dialysatwechsel reichen in der Regel aus, um die Spüllösung zu klären. Dabei sollte eine geringe Heparindosis (1000 I.E./Beutel) hinzugefügt werden, um Gerinnsel zu verhindern, die den Katheter verlegen könnten.

▪▪ Idiopathischer Aszites

Idiopathischer Aszites ist eine seltene Komplikation, die nach Beendigung der PD auftritt und durchaus massiv sein kann. Die Komplikation ist pathophysiologisch unverstanden. Die Behandlung mit Parazentesen ist wenig effizient. Eine rasche Rückbildung des idiopathischen Aszites wurde bei Patienten nach Nierentransplantation beobachtet.

8.9 Besonderheiten bei Diät und Medikation

8.9.1 Beurteilung des Ernährungszustands

Die Gefahr der Mangelernährung ist bei PD-Patienten besonders hoch und meist mit inadäquater Dialyse assoziiert. Es wird daher empfohlen, den Ernährungsstatus halbjährlich zu erfassen (DOQI und European Best Practise Guidelines): Hierzu gehören die Messung der PCR (»protein catabolic rate«), die der diätetischen Eiweißaufnahme entspricht, und die Kreatininausscheidung pro Tag und zusätzlich eine klinisch orientierte Erfassung des Ernährungsstatus mit dem SGA (»subjective global assessment«). Die Bestimmung der fett- und ödemfreien Körpermasse (»lean body mass«, LBM) auf der Basis einer Kreatininkinetik (LBM = 0,029 × Gesamt-Kreatininproduktion in Milligramm/Tag + 7,38) gilt heute aufgrund zu großer Fehlerquellen als nicht mehr akzeptabel (Schwankungen der Kreatininproduktion liegen zwischen 2 und 4%).

Der SGA umfasst die anamnestische Feststellung der Gewichtsveränderungen der vergangenen 6 Monate, Ernährungsverhalten, gastrointestinale Symptome sowie die visuelle Beurteilung von subkutanem Fettgewebe und Muskelmasse. Diese Parameter werden in einer Punkteskala eingegeben, die zur Abschätzung des Ernährungsstatus führt (Enia et al. 1993). Die gesamte SGA-Beurteilung ergibt sich als Summe von anamnestischen Angaben und klinischer Untersuchung. Besonders der klinische Teil zur Beurteilung der Muskulatur unterliegt einer deutlichen Untersucherabhängigkeit.

8.9.2 Adäquate Ernährung

Eine adäquate Ernährung bei PD liegt nach den European Guidelines bei folgenden Kriterien vor:

- Diätetische Eiweißaufnahme (korrespondierend zu PCR) >1,2 g/kg/Tag, nicht <0,8 g/kg/Tag
- Keine metabolische Azidose (venöses Bikarbonat sollte >25 mmol/l liegen)
- Diätetische Kalorienzufuhr von 35 kcal/kg/Tag (bei Mitveranschlagung der Kalorien, die über glukosehaltiges Dialysat aufgenommen werden)
- Ausschluss einer Inflammation

8.9.3 Bedeutung der Kochsalzrestriktion

Mit Verlust der Restnierenfunktion kommt es zur Natriumretention. Die Folgen sind Ödeme und Hypertonie, sofern die Patienten keine kochsalzarme Diät einhalten. Bevor die Ausscheidung völlig sistiert, ist zur Steigerung der Salzelimination der Einsatz von Furosemid in höherer Dosierung sinnvoll. Aminoglykoside sollten dosisreduziert gegeben werden (► Abschn. 8.8, Peritonitis). Die empfohlene Prophylaxe bei Kontrastmittelgabe sollte eingehalten werden, um die Restnierenfunktion nicht zusätzlich zu gefährden.

Bei der Auswahl von Nahrungsmitteln muss veranschlagt werden, dass 8 g Kochsalz 1 l Wasser binden. Leider ist eine tägliche alimentäre Salzzufuhr von 10 g kaum vermeidbar. Somit sollte die peritoneale Kochsalzausscheidung bei Verlust der Restnierenfunktion in dieser Größenordnung liegen, da sonst unweigerlich Ödeme auftreten. Eine nicht ausreichende peritoneale Kochsalzausscheidung ist besonders bei kurzen Dialysatverweilzeiten (APD) zu erwarten.

8.10 Internet-Links

- ► **http://www.bundesverband-niere.de/../QuaSi-Niere-Bericht_2005-2006.pdf** QuaSi-Niere Bericht 2005
- ► **http://www.usrds.org/adr_2005.htm U.S.**
- Renal Data System, USRDS, Report 2005

Literatur

Anonymous (1997) NKF-DOQI Clinical practice guidelines for peritoneal dialysis adequacy. National Kidney Foundation-Dialysis Outcomes Quality Initiative. Am J Kidney Dis 30 (Suppl 2): S67–S136

Baragetti I, Alberghini E, Scanziani R et al (2009)The APD treatment with a cycler personalised breakpoint improves peritoneal dialytic Kt/V:

a pilot study. Poster Presentation at World Congress of Nephrology, Milan 2009

Bergström J, Heimbürger O, Lindholm B (1998) Calculation of the protein equivalent of total nitrogen appearance from urea appearance. Which formulas should be used? Perit Dial Int 18: 467–473

Blake P, Burkart JM, Churchill DN et al. (1996) Recommended clinical practices for maximizing peritoneal dialysis clearances. Perit Dial Int. Sep–Oct;16(5):448–456

Boen ST (1961) Kinetics of peritoneal dialysis. Medicine 40:243

Churchill DN et al., for CANUSA-study investigators (1996) Adequacy of dialysis and nutrition in continuous peritoneal dialysis: association with clinical outcomes. Canada-USA (CANUSA) Peritoneal Dialysis Study group. J Am Soc Nephrol. Feb;7(2):198–207

Cocchi R, Degli Esposti E, Fabbri A et al. (1999) Prevalence of hypertension in patients on peritoneal dialysis: results of an Italian multicentre study. Nephrol Dial Transplant. Jun;14(6):1536–1540

Demoulin N, Goffin E (2009) Intrapertioneal urokinase and oral rifampicin for persisting asymptomatic dialysate infection following acute coagulase-negative staphylococcus peritonitis.Perit. Dial. Int. 29(5): 543–553

De Vecchi AF, Colucci P, Salerno F, Scalamogna A, Ponticelli C (2002) Outcome of peritoneal dialysis in cirrhotic patients with chronic renal failure Am J Kidney Dis. Jul;40(1):161–168

Diaz-Buxo JA, Farmer CD, Walker PJ et al. (1981) Continuous cyclic peritoneal dialysis- a preliminary report. Artif Organs 5: 157–161

Di Paolo N, Capotondo L, Sansoni E, Romolini V, Simola M, Gaggiotti E, et al. The self-locating catheter: clinical experience and follow-up. Perit Dial Int 2004;24 :359–69

Dombros N, Dratwa M, Feriani M et al.; EBPG Expert Group on Peritoneal Dialysis (2005) European Best Practice Guidelines on Peritoneal Dialysis 2005. Nephrol Dial Transplant. Dec;20 Suppl 9

Durand PY, Tam P et al. (2005) Optimization and personalization of APD based on the individual drain flow profile (BREAKpoint-APD), Ontario

Scarborough Hospital. Oral presentation at Euro PD, 2005

Enia G, Sicuso C, Alati G, Zoccali C (1993) Subjective global assessment of nutrition in dialysis patients. Nephrol Dial Transplant 8: 1094–1098

Figueireko A, Goh B-L, Jenkins S, et al. (2010) Clinical practice guidelines for peritoneal access. Perit Dial Int 30: 424–429.

Gokal et al. (2002) Metabolic and laboratory effects of icodextrin. Kidney Int 62 (Suppl 81):S62–S71

Haag-Weber M, Krämer R, Haake R et al. (2010) Low-GDP fluid (Gambrosol trio) attenuates decline of residual renal function in PD patients: a prospective randomized study. Nephrol Dial Transplant 25(7):2288–96.

Khalifeh N, Vychytil A, Hörl WH (2006) Peritonealdialyse bei therapieresistenter Herzinsuffizienz. Nephro-News, Dezember 7–8

Keshaviah P, Nolph KD, Moore HL et al. (1994) Lean body mass estimation by creatinine kinetics. J Am Soc Nephrol 4: 1475–1485

Konings CJ, Kooman JP, Schonck M et al. (2003) Fluid status in CAPD patients is related to peritoneal transport and residual renal function: evidence from a longitudinal study. Nephrol Dial Transplant. Apr;18(4) 797–803

La Milia et al. (2002) The mini peritoneal equilibration test (mini-PET). Nephrol Dial Transplant 17(Suppl 3):17–18

Lang SM, Bergner A, Töpfer M, Schiffl H (2001) Preservation of residual renal function in dialysis patients: effects of dialysis-technique-related factors. Perit Dial Int. Jan–Feb;21(1):52–57

Li P K-T, Szeto CC, Piraino B, Bernardini J et al. (2010) ISPD Guideline/Recommendations: Peritoneal dialysis-related Infections recommendations: 2010 Update. Perit Dial Int 30: 393 -432.

Moist LM, Port FK et al. (2000) Predictors of loss of residual renal function among new dialysis patients.J Am Soc Nephrol. Mar;11(3):556–564

Menon MK, Naimark DM, Bargman JM, Vas SI, Oreopoulos DG (2001) Long-term blood pressure control in a cohort of peritoneal dialysis patients and its association with residual renal function. Nephrol Dial Transplant. Nov;16(11):2207–2213

Misra M, Vonesh E, Van Stone JC, Moore HL, Prowant B, Nolph KD (2001) Effect of cause and time of dropout on the residual GFR: a comparative analysis of the decline of GFR on dialysis. Kidney Int. Feb;59(2):754–763

Moritz ML, del Rio M, Crooke GA, Singer LP (2001) Acute peritoneal dialysis as bothe cause and treatment of hypernatremia in an infant. Pediatr Nephrol. Sep;16(9):697–700

Nowack R, Birck R, Weinreich T (2009) Dialyse und Nephrologie für Fachpersonal. 3. Auflage, Springer Heidelberg

Oreopoulos DG, Robson M, Izatt S et al. (1978) A simple and safe technique for continuous ambulatory peritoneal dialysis (CAPD). Trans Am Soc Artif Intern Organs 24: 484–489

Pandya BK, Friede T, Williams JD (2004) A comparison of peritonitis in polycystic and non-polycystic patients on peritoneal dialysis. Perit Dial Int. Jan-Feb;24(1):79–81

Paniagua R, Amato D, Vonesh E et al.; Mexican Nephrology Collaborative Study Group (2002) Effects of increased peritoneal clearances on mortality rates in peritoneal dialysis: ADEMEX, a prospective, randomized, controlled trial. J Am Soc Nephrol. May;13(5):1307–1320

Piraino B et al.; for ISPD ad hoc advisory committee (2005) Peritoneal dialysis-related infections recommendations: 2005 update.Perit Dial Int. Mar–Apr;25(2):107–131

Popovich RP, Moncrief JW, Decherd JF et al. (1976) The definition of a novel portable-wearable equilibrium peritoneal technique (Abstract). Am Soc Artif Intern Organs 22: 64

Rippe B (1993) The three-pore model of peritoneal transport. Perit Dial Int 13:535

Rippe B, Zakaria ER (1992) Lymphatic versus nonlymphatic fluid adsorption from the peritoneal cavity as related to the peritoneal ultrafiltration capacity and sieving properties. Blood Purif 10: 189–202

Rippe B, Venturoli D, Simonsen O, de Arteaga J (2004) Fluid and electrolyte transport across the peritoneal membrane during CAPD according to the three-pore model. Perit Dial Int. Jan–Feb;24(1):10–27

Schaefer F, Klaus G, Mueller-Wiefel DE, Mehls O (1999) Intermittent versus continuous intraperitoneal glycopeptide/ceftazidime treatment in children with peritoneal dialysis-associated peritonitis. The Mid-European Pediatric Peritoneal Dialysis Study Group (MEPPS). J Am Soc Nephrol 10(1): 136–145

Schwenger V (2007) PD-assoziierte Peritonitis. Nephrologe 2: 107–118

Stack AG, Molony DA, Rahman NS, Dosekun A, Murthy B (2003) Impact of dialysis modality on survival of new ESRD patients with congestive heart failure in the United States Kidney Int. Sep;64(3):1071–1079

Tenckhoff H, Schechter H (1968) A bacteriologically safe peritoneal access device. Trans Am Soc Artif Intern Organs 14: 181–187

Termorshuizen F, Dekker FW, van Manen JG, Korevaar JC, Boeschoten EW, Krediet RT; NECOSAD Study Group (2004) Relative contribution of residual renal function and different measures of adequacy to survival in hemodialyis patients: an analysis of the Netherlands Cooperative Study on the Adequacy of Dialysis (NECOSAD)-2.J Am Soc Nephrol. Apr;15(4):1061–1070

Twardowski ZJ (1990) PET – a simpler approach for determining prescriptions for adequate dialysis therapy. Adv Perit Dial. 6:186–191

Van Biesen W, Vanholder RC, Veys N, Dhondt A, Lameire NH (2000) An evaluation of an integrative care approach for end-stage renal disease patients. J Am Soc Nephrol Jan;11(1):116–125

Vychytil A (2007) Peritonealdialyse bei Patienten mit Diabetes. Diabetes, Stoffwechsel und Herz 1: 23–31

Wens et al. (1998) A previously undescribed side effect of icodextrin: overestimation of glycemia by glucose analyzer. Perit Dial Int 18:603–609

Williams JD, Topley N, Craig KJ, Mackenzie RK, Pischetsrieder M, Lage C, Passlick-Deetjen J; Euro Balance Trial Group (2004) The Euro-Balance Trial: the effect of a new biocompatible peritoneal dialysis fluid (balance) on the peritoneal membrane. Kidney Int. Jul;66(1):408–418

Dialyse auf der Intensivstation

Akutes Nierenversagen bei Intensivpatienten führt zur drastischen Prognoseverschlechterung, die Mortalität steigt auf bis zu 50% an. Trotz umfassender Therapie – die Nierenersatzverfahren eingeschlossen – erholt sich die Nierenfunktion in bis zu 45% nicht mehr vollständig. Es bleiben 20% der Patienten chronisch dialysepflichtig. Die Prognose des akuten Nierenversagens war vor Jahrzehnten günstiger, offenbar weil sich die betroffene Patientengruppe anders zusammensetzte. Heute haben die Patienten ein höheres Alter und zahlreiche Begleiterkrankungen. Patienten mit septisch bedingten Multi-Organ-Dysfunktionssyndrom (MODS) benötigen in bis zu 70% eine Nierenersatztherapie (McCullough 1997). Jüngere Patienten mit akutem Nierenversagen ohne chronische Begleiterkrankungen haben dagegen nach wie vor eine günstigere renale Prognose.

Definition Multi-Organ-Dysfunktionssyndrom (MODS): MODS ist ein seit 1992 gebräuchlicher Begriff für die Dysfunktion von Organen schwerkranker Patienten. Die Beurteilung der Dysfunktion der Organe (Lungen, Kreislauf, Nieren, Blut, Gastrointestinaltrakt, ZNS) erfolgt häufig anhand des Multiple-Organ-Failure (MOF)-Scores. Die Mortalität des MODS nimmt mit der Anzahl der beteiligten Organe zu.

9.1 Indikationsstellung zur Nierenersatztherapie

9.1.1 Klassische Indikationen

Die klassischen Indikationen zur Nierenersatztherapie (▶ Kap. 1) gelten in gleicher Weise für Intensivpatienten mit akutem Nierenversagen wie für Patienten mit chronischer Niereninsuffizienz.

Klassische Indikationen für die Nierenersatztherapie bei akutem Nierenversagen

- Hyperkaliämie
- Offensichtliche urämische Organkomplikationen (Pleuritis, Perikarditis)
- Konservativ nicht korrigierbare metabolische Azidose
- Konservativ nicht beherrschbare Hyperhydratation

9.1.2 Erweiterte Indikationen

Zusätzlich zu den klassischen und unstrittigen Indikationen werden für Intensivpatienten weitere Kriterien für einen frühzeitigeren Dialysebeginn postuliert, die der besonderen Situation des akuten Nierenversagens Rechnung tragen.

Bei akutem Nierenversagen erfolgt der Anstieg der Urämietoxine vergleichsweise rasch. Der Organismus kann sich nicht wie bei chronischer Niereninsuffizienz an das veränderte Milieu adaptieren. Daher wird für ein vergleichbares Niveau der Nierenretentionswerte im Vergleich zum chronisch Niereninsuffizienten die schwerere Erkrankung für den Patienten mit akutem Nierenversagen angenommen. Speziell der katabole Stoffwechsel bei MODS führt zum vermehrten Anfall von Eiweißabbauprodukten, und ein urämisches Milieu entwickelt sich rasch.

Intensivmediziner fordern daher, frühzeitiger, also bei niedrigeren Nierenretentionswerten als bei chronischer Niereninsuffizienz üblich, mit der Nierenersatztherapie zu beginnen. Die Richtigkeit dieser intuitiv einleuchtenden Überlegungen wird bisher nur durch wenige Studien an Patienten mit Sepsis gestützt. So wurde gezeigt, dass isovolämische Hämofiltration bei schwerer Sepsis und über 24 h andauernder Anurie völlig unabhängig von urämischen Zeichen zu einem Überlebensvorteil führt (Piccinni 2006).

Für eine rein prophylaktische Hämofiltration bei Traumapatienten ohne renale Funktionsstörungen konnten dagegen keine Vorteile gefunden werden. Metaanalysen zu dieser Fragestellung kommen zur vorsichtigen Schlussfolgerung, dass eine frühe Nierenersatztherapie bei Intensivpatienten vermutlich Vorteile bringt. Klare Entscheidungskriterien können auf Basis der derzeitigen Datenlage allerdings nicht formuliert werden.

Für septische Krankheitsbilder mit Nierenversagen wird vermutet, dass inflammatorische Zytokine mit mittlerem Molekulargewicht wie das Interleukin 1β, Interleukin 6 und Interleukin 8, durch hoch-permeable Filter über konvektiven Transport und Adsorption an die Filtermembranen soweit eliminiert werden können, dass sie die Prognose der Erkrankung verbessern. Die Belege für das Zutreffen dieser Hypothese sind bisher spärlich (Schindler 2002).

Für den Nutzen einer prophylaktischen Nierenersatztherapie bei Intensivpatienten ohne Nierenversagen gibt es in Studien keine Belege, für eine frühzeitige Therapie bei eingetretenem Nierenversagen sind die Daten widersprüchlich.

9.2 Welche Verfahren: kontinuierlich oder intermittierend?

Bei ambulanten Patienten stellt die intermittierende Dialysebehandlung (IHD) einen Kompromiss zwischen medizinischer Notwendigkeit zur möglichst langen und intensiven Nierenersatztherapie auf der einen Seite und dem Patientenwunsch nach behandlungsfreier Zeit sowie den organisatorischen Belangen der durchführenden Einrichtung auf der anderen Seite dar.

Bei Intensivpatienten wird die Verfahrenswahl und -intensität durch zusätzliche medizinische Gesichtspunkte beeinflusst, die theoretisch für eine kontinuierliche Nierenersatztherapie sprechen. So sind die Patienten häufig hämodynamisch instabil, und der schonende, gleichmäßige Eingriff in den Volumen- und Stoffhaushalt durch kontinuierliche Nierenersatzverfahren sollte für sie tolerabler und damit prognostisch günstiger sein.

Diese vermuteten Vorteile der kontinuierlichen Verfahren konnten in den wenigen durchgeführten prospektiven Studien gegenüber der IHD nicht bestätigt werden. So wurde kein Überlebensvorteil für die Intensivpatienten bei Einsatz kontinuierlicher Nierenersatztherapie gefunden (Vinsonneau 2006). Dies könnte daran liegen, dass mit den kontinuierlichen Verfahren auch spezifische Nachteile für Patienten verbunden sind. So ist eine Dauer-Antikoagulation (meist mit Heparin) erforderlich, und es besteht die Gefahr der Fehldosierung von Medikamenten, deren Elimination durch diese Verfahren nicht im Detail bekannt ist. Für die IHD liegen dagegen solide Dosierempfehlungen für die meisten Medikamente vor. Eine weitere Studie konnte als Teilerfolg eine bessere Erholung der Nierenfunktion durch kontinuierliche Verfahren im Vergleich zur IHD zeigen (Bell 2007).

Im ökonomischen Vergleich kommen die kontinuierlichen Verfahren schlechter weg, da die benötigte sterile Dialysierflüssigkeit bzw. Substitutionslösung kostenintensiv sind. Neuerdings gibt es eine dritte Alternative, die die medizinischen Nachteile der IHD (Volumenschwankungen, Kreislaufinstabilität; rasche, aber nicht anhaltende Korrektur von Azidose und Urämie) durch lange, aber intermittierende Behandlungen mit niedrigen Blut/Dialysatflüssen relativiert und die gleichzeitig den kontinuierlichen Verfahren ökonomisch überlegen ist. Dieses Hybridverfahren wird bei täglicher Durchführung auch als SLEDD (»slow-extended daily dialysis«) bezeichnet und wird häufig mit der Genius-Tankniere durchgeführt.

9.3 Dosierung der Nierenersatztherapie: Ist mehr besser?

Wie für die Indikation zur Nierenersatztherapie und die Verfahrenswahl werden für die Dialysedosis bei akutem Nierenversagen Besonderheiten gegenüber dem chronischen Nierenversagen postuliert. Eine erhöhte Dialysedosis wird sowohl für den Einsatz der IHD als auch für den der kontinuierlichen Verfahren verbreitet als notwendig erachtet, vor allem bei Patienten mit septischem Nierenversagen. Dabei ist in Analogie zur Behandlung des chronischen Nierenversagens sicher eine Mindestdosis an Nierenersatztherapie erforderlich, damit die Patienten profitieren.

Für die IHD wurde bei Patienten mit akutem Nierenversagen gezeigt, dass tägliche IHD gegenüber einer zweitäglichen IHD das Überleben der Patienten verbessert und die Erholung der Nierenfunktion befördert (Schiffl 2002). Für die kontinuierlichen Verfahren brachte eine höhere Hämofiltrationsdosis (CVVHF) (35 ml/kgKG/h) gegenüber einer Dosis von 20 ml/kgKG/h einen Überlebensvorteil in einer Studie an 400 Patienten (Ronco 2000). Eine Dosiserhöhung auf 45 ml/kgKG/h brachte keine weitere Verbesserung. Es bleibt unklar, ob die Ergebnisse in gleicher Weise für Patienten mit septischem Nierenversagen gültig sind, da diese Patientengruppe in den Studien kaum repräsentiert war. Ebensowenig ist bekannt, ob die Dosisempfehlungen auch für andere Verfahrensvarianten wie z. B. die CVVHDF anwendbar sind.

Tab. 9.1 Abkürzungen für die Bezeichnung der kontinuierlichen Blutreinigungsverfahren

C	Kontinuierlich
S	Spontan
A	Arteriell
V	Venös
H(F)	Hämofiltration
HD	Hämodialyse
HDF	Hämodiafiltration
UF	Ultrafiltration

Zwei größere Studien zur Dialysedosis kamen bei Patientenkollektiven mit hohem Anteil an septischen ANV zu anderen Ergebnissen. Danach ist eine hochdosierte CVVHDF (in Prädilution) mit 35 ml/kgKG/h einer Dosis von 20 ml/kgKG/h nicht überlegen. Bei Patienten, die mit IHD behandelt wurden, gab es keinen Unterschied zwischen täglicher und zweitäglicher Behandlung (The VA/NIH Acute Renal Failure Trial Network 2008, Tolwani 2008).

▪ Überlegungen zur Dosis der Nierenersatztherapie bei Intensivpatienten

Auf Basis der vorliegenden Studienergebnisse können nur vorläufige Dosisempfehlungen gegeben werden. Die optimale Dosis der Nierenersatztherapie ist unbekannt und kann möglicherweise nicht einheitlich für alle Patientengruppen und Stadien des Nierenversagens formuliert werden.

Intermittierende Dialyse Sofern jede Behandlung ein Kt/V von 1,2–1,4 erreicht, lässt sich kein zusätzlicher Vorteil mit Steigerung der wöchentlichen Behandlungen von 3 auf 5–6 erreichen. Das heißt, 3–4 effiziente IHD sind ausreichend.

Kontinuierliche Dialyse Da für CVVHF ein Vorteil eines Austauschs von mind. 35 ml/kg/h gegenüber 20 ml/kg/h nachgewiesen wurde, sollte dieser Wert angestrebt werden, auch wenn eine weitere Studie für die CVVHDF in Prädilution keinen Vorteil bei Steigerung des Filtratvolumens (Effluat) von 20 auf 35 ml/kg/h gezeigt hat. Übereinstimmend sprechen die Studienergebnisse gegen eine weitere Dosissteigerung auf 45 ml/kg/h, auch weil darunter Komplikationen wie Hypophosphatämie, Hypomagnesiämie und Hypokaliämie zunehmen.

9.4 Kontinuierliche Nierenersatzverfahren (CRRT)

Verschiedene Modalitäten der kontinuierlichen Nierenersatztherapie (»continuous renal replacement therapies«, CRRT) stehen zur Verfügung. Moderne CRRT-Geräte erlauben in der Regel die Durchführung sämtlicher Varianten.

Die kontinuierlichen Blutreinigungsverfahren werden mit Kürzeln bezeichnet, an denen sich wichtige Merkmale des Verfahrens wie Gefäßzugang (venös/arteriell) und eingesetztes Transportprinzip (Ultrafiltration (ohne Substitution), Hämofiltration, Hämodialyse, Hämodiafiltration) ablesen lassen (Tab. 9.1).

Die Differenzialindikation der Verfahren hängt von der angestrebten Ultrafiltration und dem Clearance-Ziel für klein- und großmolekulare Toxine oder Pharmaka ab, gleichzeitig müssen die hämodynamische Situation des Patienten und der verfügbare Gefäßzugang berücksichtigt werden.

▪ SCUF und CAVH

Die technisch einfachsten Verfahren, die langsame Ultrafiltration (**SCUF** »slow continuous ultrafiltration«) und die kontinuierliche arteriovenöse Hämofiltration (**CAVH** »continuous arterio-venous hemofiltration«), können unabhängig von einem technischen Gerät durchgeführt werden. Die Ultrafiltration bzw. Hämofiltration erfolgt allein aufgrund der arteriovenösen Druckdifferenz vor und nach dem Filter. Für diese spezielle pumpenunabhängige Variante wird neben dem venösen auch ein arterieller Shaldon-Katheter benötigt. Beide Verfahren werden heute beim akuten Nierenversagen auf Intensivstationen kaum noch eingesetzt, da sie keine adäquate Toxin-Clearance erzielen (Kramer 1977).

Bei der **SCUF** erfolgt ausschließlich die Ultrafiltration ohne Substitution. Damit ist das Verfahren ökonomisch zwar günstig, aber in seiner Anwendung auf die Volumenkorrektur hyperhydrierter

Patienten beschränkt, denen ca. 3–5 l/Tag Wasser entzogen werden kann. Wird die **SCUF** mit einem Hämofiltrationsgerät durchgeführt, so können auch bedeutend höhere Volumina filtriert werden.

Für eine signifikante Toxinelimination über die reine Bilanzierung hinaus muss das Filtrationsvolumen soweit gesteigert werden, dass eine Substitution von Elektrolytlösung zur Aufrechterhaltung der Volumenhomöostase notwendig wird. Damit wandelt sich das Verfahren zur **CAVH** und wird gegenüber der **SCUF** kostenintensiver (◘ Abb. 9.1).

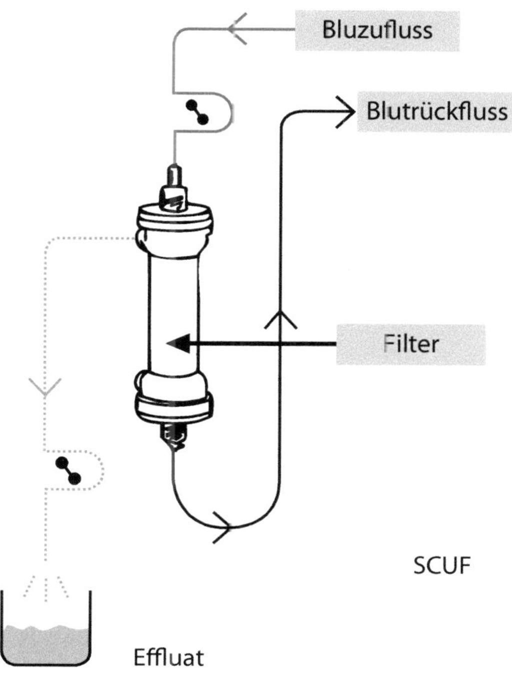

◘ **Abb. 9.1** Slow-continuous ultrafiltration (SCUF)

▪ Maschinenunabhängige Durchführung: Besonderheiten im Aufbau

Wegen der geringen Blutflüsse werden spezielle hochpermeable Filter mit kleiner Oberfläche (ca. 0,5 m^2), geringem Flusswiderstand und geringer Thrombogenität gewählt. Das Blutschlauchsystem wird ebenso zur Reduktion des Flusswiderstands kurz gehalten und es enthält zur Vermeidung thrombogener Blut-Luft-Kontakte keinen Blasenfänger. Die Antikoagulation erfolgt direkt vor dem Filter. Der Blutfluss im Filter ist dem mittleren arteriellen Druck proportional, typische Blutflüsse liegen zwischen 30–80 ml/min. Die Filtrationsrate wird durch den negativen Druck im Filtratkompartiment über die Höhe des Auffangbeutels für das Filtrat relativ zum Patienten reguliert. Je näher der Abtropfpunkt am Filterausgang liegt, desto geringer ist die Filtrationsleistung.

Da die Verfahren auf spontaner Filtration basieren, sind sie bei Patienten mit niedrigem Blutdruck (systolisch <100 mmHg) nur bedingt einsatzfähig. Zur Steigerung der Filtratmengen können sie um eine Filtratpumpe aufgerüstet werden, die den Druck im Filtratkompartiment weiter negativiert. Damit steigt die Gefahr der Thrombenbildung im Dialysator, die wiederum durch eine Volumensubstitution in Prädilution vor dem Filter abgewendet werden kann.

9.4.1 Kontinuierliche venovenöse Hämofiltration (CVVHF)

Die CVVHF wird mit einem CRRT-Gerät durchgeführt. Das Verfahren basiert ausschließlich auf konvektivem Stofftransport durch Ultrafiltration, und die Clearance steigt mit dem erzielten Ultrafiltrationsvolumen. Das den notwendigen Volumenentzug übersteigende filtrierte Volumen muss durch physiologische Substitutionslösung ersetzt werden. Diese kann vor oder nach dem Filter (Prädilution vs. Postdilution) zugeführt werden. Am CRRT-Gerät steuert eine Pumpe den Blutfluss, die zweite Pumpe den Filtratfluss, die dritte die Substitutionsrate. Die CVVHF ist theoretisch besonders zur Entfernung mittel- und höhermolekularer Toxine wie z. B. von Zytokinen bei Sepsis geeignet.

Typische Blutflüsse der CVVHF liegen bei 100–200 ml/min, für eine wirksame konvektive Blutreinigung muss eine Mindestfiltration erreicht werden. Für einen 70 kg schweren Patienten liegt die tägliche Filtrationsmenge (= Effluat) und damit das notwendige Substitutionsvolumen entsprechend den o. g. Empfehlungen (mind. 35 ml/kg/h) bei 59 l. Typische Einstellungen für die Substitutionsrate liegen korrespondierend bei 1–2 l/h (◘ Abb. 9.2).

Die für diese Austauschvolumina unverzichtbare Bilanzierungssicherheit wird über gravimetrische Ultrafiltrationsmessung und einen Prozessor

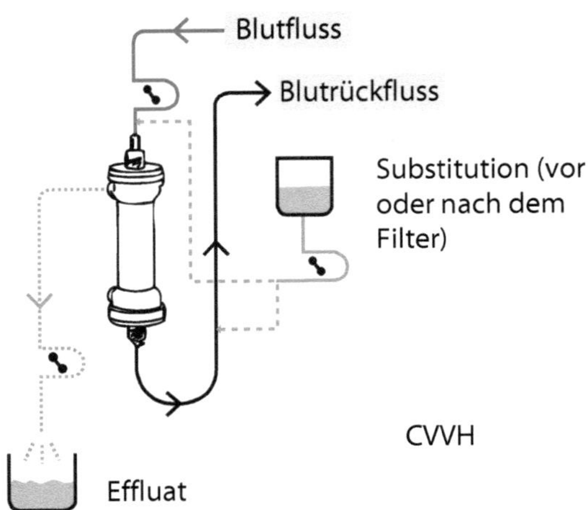

▪ **Abb. 9.2** Kontinuierliche venovenöse Hämofiltration (CVVHF)

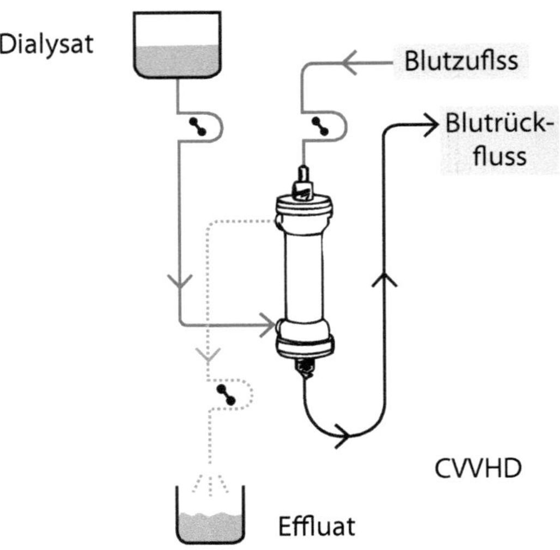

▪ **Abb. 9.3** Kontinuierliche venovenöse Hämodialyse (CVVHD)

erreicht, der die Förderleistung der Pumpen exakt steuert, d. h. das notwendige Substitutionsvolumen automatisch an die Filtration anpasst. Damit kann der Flüssigkeitsumsatz beliebig zur Erhöhung des konvektiven Transports gesteigert und der Patient dennoch ausgeglichen bilanziert werden. Die Filtratmenge entspricht dem dem Patienten entzogenen Ultrafiltrationsvolumen plus das Substitutionsvolumen.

Die Substitution erfolgt meist im Verfahren der Postdilution hinter dem Filter. Vorteile der Prädilution, die allerdings ein höheres Substitutionsvolumen mit sich bringt, sind das geringere Thromboserisiko im Filter (geringerer Bedarf an Antikoagulanzien).

▪ Kontinuierliche venovenöse Hämodialyse (CVVHD)

Bei der CVVHD wird mit der zweiten Pumpe des CRRT-Geräts Dialysierflüssigkeit im Gegenstrom zum Blut durch das Außenkompartiment des verwendeten Filters geleitet. Als Dialysierflüssigkeit wird eine bikarbonat- oder laktatgepufferte Hämofiltrationslösung oder Peritonealdialysat (Nachteil: hohe Glukosezufuhr) verwandt.

Es erfolgt keine Substitution von Flüssigkeit. Der Stofftransport beruht überwiegend auf Diffusion, abgesehen von der geringen mit Ultrafiltration verbundenen Konvektion. Im Vergleich zur IHD mit ihren höheren Blut- und Dialysatflüssen erscheint das Verfahren zunächst ineffizient. Traditionell wurde bei einem Blutfluss von 100–150 ml/min ein Dialysatfluss von etwa 20 ml/min (1–2 l/h) gewählt. Das entspricht nur ca. 3% des Dialysatflusses bei IHD. Mit diesem Fluss ist das im Gegenstrom abfließende Dialysat komplett mit Urämietoxinen aufgesättigt, und es wird durch die kontinuierliche Durchführung eine gute kleinmolekulare Stoffreinigung mit einer korrespondierenden Harnstoff-Clearance von 20–50 ml/min erreicht. Studien haben inzwischen gezeigt, dass die Clearance durch Steigerung der Dialysatflüsse auf 30–60 ml/min und sogar auf 200 ml/min verbessert werden kann (Brunet 1999).

Im Vergleich zur CVVHF ist es schwieriger, den Patienten ausgeglichen zu bilanzieren. Die Effluatmenge entspricht dem dem Patienten entzogenen Volumen plus das Dialysat. Eine an sich zur Erhöhung der Clearance erwünschte Steigerung des Effluats kann schnell zur negativen Flüssigkeitsbilanz führen, weil eine Substitution von Flüssigkeit nicht automatisch im Verfahren implementiert ist (▪ Abb. 9.3).

▪ Kontinuierliche venovenöse Hämodiafiltration (CVVHDF)

Die CVVHDF kombiniert Hämodialyse mit Hämofiltration und kann mit modernen CRRT-Geräten

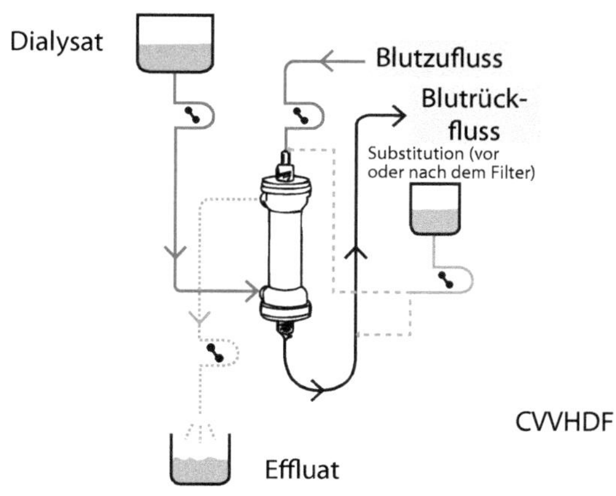

Abb. 9.4 Kontinuierliche venovenöse Hämodiafiltration (CVVHDF)

durchgeführt werden. Hierzu wird eine vierte Pumpe in Betrieb genommen. Die Substitution erfolgt wahlweise vor oder nach dem Filter (Prä- oder Postdilution).

Die CVVHD ist heute die am weitesten verbreitete Behandlungsmethode des Nierenversagens auf Intensivstationen, besonders bei Patienten mit Sepsis. Die Kombination konvektiven und diffusiven Transports führt zur effektiven Clearance von kleineren und mittelgroßen Toxinen. Durch ihren Verbrauch von Dialysat und Substitutionslösung ist es auch das kostspieligste Verfahren. Das Effluat entspricht dem Volumen, das dem Patienten entzogen wird, plus Dialysat und Substitutionslösung. Das Verfahren hat durch die obligate Substitution, die über den Prozessor automatisch an die Ultrafiltration angepasst wird, nicht das für die CVVHD beschriebene Bilanzierungsproblem (Abb. 9.4).

9.5 Hybridverfahren

Inzwischen werden verschiedene Varianten von Hybridverfahren zwischen intermittierender Dialysebehandlung und kontinuierlichen Nierenersatzverfahren auf Intensivstationen eingesetzt, die eine schonende Blutreinigung mit geringen Blutflüssen und niedrigen Ultrafiltrationsraten bei langen Behandlungszeiten erreichen, aber dennoch intermittierend durchgeführt werden. Die Verfahrensvarianten werden mit einer verwirrenden Vielzahl von Kürzeln bezeichnet. Einige Kürzel werden synonym für verschiedene Begriffe gebraucht (Tab. 9.2).

Tab. 9.2 Terminologie und Kürzel von Hybridverfahren

PIRRT	Prolonged (daily) intermittent renal replacement therapy
SLED	Slow extended dialysis
	Sustained low efficiency dialysis
SLEDD	Slow extended daily dialysis
	Sustained low efficiency (daily) dialysis
SLEDD-f	Sustained low efficiency (daily) diafiltration
EDD	Extended daily dialysis
SCD	Slow continuous dialysis
AVVH	Accelerated venovenous hemofiltration
»SHIFT«	Umgangssprachlich für Dialysebehandlung, die innerhalb einer pflegerischen Schicht durchgeführt wird

Die SLED (»slow extended dialysis«) ist eine schonende, verlängerte Dialysebehandlung, die bei täglicher Durchführung als SLEDD bezeichnet wird. Sie wird mit Blutflüssen von 100–150 ml/h und Dialysatflüssen von 100–300 ml/min über 6–12 h/Tag durchgeführt. Die Behandlung kann mit jedem Dialysegerät erfolgen, das Dialysat wird on-line auf der Intensivstation mit einer mobilen Wasseraufbereitungsanlage für den jeweiligen Patienten maßgeschneidert hergestellt. Eine interessante Alternative, die große Akzeptanz findet, ist der Einsatz der Tankniere GENIUS bei Intensivpatienten.

Die technischen Besonderheiten der Tankniere machen sie besonders für den flexiblen Einsatz in der Intensivmedizin geeignet. Das Dialysegerät wird elektrisch über einen Sicherheitstransformator aus dem 220-V-Stromnetz versorgt und intern mit 24 V betrieben. Ein Akkumulator ermöglicht den Weiterbetrieb bei Stromausfall. Die hohe Mobilität des auf großen Rollen montierten Dialysegerätes erlaubt eine Behandlung an jedem beliebigen Ort. Eine Wasseraufbereitung vor Ort mit einer Umkehrosmose ist nicht erforderlich. Der Dialysierflüssigkeitstank von 75 l wird extern zur täglichen Behandlung mit der individuell zusammengesetzten Dialysierflüssigkeit befüllt.

SLEDD führt mit seinen geringen Blutflüssen höchst selten zu Problemen mit dem Gefäßzugang, wie sie bei der IHD mit hohen Blutflüssen regelmäßig auftreten. Allerdings ist speziell bei Einsatz der Genius-Tankniere zu berücksichtigen, dass durch die einzelne Blutpumpe keine Single-needle-Dialyse möglich ist. In der Regel ist daher die Anlage eines Doppellumenkatheters erforderlich. Für blutungsgefährdete Patienten ist der gegenüber CRRT geringere Heparinverbrauch bei SLED von Vorteil. Im Vergleich zur CVVHF und CVVHDF bietet die SLED ökonomische Vorteile, indem auf die teure, industriell gefertigte Substitutionslösung verzichtet werden kann.

Erste kontrollierte Studien zeigen, dass diese Form der Behandlung gegenüber der klassischen CVVHF bei vergleichbarer Kreislaufstabilität der Patienten eine ebenso hohe Effektivität bei kürzeren Behandlungszeiten bietet. Die Behandlung kann viele Stunden lang unterbrochen bleiben. Es entstehen Freiräume für notwendige medizinische Untersuchungen des Patienten. Außerdem entfällt die Dauerbetreuung des Blutreinigungsverfahrens durch das Intensivpersonal (Fliser u. Kielstein 2006).

9.6 Filter und Membranen bei kontinuierlichen Verfahren

Für die blutpumpenunabhängigen SCUF und CAVH mit ihren niedrigen Blutflüssen müssen spezielle Filter mit kleinen Oberflächen um 0,5 m^2 gewählt werden. Für die anderen Verfahren werden heute herkömmliche Hämodialysefilter eingesetzt. Speziell für die Verfahren mit konvektivem Transport kommen hochpermeable Filter, also High-flux-Dialysatoren oder Hämofilter, zum Einsatz. Ein wichtiges Kriterium bei der Auswahl des Filters ist die Biokompatibilität der Dialysemembran (► Kap. 2). In der heutigen Praxis dominieren synthetische hochpermeable Dialysemembranen in Filtern mit großer Oberfläche, die neben einer exzellenten Clearance klein- bis mittelmolekularer Toxinen über Diffusion und Konvektion auch eine adsorptive Bindung von Zytokinen erlauben. Die Filter werden bei CRRT abhängig von den Erfahrungen des jeweiligen Zentrums nach 12–72 h gewechselt. Eine nachlassende Filtrationsleistung ist am Anstieg des venösen Drucks erkennbar und kann vorübergehend durch Freispülen des Filters mit Kochsalzlösung verbessert werden.

9.7 Substitutionslösungen und Dialysierflüssigkeit

Bei der IHD und den Hybridverfahren werden die Substitutionslösung und die Dialysierflüssigkeit nicht anders als bei der ambulanten Dialyse on-line produziert, allerdings über eine mobile Wasseraufbereitungsanlage. Kommt eine Tankniere zum Einsatz, so wird die Dialysierflüssigkeit für die gesamte Behandlung in den 75 oder 90 l fassenden Tank in individueller Zusammensetzung eingefüllt und verbraucht.

Für die CRRT werden kommerzielle, steril in Beuteln (Volumina von 2,5–7 l) abgefüllte Hämofiltrationslösungen verwandt, die sowohl als Substitutionslösung als auch als Dialysierflüssigkeit fungieren können. Auch Peritonealdialyselösungen können benutzt werden. Die Lösungen sind Laktat- oder Bikarbonat-gepuffert (◘ Tab. 9.3). Die Bikarbonat-gepufferte Lösung liegt als Doppelbeutel vor und wird erst nach Zusammenfügen beider Komponenten unmittelbar vor der Behandlung gebrauchsfertig. Laktatgepufferte Lösungen können die metabolische Azidose bei Leberversagen verschlechtern, da die metabolische Umwandlung zu Bikarbonat eingeschränkt ist (Cole 2003). Lösungen unterschiedlichster Elektrolytzusammensetzungen sind verfügbar, so dass individuelle Anpassungen an die Elektrolytkonstellation beim Patienten vorgenommen werden können.

Durch ihren kontinuierlichen Einsatz führen CRRT zu erheblichen Veränderungen des inneren Milieus beim Patienten, und die Plasmawerte für Elektrolyte, einschließlich von Magnesium und Phosphat müssen regelmäßig überwacht werden. Bei Antikoagulation mit Zitrat werden Kalzium-freie Substitutionslösungen eingesetzt.

Tab. 9.3 Beispiel für die Zusammensetzung einer kommerziellen Bikarbonat-gepufferten 4-mmol/l-Kalium-Hämofiltrationslösung vor und nach dem Zusammenmischen der beiden Komponenten

	Saure Glukose-Elektrolytlösung (kleine Kammer)	Alkalische Hydrogenkarbonatlösung (große Kammer)	Gebrauchsfertige Lösung nach dem Mischen
Kalium (K^+) [mmol/l]	80	–	4
Kalzium (Ca^{++}) [mmol/l]	30	–	1,5
Magnesium (Mg^{++}) [mmol/l]	10	–	0,5
Chlorid (Cl^-) [mmol/l]	162	110,42	113
Natrium (Na^+) [mmol/l]	–	147,37	140
Glukose ($C_6H_{12}O_6$) [mmol/l]	111	–	5,55
Bikarbonat (HCO_3^-) [mmol/l]	–	36,95	35

9.8 Gefäßzugänge

Für SCUF und CAVH wird neben dem venösen Gefäßzugang (zumeist ein Shaldon-Katheter) auch ein arterieller Shaldon-Katheter (meist in der Arteria femoralis) benötigt. Wegen der hohen Komplikationsrate des arteriellen Katheters stellt dies einen signifikanten Nachteil der auf spontaner Filtration beruhenden Verfahren dar. Bei Durchführung mit einem CRRT-Gerät werden heute meist ein Doppellumenkatheter oder alternativ zwei separate venöse Shaldon-Katheter gelegt; die Behandlung ist aber auch als Single-needle-(SN)-Verfahren möglich. Bei Einsatz der Genius-Tankniere kann allerdings keine SN-Dialyse durchgeführt werden.

9.9 Antikoagulation bei CRRT

CRRT führen aufgrund der langen Kontaktzeiten des Bluts mit den künstlichen Oberflächen zur Dauerstimulation des Gerinnungssystems. Unterbrechungen der Behandlungen aufgrund von Thrombosierung des Systems sind häufig. So kommt es durchschnittlich zu komplikationsbedingten Unterbrechungen der Behandlung von 8 h/Tag (Venkataraman et al. 2002). Andererseits kann eine systemische Antikoagulation bei Intensivpatienten mit ihrem zum Teil erhöhten Blutungsrisiko in besonderem Maße Komplikationen herbeiführen.

9.9.1 Heparin

Die Antikoagulation mit unfraktioniertem Heparin ist kostengünstig. Es liegen umfängliche Erfahrungen zu Dosierung und Monitoring vor, auch für den Einsatz bei blutungsgefährdeten Patienten. Die Antikoagulation mit Heparin wird entweder mit der aktivierten Gerinnungszeit (ACT) als Bedside-Methode oder mit der aktivierten partiellen Thromboplastinzeit (aPTT) monitorisiert. Die ACT (Koagulanz: Caolin) misst die plasmatische Gerinnung und die Thrombozytenfunktion, ihr Normwert ist 90–140 s. Dabei gilt, dass alle Kontrollverfahren der Antikoagulation rein empirisch und unzuverlässig sind.

Um Therapieunterbrechungen durch Thrombosierung zu vermeiden, sollte immer zusätzlich ein regelmäßiger Koagel-Check in Filter, Luftfallen und Schlauchsystemen durchgeführt werden.

Verschiedene Applikationsmethoden des Heparins sind gebräuchlich, häufig erfolgt die Heparinisierung in drei Schritten:

1. Zunächst wird das extrakorporale System mit heparinisierter Lösung gespült (2500–5000 I.E./l).
2. Bei Behandlungsbeginn wird die Startdosis als Bolus (15–70 I.E./kg) gegeben.
3. Schließlich erfolgt die kontinuierliche Infusion von 3–20 I.E./kg/h.

Zielwerte der aPTT sind das 1,5- bis 2-Fache des Normwertes und eine ACT von 150–220 s. Bei blutungsgefährdeten Patienten sollten die aPTT im oberen Normbereich und die ACT zwischen 100–150 s liegen. Auch niedermolekulare Heparine können zur Antikoagulation eingesetzt werden. Dabei müssen ihre verlängerte Halbwertszeit bei Niereninsuffizienz ebenso wie ihre unbekannte Elimination über CRRT bedacht werden. Neben Blutungen ist auf die Heparin-induzierte Thrombozytopenie (HIT) als sehr ernste Komplikation der Heparintherapie zu achten. Ihr Risiko lag in verschiedenen Untersuchungen zwischen 0,8 und 4,2%. Bei HIT muss auf andere Antikoagulanzien ausgewichen werden, z. B. auf die direkten Thrombininhibitoren Argatroban oder Lepirudin. Bei Blutungsgefahr muss entweder ohne Antikoagulation behandelt oder eine regionale Antikoagulation durchgeführt werden.

9.9.2 Regionale Antikoagulation mit Heparin

Die regionale Heparinisierung vermeidet die systemische Antikoagulation und reduziert damit die Blutungsgefahr. Heparin wird vor dem Dialysator in den extrakorporalen Kreislauf infundiert. Der Heparin-Antagonist Protamin wird nach dem Dialysator in das Schlauchsystem appliziert, um die Heparinwirkung vor Rückgabe des Bluts in den Kreislauf des Patienten wieder aufzuheben. Zur Steuerung der Dosierung muss die ACT bzw. aPTT sowohl im peripheren Blut des Patienten als auch im extrakorporalen System nach der Heparin- und vor der Protamininfusion gemessen werden. Im peripheren Blut sollten die Parameter normwertig sein, im extrakorporalen System nach dem Filter sollte die aPTT auf etwa 100 s verlängert sein. Erfahrungsgemäß ist dieses Verfahren schwierig zu steuern und erfordert ständige Anpassungen der Infusionsraten von Heparin und Protamin. Darüber hinaus wirkt Protamin selbst bei Überdosierung gerinnungshemmend und kann zu anaphylaktoiden Reaktionen führen.

9.9.3 Antikoagulationsfreie Durchführung der CRRT

Die Durchführung einer IHD oder von CRRT-Verfahren ohne Applikation eines Antikoagulanz kann bei stark blutungsgefährdeten Patienten z. B. unmittelbar postoperativ indiziert sein. Hierzu ist ein erheblicher personeller Aufwand erforderlich, da das extrakorporale System immer wieder mit physiologischer Kochsalzlösung (alle 20 min mit 100–250 ml) gespült werden muss. Die Thrombosierungsgefahr wird durch Betreiben des Verfahrens mit dem höchstmöglichen Blutfluss und durch die Zufuhr von Substitutionslösung vor dem Filter als Prädilution reduziert.

Jegliche Stagnation des Bluts muss vermieden und der Blut-Luft-Kontakt auf ein Minimum reduziert werden. Falls verfügbar, können bei CRRT Schlauchsysteme ohne arterielle und venöse Luftfallen verwandt werden.

9.9.4 Regionale Zitratantikoagulation

Die Durchführung von CRRT mit regionaler Zitratantikoagulation setzt sich auf Intensivstationen immer mehr durch. Zitrat bindet Kalzium, einen Co-Faktor entscheidender Schritte der Gerinnungskaskade. Vor dem Dialysator wird Natriumzitrat in den extrakorporalen Kreislauf infundiert, um über eine Bindung des ionisierten Kalziums die Blutgerinnung zu hemmen. Hinter dem Dialysator wird Kalziumchlorid infundiert, und damit der antikoagulatorische Effekt des Zitrats aufgehoben. Die Monitorisierung der Antikoagulation erfolgt durch Messung des ionisierten Kalziums. Zitrat hat eine dem Heparin vergleichbare Effizienz zur Offenhaltung des Dialysators, aber nur die Hälfte an Nebenwirkungen (kein HIT, keine systemische Antikoagulation und Blutungsgefährdung). Die wichtigsten Nebenwirkungen sind Hypokalzämie und metabolische Alkalose, da Zitrat in der Leber zu Bikarbonat verstoffwechselt wird. Bei Leberversagen sollte eine Zitratantikoagulation deshalb nicht durchgeführt werden. Bei Zitratantikoagulation wird meist Kalzium-freies Dialysat und Substitutionslösung bevorzugt. Zitrat steht

■ Tab. 9.4 Charakteristika von IHD, CRRT und Hybridverfahren im Vergleich

	IHD	CRRT	Hybridverfahren
Behandlungszeit	3–5 h/Tag; 3- bis 5-mal/Woche	Theoretisch 24 h/Tag; 7 Tage/Woche, durch komplikationsbedingte Unterbrechung aber im Durchschnitt nur 18 h/Tag	7–8 h/Tag; 3- bis 5-mal/Woche oder täglich
Technischer und personeller Aufwand	Technisch aufwändige Bedienung des Dialysegeräts durch geschultes Dialysepersonal bei geringer Behandlungszeit	Einfache Bedienbarkeit der Geräte, keine Wasseraufbereitung erforderlich	Technisch aufwändige Bedienung des Dialysegeräts durch geschultes Dialysepersonal bei intermediärer Behandlungszeit
	Wasseraufbereitung vor Ort notwendig	Bedienung durch Intensivpersonal möglich, allerdings keine behandlungsfreie Zeit	Wasseraufbereitung vor Ort notwendig, bei Verwendung einer Tankniere kann darauf verzichtet werden
Effizienz	Bei Dialysen mit einem Kt/V von 1,2–1,4 sind 3 wöchentliche Behandlungen bereits ausreichend	Für die CVVHF sollte ein Austauschvolumen von mind. 35 ml/kg/h erreicht werden	Effizienz ist ersten Studien zufolge gleichwertig mit CVVHF
	Geeignet zum raschen Volumenentzug bei akuter Überwässerung/Lungenödem und zur Korrektur lebensbedrohlicher Elektrolytentgleisungen wie Hyperkaliämie		
Komplikationen	Kreislaufinstabilität aufgrund intravasaler Volumenschwankungen bei hohen Ultrafiltrationsraten	Gute Kreislaufstabilität bei niedrigen Blutflüssen und Ultrafiltrationsraten	Gute Kreislaufstabilität bei niedrigen Blutflüssen und Ultrafiltrationsraten
		Konstanter Volumen- und Toxinentzug, geringe Schwankungen der Elektrolytkonzentrationen im Blut	Konstanter Volumen- und Toxinentzug, geringe Schwankungen der Elektrolytkonzentrationen im Blut

als Trinatriumzitrat (TSC) oder ACD-A-Zitrat zur Verfügung; beide können eingesetzt werden.

Regionale Zitratantikoagulation ist bei CRRT im Vergleich zur Antikoagulation mit niedermolekularem Heparin mit geringerer Mortalität und besserer Erholung der Nierenfunktion verknüpft (Oudemans 2009). Dies könnte über unterschiedliche Auswirkungen von Zitrat und Heparin auf die Ausschüttung der Granula (besonders von Myeloperoxidase MPO) von Neutrophilen erklärt werden, die bei Verwendung von Zitrat geringer ist.

9.9.5 Prostazyklin

Prostazyklin wird vor dem Dialysator infundiert und darüber die Thrombozytenaggregation gehemmt. Aufgrund der kurzen Halbwertszeit muss die Infusion kontinuierlich über die gesamte Dialyse erfolgen. Als Nebenwirkung kann es zu einer Flush-Symptomatik, Kopfschmerzen und Blutdruckabfällen kommen. Prostazyklin ist sehr teurer und wird heute kaum eingesetzt.

9.10 Hypothermie bei CRRT

Hypothermie ist eine Komplikation der CRRT, da ein Wärmeverlust über die 100–200 ml extrakorporalen Bluts eintritt, und weil die Substitutionslösungen bei Raumtemperatur infundiert werden (■ Tab. 9.4). Um eine ernsthafte Auskühlung des Patienten zu vermeiden, sind Monitorisierung der Körpertemperatur, Verwendung wärmender

Decken, Anhebung der Raumtemperatur und ggf. Verwendung eines im CRRT-Gerät implementierten Blutwärmers sowie Anwärmung von Dialysier-/Substitutionsflüssigkeiten wichtige Maßnahmen (Rickard 2004).

9.11 Internet-Links

- ► **http://www.dgfn.eu/aerzte/leitlinien.html**
  Leitlinien der Deutschen Gesellschaft für Nephrologie
- ► **http://www.european-renal-best-practice.org**
  European Best Practice Guidelines

Literatur

Bell M, SWING, Granath F, Schön S, Ekbom A, Martling CR (2007) Continuous renal replacement therapy is associated with less chronic renal failure than intermittent haemodialysis after acute renal failure. Intensive Care Med. May;33(5):773–780

Brunet S, Leblanc M, Geadah D, Parent D, Courteau S, Cardinal J (1999) Diffusive and convective solute clearances during continuous renal replacement therapy at various dialysate and ultrafiltration flow rates. Am J Kidney Dis. 34:486–492

Cole L, Bellomo R, Hart G, Journois D, Davenport P, Tipping P, Ronco C (2002) A phase II randomized, controlled trial of continuous hemofiltration in sepsis. Crit Care Med. Jan;30(1):100–106

Cole L, Bellomo R, Baldwin I, Hayhoe M, Ronco C (2003) The impact of lactat-buffered high-volume hemofiltration on acid-base balance. Intensive Care Med. Jul;29(7):1113–1120

Fliser D, Kielstein JT (2006) Technology Insight: treatment of renal failure in the intensive care unit with extended dialysis. Nat Clin Pract Nephrol. Jan;2(1):32–39

Kramer P, Wigger W, Reiger J, Matthaei D, Scheler F (1977) Arteriovenous haemofiltration: a new and simple method for treatment of over-hydrated patients resistant to diuretics [in German]. Klin Wochenschr. 55: 1121–1122

McCullough PA, Wolyn R, Rocher LL, Levin RN, O'Neill WW (1997) Acute renal failure after coronary intervention: incidence, risk factors, and relationship to mortality. Am J Med. Nov; 103(5):368–375

Oudemans-van Straaten HM, Bosman RJ, Koopmans M et al. (2009) Zitrate anticoagulation for continuous venovenous hemofiltration. Crit Care Med. Feb;37(2):545–552

Piccinni P, Dan M, Barbacini S et al. (2006) Early isovolaemic haemofiltration in oliguric patients with septic shock. Intensive Care Med. Jan;32(1):80–86

Rickard CM, Couchman BA, Hughes M, McGrail MR (2004) Preventing hypothermia during continuous venovenous haemodiafiltration: a randomized controlled trial. J Adv Nurs. 47:393–400

Ronco C, Bellomo R, Homel P, Brendolan A, Dan M, Piccinni P, La Greca G (2000) Effects of different doses in continuous veno-venous haemofiltration on outcomes of acute renal failure: a prospective randomised trial. Lancet. Jul 1;356(9223):26–30

Schiffl H, Lang SM, Fischer R (2002) Daily hemodialysis and the outcome of acute renal failure. N Engl J Med. Jan 31; 346(5):305–310

Schindler R, Senf R, Frei U (2002) Influencing the inflammatory response of hemodialysis patients by cytokine elimination using large pore membranes. Nephrol Dial Transplant. 17:17–19

Seabra VF, Balk EM, Liangos O, Sosa MA, Cendoroglo M, Jaber BL (2008) Timing of renal replacement therapy initiation in acute renal failure: a meta-analysis. Am J Kidney Dis. Aug;52(2):272–284

The VA/NIH Acute Renal Failure Trial Network (2008) Intensity of renal support in critically ill patients with acute renal failure. N Engl J Med 359: 7–20

Tolwani AL et al. (2008) Standard versus high-dose CVVHDF for ICU-related acute renal failure. J Am Soc Nephrol 19: 1233

Venkataraman R, Kellum JA, Palevsky P (2002) Dosing patterns for continuous renal replacement therapy at a large academic medical center in the United States. J Crit Care 17:246–250

Vinsonneau C, Camus C, Combes A et al. (2006) Continuous venovenous haemodiafiltration versus intermittent haemodialysis for acute renal failure in patients with multiple-organ dysfunction syndrome: a multicentre randomised trial. Lancet. Jul 29; 368(9533):379–385

Dialyse bei speziellen Patientengruppen

10.1 Diabetiker

Gegenüber nicht-diabetischen Patienten haben Diabetiker eine ungünstigere Prognose an der Dialyse, mit einer besonders hohen Sterbequote innerhalb der ersten Monate der Dialysetherapie. Kardiovaskuläre Ereignisse sind die führenden Todesursachen.

Für die häufig erhobene Forderung, bei Diabetikern frühzeitiger als bei Nichtdiabetikern mit der Dialyse zu beginnen, gibt es keine Belege aus Studien. Verbreitet erfolgt der Beginn der Nierenersatztherapie bei einer eGFR von 10–15 ml/min. Hinsichtlich der Verfahrenswahl besteht inzwischen Einigkeit, dass Hämodialyse (HD) und Peritonealdialyse (PD) zu vergleichbaren Ergebnissen bei Diabetikern führen, sofern die jeweils verfahrensspezifischen Probleme beachtet werden.

Fällt die Entscheidung zur HD, so macht speziell die Anlage eines Gefäßzugangs aufgrund von arteriellen Verkalkungen Probleme. Rechtzeitige Planung und Anlage eines Shunts sind in dieser Situation besonders wichtig. Eine desolate Gefäßsituation kann ein Argument zur Entscheidung für die PD sein, die insgesamt aber auch bei Diabetikern unterrepräsentiert ist.

Diabetiker, die mit PD behandelt werden, haben gegenüber den nicht-diabetischen Patienten häufiger und früher Probleme mit der Funktion der Peritonealmembran wie Ultrafiltrationsversagen und peritoneale Fibrose, die zu einem vorzeitigen Verfahrensabbruch zwingen können.

Die autonome Polyneuropathie prädisponiert Diabetiker in besonderem Maße für Hypotensionen während der HD. Sie stellen ein weiteres Argument für die PD bei Diabetikern dar. Natriumprofile wirken sich zur Prophylaxe der Hypotensionen positiv aus. Studienergebnisse der letzten Jahre zeigen eine verbesserte Morbidität und Mortalität von Diabetikern bei Einsatz von High-flux-Dialysatoren.

10.2 Schwangerschaft

Schwangerschaften bei Dialysepatienten sind meist ungeplant und werden nur zu etwa 25–57% mit Geburt eines lebenden Kindes beendet. Die Abort-Quote liegt im 1. Trimester mit 40% am höchsten. Auch die neonatale Mortalität der Kinder von Dialysepatientinnen liegt mit 20% hoch. Auf mütterlicher Seite kommt es in 80% zu hypertensiven Komplikationen. Das Auftreten eines Polyhydramnion wird durch osmotische Diurese bei hohen Harnstoffwerten verursacht und reagiert auf die Ultrafiltration bei der Dialyse.

> **Hämodialyse (HD) und Peritonealdialyse (PD) haben vergleichbare Erfolgs- und Komplikationsraten bei Schwangerschaften. Es besteht in der Regel kein Bedarf für einen Verfahrenswechsel während der Schwangerschaft.**

Obwohl Studien hierzu fehlen und wegen des sporadischen Auftretens der Schwangerschaft bei Dialysepatienten kaum durchführbar sind, wird für schwangere HD-Patientinnen eine intensivierte HD über bis zu 6-mal 4 h/Woche empfohlen. Ein indirekter Hinweis für die prognostische Bedeutung einer intensivierten Dialyse sind die günstigeren Ergebnisse bei Schwangeren mit Restnierenfunktion im Vergleich zu den anurischen Schwangeren (80% vs. 40% Überleben der Neugeborenen).

Für die intensivierte HD müssen Besonderheiten der Dialysatzusammensetzung berücksichtigt werden. So muss eine Hypokaliämie durch Anhebung des Dialysatkaliums unbedingt vermieden werden. Die Patientinnen tendieren zur respiratorischen Alkalose. Entsprechend muss das Dialysatbikarbonat nach unten angepasst werden. Der Dialysatgehalt an Magnesium sollte 2,5–3 mmol/l erreichen, um höhere Magnesiumspiegel im Blut aufrechtzuhalten (Eklampsie-Prophylaxe). Auch ein Absinken des S-Phosphatspiegels durch die intensivierte Dialyse muss durch Phosphatsubstitution im Dialysat unbedingt vermieden werden.

PD-behandelte Patientinnen müssen mit Fortschreiten der Schwangerschaft das Füllvolumen der Dialysierflüssigkeit reduzieren, aber kompensatorisch den Umsatz steigern (höhere Anzahl der Beutelwechsel oder vorübergehende Umstellung auf ein APD-Verfahren).

Im Zusammenhang mit der Schwangerschaft sollte die Eiweißzufuhr auf 1,5 g/kg/Tag gesteigert und auf die empfohlene Zufuhr wasserlöslicher

Vitamine besonders geachtet werden. Der Bedarf an EPO steigt während der Schwangerschaft.

10.3 Hochbetagte Patienten

Ein wachsender Anteil der dialysepflichtig werdenden Patienten, ist heute betagt bis hochbetagt, d. h. nicht selten bei Dialysebeginn älter als 75 Jahre. In Europa (European Renal Association Registry; ERA) waren zwischen 1985 und 2002 48% der Patienten bei Dialysebeginn >65 Jahre alt.

Bei betagten Patienten gibt es spezifische Herausforderungen. Die Prognose über 75-jähriger Patienten ist erheblich ungünstiger als die der Patienten, die vor dem 65. Lebensjahr dialysepflichtig werden. Besonders kurz ist die Lebenserwartung der Patienten, die mit bereits niedrigem Gewicht andialysiert oder die in den ersten Wochen an der Dialyse abnehmen und häufig hospitalisiert werden.

Die besonders ungünstige Prognose beruht auch darauf, dass betagte Patienten im Durchschnitt sehr spät in nephrologische Betreuung kommen. Ein überdurchschnittlicher Anteil insbesondere der Hochbetagten beginnt die Dialysetherapie über einen Katheter, was automatisch mit einer Prognoseverschlechterung verbunden ist.

Von zentraler Bedeutung ist die Lebensqualität, die betagte Dialysepatienten durch eine Nierenersatztherapie noch gewinnen können. Sie muss gegenüber den verfahrensbedingten Unannehmlichkeiten abgewogen werden. Patienten, die spät in nephrologische Betreuung gelangen und nicht rechtzeitig auf die Dialyse vorbereitet werden können, haben gegenüber Patienten mit rechtzeitiger Planung der Dialyse eine verminderte Lebensqualität (Loos 2003). Diese mangelnde Lebensqualität der dialysebehandelten Hochbetagten ist eine wichtige Herausforderung an die Nephrologen. Der Abbruch der Dialysebehandlung wegen nicht ausreichender Lebensqualität ist in manchen Regionen (z. B. Australien) die zweithäufigste Todesursache bei Dialysepatienten überhaupt (White 2006).

Fällt die Entscheidung zum Abbruch der Dialyse, so müssen die Patienten in eine kompetente Palliativbetreuung übergeleitet werden. Die häufigsten Symptome bei nicht fortgesetzter Nierenersatztherapie sind Atemnot, Ödeme, Pruritus, Übelkeit, Erbrechen und Schmerzen (Loos et al. 2003). Das Schmerzmanagement sollte in etwa dem WHO-Stufenschema folgen, wobei parenterale Opioide eine zentrale Rolle spielen.

Wenn es der Gefäßstatus erlaubt und wenn grundsätzlich die Eignung und Bereitschaft zur chronischen Dialysebehandlung vorliegt, sollte die Planung und Anlage des Gefäßzugangs bei Hochbetagten umso frühzeitiger erfolgen. In den wenigen Studien, die zur Dialyse bei Betagten durchgeführt wurden, haben sich keine unterschiedlichen Verläufe und Ergebnisse zwischen HD und PD herausgestellt. Das technische Überleben der PD ist selbst bei Hochbetagten nicht gegenüber jüngeren Patientengruppen eingeschränkt, und es liegen mittlerweile exzellente Erfahrungen zur Durchführung der PD in Zusammenarbeit mit Pflegeheimen vor.

Gerade Hochbetagte profitieren von einer frühzeitigen nephrologischen Betreuung und rechtzeitiger Planung einer Nierenersatztherapie.

10.4 Schmerztherapie

Die Schmerztherapie bei Dialysepatienten wird durch den Verlust der renalen Eliminationsroute für Pharmaka und ihre Abbauprodukte kompliziert. Diese können akkumulieren und Nebenwirkungen auslösen.

Bei Patienten, die noch über eine Restdiurese verfügen, sollten außerdem Präparate vermieden werden, die die renale Mikrozirkulation weiter beeinträchtigen. Im Einzelfall muss aufgrund von Schmerzursache und Schmerzcharakter über die häufig unumgängliche Schmerztherapie entschieden werden. Eine Leitschnur für die Schmerztherapie ist hierbei das von der WHO empfohlene Stufenschema (▶ Übersicht).

Hinweise zur Verwendung von Analgetika in der Schmerztherapie terminal Niereninsuffizienter

- **Paracetamol:** kann gegeben werden, da es hepatisch metabolisiert wird. Allerdings sollte eine Dosis von 2–4 g/Tag nicht überschritten werden. Es besteht die Gefahr der Lebertoxizität und der Akkumulation einiger Metaboliten bei Niereninsuffizienz.

- **COX-2-Inhibitoren:** Die Gruppe der sog. COXIBe ist ohne Vorteil hinsichtlich der Nierenverträglichkeit und sollte bei bestehender Restdiurese ebenso wie NSAID vermieden werden.
- **Metamizol und Flupirtin**: Unproblematische milde Schmerzmittel bei Nierenversagen bei korrekter Dosierung: Metamizol (bis 3 g/Tag) und Flupirtin = Katadolon (400–600 mg/Tag) unter Kontrolle der Leberfunktion.
- **Opioide**: Opioide sollten generell frühzeitig in der Schmerztherapie von Dialysepatienten zum Einsatz kommen. Dabei gilt für die meisten Opioide, dass eine Dosisreduktion, Verlängerung der Dosier-Intervalle und sorgfältige Beachtung des Auftretens von Nebenwirkungen notwendig sind.
- **Schwach wirksame Opioide** wie Tilidin/Naloxon und Tramadol sind relativ problemlos geeignet. Tilidin muss auch bei hochgradiger Niereninsuffizienz nicht dosisreduziert werden.
- **Morphin**: Unter den stark wirksamen Opioiden ist das Morphin (z. B. MST) ebenso wie Codein zur Dauertherapie wegen renal eliminierter Metabolite ungeeignet.
- **Fentanyl und Buprenorphin** (z. B. Transtec), die wegen geringer oraler Bioverfügbarkeit häufig transdermal appliziert werden, werden in der Literatur in dieser Hinsicht unterschiedlich beurteilt. Wenn diese Präparate transdermal appliziert werden, muss in jedem Fall sorgfältig auf Nebenwirkungen geachtet werden. Unter Fentanyl-behandelten Dialysepatienten werden immer wieder Suppressionen der Atmung beobachtet.
- **Hydromorphon** (Pallodon, Jurnista) gilt als besonders geeignet für die Schmerzbehandlung von Dialysepatienten. Eine Akkumulation von wirksamen Metaboliten ist nicht bekannt. Es muss aber eventuell während der Dialysebehandlung nachdosiert werden.

10.5 Chemotherapie

■ Erhöhte Inzidenz von Malignomen bei Dialysepatienten und Nierentransplantierten

Patienten mit terminaler Niereninsuffizienz haben eine erhöhte Inzidenz für maligne Tumoren. Die Chemotherapie dieser Tumoren stellt die Behandler aufgrund der häufig unsicheren Dosierung der Präparate vor große Herausforderungen. In den Anfangsjahren wurden Chemotherapien bei Dialysepatienten aufgrund der Angst von unkalkulierbaren Nebenwirkungen nicht durchgeführt. Inzwischen ist klar, dass man diesen Patienten die Chemotherapie nicht vorenthalten kann und dass sie profitieren können. Grundsätzlich besteht die Gefahr, dass überwiegend renal eliminierte Zytostatika und deren Metabolite bei Niereninsuffizienz kumulieren und schwere myelotoxische oder neurotoxische Nebenwirkungen auslösen.

Eine Dosisanpassung der Chemotherapeutika ist grundsätzlich erforderlich, wenn die Kreatinin-Clearance des Patienten <50 ml/min liegt und das Zytostatikum nur eine geringe extrarenale Ausscheidung aufweist (Q_0-Wert = extrarenaler Ausscheidungsbruchteil bei normaler Nierenfunktion des Arzneimittels <0,5). Bei Zytostatika, die eine geringe renale Elimination der Wirksubstanz aufweisen (Q_0 >0,5), ist keine Dosisreduktion bei Niereninsuffizienz erforderlich.

Die in der Therapieplanung involvierten Ärzte sind besonders gefordert, die Reduktion der Einzeldosis oder die Verlängerung des Therapieintervalls im Falle von Zytostatika mit grundsätzlich bekannter renaler Exkretion festzulegen. Hierzu greift man am besten auf entsprechend spezialisierte Dosierungsrechner bzw. Richtlinien zurück (► Internet-Links).

Beispiele für die Dosierung von Chemotherapeutika bei Nierenversagen in Abhängigkeit von ihrer extrarenalen Eliminations-Q_0

- Keine Dosisanpassung: nur geringe renale Elimination der Wirksubstanz: (Q_0 >0,5). Beispiele: Etoposid, Ezetimib, Imetinib, Chlorambucil, Docetaxel, 5-Fluorouracil, Vinca-Alkaloide (Vincristin, Vinorelbin)
- Einschränkung: Es entstehen Metabolite, auf die das nicht zutrifft (nur teilweise bekannt)
- Drastische Dosisreduktion/Kontraindikation: Geringe extrarenale Elimination von Wirksubstanz und Metaboliten (Q_0 <0,5). Dilemma besonders groß, wenn toxische, aber therapeutisch unwirksame, renal eliminierte Metabolite entstehen:
  → Zytostatikum kann nicht mehr in pharmakodynamisch wirksamer Dosis appliziert werden kann.
  Beispiel: Methotrexat
- Kalkulierte Dosisreduktion bei ± bekannter renaler Exkretion. Lösbares Problem bei erhöhtem Überwachungsbedarf (Drug-Monitoring): Ermittelbare Reduktion der Einzeldosis oder Verlängerung des Intervalls

10.6 Dialyse und Kontrastmitteluntersuchung

Bei Dialysepatienten mit Restnierenfunktion sollte auf unnötige Kontrastmittel-Expositionen zur Vermeidung eines Rückgangs dieser Restfunktion verzichtet werden. Notwendige Untersuchungen selbst sollten mit der geringsten erforderlichen Menge des Kontrastmittels durchgeführt werden. Aufgrund der Studienlage bleibt es weiterhin unklar, ob die Wahl des Kontrastmittels für das Entstehen einer Nephropathie eine entscheidende Rolle spielt.

Weitgehend besteht jedoch Konsens, dass isoosmolare (z. B. Iodixanol) günstiger als hyperosmolare (auch Iohexol hat noch eine 2- bis 3-fach höhere Osmolarität als Blut) Kontrastmittel sind. Allgemein wird jedoch der mit der KM-Applikation verbundene Volumen-load überschätzt, wie Modellrechnungen zeigen (Rodby 2007). Ob die für chronische Niereninsuffizienz empfohlenen prophylaktischen Maßnahmen ergriffen werden, muss von den jeweils aktuellen Studienergebnissen zu dieser Frage abhängig gemacht werden. Widersprüchliche Daten haben in den vergangenen Jahren immer wieder zu Änderungen der Empfehlungen geführt. So hatten die jeweils geprüften Maßnahmen wie Kalziumantagonisten, Dopamin, N-Azetylzystein keinen durchgängigen Erfolg.

Eine entscheidende Frage für Nephrologen, mit der sie auch immer wieder von anderen Fachabteilungen konfrontiert werden, betrifft die prophylaktische Dialyse nach Kontrastmittelexposition von Niereninsuffizienten, also von Dialysepatienten mit Restnierenfunktion. Radiologen wenden sich häufig mit der Bitte um prophylaktische Dialysen im Zusammenhang mit KM-Untersuchungen an die Nephrologen oder sie führen die Untersuchung mit den entsprechenden diagnostischen Einbußen ohne KM durch.

Hierzu ist zunächst festzustellen, dass anders als bei Gadolinium keine Hinweise für eine extrarenale Toxizität von Röntgenkontrastmitteln existieren, auch nicht bei Dialysepatienten. Damit kann bei anurischen Patienten ganz sicher auf eine Dialyse im Anschluss an eine Kontrastmittelexposition verzichtet werden.

Mit Molekulargewichten von 700–1500 D sind jodhaltige Röntgenkontrastmittel relativ klein und gleichzeitig wenig proteingebunden und daher grundsätzlich zur Entfernung über extrakorporale Blutreinigungsverfahren geeignet. Allerdings konnten zahlreiche hierzu durchgeführte Studien keinen Nutzen dieses Manövers nachweisen.

Eine Metaanalyse hat aber gezeigt, dass ein routinemäßiger Einsatz von periprozeduralen Nierenersatzverfahren nicht angezeigt ist, da es das Risiko der Nephropathie nicht reduziert, sondern eventuell sogar erhöht (Cruz et al. 2012). Im klinischen Alltag wird diese Datenlage zum Risiko der KM-Nephropathie und speziell zu einer möglichen Rolle der Dialyse zu ihrer Vermeidung häufig nicht ausreichend wahrgenommen.

Es gibt keine Rationale für den prophylaktischen Einsatz von extrakorporalen Blutreinigungsverfahren bei Kontrastmittelexposition.

10.6.1 Gadolinium

Bis vor wenigen Jahren war man überzeugt, dass Gadolinium-haltige Kontrastmittel zur Gefäßdarstellung bei Kernspinuntersuchungen bedenkenlos bei eingeschränkter Nierenfunktion eingesetzt werden können. Sie haben tatsächlich kein nephrotoxisches Potenzial. Inzwischen wird aber mit der nephrogenen systemischen Fibrose (NSF) ein sehr schweres, therapeutisch kaum beeinflussbares Krankheitsbild auf den Einsatz dieser Kontrastmittel bei Nierenversagen zurückgeführt.

Gadoliniumhaltige Kontrastmittel sind seit 1988 im Einsatz. Die Toxizität von freiem Gadolinium war grundsätzlich bekannt. Seit 2001 war die nephrogene fibrosierende Dermatopathie als neue Entität bei Dialysepatienten aufgefallen und wurde mit einer Gadoliniumexposition bei Niereninsuffizienz in Zusammenhang gebracht. Später wurde das Vollbild der NSF als Folge einer Gadoliniumexposition beschrieben. Eine weiterere Risikogruppe für NSF sind Lebertransplantierte.

Die Erkrankung trat in einem Zeitraum von zwei Tagen bis 18 Monaten nach der Gabe von Gadolinium-haltigen Kontrastmitteln bei MRT-Untersuchungen auf. Besonders hoch ist das Risiko bei MR-Angiographien, da die applizierte Kontrastmittelmenge höher liegt.

Der überwiegende Teil der bislang gesicherten und in der wissenschaftlichen Literatur publizierten Fälle trat nach Anwendung von Omniscan auf, einige jedoch auch nach Anwendung von Magnevist. Das Bundesinstitut für Arzneimittel und Medizinprodukte (BfArM) ordnete 2007 eine Zulassungsänderung für Omniscan und Magnevist an. Diese Kontrastmittel dürfen nicht mehr bei Patienten mit schwerer Nierenfunktionseinschränkung oder bei Patienten mit erfolgter oder geplanter Lebertransplantation angewendet werden. Auch bei der letzteren Patientengruppe waren Fällen von NSF aufgetreten.

Für die Pathogenese entscheidend ist offenbar die Freisetzung von toxischen freien Gadolinium-Ionen. Die chemischen Eigenschaften der Kontrastmittel lassen offenbar eine gewisse Risikoabstufung zu. Inzwischen liegen auch gute Belege dafür vor, dass die Applikation von parenteralem Eisen, wie es viele Dialysepatienten erhalten, die Freisetzung von toxischem Gadolinium begünstigt (sog. Transmetallation).

1. Geringes Risiko: Kontrastmittel mit zyklischer Struktur (Freisetzung von Gadolinium-Ionen eher unwahrscheinlich): Dotarem, Gadovist und ProHance
2. Mittleres Risiko: Kontrastmittel mit linear-ionischer Struktur: Magnevist, MultiHance, Primovist und Vasovist
3. Hohes Risiko: Kontrastmittel mit linear-nichtionischer Struktur (Freisetzung von Gadolinium-Ionen wahrscheinlich): Omniscan und OptiMARK

Entsprechend dieser Einschätzung existieren auch in Deutschland inzwischen abgestufte Zulassungsänderungen für alle Gadolinium-haltigen Kontrastmittel.

Freies Gadolinium kann durch HD und PD aus dem Blut entfernt werden. Aufgrund der Schwere einer NSF und ihrer Unbeeinflussbarkeit durch Therapien sollten prophylaktische Dialysen nach Exposition bei Niereninsuffizienten durchgeführt werden.

Amerikanische und Europäische Fachgesellschaften (FDA und American College of Radiology) geben aktuell folgende Empfehlungen zur Prävention der NSF bei Dialysepatienten:

- Wenn auf eine MRT-Untersuchung nicht verzichtet werden kann, sollte in weniger als 2 Stunden danach eine Hämodialyse erfolgen. Insgesamt sollten 2–3 Hämodialysen kurz hintereinander erfolgen. Auf diese Weise können über 90% des Gadoliniums aus der Zirkulation entfernt werden.
- Bei PD-Patienten sollte die Austauschfrequenz erhöht werden, z. B. 5 Beutelwechsel tgl. an den der Untersuchung folgenden Tagen – oder es sollten vorübergehend Hämodialysen erfolgen.

- Generell sollte bei Dialysepatienten wiederholte Gadolinium-Expositionen vermieden werden (Minimal-Intervall zwischen Untersuchungen: 1 Woche) und die jeweils eingesetzten Volumina sollten so gering wie vertretbar sein.
- Wegen der vermuteten pathophysiologischen Rolle zur Entwicklung der NSF sollte bei Dialysepatienten die parenterale Eisensubstitution eine Woche vor der geplanten Untersuchung pausiert werden.

Derzeit gibt es noch keinen Beleg dafür, dass es bei Niereninsuffizienten im Stadium IV gerechtfertigt ist, nach Gadolinium-Exposition zu hämodialysieren und hierfür eigens einen großlumigen Katheter zu legen. Internet-Links

10.7 Internet-Links

- ► **http://www.dosing.de**
  Hinweise zur Dosierung von Medikamenten bei Niereninsuffizienz
- ► **http://www.medizinfo.com/schmerz/thwho.htm**
  WHO-Stufenschema der Schmerztherapie
- ► **http://www.ema.europa.eu/ema/index.jsp?curl=pages/medicines/human/referrals/Gadolinium-containing_contrast_agents/human_referral_000182.jsp**
  Empfehlungen zum Einsatz von Gadolinium-haltigen Kontrastmitteln der European Medicines Agency (EMA)

Literatur

Chao AS, Huang JY, Lien R et al. (2002) Pregnancy in women who undergo long-term hemodialysis. Am J Obstet Gyencol Jul;187(1):152–156

Cruz DN, Goh CY, Marenzi G, Corradi V, Ronco C, Perazella MA (2012) Renal replacement therapies for prevention of radiocontrast-induced nephropathy: a systematic review. The American Journal of Medicine 125: 66–78.

Dettli L (1984) The kidney in pre-clinical and clinical pharmacokinetics. Jpn J Clin Pharmacol Ther 15:241–254

Finn WF (2006) The clinical and renal consequences of contrast-induced nephropathy. Nephrol Dial Transplant 21 (Suppl 1): i2–i10

Letourneau I, Ouimet D, Dumont M, Pichette V, Leblance M (2003) Renal replacement in end-stage renal disease patients over 75 years old. Am J Nephrol. Mar-Apr;23(2):71–77

Locatelli F, del Vecchio L, Cavalli A (2010) How can prognosis for diabetic ESRD be improved? Semin Dial. Feb 22 [Epub ahead of print]

Loos C, Briancon S, Frimat L, Hanesse B, Kessler M (2003) Effect of end-stage renal disease on the quality of life of older patients. J Am Geriatr Soc. Feb;51(2):229–233

Niscola P, Scarmucci L, Vischini G et al. (2009) The use of major analgesics in patients with renal dysfunction. Curr Drug Targets. Dec 31. [Epub ahead of print]

Noble H, Meyer PJ, Bridge DJ, Johnson DB, Kelly DD (2010) Exploring symptoms in patients managed without dialysis: a qualitative research study. J Ren Care. Mar;36(1):9–15

Rasche FM, Keller F, Czock D (2005) Chemotherapie bei Patienten mit Niereninsuffizienz, Dialyse und nach Transplantation. Dtsch Med Wochenschr. 130:1–4

Rodby RA (2007) Preventing complications of radiographic contrast media: is there a role for dialysis? Semin Dial. Jan-Feb;20(1):19–23

Schwenger V, Morath C, Hofmann A, Hoffmann O, Zeier M, Ritz E (2006) Late referral – a major cause of poor outcome in the very elderly dialysis patient. Nephrol Dial Transplant 21: 962–967

Silberzweig JI, Chung M (2009) Removal of gadolinium by dialysis: review of different strategies and techniques. J Magn Reson Imaging. Dec;30(6):1347–1349

Taskapan H, Tam P, Leblanc D, Ting RH, Nagai GR, Chow SS, Fung J, Ng PS, Sikaneta T, Roscoe J, Oreopoulos DG (2010) Peritoneal dialysis in the nursing home. Int Urol Nephrol. Feb 23. [Epub ahead of print]

White Y, Fitzpatrick G (2006) Dialysis: prolonging life or prolonging dying? Ethical, legal and professional considerations for end of life decision making. EDTNA ERCA J. Apr-Jun;32(2):99–103

Yang X, Fang X, Kothari J et al. (2007) Clinical outcomes of elderly patients undergoing chronic peritoneal dialysis: experiences from one center and a review of the literature. Int Urol Nephrol 39(4):1295–302. [Epub 2007 Oct 6]

Medikamente bei Dialyseverfahren

Die pharmakokinetischen Eigenschaften von Medikamenten können bei terminaler Niereninsuffizienz verändert sein. Die Ausscheidung von Medikamenten kann renal oder extrarenal erfolgen. Ist der Anteil der extrarenalen Ausscheidung an der Gesamtausscheidung groß, muss die Nierenfunktion bei der Dosierung nicht berücksichtigt werden. Standardbeispiel ist hier das Chloramphenicol. Ein Medikament mit fast ausschließlicher renaler Ausscheidung dagegen ist z. B. Penicillin.

11.1 Pharmakokinetische Parameter

Bioverfügbarkeit Bioverfügbarkeit beschreibt die enterale Resorptionsquote. Diese kann sich bei Niereninsuffizienz ändern. Ursachen sind z. B. gestörte Motilität im Rahmen einer autonomen Polyneuropathie oder ein bei metabolischer Azidose erniedrigter Gewebe-pH-Wert. Eine fortgeschrittene Urämie führt zur Alkalisierung des Magensekretes. Medikamente, deren Resorption in saurem Milieu erfolgt, werden u. U. nicht mehr ausreichend resorbiert.

Verteilungsvolumen Das Verteilungsvolumen errechnet sich durch Division der verabreichten Menge eines Medikamentes durch deren gemessene Plasmakonzentration. Ist das Verteilungsvolumen klein, liegt die Substanz fast nur im Gefäßsystem vor. Dies ist z. B. der Fall für stark eiweißgebundene Substanzen. Urämietoxine können Eiweißbindungsstellen besetzen und so das Verteilungsvolumen beeinflussen.

Eiweißbindung Die Eiweißbindung wird auch durch Änderungen des pH-Werts, Mangelernährung und Entzündungen beeinflusst.

Halbwertszeit Nach der Halbwertszeit liegt nur noch die Hälfte der Ausgangskonzentration eines Medikamentes im Plasma vor. Wird ein Medikament hauptsächlich renal eliminiert, verlängert sich die Halbwertszeit bei Niereninsuffizienz.

Biotransformation Unter Biotransformation versteht man den Umbau von Medikamenten in der Leber. Dabei werden die Medikamente von lipidlöslichen, unpolaren in polare umgewandelt. Polare und damit besser wasserlösliche Substanzen können eher renal eliminiert werden. Die Beeinflussung der Biotransformation durch Urämietoxine ist noch nicht ausreichend erforscht. Vermutlich werden vereinzelte hepatische Enzymsysteme aktiviert bzw. induziert, andere eher gehemmt.

Dialyse-Clearance (Dialysance) Die Dialyse-Clearance eines Medikamentes hängt vor allem vom Molekulargewicht und dem Grad der Proteinbindung ab. Zusätzlich zur diffusiven Clearance wird die Gesamt-Clearance eines bestimmten Medikaments durch seinen konvektiven Transport über die Dialysemembran und die Rückverteilung aus dem Gewebe (Rebound) beeinflusst. Darüber hinaus kommt es u. U. auch zu einer Absorption an Schlauchsystemen und Dialysemembranen (besonders synthetische Membranen). Da diese Faktoren in ihrer Wirkung auf die Medikamentendosis nur ungenau abzuschätzen sind, sollten Medikamente möglichst gegen Ende oder nach einer Dialysebehandlung verabreicht werden.

11.1.1 Medikamentendosierung bei eingeschränkter Nierenfunktion

In den meisten Dosierungsanleitungen finden sich Hinweise, ob bei (terminaler) Niereninsuffizienz eine Dosisreduktion erfolgen muss. Generell empfiehlt sich zur Dosisfindung ein schrittweises Vorgehen:

- **Überprüfung der Eliminationswege des Medikamentes**

Die Dosis von renal eliminierten Medikamenten muss bei Niereninsuffizienz mit Hilfe von Berechnungen und/oder Tabellen angepasst werden (► Kap. 15).

- **Berechnung von Initial- und Erhaltungsdosis**

Durch Gabe einer Initial- oder Aufsättigungsdosis kann der erwünschte therapeutische Spiegel rasch erreicht werden. Die Erhaltungsdosis ist geringer und sorgt für eine gleichbleibende Plasmakonzentration. Gibt man von Anfang an die Erhaltungs-

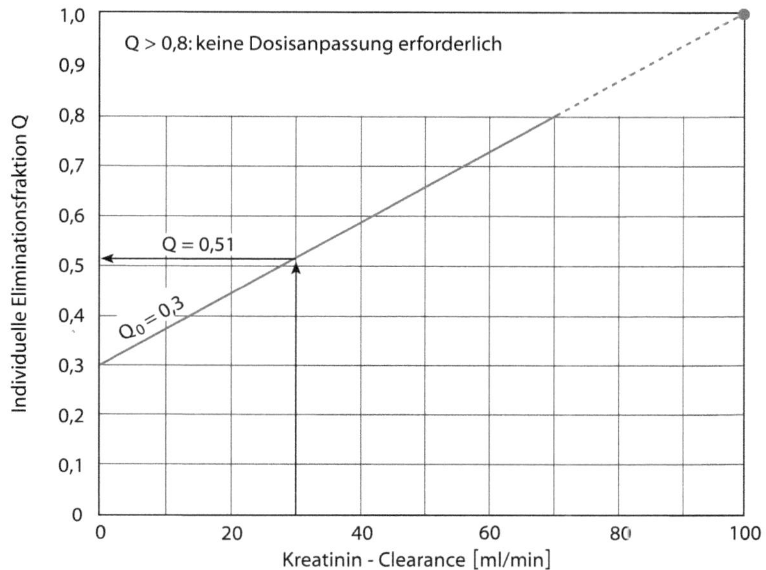

Abb. 11.1 Nomogramm zur Dosisanpassung bei Niereninsuffizienz. Ordinate: Q_0-Werte der einzelnen Substanzen. Abszisse: Werte der individuellen Kreatinin-Clearance. Beispiel: Eine Dosierungsanpassung für Dioxin bei einer eingeschränkten Kreatinin-Clearance (30 ml/min) kann durch a. Dosisreduktion (D=DN×Q); b. Verlängerung des Dosierungsintervalls (T=TN/Q) erfolgen. Für die Ermittlung von Q wird eine Gerade vom Q_0-Wert auf der Ordinate (für Dioxin 0,3) zur rechten oberen Ecke des Nomogramms gezogen. Der Schnittpunkt dieser Geraden mit der Senkrechten vom Clearance-Wert 30 ml/min (Abszisse) ergibt auf den Ordinaten den individuellen Q-Wert (0,5). Für eine Normaldosierung von 0,375 mg Dioxin/24 h errechnet sich demnach eine der Clearance angepasste Dosis (0,375 × 0,5) von 0,18 mg/24 h. Alternativ ergibt sich durch Beibehaltung der gleichen Dosierung (0,375 mg) ein verlängertes Dosierintervall (24 h/0,5) von 48 h. [TN=Dosierungsintervall bei normaler Nierenfunktion, DN=Dosierung bei normaler Nierenfunktion]. (Aus: Frölich u. Kirch 2000, Springer Heidelberg)

dosis, so wird nach längerer Zeit ebenfalls die therapeutische Konzentration erreicht.

Tipp

Die Aufsättigungsdosis errechnet sich durch Multiplikation von Verteilungsvolumen und gewünschtem Plasmaspiegel.

Bei Verlängerung der Halbwertszeit eines Medikaments aufgrund eingeschränkter Nierenfunktion kann die Dosis auf zweierlei Weise angepasst werden:

- Reduzierte Einzeldosis (D) bei gleichbleibendem Dosierungsintervall
- Verlängerung des Intervalls (T) zwischen den Einzeldosen

Letzteres ist besonders bei langen Halbwertszeiten günstig. Die Reduktion der Einzeldosis erfolgt durch Multiplikation mit dem sog. Q_0-Wert.

Die totale Arzneimittel-Clearance setzt sich aus renaler und hepatischer Clearance zusammen. Der Anteil der Niere ist substanzspezifisch. Dabei gilt:

- $1\text{-}Q_0$ = bioverfügbarer Anteil bei normaler Nierenfunktion (in aktiver Form renal eliminiert)
- Q_0 = extrarenal ausgeschiedener Dosisanteil bei normaler Nierenfunktion

Der Q_0-Wert berechnet sich aus der Halbwertszeit eines Medikaments bei normaler Nierenfunktion dividiert durch die Halbwertszeit bei Anurie. Mit Hilfe eines Nomogramms kann dann der individuelle Q_0-Wert in Abhängigkeit von der Kreatinin-Clearance errechnet werden (Abb. 11.1).

Tab. 11.1 Relevante Zusatzkomponenten von Pharmaka

Verabreichte Medikamente, Nahrungsmittel	Gleichzeitig mit Wirksubstanz verabreichte oder induzierte Komponenten
Azetazolamid, Ammoniumchlorid, Aspirin, Methenaminmandelat, Ethanol, Paraldehyd	Säure
Antazida, Carbenicillin, Plasmaeiweißkonzentrate, Lakritz, orale Hyperalimentation, Tabak	Base
Anabolika, androgene Steroide	Kreatinin
Laxanzien, Antazida	Magnesium
K^+-Penicillin, Ersatzsalze, kaliumsparende Diuretika, neuromuskuläre Blocker, Bluttransfusionen, orale Hyperalimentation (v. a. flüssige, hochkalorische wie z. B. Sondenkost)	Kalium
Ampicillin, Azlocillin, Carbenicillin, Cephalotin, Kayexalat, Mezloczillin, Piperacillin, Ticarcillin, Antazida, orale Hyperalimentation	Natrium
Glukokortikosteroide, Tetrazykline, Eiweiß, Hyperalimentation	Harnstoff
Nichtsteroidale Antiphlogistika, orale Antidiabetika, Clofibrat, Cyclophosphamid, Carbamazepin, Vincristin, Narkotika	Wasser

Dialysance

► Kap. 2

Eine gut dialysierbare Substanz zeichnet sich aus durch:

- hohe Wasserlöslichkeit,
- geringe Molekülgröße,
- geringes Verteilungsvolumen und
- geringe Eiweißbindung.

Wenn die Gesamt-Clearance einer Substanz durch die Dialyse um ca. 30% erhöht wird, kann man von einer klinisch relevanten »Auswaschung« des Medikamentes ausgehen.

Über 500 D Molekülgröße sind die Porengröße der Dialysatoren begrenzender Faktor für die Dialysierbarkeit einer Substanz. Unterhalb dieser Größe sind die Membranoberfläche und die Flussraten von Blut und Dialysat für die während der Dialyse entfernte Medikamentenmenge wichtig.

Bei Hämofiltration werden die harnpflichtigen Substanzen konvektiv entfernt, d. h., alle nicht eiweißgebundenen Medikamente sind im Ultrafiltrat in gleicher Konzentration vorhanden wie im Plasma. Bei <60% Eiweißbindung und effizienter Hämofiltration kann von der Notwendigkeit einer postdialytischen zusätzlichen Dosis ausgegangen werden.

> **Als Dialysance bezeichnet man das Maß für die Effektivität eines Dialysators. Sie gibt diejenige Blutmenge an, die pro Minute von einer bestimmten Substanz vollständig befreit wird.**

Relevante Zusatzstoffe

Viele Medikamente liegen als Salz oder in Bindung vor. Dies führt dazu, dass gleichzeitig mit dem Wirkstoff z. B. Elektrolyte, Säure- oder Basenäquivalente in durchaus relevanter Menge verabreicht werden. So liegen z. B. viele Antibiotika als Natrium- oder Kaliumsalze vor. Andere Medikamente – wie etwa Steroide – wirken katabol und erhöhen damit z. B. die Harnstoffproduktion (Tab. 11.1).

11.1.2 Besonderheiten bestimmter Medikamentengruppen

Antiarrhythmika

Extrarenal eliminierte Antiarrhythmika sind Amiodaron, Propafenon, Mexiletin, Lorcainid, Lidocain und Kalziumantagonisten. Sie sind auch kaum dialysabel. Die Dosis von Ajmalin muss bei Anurie halbiert werden. Atropin und Ipratropiumbromid können einmalig normal dosiert, bei längerfristiger Anwendung sollte die Dosis halbiert werden. Chinidin

Tab. 11.2 Orale Antidiabetika bei Niereninsuffizienz

Klasse	Renale Elimination [%]	Halbwertszeit [h]	Wirkdauer [h]	Empfehlung bei Niereninsuffizienz
Sulfonylharnstoffe				
Glibenclamid	50	1,5–2	5–10	Dosisreduktion
Glimepirid	58	5–8	24	Dosisreduktion
Gliquidon	5	1,5	5–6	Am besten geeignet
Glinide				
Repaglinide	<2–10	0,5–2	3–4	Wenig Daten, **cave:** bei GFR <25 ml/min
Nateglinide	16	1–2	1,5	Wenig Daten, **cave:** bei GFR <25 ml/min
Glitazone				
Rosiglitazon	<1?	3–4		Wenig Daten, **cave:** bei GFR <25 ml/min
Pioglitazon	45	3–7		Wenig Daten, **cave:** bei GFR <25 ml/min
Biguanide				
Metformin	90	1,5–9		Ab GFR <60 ml/min kontraindiziert
Gliptine (DPP-4-Hemmer)				Ab <50 ml/min keine Daten verfügbar. In USA/Schweiz: Sitagliptin 25 mg bei Dialysepatienten
Inkretine				
Exenatid	>80	2,4		Bis GFR 50 ml/min Dosisreduktion
				Ab GFR <30 ml/min Einsatz nicht empfohlen
Alpha-Glukosidase-Inhibitoren				
Acarbose	<2	2		Ab GFR <25 ml/min kontraindiziert
Miglitol				Ab GFR <25 ml/min kontraindiziert

ist aufgrund von Kalium-abhängigen Nebenwirkungen (»Torsade des pointes«) problematisch. Sotalol muss ebenfalls deutlich reduziert werden, bei kompensierter Retention auf die Hälfte bis ein Drittel der Dosis, bei Anurie auf max. 2-mal 40 mg.

▪ Antidiabetika

▪▪ Orale Antidiabetika

Die Therapie mit oralen Antidiabetika und die Insulintherapie müssen bei fortgeschrittener Niereninsuffizienz modifiziert werden. Außer bei Gliquidon (Glurenorm) muss man ab einem Serumkreatinin von 1,4 mg/dl bei Sulfonylharnstoffen mit einer Akkumulation und damit verbundener Hypoglykämiegefahr rechnen. Glinide (z. B. Repaglinid) können bei Niereninsuffizienz eingesetzt werden. Biguanide haben aufgrund ihrer günstigen Wirkung bei Insulinresistenz insgesamt eine Renaissance erfahren, nachdem die Gefahr der Laktatazidose heute als geringer eingestuft wird. Bei Niereninsuffizienz dürfen sie jedoch nicht eingesetzt werden. Aufgrund der eingeschränkten Säureexkretionskapazität ist die Laktatazidose besonders bedrohlich (◘ Tab. 11.2).

Mit zunehmender Niereninsuffizienz wird häufig ein geringerer Insulinbedarf beobachtet. Dies liegt zum einen an der Verlängerung der Halbwertszeit des hauptsächlich renal eliminierten

Tab. 11.3 Halbwertszeiten einiger β-Blocker bei normaler Nierenfunktion und terminaler Niereninsuffizienz

	Normale Nierenfunktion	GFR <10 ml/min/Anurie
	HWZ [h]	HWZ [h]
Metoprolol	4	5
Propranolol	4	4
Bisoprolol	9–12	27–36
Atenolol	7	56
Sotalol[a]	12	56

[a] Eine Hämodialysebehandlung senkt die Plasmakonzentration von Sotalol, weil dieses nicht an Plasmaproteine gebunden ist und kaum verstoffwechselt wird. Somit muss ggf. nach Dialyse eine Supplementärdosis verabreicht werden. Bei der Peritonealdialyse wird Sotalol nicht entfernt, so dass dort keine Supplementärdosis erforderlich ist.

Insulins. Es kommt jedoch zum anderen auch zur Abnahme der Insulinresistenz.

Insulin

Es gibt keine universellen Einstellungsempfehlungen für Insulin-pflichtige diabetische Dialysepatienten. Manche Patienten kommen mit der alleinigen Gabe kurz wirkenden Insulins zu den Mahlzeiten gut zurecht. Bei auf Fremdhilfe angewiesenen Patienten, die auch keine Blutzuckerselbstmessungen durchführen können, kann mit der 1-maligen Gabe von gemischtem oder reinem Verzögerungsinsulin vor dem Frühstück oft eine akzeptable Blutzuckereinstellung erreicht werden. Die Verwendung eines Glukose-haltigen Dialysekonzentrates hat stabilisierende Wirkung auf die Blutzuckersituation und wirkt der beim urämischen Diabetiker besonders ausgeprägten Katabolie-Neigung entgegen.

> **Cave!**
> **Da terminal niereninsuffiziente Patienten geringere hepatische Glykogenreserven aufweisen, sind ihre Hypoglykämien besonders gefährlich.**

Antihypertensiva

Bei Langzeitdialysepatienten wird angestrebt, viele, wenn nicht alle Antihypertensiva während der ersten Monate der Dialysebehandlung abzusetzen oder zumindest in der Dosis zu reduzieren. Der Blutdruck sollte primär über eine Anpassung des Sollgewichts eingestellt werden (► Kap. 6).

> **Cave!**
> **Möglichst keine Antihypertensiva direkt vor einer Dialysebehandlung!**

Nur geringe Kumulation ist von folgenden Substanzen zu erwarten:

- Kalziumantagonisten: Amlodipin, Nifedipin, Nitrendipin, Diltiazem
- α-Blocker: Doxazosin, Terazosin
- α_2-Rezeptoragonisten: Moxonidin, Guanfacin

ACE-Hemmer werden zu einem erheblichen Teil renal eliminiert und müssen dosisreduziert eingesetzt werden.

AT_1-Rezeptorblocker (ARB)

Bei leichter bis moderater Niereninsuffizienz (Kreatinin-Clearance <30 ml/min) ist aufgrund der kinetischen Daten keine Dosisanpassung erforderlich. Die meisten ARB werden sowohl renal wie biliär eliminiert. Ausnahme: Telmisartan-Ausscheidung zu >99% biliär.

β-Blocker

Unter den β-Blockern werden Atenolol, Pindolol und Sotalol hauptsächlich renal eliminiert und müssen in der Dosierung reduziert werden. Bisoprolol, Celiprolol und Metoprolol nehmen eine Mittelstellung ein. Hauptsächlich extrarenal eliminiert werden Acebutolol, Betaxolol, Bupranolol, Oxprenolol, Penbutolol und Propranolol (Tab. 11.3).

Tipp

Eine Überdosierung mit Atenolol, Nadolol, Sotalol und Acebutolol kann mittels Hämodialyse (HD) behandelt werden. Sie hilft nicht im Falle einer Überdosierung mit Propranolol, Metoprolol und Timolol.

■ Antikoagulation

► Kap. 4

■ Antimikrobielle Therapie bei Dialysepatienten

Antibiotika/Chemotherapeutika kann man bzgl. der Elimination in drei Gruppen unterteilen:

1. Hauptsächlich biliär/extrarenal eliminierte Substanzen, die bei allen Graden der Nierenfunktionseinschränkung normal dosiert werden:
   Beispiele: Azithromycin, Chloramphenicol, Clarithromycin, Clindamycin, Doxycyclin, Minocyclin, Peflocycin, Roxithromycin und Sulfamethoxazol. Da Abbauprodukte evtl. kumulieren, sollte eine Therapiedauer von 14 Tagen nicht überschritten werden.
2. Mischeliminierte Substanzen, die bei präterminaler Niereninsuffizienz und Dialysepatienten zu 50% dosisreduziert gegeben werden müssen:
   Beispiele: Cefoperazon, Ceftriaxon, Cefotaxim, Ciprofloxacin, Erythromycin, Metronidazol.
3. Renal eliminierte Substanzen, die in der Dosierung angepasst werden müssen:
   Beispiele: Aminoglykoside, Cephalosporine, Penicilline, Vancomycin, Teicoplanin, Trimethoprim, Ofloxacin, Fleroxacin, Enoxacin, Lomefloxacin.

Tipp

Die meisten Antibiotika werden durch die Dialyse teilweise eliminiert. Deshalb ist zu beachten:

- Keine Antibiotikagabe direkt vor oder während der Dialysebehandlung.
- Ggf. Supplementdosis nach der Dialysebehandlung erforderlich.

■ Anwendungs- und Dosierungshinweise für häufig eingesetzte Antibiotika

► Kap. 15

■■ Penicilline

Die meisten Penicilline werden zu 40–80% renal eliminiert und sowohl von der Dialyse als auch von der Peritonealdialyse (PD) mäßiggradig entfernt. Deshalb ist eine Dosisanpassung und ggf. eine Supplementdosis nach der Dialyse erforderlich. Aus praktischen Gründen ist jedoch eine Gabe direkt nach der Dialysebehandlung ausreichend. Oxacillin muss wegen der hepatischen Elimination nicht dosisreduziert werden – es sei denn, es besteht zusätzlich eine Leberinsuffizienz. Wegen der hohen therapeutischen Breite sind Spiegelmessungen nicht erforderlich. Clavulansäure, häufig mit Amoxicillin kombiniert, ist dialysabel. Die Halbwertszeit steigt von 0,75 auf 5 h in der terminalen Niereninsuffizienz.

■■ Cephalosporine

Werden bis zu 96% renal eliminiert und müssen bei Dialysepatienten dosisreduziert werden. Die meisten Cephalosporine (Tab. 11.4) sind auch bis zu einem gewissen Grad dialysabel. Manche der langwirksamen Substanzen (z. B. Cefazolin, Ceftazidim) können z. B. 3-mal/Woche nach jeder HD-Behandlung verabreicht werden (z. B. 2 g Cefotaxim i.v. nach Dialyse).

■■ Karbapeneme, Monobaktame

Ertapenem hat ein breites Spektrum und deckt grampositive wie gramnegative Erreger und Anaerobier ab. Pseudomonas und Akinetobakter werden jedoch nicht erfasst. Ertapenem kann 1-mal täglich gegeben werden und muss bei Niereninsuffizienz um 50% dosisreduziert werden. Aztreonam deckt nur gramnegative Erreger ab (inklusive Pseudomonas) und wird wegen der Kosten in aller Regel für Patienten mit Penicillinunverträglichkeit reserviert. Dialysepatienten sollten 25% der normalen Dosis im regulären Intervall verabreicht bekommen (6–8 h).

■■ Fluoroquinolone

Können sowohl oral als auch intravenös verabreicht werden. Da neuere Fluorchinolone auch gegen andere Erregerenzyme wie die Topoisomerase IV

Tab. 11.4 Dosierung von parenteralen Cephalosporinen bei Patienten mit eingeschränkter und aufgehobener Nierenfunktion (Aus: Quelle: Zeitschrift für Chemotherapie, ► http://www.zct-berlin.de)

Substanz	Einzeldosis [g][a]	Dosisintervall [h]a bei Niereninsuffizienz (Kreatinin-Clearance; [ml/min], reduzierte Dosis; [g])				Dosierung bei Dialyse[b]	
	Normal	>80	80–50	50–10	<10	Dosis nach HD [g][a]	Dosis während PD [g] [a] (Dosisintervall; [g] [a])
Cefamandol	0,5–2,0	4–8	6	8	12 [0,5–1,0]	0,5–1,0	–
Cefazolin	0,5–2,0	8	8	8–12 [0,5–1,0]	12–24 [0,5–1,0]	0,5–1,0	0,5 [12 h]
Cefepim	1,0–2,0	12	12	24	48	1,0–2,0	1,0–2,0 [48 h]
Cefotaxim	0,5–2,0	8–12	8–12	12–24	24	0,5–2,0	–
Cefoxitin	1,0–2,0	6–8	8–12	12–24	12–48 [0,5–1,0]	1,0–2,0	–
Ceftazidim	1,0–2,0	8–12	8–12	12–24	24–48 [0,5]	1,0	0,5 [24 h]
Ceftizoxim	1,0–3,0	6–8	8 [0,5–1,5]	12 [0,25–1,0]	24 [0,5]	1,0–2,0	3,0 [48 h]
Ceftriaxon	0,5–2,0	24	24	24	24	Unverändert	Unverändert
Cefuroxim	0,75–1,5	8	8	8–12	24 [0,75]	0,75	–

[a] Die Angaben der Dosis erfolgen in Gramm (g), falls nicht anders wiedergegeben; die Angaben zum Dosierungsintervall erfolgen in Stunde (h), falls nicht anders wiedergegeben.
[b] »Unverändert« – gleiche Dosierung wie bei Patienten mit normaler Nierenfunktion.
?= Keine Angaben, da keine ausreichenden Erfahrungen vorliegen.

wirksam sind, ist die Bezeichnung Gyrasehemmer für diese mittlerweile unüblich. Moxifloxacin hat ein sehr breites Wirkspektrum gegen zahlreiche aerobe und anaerobe gramnegative und grampositive Erreger, einschließlich atypischer Erreger. Im Vergleich zu Levofloxacin besitzt es eine verbesserte Aktivität gegen grampositive Erreger wie Staphylokokken und Streptokokken, einschließlich der Pneumokokken. Ambulant erworbene Pneumonien aller Schweregrade und auch der diabetische Fuß bzw. die schwere Weichteilinfektion ist das primäre Einsatzgebiet. Moxifloxacin erfordert keine Dosisanpassung.

▪▪ Aminoglykoside

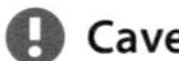

Cave!

Vorsicht bei Dialysepatienten! Aminoglykoside werden zu 90% renal eliminiert und das Dosierungsintervall verlängert sich enorm.

Hohe Dialysance, weshalb nach Dialyse ein Supplement erforderlich ist und auch bei der CAPD eine Zusatzdosis in die Dialyselösung gegeben werden muss (► Kap. 8). Schmaler therapeutischer Bereich mit dem Risiko der Ototoxizität. Bei Dialysepatienten droht vor allem die Reduktion oder der Verlust der renalen Restausscheidung.

▪▪ Makrolide und Ketolide

Erythromycin wird bei nichturämischen Patienten zu 12% renal eliminiert und muss deshalb bei Dialysepatienten nicht dosisangepasst werden. Dies gilt auch für die neueren Makrolide, wie z. B. Azithromycin und Clarithromyzin, die ein günstigeres Wirkprofil und weniger Nebenwirkungen haben. Ketolide sind eine Weiterentwicklung der Makrolide. Einziger Vertreter ist bisher Telithromycin. Das Wirkungsspektrum der Ketolide entspricht weitestgehend dem der Makrolide. Darüber hinaus

Flow-Chart

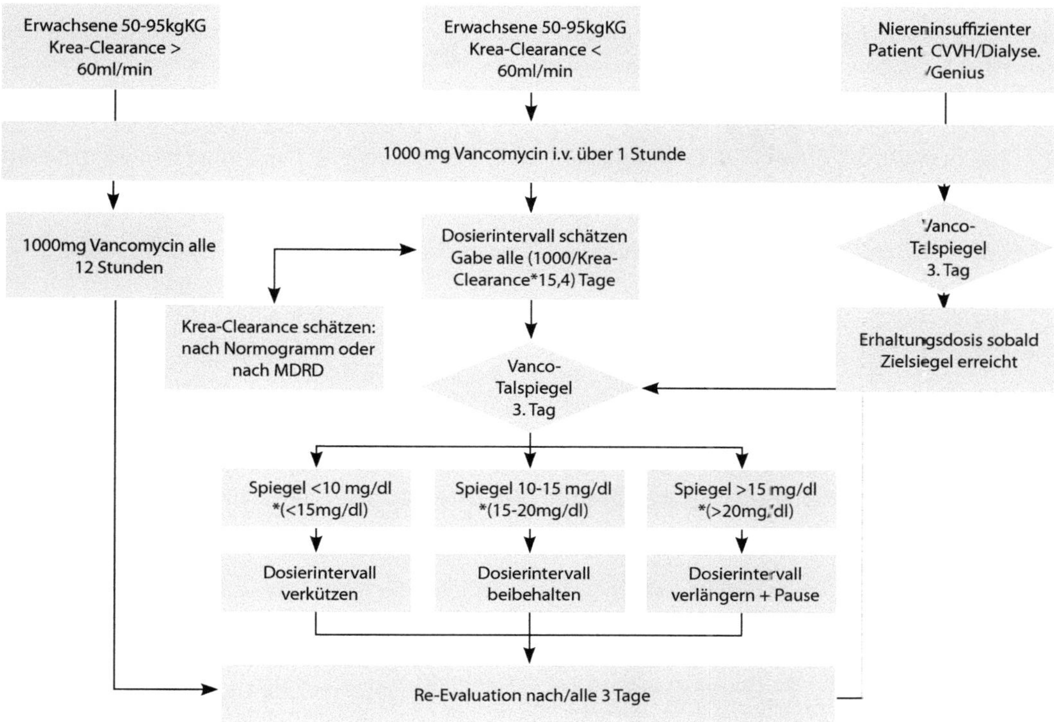

* Bei schweren Infektionen

Abb. 11.2 Anwendung und Dosierung von Vancomycin. (Mit frdl. Genehmigung der Klinik und Poliklinik für Innere Medizin I des Universitätsklinikums Regensburg)

wirkt Telithromycin jedoch auch gegen Makrolid-resistente grampositive Bakterien (insbesondere Makrolid-resistente Pneumokokken, S. aureus (nur Methicillin und Erythromycin-empfindliche Stämme), Haemophilus influenzae, Moraxella catarrhalis, Chlamydia pneumoniae und Mycoplasma pneumoniae). Die Dosisanpassung bei Niereninsuffizienz ist noch nicht bekannt. Da jedoch nur 13% von Telithromycin renal eliminiert werden, ist keine Dosisanpassung zu erwarten. Telithromycin wird erfolgreich zur Behandlung von respiratorischen Infekten eingesetzt.

Glykopeptide

Vancomycin ist extrem nützlich in der Behandlung grampositiver Infektionen bei Dialysepatienten. Durch das extrem verlängerte Dosierungsintervall in der terminalen Niereninsuffizienz wurde es in der Vergangenheit bei anurischen Patienten und der Benutzung konventioneller Dialysatoren im Abstand von 7–10 Tagen verabreicht. Vancomycin wird jedoch durch High-flux-Dialysatoren substanziell entfernt. Bei Low-flux-HD mit einer Cuprophanmembran war eine Dosierung von 1 g Vancomycin/Woche ausreichend. Bei Dialyse mit einer Polysulfon-High-flux-Kapillare muss 1 g Vancomycin nach jeder HD verabreicht werden (Abb. 11.2).

Tipp

Zur Vermeidung von Ototoxizität wird die Messung von Serumspiegeln empfohlen.

Vancomycin sollte am Ende oder nach der Dialysebehandlung über 30–60 min i.v. gegeben werden (langsam über Perfusor oder als K.I.; cave: Anaphylaxie, insbesondere bei zu schneller Infusion!). Vancomycin wird durch Dialyse nur in geringem Ausmaß aus dem Plasma, jedoch durch High-flux-Dialysatoren substanziell entfernt.

- Dosierung von Vancomycin: Das Dosierintervall von Vancomycin kann berechnet werden: Gabe alle »1000/(<Kreatinin-Clearance in ml/min>* 15)« Tage. Die Hersteller empfehlen eine Spiegelbestimmung:
  Spiegelbestimmung am 3. Tag nach erster Gabe, immer vor der erneuten Verabreichung (= Talspiegel, meistens morgens).
- Bei unkomplizierten Infektionen (keine nachgewiesene MRSA-Infektion). Zielspiegel zwischen 10–15 mg/dl, d. h. in diesem Fall Dosierung wie bisher fortsetzen. Falls Zielspiegel zu gering, Dosierintervall verkürzen. Bei Spiegel >15 mg/dl Vancomycin-Gabe je nach Höhe pausieren und Dosierintervall verlängern.
- Bei komplizierten Infektionen (nachgewiesene MRSA-Infektion): Zielspiegel zwischen 15–20 mg/dl, d. h. in diesem Fall Dosierung wie bisher fortsetzen. Falls Zielspiegel zu gering, Dosierintervall verkürzen. Bei Spiegel >20 mg/dl Vancomycin-Gabe je nach Höhe pausieren und Dosierintervall verlängern.
- CVVH/SLED-Therapie: Bei kontinuierlicher CVVH bzw. SLED wird ca. 1 g Vancomycin pro Tag eliminiert, d. h. 1 g Vancomycin täglich (Erfahrungswert). Spiegelkontrolle ebenfalls nach 3 Tagen empfohlen.
- Intermittierende Hämodialyse (IHD): 1-malige Gabe, dann Kontrolle nach 3 Tagen, Kapillartyp beachten!

Häufige Fehler bei der Therapie mit Vancomycin

- Keine Kontrolle des Vancomycinspiegels bei eingeschränkter Nierenfunktion
- Unterdosierung bei Überschätzung der Nierenfunktionseinschränkung
- Unkritischer Einsatz von Vancomycin bei fehlender Indikation
- Zu hoher Vancomycinspiegel bei nicht sachgerechter Talspiegelabnahme

Tetrazykline

Werden bei Niereninsuffizienten in aller Regel vermieden, da sie antianabole Effekte haben und die Azidose verstärken. Ein dosisabhängiger Anstieg des Serum-Harnstoff-Stickstoffwertes unter Tetrazyklinen wurde beschrieben. Doxyzyklin wird jedoch häufiger auch bei Dialysepatienten eingesetzt. Es wird nur zu 40% renal eliminiert, während andere Tetrazykline zu ca. 60% renal eliminiert werden. Dosisanpassungen sind bei Dialysepatienten nicht erforderlich. Es hat zudem eine geringe Dialysance. Auch der Einnahmezeitpunkt muss somit nicht beachtet werden.

Diaminopyrimidine

Durch Interferenz mit der tubulären Kreatininsekretion erhöht Trimethoprim die Serum-Kreatinin-Werte bei Niereninsuffizienten. Die GFR ist dabei jedoch nicht reduziert (wie gleichzeitige Inulinmessungen gezeigt haben). Trimethoprim und Sulfomethoxazol werden zu 20–30% renal eliminiert und gut durch Dialyse entfernt, jedoch nicht durch die CAPD. Wenn hohe Dosen Trimethoprim/Sulfomethoxazol bei Dialysepatienten verabreicht werden müssen, z. B. bei einer Pneumocystis-carinii-Pneumonie, werden 50% der normalen Dosis gegeben. Darüber hinaus ist eine sorgfältige Überwachung erforderlich. Es müssen 50% der Erhaltungsdosis aufgrund der Entfernung des Wirkstoffes durch die Dialyse nach einer Dialysebehandlung als Supplement gegeben werden.

Antituberkulotika (Tuberkulostatika)

Rifampin wird zunehmend häufiger zur Behandlung von Exit-site-Infekten bei CAPD-Patienten eingesetzt. Rifampin wird bei Nierengesunden nur zu 7% renal eliminiert und muss bei Dialysepatienten nicht dosisangepasst werden. Isoniazid wird zum großen Teil durch die Dialyse entfernt und sollte um ein Drittel dosisreduziert werden. Bei Ethambutol muss das Dosisintervall verlängert werden.

Lipidsenker

Da sich Dialysepatienten in der höchsten Risikogruppe für kardiovaskuläre Ereignisse befinden, empfehlen die K/DOQI-Richtlinien eine aggressive Behandlung der Risikofaktoren. So wird eine Cholesterinsenkung auf einen LDL-Zielwert <100 mg/dl empfohlen. Auch eine Hypertriglyzeridämie (>500 mg/dl) sollte medikamentös behandelt werden, u. a. um eine Pankreatitis zu vermeiden.

▪▪ Statine

Statine gelten heute allgemein als Lipidsenker der 1. Wahl. Während Beobachtungsstudien eine reduzierte Mortalität durch Einsatz von Statinen dokumentieren konnten, konnte dies für Diabetiker in der randomisiert kontrollierten 4D-Studie (»Die Deutsche Diabetes und Dialyse Studie«; Atorvastatin 20 mg/Tag, 1255 Patienten mit Typ-2-Diabetes) 2005 nicht bestätigt werden. Auch die AURORA-Studie (Rosuvastatin 10 mg/Tag, 2770 Patienten) konnte trotz guter LDL-Cholesterinsenkung (um 42% auf 72 mg/dl resp. um 47% auf 58 mg/dl) keine signifikante Senkung des primären kardiovaskulären Endpunktes bei Patienten mit terminaler Niereninsuffizienz dokumentieren.

Aktuelle Empfehlungen zur Behandlung von Dialysepatientengruppen mit Statinen

- Behandlung folgender Dialysepatientengruppen mit Statinen:
  - »Gesunde Dialysepatienten« ohne Wasting-Syndrom
  - Typ-2-Diabetiker mit einem LDL-Cholesterin >190 mg/dl (5 mmol/l)
  - Patienten ohne Diabetes mellitus <50 Jahren
  - Patienten mit akutem Koronarsyndrom oder Myokardinfarkt in den ersten Wochen/Monaten nach der Erkrankung
  - PD-Patienten
- Keine Behandlung mit Statinen erforderlich bei:
  - Alle anderen HD-Patienten
  - Patienten mit Wasting-Syndrom
  - Patienten mit kurzer Lebenserwartung

Möglicherweise muss die Statintherapie schon in den frühen Stadien einer chronischen Niereninsuffizienz einsetzen, damit später ein Vorteil nachgewiesen werden kann. Diese Fragestellung wird in der SHARP-Studie (Study of Heart and Renal Protection – Studie mit über 9000 Patienten, davon zwei Drittel in den CKD-Stadien 3, 5 und 5 ohne Dialyse) untersucht.

Die Dosierung vieler Statine muss in der Niereninsuffizienz angepasst werden. Viele Medikamente erhöhen den Wirkspiegel der Statine (via Cytochrom P-450), wie z. B. Cyclosporin, antifungizide Substanzen, Makrolide, Kalziumantagonisten, Fibrate und Nikotinsäure.

▪▪ Fibrate

Wegen der Rhabdomyolysegefahr sollten Fibrate bei niereninsuffizienten Patienten nicht primär zum Einsatz kommen. Für einzelne Präparate wurde außerdem eine Verschlechterung einer bestehenden Niereninsuffizienz berichtet.

▪▪ Sevelamer

Senkt HDL und Gesamtcholesterin. Es ist auch eine gute Wahl, wenn es gleichzeitig als Phosphatbinder eingesetzt werden kann. Eine metabolische Azidose kann durch Sevelamer verschlechtert werden.

▪ Psychopharmaka, Opiate und andere Schmerzmittel

► Kap. 9

Die Wirkung von Opiaten und Psychopharmaka ist bei Dialysepatienten häufig verstärkt. Letztere interferieren häufig mit der antihypertensiven Medikation oder führen zu Hypotonie. Beispiele: Diazepam, Metamizol, Tramadol, Tilidin.

▪ Nichtsteroidale Antiphlogistika (NSAID))

NSAID kumulieren bei Niereninsuffizienz und sind daneben häufig direkt nephrotoxisch. Bei Dialysepatienten mit Nierenrestfunktion sind sie kontraindiziert. NSAID führen zu Salz- und Wasserretention und zu Hyperkaliämie. Sie stören zudem die Wirkung antihypertensiver Medikamente. Nicht zuletzt führen sie häufig zu gastrointestinalen Nebenwirkungen.

Nichtsteroidale Antiphlogistika sollte Dialysepatienten mit bestehender Nierenrestfunktion nicht verabreicht werden!

Tab. 11.5 Zielwerte nach K/DOQI (K/DOQI Clinical Practice Guidelines for Bone Metabolism and Disease in Chronic Kidney Disease) für den Knochenstoffwechsel bei chronischer Niereninsuffizienz im Stadium V (GFR <15 ml/min/1,73 m² oder Dialyse)

IPTH	Phosphat	Kalzium	Kalziumphosphatprodukt
150–300 mg/ml	3,5–5,5 mg/dl	8,4–9,5 mg/dl	<55 mg/dl
16,5–33 mmol/l	1,1–1,8 mmol/l	2,1–2,4 mmol/l	<4,5 mmol/l

11.1.3 Sekundärer Hyperparathyreoidismus und renale Osteopathie

► Kap. 7

Prophylaktische Maßnahmen:

- Kontrolle des Serumphosphat- und Kalziumspiegels
- Calcitriolgabe bei fortgeschrittener Niereninsuffizienz
- Vermeidung einer Kalziumüberladung (v. a. bei CAPD) durch Anpassung des Dialysatkalziums
- Meidung Aluminium-haltiger Phosphatbinder

Die Behandlung des sekundären Hyperparathyreoidismus beinhaltet die Substitution von Vitamin D sowie die Senkung der Hyperphosphatämie durch diätetische Phosphatrestriktion sowie die adäquate Dosierung von Phosphatbindern (Tab. 11.5).

Phosphatbinder

Prävention und Behandlung des sekundären Hyperparathyreoidismus beim Dialysepatienten beginnen mit der Prävention und Behandlung der Hyperphosphatämie schon im präterminalen Stadium. Der Phosphatspiegel sollte bei Dialysepatienten zwischen 1,13 und 1,78 mmol/l (3,5 und 5,5 mg/dl) liegen.

Aluminiumhydroxid stand als erstes zur Therapie der Hyperphosphatämie durch Bindung von Phosphat im Darm zur Verfügung. Es bildet nichtresorbierbare Präzipitate mit Phosphat im Darm. Eine geringe Aluminiumresorption tritt auf, die langfristig zur Aluminiumakkumulation im Gewebe führt. Eine Aluminiumintoxikation führt zu Vitamin-D-resistenter Osteomalazie, mikrozytärer Anämie, Knochen- und Muskelschmerzen und Demenz. Aluminium-haltige Phosphatbinder sind wegen dieser Nebenwirkungen heute nicht mehr angezeigt. Sie sollten nur in therapierefraktären Fällen für einen kurzen, befristeten Zeitraum eingesetzt werden.

Kalzium-haltige Phosphatbinder

Verbreitet erfolgt die medikamentöse Phosphatbindung über Kalziumsalze. Kalziumazetat ist ein potenterer Phosphatbinder als Kalziumkarbonat und hat eine niedrigere Hyperkalzämie-Inzidenz. Außerdem wirkt letzterer nur im sauren Milieu und viele Dialysepatienten leiden an Achlorhydrie oder nehmen Protonenpumpenblocker oder H_2-Antagonisten ein. Die Senkung der Kalziumkonzentration im Dialysat ermöglicht die Steigerung der Dosis Kalzium-haltiger Phosphatbinder unter Vermeidung einer Hyperkalzämie. Dieses Therapieprinzip ist jedoch nur erfolgreich, wenn ausreichend Phosphatbinder eingenommen werden. Sinkt das Kalzium aufgrund mangelnder Phosphatbindereinnahme ab und wird auch durch die Dialyse nicht ausgeglichen, steigt die unerwünschte Sekretion von intaktem Parathormon (iPTH) an. Zur Vermeidung der Hyperkalzämieproblematik wird bei einigen Phosphatbindern das Kalzium teilweise durch Magnesium ersetzt (z. B. Präparat Phosphosorb).

Die Dosis von Kalziumkarbonat und Kalziumazetat wird langsam gesteigert, bis eine Phosphatkonzentration im Plasma von 1,5–1,8 mmol/l (4,5–5,5 mg/dl) erreicht wird. Dabei werden 5–40 Tabletten à 500 mg/Tag (ca. 40% davon ist Kalzium) benötigt (z. B. Calciumazetat Nefro, Calciumkarbonat Fresenius). Kalziumkarbonattabletten müssen zerkaut werden, Kalziumazetat muss vollständig geschluckt werden. Kalzium-haltige Phosphatbinder sollten mit den Mahlzeiten eingenommen werden.

Sevelamer

Sevelamer ist eine Phosphat-bindende Substanz, die weder Kalzium noch Aluminium enthält. Es handelt sich um ein kationisches Polymer, das Phosphat über Ionenaustausch bindet. Sevelamer (Renagel) hat neben der phosphatbindenden auch einen LDL-Cholesterol-senkenden Effekt. Häufigste Nebenwirkung ist gastrointestinale Unverträglichkeit mit Diarrhö und Erbrechen.

Lanthanumkarbonat

Lanthanum (Fosrenol) ist auf über 30 Märkten weltweit erhältlich. Es hat eine hohe Phosphat-bindende Wirksamkeit und ein gutes Sicherheitsprofil. Wegen der Ähnlichkeit zu Aluminiumsalzen wurden knochenhistologische Studien durchgeführt, die jedoch bisher keine Akkumulation von Lanthanum und keinen verminderten Knochenumbau dokumentieren konnten. Tierexperimentelle Untersuchungen mit Fosrenol haben gezeigt, dass Lanthan sich im Gewebe ablagern kann. Bei 105 Knochenbiopsien von bis zu 4,5 Jahre lang mit Fosrenol behandelten Patienten, wurden mit der Zeit steigende Lanthanspiegel festgestellt. Welche klinischen Auswirkungen dies langfristig für Patienten mit schwerer Leberinsuffizienz hat, ist unklar. Es liegen noch keine Daten vor. Bei diesen Patienten ist daher Vorsicht angezeigt, denn die Elimination von resorbiertem Lanthan kann herabgesetzt sein.

Vitamin-D-Substitution

Im Verlauf der chronischen Niereninsuffizienz kommt es unterhalb einer Kreatinin-Clearance von etwa 30–40 ml/min zu einem Mangel an Vitamin 1,25(OH)$_2$D$_3$ (Calcitriol). Neben der verminderten Produktion (letzter Hydroxylierungsschritt in der Niere!) ist auch die zunehmende Hyperphosphatämie (Phosphat unterdrückt die Vitamin-D-Synthese) ursächlich beteiligt.

Wichtige Mechanismen, über welche ein Calcitriolmangel zur Entwicklung des sekundären Hyperparathyreoidismus führt, sind:

- Hypokalzämie, die durch verminderte Vitamin-D-gesteuerte Kalziumresorption im Darm und aus dem Knochen entsteht, fördert Sekretion von Parathormon
- Fehlen der Suppression der iPTH-Sekretion durch Calcitriolmangel
- Diffuse und/oder noduläre Hyperplasie der Epithelkörperchen durch Wegfall des hemmenden Einflusses von Calcitriol
- Veränderung des Kalziumspiegels, ab welchem die Serumkalziumkonzentration normalerweise zu einer Suppression der iPTH-Sekretion führt (Veränderung des sog. »set point«)

Behandlungsindikation

Aktive Vitamin-D-Analoga sollten bei Dialysepatienten verabreicht werden, wenn das Serum-iPTH oberhalb des Zielbereiches (16,5–33 mmol/l), das Serumkalzium <2,375 mmol/l und das Serumphosphat <1,78 mmol/l liegt.

Tipp

Zum einen ist die Prävention des sekundären Hyperparathyreoidismus einfacher als dessen Behandlung, zum anderen ist Vitamin D für die Absenkung von iPTH effektiver als eine Kalziumsubstitution.

Die orale Vitamin-D-Therapie ist der intravenösen etwa gleichwertig. Ziel der individuell vorzunehmenden Dosierung ist es, den Calcitriolspiegel zu normalisieren. Die orale Dosis liegt bei 0,25–0,75 μg/24 h (die normale Vitamin-D-Produktion liegt bei etwa 1 μg/24 h). Die Senkung des iPTH durch Vitamin D kann in aller Regel ohne Hyperkalzämie erreicht werden. Viele Dialysezentren verabreichen zwischen 0,5 und 4 μg Calcitriol i.v. am Ende der Dialyse. Bei PD-Patienten ist die intraperitoneale Gabe ausreichend zur Suppression des iPTH. Meist kann nach einigen Wochen i.v.-Therapie die Vitamin-D-Dosis reduziert werden.

Therapie mit Calcitriol

Die Therapie mit Calcitriol sollte erst dann begonnen werden, wenn die Serumphosphatspiegel normalisiert sind. Damit sollen ein Anstieg des Kalziumphosphatproduktes und metastatische Kalzifikationen vermieden werden. Eine weitere relative Kontraindikation für Vitamin D sind niedrige iPTH-Werte. Vermutlich liegt dann ein supprimierter Knochenumbau vor, der durch eine Vitamin-D-Gabe noch weiter unterdrückt würde, bis zur Entwicklung einer aplastischen bzw. adynamen Knochenerkrankung. Bei i.v.-Gabe von Calcitriol sollten Plasmakalziumspiegel von 10–15 mg/dl (2,5–2,6 mmol/l) erreicht werden. Das ionisierte Kalzium sollte idealerweise bei 5,5–5,8 mg/dl (1,4–1,5 mmol/l) liegen. Kalzium, Phosphat, alkalische Phosphatase und iPTH müssen regelmäßig überprüft werden. Häufiger Nebeneffekt ist eine milde Hyperkalzämie (2,6–2,9 mmol/l). Mit Halbierung der Vitamin-D-Dosis ist diese meist reversibel. Höhere Kalziumwerte sollten zu einer temporären Vitamin-D-Pause führen. Die spätabendliche Gabe (kein enterales Kalzium vorhanden) kann ebenfalls zur Senkung überhöhter Kalziumwerte beitragen. Ziel der Calcitrioltherapie ist derzeit eine iPTH-Konzentration von etwa dem 2- bis 9-Fachen des bei normaler Nierenfunktion gemessenen Normwertes.

Cave!
Niedrige iPTH-Werte sind eine relative Kontraindikation für eine Vitamin-D-Therapie! Es liegt ein supprimierter Knochenumbau vor, der durch eine Vitamin-D-Gabe noch weiter bis zur Entwicklung einer aplastischen bzw. adynamen Knochenerkrankung unterdrückt würde.

Neben Calcitriol (z. B. Rocaltrol, Bocatriol) sind noch weitere Vitamin-D-Derivate auf dem Markt erhältlich. Für 1α-Calcidiol (z. B. Einsalpha, Doss, Bondiol), dessen 25-Hydroxylierung in der Leber erfolgt, konnte ebenfalls gezeigt werden, dass es iPTH senkt und zur Rückbildung der Osteitis fibrosa beiträgt. Es gelten natürlich die gleichen Einschränkungen wie für Calcitriol: Zunächst muss die Hyperphosphatämie korrigiert werden. Es sollte auch keine Gabe von Vitamin D bei normalen iPTH-Spiegeln erfolgen. Eine Hyperkalzämie scheint unter der Gabe von 1α-Calcidiol gleich häufig aufzutreten wie unter Therapie mit Calcitriol..

Wenn die 25-(OH)-Vitamin-D-Spiegel <30 ng/ml liegen, muss der Kliniker entscheiden, ob er Cholecalciferol (z. B. Vigantoletten) verabreicht, um Substrat für die extrarenale Produktion von 1,25(OH)-Vitamin-D_2 in 1-α-Hydroxylase-exprimierenden Geweben zur Verfügung zu stellen. Es stehen leider wenige Daten zum Effekt dieser Substitutionstherapie bei Dialysepatienten zur Verfügung. Eine Studie (Saab et al. 2007) mit 119 Dialysepatienten wies nach, dass Ergocalciferol (als Ergocalciferol bezeichnet man das zur Gruppe der Calciferole gehörige Vitamin D_2, das im menschlichen Körper aus über die Nahrung aufgenommenen pflanzlichen Sterinderivaten synthetisiert wird) bei oraler Gabe von 50.000 I.E. monatlich die 25-OH-D-Spiegel signifikant erhöhte (17 auf 54 ng/ml) ohne gleichzeitigen Anstieg des SerumKalziums, Phosphat und des Kalziumphosphatproduktes.

Es gibt auch eine anhaltende Debatte darüber, ob chronisch niereninsuffiziente Patienten mit 25(OH)-D behandelt werden sollen, die bereits Calcitriol oder seinen Analoga einnehmen. Studien haben gezeigt, dass orales Cholecalciferol (50.000 I.E. 2-mal/Woche für 8 Wochen) die Vitamin-D-Rezeptor(VDR)-Expression um das 3-Fache anheben kann, begleitet von einem Abfall (36%) des Verhältnisses 1-α-Hydroxylase/24-Hydroxylase in den Monozyten (Stubbs 2010). Obwohl ähnliche Effekte bei Paracalcitol zu sehen waren, scheint Ergocalciferol die lokale Produktion von $1{,}25(OH)_2D$ zu verstärken, ohne die systemischen Effekte des SerumKalziums und Phosphatanstiegs, die mit der Therapie mit aktiven Vitamin-D-Analoga einhergehen.

Außer dem Ausgleich des ernährungsbedingten Mangels gibt es bis dato jedoch keine klinischen Hinweise, die eine Gabe bei Dialysepatienten rechtfertigen. Eine signifikante toxische Wirkung ist allerdings nicht bekannt (Langzeitstudien fehlen).

▪▪ Neuere Vitamin-D-Analoga

Sie unterdrücken selektiv die Sekretion von Parathormon, ohne die enterale Kalzium- und Phosphatresorption zu erhöhen. Paricalcitol (Zemplar) (19-nor-1α,25-Dihydroxyvitamin-D_2) senkt wie Vitamin D den Parathormonspiegel, ohne die Kalzium- und Phosphatspiegel wesentlich zu beeinflussen. Das Vitamin-D-Analogon wird als i.v.-Bolusinjektion gegeben. Die Substanz wird vor allem hepatobiliär eliminiert. In einer doppelblinden randomisierten Studie mit 263 Dialysepatienten senkte Paricalcitol im Vergleich zu Calcitriol den Parathormonspiegel signifikant schneller (87 vs. 104 Tage). Nach 18 Wochen erreichten alle mit Paricalcitol-behandelten Probanden den therapeutischen

Zielbereich (100–300 pg/ml), dagegen keiner der Calcitriol-Gruppe. Als häufigste Nebenwirkungen traten Hyperkalzämie (4,7%), Hypophosphatämie (1,7%), Funktionsstörungen der Nebenschilddrüse (1,7%), Juckreiz und Geschmacksveränderungen (1,1%) auf.

Erste Studien weisen darauf hin, dass die Art des zugeführten Vitamin D das Überleben der Patienten beeinflusst. Beobachtet wurden knapp 68.000 Dialysepatienten über einen Zeitraum von 3 Jahren. Patienten, die Paricalcitol erhielten, hatten gegenüber Calcitriol-Behandelten eine um 16% verbesserte Mortalität. Weitere randomisierte Studien sind erforderlich, um diese vielversprechenden Ergebnisse zu bestätigen.

▪ Kalzimimetika

Kalzimimetika agieren als allosterische Aktivatoren des Kalzium-Sensing-Rezeptors und haben eine Senkung von Serumkalzium- und Parathormonwerten bei Patienten mit primärem und sekundärem Hyperparathyreoidismus gezeigt. Persistierender Hyperparathyreoidismus und Hyperkalzämie ist die Indikation für das das Kalzimimetikum Cinacalcet (Mimpara). In Studien konnte gezeigt werden, dass durch die Therapie mit Kalzimimetika eine schnell einsetzende deutliche Senkung der Parathormonkonzentration im Serum erzielt werden kann. Gleichzeitig wird auch das Phosphat im Serum gesenkt. Die Plasmaspiegel von Parathormon können bis zu fast 50%, das Kalziumphosphatprodukt bis zu 17% gesenkt werden, so dass ggf. eine Parathyreoidektomie hinausgezögert werden bzw. sogar entfallen kann. Um eine Hypokalzämie abzuschwächen, sollte das Medikament anfangs in niedriger Dosis verabreicht und bei Bedarf langsam gesteigert werden. Kalzium sowie aktive Vitamin-D_3-Metaboliten sollten, falls erforderlich, zusätzlich gegeben werden.

Die empfohlene Cinacalcet-Anfangsdosis für Erwachsene und ältere Patienten (>65 Jahre) ist 30 mg 1-mal/Tag. Die Dosis wird danach alle 2–4 Wochen bis auf max. 180 mg 1-mal/Tag erhöht, um bei Dialysepatienten einen Zielwert des Parathormons zwischen 150–300 pg/ml (15,9–31,8 pmol/l) im Test auf intaktes Parathormon (iPTH) zu erreichen.

Die Serumkalziumspiegel sollten sowohl während der Dosistitration als auch innerhalb der ersten Woche nach Beginn der Therapie oder Dosisanpassung häufig kontrolliert werden. Nachdem die Erhaltungsdosis festgelegt wurde, sollte der Serumkalziumspiegel ungefähr monatlich gemessen werden. Wenn der Serumkalziumspiegel unter den Normwert fällt, sollten entsprechende Maßnahmen ergriffen werden, um den Serumkalziumspiegel aufrechtzuerhalten. Parathormon sollte 1–4 Wochen nach Beginn der Therapie oder Dosisanpassung von Cinacalcet gemessen werden.

Während der Erhaltungsphase sollte das Parathormon alle 1–3 Monate kontrolliert und zur Messung des PTH-Spiegels entweder das intakte PTH (iPTH) oder das bio-intakte (bi-PTH) verwendet werden. Die Behandlung mit Cinacalcet verändert das Verhältnis von iPTH zu biPTH nicht (Quelle: Fachinfo Mimpara).

Bis dato war keine Kontrolle aller Variablen des sekundären Hyperparathyreoidismus möglich, ohne den Patienten einem erhöhten Risiko durch Zunahme von Kalzium, Phosphat und des Kalziumphosphatprodukts auszusetzen. Cinacalcet erlaubt jedoch eine Korrektur des sekundären Hyperparathyreoidismus innerhalb des K/DOQI-Zielwertbereichs bei gleichzeitiger Kontrolle der Kalzium-, Phosphat- und Kalziumphosphat-Produktwerte. Unerwünschte Wirkungen, die häufiger als unter Plazebo auftraten, waren Übelkeit und Erbrechen.

Messung des Parathormonspiegels (Quelle: Fachinfo Mimpara):

- Frühestens 12 h nach Gabe von Cinacalcet
- 1–4 Wochen nach Therapiebeginn oder Dosisanpassung
- Während der Erhaltungsphase alle 3–4 Monate

Kontrolle des SerumKalziumspiegels:

- Innerhalb 1 Woche nach Therapiebeginn oder Dosisanpassung
- Während der Erhaltungsphase 1-mal/Monat

Cinacalcet sollte nicht vor Dialyse eingenommen werden, wenn eine Blutabnahme erfolgt, da das gemessene iPTH dann falsch niedrig ist!

11.1.4 Vitamine

▶ Kap. 13

11.2 Therapie der renalen Anämie

11.2.1 Erythropoese-stimulierende Faktoren (ESF), Erythropoetine

Die Einführung des rekombinanten humanen Erythropoetin (rHuEPO) war ein Meilenstein in der Versorgung chronisch nierenkranker Patienten und ist heute der Standard in der Therapie der renalen Anämie. 1989 wurde gentechnologisch reproduzierbares rekombinantes Erythropoetin (rHuEPO) durch die FDA in den USA zugelassen, kurze Zeit später auch in Europa.

Die Therapie mit rHuEPO führt durch die Stimulation der erythropoetischen Zellen im Knochenmark zu einer gesteigerten Erythrozytenbildung und damit zu einer Erhöhung des Hämatokrits. Die Leistungsfähigkeit steigt mit Korrektur der Anämie. Außerdem werden eine Rückbildung der linksventrikulären Hypertrophie und eine Zunahme der Merkfähigkeit beobachtet.

Transfusionsbedingte Nebenwirkungen aus der Vor-EPO-Ära haben sich durch den geringeren Transfusionsbedarf deutlich verringert. So waren vor der Verfügbarkeit von EPO bis zu 25% der Dialysepatienten abhängig von regelmäßigen Bluttransfusionen mit der Gefahr einer viralen Infektion (HIV, Hepatitis B und C), Eisenüberladung und Sensibilisierung von potenziellen Nierentransplantatempfängern.

Die Stimulationsfähigkeit des Knochenmarks für rHuEPO schwankt sowohl bei Gesunden als auch bei Dialysepatienten um den Faktor 10. Das heißt, zur Erhaltung eines Zielhämatokrits von 30–35% (Hämoglobin 11–12 g/l) sind rHuEPO-Dosen zwischen 25–300 E/kg notwendig. rHuEPO wird in den meisten Fällen 2- bis 3-mal/Woche appliziert. Es kann sowohl i.v., s.c. und i.p. gegeben werden. Bei s.c.-Gabe werden etwa 10–20% weniger rHuEPO benötigt. Chronische Entzündungen, der Mangel an für die Blutbildung wichtigen Substanzen (Eisen, Folsäure, Vitamin B_{12}), mangelnde Dialyseeffizienz, ausgeprägter Hyperparathyreoidismus, Aluminiumbeladung oder okkulte Blutverluste können zu einem erhöhten rHuEPO-Bedarf führen oder die rHuEPO-Wirksamkeit einschränken.

Voraussetzung für die optimale Wirkung der Erythropoese-stimulierenden Faktoren (ESF) ist eine adäquate Dialysebehandlung und die ausreichende Verfügbarkeit von Eisen.

▪▪ α- und β-Erythropoetin

Die beiden ersten therapeutisch rekombinierten rHuEPO sind α-EPO (Erypo) und β-EPO (NeoRecormon©). Sie unterscheiden sich in der Struktur ihrer Kohlenhydratseitenketten bei identischer klinischer Wirksamkeit. Beim β-EPO besteht die Möglichkeit, mittels PEN (Reco-Pen) zu verabreichen, ähnlich wie bei der Gabe von Insulin. Weiterhin steht eine Präparation (NeoRecormon Multidose) zur Verfügung, die eine mehrfache Entnahme in verschiedensten Dosierungen zulässt. Seit kurzem ist das β-EPO auch zur einmal wöchentlichen Gabe zugelassen.

▪ Therapieindikation und Ziel-Hämoglobinspiegel

»Anämie« wurde von der WHO als eine Hämoglobinkonzentration <13,0 g/dl bei erwachsenen Männern und postmenopausalen Frauen definiert und <12,0 g/dl für prämenopausale Frauen. Somit leiden nahezu 90% aller Patienten mit einer GFR <25–30 ml/min unter einer Anämie.

Viele retrospektive Studien der letzten Jahre haben den optimalen Ziel-Hämoglobinspiegel unter EPO-Therapie untersucht. Trotz unterschiedlicher Ergebnisse besteht heute Konsens, dass eine deutliche Verbesserung der Lebensqualität ohne Zunahme der unerwünschten Wirkungen bei einem Hämoglobinwert >11 g/dl (Hkt 33%) erreicht wird, wenn man Vergleiche mit Patientengruppen mit deutlich niedrigeren Spiegeln zieht. Auch wurde gezeigt, dass Morbidität und Mortalität bei chronisch Niereninsuffizienten im präterminalen und terminalen Stadium steigt, wenn der Hb-Spiegel auf 13 g/dl angehoben und dort gehalten wird.

Wichtig erscheint auch die Variabilität des Hb-Spiegels zu sein. Einige Studien haben einen kausalen Zusammenhang zwischen schwankender Hb-Variabilität und erhöhter Sterblichkeit hergestellt. Die Survivalanalysen ergaben, dass jede Schwankung des Hb-Wertes um 1 g/dl mit einem 33%igen Anstieg der Sterberate verbunden war.

■■ Empfehlungen und Richtlinien

Die Empfehlungen zur Therapie der renalen Anämie durch Eisenpräparate und den Erythropoese stimulierenden Faktoren ESF (=EPO) sind von der KDIGO 2012 revidiert und in einem Positionspapier als European Renal Best Practice Position Statement (ERBP) übernommen und publiziert worden. Den Ergebnissen der neueren Studien Rechnung tragend wurden die Zielwerte für die Therapie wie folgt neu definiert:

Prädialyse und Dialyse-Patienten:

- Die Hb-Werte sollten routinemäßig nicht unter 10 g/dl absinken.
- Bei jüngeren Patienten mit wenig Komorbiditäten oder wenn eine Verbesserung der Lebensqualität durch Anämie-Korrektur zu erwarten ist, kann eine ESF-Therapie bei höheren Hb-Werten bereits begonnen werden, allerdings nicht bei > 12 g/dl.
- Bei Patienten mit hohen Risiken (für Schlaganfälle) und bei einer noch nicht symptomatischen ischämischen Herzinsuffizienz, sollte die ESF-Therapie bei Hb-Werten zwischen 9–10 g/dl begonnen werden – mit dem Ziel, diesen bei ca. 10 g/dl in der Erhaltungstherapie zu halten.
- Bei Patienten mit ischämischer Herzinsuffizienz und Anämie-assoziierten Symptomen kann die ESF-Therapie auch bereits bei höheren Hb-Werten begonnen werden.
- Hb-Werte > 13 g/dl sollten während der ESF-Therapie nicht angestrebt werden, der Ziel-Hb-Wert liegt zwischen 10 und 12 g/dl.
- Für Patienten mit Risikofaktoren wie Diabetikern mit symptomatischer Arteriopathie der Gliedmaßen, Schlaganfall oder nicht-symptomatischer Herzinsuffizienz oder begleitenden Tumorleiden sollten die Hb-Werte innerhalb des Zielhorizonts niedrig eingestellt werden.

■ Dosierung

> **Eine ESF-Therapie sollte im präterminalen Stadium vor Beginn einer Nierenersatztherapie begonnen werden, wenn der Hämoglobinspiegel unter 10 g/dl abfällt.**

Ein Nachteil der rHuEPO-Therapie ist die erforderliche 2- bis 3-malige Gabe pro Woche. Diese ist bedingt durch die kurze Serumhalbwertszeit des rHuEPO von ca. 8 h. Durch gezielte Veränderung in der Aminosäuresequenz und in den Kohlenhydratseitenketten im rHuEPO-Molekül konnte die Halbwertszeit verdreifacht werden. Das macht prinzipiell die 1-malige Gabe alle 2 Wochen möglich. Dieses modifizierte rHuEPO wurde NESP (»novel erythropoesis stimulating protein«) oder Darbepoetin α (Aranesp) genannt. Klinische Studien bei präterminalen Patienten sowie bei PD- und HD-Patienten haben gezeigt, dass NESP bei 1-mal wöchentlicher Gabe eine dem rHuEPO vergleichbare Wirkung hat. Das Nebenwirkungsprofil ist ebenfalls dem rHuEPO vergleichbar. NESP ist seit Mitte 2001 zur Therapie der renalen Anämie in Deutschland zugelassen.

In 2008 wurde mit CERA (»continuous erythropoiesis receptor activator«) ein neues pegyliertes EPO-Derivat in Deutschland zugelassen. Hierbei wird Polyäthylenglykol am eigentlichen EPO-Molekül befestigt, das die Resorption aus subkutanen Depots verlangsamt und damit die Halbwertszeit verlängert. Ziel ist wie bei NESP die reduzierte Verabreichung bis hin zur Gabe 1-mal/Monat.

Für Dialysepatienten ist eine initiale Dosis von Epoetin-alpha von 4000–6000 I.E. 3-mal/Woche angemessen. Bei PD-Patienten 8000 I.E. 1-mal/Woche. Darbepoetin alpha wird in der Dosierung von 20 μg 1-mal/Woche beim Dialysepatienten und 60 μg jede 2. Woche bei PD-Patienten gegeben.

Tipp

Ein exzessiver Anstieg des Hb-Spiegels sollte in der Initialphase vermieden werden, da dies eine bestehende arterielle Hypertonie verschlimmern kann.

Häufig entsteht während der Initialphase ein Plateaueffekt: Entweder werden steigende ESF-Dosen benötigt, um den Hb zu halten, oder der Hb-Wert steigt nicht weiter an. Oft ist Eisenmangel der Grund für dieses Plateau. Die Hb-Werte sollten möglichst engmaschig kontrolliert werden, bei Therapiebeginn ggf. wöchentlich.

Hyporesponder

Gelegentlich findet sich trotz hoher Dosen von Erythropoetin kein adäquater Anstieg des Hämoglobins. Hyporesponder sollen nach Maßgabe der »Food and Drug Administration« (FDA) keine ESF-Hochdosistherapie mehr erhalten. Die ESF-Dosis ist in solchen Fällen gerade so hoch zu wählen, dass keine Transfusionen notwendig werden.

Ursachen

- Unterdosierung
- Inadäquat niedrige Dialysedosis
- Eisenmangel, Folsäuremangel, B_{12}-Mangel
- Malnutrition
- Aluminiumintoxikation z. B. durch langjährige Einnahme aluminiumhaltiger Phosphatbinder
- Blutverlust
- Hämoglobinopathien
- Retikuloendotheliale Blockade (schwelende Low-grade-Entzündungen verhindern die Freisetzung von Eisen aus den Eisenspeichern)
- Tumoren
- Sekundärer Hyperparathyreoidismus (Markfibrose)
- Resistenz auf Knochenmarkebene: Bei Markfibrose oder maligner Markinfiltration
- PRCA (»pure red cell aplasia«), seltene schwere Anämieform durch Antikörper gegen Erythropoetin (rekombinantes)

PRCA (»pure red cell aplasia«)

Durch Induktion neutralisierender Antikörper gegen Erythropoetin wird rekombinantes Epoetin und Darbepoetin sowie das körpereigene Erythropoetin des Patienten neutralisiert. Die Folge einer PRCA ist eine schwere, in der Regel transfusionspflichtige chronische Anämie.

Zwischen Januar 1998 und April 2004 wurden 175 Fälle einer Erythropietin-assoziierten PRCA bei der Verabreichung von Eprex, 11 Fälle bei Neorecormon und 5 Fälle unter Epogentherapie registriert. Die Hälfte der Fälle trat in Frankreich, Kanada und Spanien auf (in Deutschland 4 Fälle unter Epoetin alpha, 18 unter Epoetin beta).

Zwischen 2001 und 2003 betrug die Inzidenz 18 Fälle/100.000 Patientenjahre bei Eprex (ohne humanes Serum-Albumin), 6/100.000 Patientenjahre bei Eprex (mit humanem Serum-Albumin), 1 Fall/100.000 Patientenjahre für Neorecormon und 0,2 Fälle/100.000 Patientenjahre für Epogen. Zwischen 2000 und 2004 waren vor allem in Europa hunderte Dialysepatienten an einer PRCA erkrankt. Der Effekt trat am häufigsten nach s.c.-Verabreichung von Epoetin-α auf. Nach Optimierung der Prozesse für Lagerung, Handhabung und Verabreichung fiel die Inzidenz bei Eprex weltweit um 83%. Heute ist die PRCA sehr selten geworden.

Vor einigen Jahren wurde der synthetische, Peptid-basierte Erythropoetin-Rezeptoragonist Hematide entwickelt, ein bis dato noch nicht zugelassenes Produkt, dessen Aminosäuresequenz sich von der des nativen oder rekombinanten Erythropoetins vollständig unterscheidet. Die 2009 vorgestellten Ergebnisse einer Studie (nicht-kontrolliert) von 14 Patienten (mediane Behandlungsdauer 28 Monate) zeigten, dass sich bei 13 von 14 Patienten nach s.c.-Injektionen mit Hematide der Hämoglobinwert (auf den Zielwert von mehr als 11 g/dl) normalisierte. Die Bildung der Epo-Antikörper ging ebenfalls zurück. Die Sicherheit des Medikaments lässt sich jedoch noch nicht genau abschätzen. Ein Patient starb und bei der Hälfte der Patienten kam es zu schwereren Komplikationen (bei allerdings z. T. multimorbidem Patientengut). Möglicherweise wird Hematide die Therapie der Wahl bei der Anti-Erythropoetin-Antikörper-assoziierten PRCA werden, wenn die Sicherheit gewährleistet sein wird.

Rolle der Statine für die Erythropietin-Dosierung

Eine neue Arbeit (single center-design) untersuchte den Einfluss des antiinflammatorischen Effektes von Statinen auf die Erythropoetinwirkung bei 103 Patienten (Tangdhanakanond 2010). Die Untersucher kamen zu dem Ergebnis, dass Patienten, die mit Statinen behandelt wurden, signifikant weniger Erythropoetin benötigten als Kontrollpatienten ohne Statine (275,6±273,2, 449,5±555,9 I.E./Woche, p <0,05). Der mittlere Wert des C-reaktiven Proteins (CRP) lag in der Statingruppe niedriger (statistisch aber nicht signifikant). Somit kommen auch außer dem CRP andere Mediatoren für diesen Effekt infrage. Es konnten keine Unterschiede für Diabetiker oder Nichtdiabetiker gefunden werden. Eine weitere retrospektive Studie (Sirken et al.

Tab. 11.6 Erythropoetin-stimulierende Agenzien (ESA)

Wirksubstanz	Handelsname/(Hersteller)	Bei Niereninsuffizienz zugelassene Applikationsform
Lang = Gabe alle 4 Wochen		
Methoxy-Polyethyleneglycol – epoetin beta	Mircera (Roche)	Intravenös oder subkutan
Mittel = Gabe alle 1–2 Wochen		
Darbepoetin	Aranesp (Amgen)	Intravenös oder subkutan
Kurz = Gabe 1- bis 3-mal/Woche		
Erythropoetin beta	NeoRecormon (Roche)	Intravenös oder subkutan
Erythropoetin alpha	Erypo (Ortho Biotech)	Bei Niereninsuffizienz ausschließlich intravenös
	Epoetin alfa (Hexal)	Bei Niereninsuffizienz ausschließlich intravenös
	Abseamed (Medice)	Bei Niereninsuffizienz ausschließlich intravenös
	Binocrit	Bei Niereninsuffizienz ausschließlich intravenös
Erythropoetin delta	Dynepo	Intravenös oder subkutan
Erythropoein zeta	Retacrit (Hospira)	Bei Niereninsuffizienz ausschließlich Intravenös
	Silapo (Cell pharm)	Bei Niereninsuffizienz ausschließlich intravenös

2003) konnte belegen, dass die Erythropoetindosis 4,7 Monate nach Therapiebeginn mit Statinen um 25% gesenkt werden konnte, während der mittlere Hb-Wert von 10,6 auf 12,5 d/dl anstieg.

▪▪ Verabreichung: subkutan vs. intravenös

ESF haben s.c. verabreicht eine höhere Effizienz, was sich in einer Dosisreduktion bei gleichem Ziel-Hb niederschlägt. Dennoch werden die ESF bei den meisten Dialysepatienten i.v. nach der Dialysebehandlung verabreicht. Gründe dafür sind die notwendigen s.c.-Injektionen, die ein Dialysepatient verständlicherweise vermeiden möchte, aber auch die einfachere Kontrolle darüber, ob das Medikament tatsächlich verabreicht wurde (▪ Tab. 11.6).

▪ Nebenwirkungen

▪▪ Blutdruckerhöhung

Bei etwa einem Drittel der Patienten führt eine EPO-Therapie zu einer Erhöhung der Blutdruckwerte mit der Notwendigkeit, die antihypertensive Medikation zu erhöhen. Der Blutdruck lässt sich allerdings in den meisten Fällen damit unproblematisch einstellen. Die Ursachen hierfür sind unklar, diskutiert werden u. a. eine Zunahme der Blutviskosität oder eine direkte vasokonstriktorische Wirkung von EPO auf glatte Gefäßmuskelzellen.

▪▪ Shuntthrombose

Theoretisch erhöht sich mit zunehmendem Hämatokrit die Wahrscheinlichkeit einer Shuntthrombose. Innerhalb der therapeutisch angestrebten Hämatokritwerte von etwa 33% (= Hb 11–12 g/l) ist allerdings eine gesteigerte Thrombosehäufigkeit nicht nachweisbar.

Weitere seltene Nebenwirkungen. Weitere seltene Nebenwirkungen sind das Auftreten von Krampfanfällen, geringfügig verschlechterte Harnstoff-Clearanceraten und das seltene Auftreten von Hyperkaliämien.

▪ Eisentherapie bei Dialysepatienten

Die DOPPS-Studie hat vor 10 Jahren gezeigt, dass nur maximal drei Viertel der Dialysepatienten Eisen i.v. erhalten. Adäquat gefüllte Eisenspeicher sind die Voraussetzung für die optimale Wirksamkeit der ESF. Erniedrigte Eisenverfügbarkeit ist der Hauptgrund für ein schlechtes Ansprechen auf diese Substanzen.

Tab. 11.7 Absoluter und funktioneller Eisenmangel

Parameter	Absolut	Funktionell
Transferrinsättigung [%]		≤20
Ferritinspiegel [ng/ml]	<100	100–800
Hypochrome Erythrozyten		↑

HD-Patienten haben einen erhöhten Eisenverlust. Ursache hierfür sind die häufigen Blutentnahmen, Blutrückstände im Dialysator oder Blutungen im Magen-Darm-Trakt. Darüber hinaus behindern Phosphatbinder oder gleichzeitig verabreichte H_2- und Protonenpumpenblocker die ohnehin schlechte Eisenaufnahme. Weiterhin liegt bei diesen Patienten, bedingt durch chronische Entzündungsvorgänge, häufig eine Eisenverwertungsstörung vor, da Eisen nicht ausreichend aus seinen Speicherbeständen mobilisiert werden kann. Daher muss beim HD-Patienten in der Regel eine parenterale Eisensubstitution vorgenommen werden. Bei CAPD-Patienten genügt häufig eine orale Eisengabe.

Anhand verschiedener Parameter (Serumferritin, Transferrinsättigung, Anzahl hypochromer Erythrozyten) kann der Eisenbedarf eines Patienten abgeschätzt werden. Die übliche Kontrolle der Eisenparameter in 3-monatlichen Intervallen entspricht den aktuellen KDIGO-Empfehlungen.

Diagnostik

Vor Beginn einer Eisentherapie müssen die Eisenspeicher überprüft und nicht-renale Gründe für eine Anämie ausgeschlossen werden. Die Abklärung eines nierenkranken Patienten mit Anämie muss folgende Parameter umfassen:

- Blutbild mit Retikulozyten
- Serum-Eisen
- Serum-Ferritin
- Transferrinsättigung
- Test auf okkultes Blut im Stuhl

Absoluter und funktioneller Eisenmangel

Ein absoluter Eisenmangel liegt wie folgt vor:

- Serum-Ferritin <100 ng/ml
- Transferrinsättigung <20%

Ein funktioneller Eisenmangel ist charakterisiert durch adäquat gefüllte Eisenspeicher, die jedoch nicht ausreichend mobilisiert werden können, wenn die Erythropoese durch einen Erythropietin-stimulierenden Faktor (ESF) angeregt wird. Man findet normale oder erhöhte Ferritinwerte bei gleichzeitig vermehrten hypochromen Erythrozyten (Tab. 11.7).

Hypochrome Erythrozyten

Der Anteil hypochromer Erythrozyten ist für den Nachweis eines funktionellen Eisenmangels von großer diagnostischer Relevanz. Als hypochrome Erythrozyten gelten Erythrozyten, deren Hämoglobinkonzentration <28 g/dl liegt. Bei einer Eisenunterversorgung der Hämatopoese kommt es zu einem Anstieg von hypochromen Erythrozyten im peripheren Blut. Der Anteil dieser hypochromen Erythrozyten kann im Rahmen des Blutbildes mitbestimmt werden. Die hypochromen Erythrozyten werden in den EBPG (»European Best Practice Guidelines for the Management of Anemia with Chronic Renal Failure«) als bester Parameter für die Beurteilung der Eisenverwertung in der Erythropoese empfohlen.

Tipp

Als Richtgröße wird ein oberer Schwellenwert von 5% hypochromer Erythrozyten angegeben, der bei HD-Patienten unter EPO-Therapie nicht überschritten werden sollte.

Diese Empfehlung ist durch zwei aktuelle Arbeiten bestätigt worden (Tessitore et al. 2001, Richardson et al. 2001). In einer retrospektiven Studie mit 125 HD-Patienten identifizierte der Anteil hypochromer Erythrozyten die Patienten, die von einer zusätzlichen Eisengabe mit einem deutlichen Hb-Anstieg

Tab. 11.8 Intravenöse Eisenpräparate

Präparat	Wirkstoff	Dosis/Zeit	Nebenwirkungsrate
Ferrlecit©	Eisen-(III)-Glukonat-Sukrose-Komplex	Bis zu 62,5 mg (20–30 min)	9/10.000.000
			Keine Testdosis vorgeschrieben
Venofer©	Eisen-(III)-Hydroxid-Saccharose	Bis zu 500 mg (3,5 h)	6/10.000.000
			Hersteller empfiehlt vor der erstmaligen Injektion des Eisenpräparats die Verabreichung einer Testdosis
CosmoFer©	Eisen-(III)-Hydroxid-Dextran-Komplex	Bis zu 20 mg/kgKG (6 h)	33/10.000.000
			Testdosis (0,5 ml innerhalb 5 min) zwingend vorgeschrieben
Ferinject©	Eisen-(III)-Karboxymaltose-Komplex	Bis zu 15 mg/kgKG bzw. max. 1000 mg (15 min)	Bislang keine großen Fallzahlen
			Keine Testdosis erforderlich

profitierten. In einer zweiten, prospektiven Studie (228 HD-Patienten) konnte durch die Steuerung der EPO-Therapie anhand des Anteils hypochromer Erythrozyten die durchschnittlich erforderliche EPO-Dosis nahezu halbiert werden. Die Bestimmung des Anteils hypochromer Erythrozyten ermöglicht die optimale Bestimmung der Relation der EPO- und Eisendosierung und kann dadurch auch wesentlich zur Senkung der Kosten beitragen.

Eisenmangelzustände und Hämoglobinopathien

Ein deutlich erhöhter Anteil hypochromer Erythrozyten (>10%) weist mit einer Spezifität von >83% auf einen Ferritinmangel hin. Ein Eisenmangel bei normwertigen hypochromen Erythrozyten ist aber nicht ausgeschlossen. Eine charakteristische Erhöhung hypochromer Erythrozyten findet sich daneben auch bei Hämoglobinopathien, wie der β-Thalassämie.

Ursachen für Eisenmangel bei Dialysepatienten

- Depletion der Eisenspeicher
- Chronischer Blutverlust
  - Blutschlauchsystem/Kapillare*
  - Laboruntersuchungen
  - Fehlpunktionen
  - Chirurgische Blutverluste
  - Okkulte gastrointestinale Blutung
- Herabgesetzte diätetische Eisenresorption
  - Phosphatbinder
  - H2-Antihistaminika. Protonenpumpenhemmer (PPI)
  - Funktionelle Achlorhydrie
  - Urämie (nicht-optimale Eisenresorption im Darm)
- Erhöhter Eisenbedarf
  - Verstärkte Erythropoese durch ESF-Therapie
  - Verminderte Entleerung der Eisenspeicher durch retikuloendotheliale Blockade

* Dialysepatienten leiden durch häufige Blutentnahmen, Punktionen und Retention von Blut im Dialysator unter ständigem Blutverlust. So werden bei jeder Dialyse 15–25 ml Blut im Dialysator zurückgehalten.

Intravenöse Eisenpräparate

Weltweit stehen zur i.v.-Therapie Eisenglukonat, Eisensaccharose, Eisendextran und Eisen-Karboxymaltose zur Verfügung (Tab. 11.8). Die ersten beiden werden vorwiegend in Europa eingesetzt, während Eisendextran in den USA sehr verbreitet ist. Prinzipiell können Eisenpräparate, wenn sie zu

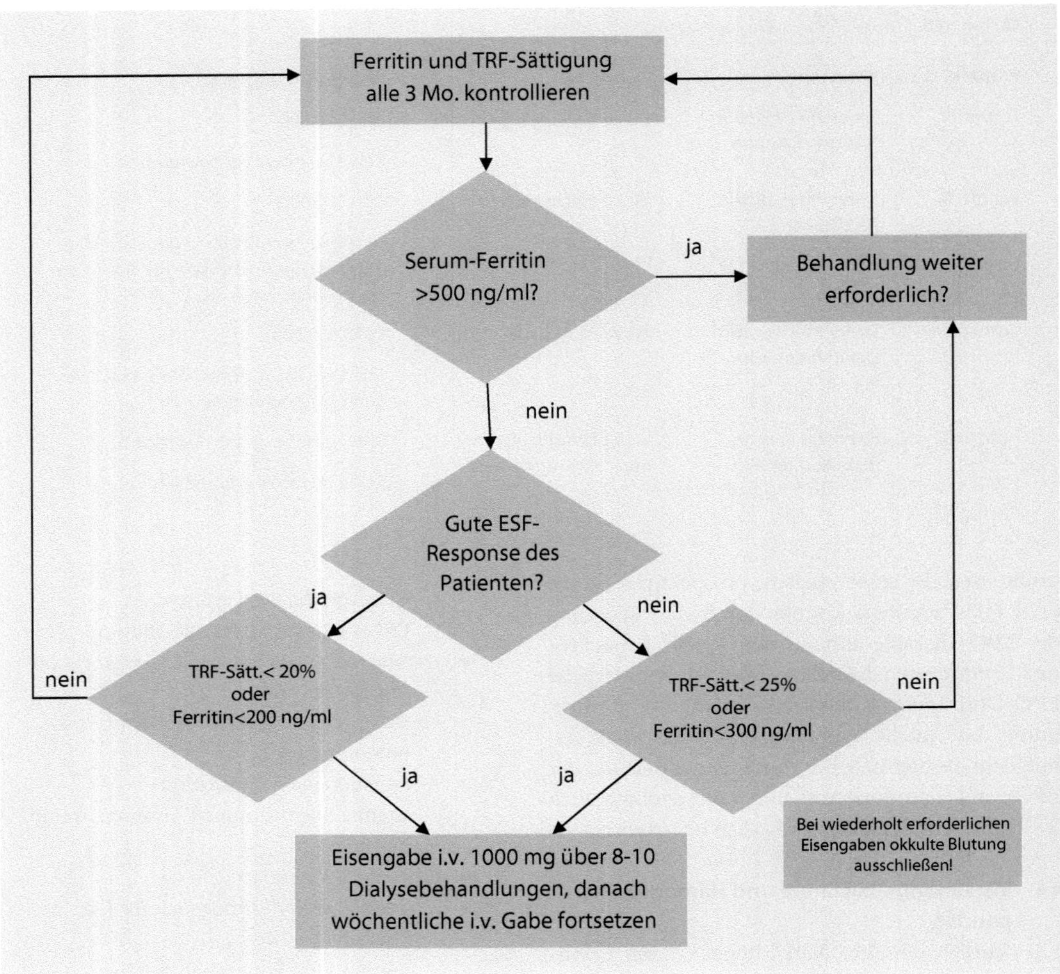

Abb. 11.3 Intravenöses Eisenmanagement

Tab. 11.9 Zielwerte für die Eisentherapie

Parameter	Optimal	Akzeptabel
Ferritin [ng/ml]	200–500	100–800
Transferrinsättigung [%]	20–30%	20–50
Anteil hypochromer Erythrozyten	<2,5	<10

schnell infundiert werden, über eine toxische Wirkung eine Gefäßerweiterung mit Blutdruckabfällen verursachen. Anaphylaktoide Reaktionen sind ebenfalls beschrieben. Sie treten beim Eisenglukonat wesentlich seltener auf und verlaufen weniger schwer als beim Eisendextran. Prinzipiell sind die Präparate bei langsamer Infusion aber gut verträglich (Abb. 11.3; Tab. 11.9).

11.3 Internet-Links

- ► **http://www.akdae.de**
  Arzneimittelkommission der deutschen Ärzteschaft Berlin
- ► **http://www.dosing.de/**
  Serviceangebot der Abteilung Innere Medizin VI, Klinische Pharmakologie & Pharmakoepidemiologie, Universitätsklinikum Heidelberg. Hervorragende Hilfestellung bei der individuellen Dosierung von Arzneimitteln bei Patienten mit eingeschränkter Nierenfunktion
- ► **http://www.nierengesellschaft.de**
  Nierenportal der GfN (Gesellschaft für Nephrologie) mit Patienteninformationen
- ► **http://www.fda.gov/Drugs/DrugSafety/ucm259639.htm**
  FDA Veröffentlichung zur Dosismodifikation der ESF (»FDA Drug Safety Communication: Modified dosing recommendations to improve the safe use of Erythropoiesis-Stimulating Agents (ESAs) in chronic kidney disease«)

Literatur

Aronoff GR (2000) Chapter 12: Practical guidelines for Drug Dosing in Patients with Renal Impairment. In: Schrier R. Manual of Nephrology. Lippincott Williams & Wilkins, Philadelphia, S182–202

Arzneimittelkommission der deutschen Ärzteschaft (1997) Arzneiverordnungen. 18te Auflage, Deutscher Ärzteverlag, Köln

Carmichael DJS (1992) Handling of drugs in kidney disease. In: Cameron S, Davison AM, Grünfeld JP, Kerr D, Ritz E (eds) Oxford Textbook of Clinical Nephrology. Oxford University Press, Oxford, New York, Tokyo, S. 175–197

Coyne DW. The health-related quality of life was not improved by targeting higher hemoglobin in the Normal Hematocrit Trial (2012) Kidney Int; 82:235.

Dettli L (1984) The kidney in pre-clinical and clinical pharmacokinetics. Jpn J Clin Pharmacol Ther;15:241–254

Forth W, Henschler D, Rummel W (1987) Allgemeine und spezielle Pharmakologie und Toxikologie. Wissenschaftsverlag, Mannheim Wien Zürich

Frölich JC, Kirch W (Hrsg.) (2000) Praktische Arzneitherapie, 2 Aufl. Springer, Heidelberg

Hammerstingl C et al. (2009) Peri-operatives Bridging einer oralen Antikoagulation bei Patienten mit chronischer Niereninsuffizienz Journal für Kardiologie – Austrian Journal of Cardiology; 16 (7–8): 290–294

Hardman JG et al. (1996) The pharmacolgical Basis of Therapeutics. Goodman & Gilman's

Hörl WH, Wanner C (Hrsg.) (2003) Dialyseverfahren in Klinik und Praxis: Technik und Klinik, Technik und Klinik, 6., vollst. neu bearb. Aufl. Thieme

Inrig JK et al. Effect of hemoglobin target on progression of kidney disease: a secondary analysis of the CHOIR (Correction of Hemoglobin and Outcomes in Renal Insufficiency) trial (2012). Am J Kidney Dis; 60:390

Janzen et al. (1999) An overview of levodopa in the management of restless legs syndrome in a dialysis population: pharmacokinetics, clinical trials, and complications of therapy. Annals of Pharmacotherapy 1999;33(1):86–92

Johnston SL, Blasi F et al., The TELICAST Investigators (2006) The effect of telithromycin in acute exacerbations of asthma, N Engl J Med 354: 1589–1600

KDIGO clinical practice guidelines for anemia in chronic kidney disease (2012). Kidney Int Suppl; 2:283–288

Kidney Disease: Improving Global Outcomes (KDIGO) Anemia work group(2012): KDIGO Clinical practice guidelines for anemia in Chronic Kidney Disease. Kideny Int, Suppl. 2: 279–335.

Locatelli F et al., ERA-EDTA ERBP Advisory Board (2009) Anaemia management in patients with chronic kidney disease: a position statement by the Anaemia Working Group of European Renal Best Practice (ERBP). Nephrol Dial Transplant. 2009 Feb;24(2):348–354

Locatelli et al. Kidney Disease: Improving Global Outcomes Guidelines on Anaemia Management in Chronic Kidney Disease

A European Renal Best Practice Position Statement / Kidney Disease Improving Global Outcomes (KDIGO) Guidelines on Anaemia Management in Chronic Kidney Disease: A European Renal Best Practice (ERBP) Position Statement (2013) Nephrol Dial Transplant.;28(6):1346-1359.

National Institute for Health and Clinical Excellence (NICE) (2011) CG 114 Anemia management in people with chronic kidney disease: full guidance

NKF-K/DOQI (2007) Clinical Practice Guidelines and Clinical practice recommendations for anemia in chronic kidney disease: update of hemoglobin target. Am J Kidney Dis; 50:474

Pai AB, Pai MP (2004) Vancomycin dosing in high flux hemodialysis: a limited-sampling algorithm American Journal of Health-System Pharmacy, Vol 61, Issue 17, 1812–1816

Praktische Kardiologie Journal by Fax (2004) Abbauwege verschiedener Antihypertensiva – Teil II, 5. Jahrgang 2002; Nr. 24

Richardson et al. (2001) Optimizing erythropoietin therapy in hemodialysis patients.Am J Kidney Dis 38(1) 109–117

Saab G et al. (2007) Prevalence of vitamin D deficiency and the safety and effectiveness of monthly ergocalciferol in hemodialysis patients, Nephron Clin Pract. 2007;105(3):c132–138

Schrier RW, Gambertoglio JG (1991) Handbook of Drug Therapy in Liver and Kidney Disease. Little Brown and Company, Boston Toronto London

Sirken G, Kung SC, Raja R (2003) Decreased erythropoietin requirements in maintenance hemodialysis patients with statin therapy. ASAIO J. Jul-Aug;49(4):422–425

Tangdhanakanond K, Raja R (2010) Effect of statins on erythropoietin responsiveness in type 2-diabetic versus non-diabetic hemodialysis patients. Clin Nephrol. Jan;73(1):1–6

Tessitore et al. (2001) The role of iron status markers in predicting response to intravenous iron in haemodialysis patients on maintenance erythropoietin, Nephrol Dial Transplant, 16(7), 1416–1423

Working Party for European Best Practices Guidelines for the Management of Anaemia in Patients with Chronic Renal Failure (2004) Target Guideline II.1: What are the appropriate haemoglobin targets for anaemia treatment? Nephrol Dial Transplant; 19(Suppl 2):ii6

Yang W, Israni RK, Brunelli SM et al. (2007) Hemoglobin variability and mortality in ESRD. J Am Soc Nephrol 18:3164–3170

Vorbereitung zur Nierentransplantation

Allen Patienten mit terminalem chronischem Nierenversagen ohne Kontraindikation muss eine Nierentransplantation vorgeschlagen werden. Die Lebenserwartung nierentransplantierter Patienten ist mit 20 Jahren rund doppelt so hoch wie die der auf der Warteliste stehenden Dialysepatienten.

Die Vorbereitungen zu einer Transplantation sollten mit der Vorbereitung des Patienten auf die Dialysebehandlung beginnen. Bei einer Lebendspende oder einer präemptiven Transplantation kann der Eingriff bereits vor Einsetzen der Dialysepflicht vorgenommen werden. Dies führt aus unterschiedlichen Gründen zu besserem Patientenüberleben. Für die Lebendspende sind die Leitlinien im »Amsterdam Forum« publiziert worden. Dieses Kapitel beschreibt die Vorbereitung eines terminal niereninsuffizienten Patienten auf die Transplantation und gibt wichtige Tipps.

12.1 Transplantationszeitpunkt

Tipp

Mit den Vorbereitungen zur Nierentransplantation frühzeitig beginnen.

Wenn eine chronisch progrediente, sicher zur terminalen Niereninsuffizienz führende Nierenerkrankung vorliegt, sollte sehr früh nach passenden potenziellen Lebendspendern für eine präemptive Nierenlebendspende gesucht werden. So ist ausreichend Zeit für die Evaluation sowohl von Spender als auch Empfänger vorhanden. Ab einer GFR <30 ml/min kann mit dem Patienten das Thema besprochen werden.

Nach den aktuell gültigen Eurotransplant-Richtlinien kann eine präemptive Transplantation nur als Lebendnierenspende durchgeführt werden.

Die Wartezeit für eine Leichenniere beginnt mit dem ersten Tag der Nierenersatztherapie. Die Wartezeit ist ein Dringlichkeitsfaktor.

12.1.1 Vorteile der präemptiven Transplantation

Größere Studien haben belegt, dass die präemptive Transplantation eine Verbesserung sowohl für den Patienten, als auch für das Transplantat darstellt, wenn man die Daten mit Patienten vergleicht, die eine gewisse Zeit vor der Transplantation dialysiert worden sind. So konnte gezeigt werden, dass der Vorteil der präemptiven Transplantation hinsichtlich des Patientenüberlebens ca. 7,5–9,9 Jahre für 40-jährige und 4,3–6,0 Jahre für 70-jährige Patienten betrug. Die genauen Gründe hierfür sind noch unbekannt. Eine Studie mit 671 Patienten konnte zeigen, dass die GFR (drei verschiedene Patientengruppen mit einer GFR 10 ml/min, 10–15 ml/min und >15 ml/min) zum Zeitpunkt der Transplantation das Transplantatüberleben nicht entscheidend beeinflusst.

Eine frühe präemptive Transplantation verbessert das Transplantatüberleben nicht entscheidend.

Die Consensus-Richtlinien der Canadian Society of Transplantation von 2005 empfehlen die Durchführung einer präemptiven Transplantation nicht vor Erreichen einer GFR <20 ml/min bei progressivem und irreversiblem Nierenfunktionsverlust über die vorausgegangenen 6–12 Monate.

12.2 HLA-Matching und Transplantatüberleben

Mit serologischen Testsystemen ist es oft problematisch, Assoziationen zwischen HLA-Typisierung und Transplantatprognose zu finden. Die Anwendung molekularbiologischer Tests liefert bessere Resultate:

Es gibt mehrere Regeln für die Bestimmung des günstigsten Empfängers, von denen die wichtigsten im Folgenden kurz beschrieben werden:

- Die HLA-Mismatches, d. h., die zwischen Empfänger und Spender nicht übereinstimmenden Genorte scheinen von unterschiedlicher Wichtigkeit zu sein. Prognostisch ungünstig für das Transplantatüberleben sind HLA-DR-Mismatches, gefolgt von HLA-

B-Mismatches. HLA-A-Mismatches sind wohl von untergeordneter Bedeutung. Weiterhin gibt es anscheinend sehr ungünstige Konstellationen der Empfänger-Spender-HLA-Imkompatibilität, sog. »Tabu-Mismatches«. Bei der Suche nach einem geeigneten Empfänger, wird der Vermeidung von Mismatches Vorrang vor der Suche nach gleichen HLA-Antigenen (»matches«) gegeben.

- Das Langzeitüberleben eines Transplantates hängt u. a. vom Ausmaß der HLA-Übereinstimmung ab. Die Auslösung einer frühen Abstoßung hängt mehr von patientenspezifischen Faktoren und der Immunsuppression ab. Eine Analyse aus den USA von 1994 fand eine Halbwertszeit von 24 Jahren für das Transplantatüberleben bei HLA-identischer Lebendspende (Zwillinge), bei Leichennierentransplantation von 20 Jahren bei sechsfacher HLA-Übereinstimmung, von 9 Jahren bei Zufallsmatching. Primär glomeruläre Erkrankungen schwächen die prognostische Aussagekraft des HLA-Matches aufgrund der möglichen Rezidive im Transplantat.
- Bei Leichennieren ohne Mismatches in der HLA-A-, HLA-B- und HLA-DR-Region findet man eine Transplantathalbwertszeit von 20 Jahren und ein 10-Jahres-Transplantatüberleben von 65–70%. Sechs identische HLA-Antigene führen zum besten 1-Jahres (88%)- und auch Langzeittransplantatüberleben. Ein Mismatch in der HLA-A-, HLA-B- oder HLA-DR-Region ist mit einer Transplantathalbwertszeit von 10 Jahren und einem 10-Jahres-Transplantatüberleben von 40–50% verbunden. Stimmen mehrere HLA-Antigene nicht überein, liegt die Transplantathalbwertszeit bei 7–9 Jahren und das 10-Jahres-Überleben bei 30–35%.

Diese Erkenntnisse sind das Verdienst großer Datenbanken, die überregional, z. T. sogar weltweit Daten gesammelt und ausgewertet haben. Problematisch bei der Datenauswertung ist die Weiterentwicklung sowohl der Testsysteme als auch die Einführung neuer Immunsuppressiva.

Wichtige Transplantationsorganisationen:

- CTS – Collaborative Transplant Study, Prof. Opelz, Heidelberg
- Eurotransplant, Leiden
- United Kingdom Transplant Service
- UNOS – United Network for Organ Sharing, Nord-Amerika
- SEOPF – American Southeast Organ Procurement Foundation

12.2.1 Sensibilisierung

Toleranz gegenüber nichteigenen HLA-Antigenen erwirbt man vermutlich pränatal und in der Stillzeit. Untersuchungen an Transplantatempfängern, die vor der Transplantation z. B. über Bluttransfusionen mit Spenderantigenen konfrontiert wurden, deuten auf die Möglichkeit einer Induktion von Immuntoleranz hin.

Die Bildung von HLA-Antikörpern wird durch Schwangerschaft, Geburt und vorherige Transplantationen stark, durch Bluttransfusionen in geringerem Ausmaß induziert.

Eine erfolgreiche Transplantation ist nahezu ausgeschlossen, wenn beim Empfänger zytotoxische Antikörper gegen folgende Antigene vorhanden sind:

- Blutgruppenantigene (AB0-Unverträglichkeit) des Spenders
- Klasse-I- oder -II-HLA-Antigene des Spenders
- Endotheliale oder monozytäre Antigene des Spenders

Ein positives T-Zell-Crossmatch z. B. führt zu einer hyperakuten Abstoßung. Komplementsystem und Gerinnungskaskade werden aktiviert, eine anaphylaktische Reaktion tritt ein. Polymorphkernige Leukozyten und mononukleäre Zellen wandern in das Transplantat ein. Dies führt innerhalb von Minuten bis Stunden zu einer fibrinoiden Nekrose der Blutgefäße des Transplantates und ischämischer Nekrose des Nierenparenchyms.

In Japan wurde schon vor geraumer Zeit aufgrund extremen Organmangels blutgruppeninkompatibel transplantiert. Durch Immunadsorption in Kombination mit B-Zell-Antikörpern konnte im Vergleich mit gematchten Patienten ein gleiches Langzeitüberleben des Transplantates erreicht werden. Ähnliche Ergebnisse wurden bei der Transplantation von Organen mit der gering immunogenen Blutgruppe A_2 in Empfänger der Blutgruppen 0 und B erreicht.

12.2.2 Serologische Testsysteme

T- und B-Zell-Crossmatch Beim T-Zell-Crossmatch und B-Zell-Crossmatch wird die Stimulation der B- oder T-Lymphozyten durch Empfängerserum getestet. Bei der gemischten Lymphozytenkultur (»mixed lymphocyte culture«, MLC) wird die Stimulation von Empfänger- und Spenderlymphozyten getestet, die miteinander inkubiert werden. Stimulation kann anhand der Blastenanzahl oder des Einbaus radioaktiver Nukleinsäuren getestet werden.

PRA (»panel reactive antibodies«) Bei diesem Test wird das Serum des Empfängers auf das Vorhandensein zytotoxischer Antikörper gegen eine große Zahl von häufigen (»populären«) Antigenen getestet. Hohe Sensibilisierung zeigt sich in Reaktivität gegen einen hohen Prozentsatz der angebotenen Antigene und wird als Prozent-Panel-Reaktivität ausgedrückt. Patienten mit hoher Panel-Reaktivität haben eine geringere Transplantationschance, da sie häufig im Crossmatch positiv sind. In einem amerikanischen Zentrum z. B. war die Wartezeit bis zur Transplantation für Patienten mit einer Panel-Reaktivität über 50% 5-mal so lange wie bei einer Reaktivität unter 10%. Viele Zentren führen unmittelbar vor der Transplantation einen Crossmatch-Test zwischen Spender und Empfänger durch, um eine hyperakute Abstoßung auszuschließen. Dieser dauert aber ca. 4 h und verlängert damit die kalte Ischämiezeit. Bei Patienten mit 0% Panel-Reaktivität kann dieser letzte Test vermutlich unterlassen werden.

12.3 Vorbereitung des Empfängers

Die Vorbereitung eines potenziellen Transplantatempfängers bedarf einer gründlichen internistischen, chirurgischen und psychosozialen Anamnese sowie einer ausführlichen körperlichen Untersuchung. Auch der Zahnstatus und der periphere Pulsstatus sollten miteinbezogen werden.

12.3.1 Aufklärung und Information

Die Vorbereitung des Empfängers beginnt mit einem ausführlichen Informationsgespräch, das durch den aufklärenden Arzt ausführlich dokumentiert werden muss. Häufig kennen die Patienten weder Nutzen noch Risiken einer Organtransplantation und sind sich nicht über den Ablauf und den Umfang einer solchen Prozedur bewusst. Noch immer besteht häufig die über die Medien verbreitete Meinung, eine Transplantation sei mit einer »Heilung« gleichzusetzen.

Tipp

Es gilt, dem Patienten mögliche Kontraindikationen, sämtliche Risiken und Nachteile, aber auch die Vorteile dieses Verfahrens verständlich darzulegen.

12.3.2 Medizinische Evaluation

▪ Labor

Vor Anmeldung zur Transplantation bei Eurotransplant müssen HLA-Typisierung, Anti-HLA-Alloantikörperscreening sowie Autoantikörper bestimmt werden (◘ Tab. 12.1).

▪ Kardiologische Untersuchung

Neben diesen in ◘ Tab. 12.2 genannten Untersuchungen müssen Echokardiogramm und Dopplersonographie der extrakraniellen Hirnarterien/peripheren Beinarterien durchgeführt werden, bei positivem Dopplerbefund und Beckengefäßkalk, bekannter pAVK oder Retransplantation eine MR-Angiographie (ggf. eine Becken-/Bein-Angiographie).

▪ Urologische Untersuchung

Wenn die Diurese >500 ml/24 h liegt, erfolgt eine Uroflow-Messung und eine Restharnbestimmung. Wenn ein Patient >50 Jahre ist und die Urinausscheidung <500 ml/24 h liegt oder bei vorliegender obstruktiver Uropathie, wird ein Miktions-Zysto-Urethrogramm durchgeführt.

Bei Patienten >50 Jahren kommen transrektaler Ultraschall, rektale Untersuchung und Zyst-Urethrogramm hinzu.

Tab. 12.1 Laborbefunde (Aus: Manual der Nieren- und Pankreastransplantation, Heidelberg 2007)

Kategorie	Parameter
Blutbild	Hb, Hkt, Leukozyten, Thrombozyten
Gerinnung	Quick, PTT, Thrombinzeit
Laborchemie	Natrium, Kalium, Kalzium, Phosphat, GOT, GPT, AP, γ-GT, Bilirubin, Triglyzeride, Cholesterin, Harnsäure, Bilirubin, Amylase, Lipase, Protein, PTH, TSH
Serologie	ANA, ANCA, Basalmembran-Antikörper, PSA (Männer >50. Lebensjahr)
Virologie	HBsAG, anti-HBs, anti-HBc, HCV, anti-HIV 1/2, Lues, EBV, CMV

Tab. 12.2 Kardiale Risikoeinschätzung und resultierende kardiologische Untersuchungen (Aus: Manual der Nieren- und Pankreastransplantation, Heidelberg 2007)

Gruppe	Kriterien	Untersuchung
Niedriges Risiko	Alter <40 Jahre	Belastungs-EKG
	Kein Diabetes/kein Nikotin	Möglichst keine beeinflussenden Medikamente (z. B. β-Blocker, Digitalis, Antiarrhythmika)
	Negative Screeninguntersuchungen (Karotisdoppler, pAVK-Ausschluss, keine AP)	Ausbelastung: (max. HF=220–Alter ±10–15 Schläge/min), wenn nicht aussagekräftig, dann pharmakologische Stressechokardiographie!
	Dialyse <2 Jahre	Referenz: Leitlinien zur Ergometrie (Z Kardiol 2000)
Mittleres Risiko	Alter 40–60 Jahre	Pharmakologisches Stressecho
	Mäßiger Nikotinabusus	β-Blocker 3 Tage absetzen!
	Plaques im Karotisdoppler, pAVK I4IIa	Referenz: Positionspapier zu Qualitätsstandards in der Echokardiog. (Z Kardiol 2004) (Leitlinien)
	Retransplantation	
	Dialyse >2 Jahre	
Hohes Risiko	Alle Patienten >60 Jahre	Koronarangiographie
	Alle Diabetiker (Typ 1 und 2)	
	Patienten mit pAVK-Stadium ≥II b	
	Patienten mit Z. n. Karotis-TEA	
	Unklare PA-Druckerhöhung (>35 mmHg)	
	Wandbewegungsstörung (lokal, global)	
	Alle Patienten mit bekannter KHK	

- **Weiterführende Diagnostik**
  - Bei Ulkusanamnese Gastroskopie
  - Koloskopie (>50 Jahre)
  - Röntgen-Beckenübersicht
  - Röntgen-Thorax
  - CT/MRT-Abdomen (nur nach Maßgabe)

Tab. 12.3 Update-Untersuchungen bei Wartelistenpatienten (Aus: Manual der Nieren- und Pankreastransplantation, Heidelberg 2007)

Kategorie	Untersuchung	Zyklus
Labordaten inkl. Hepatitis- und CMV-Serologie	Blutbild: Hb, Hkt, Leukozyten, Thrombozyten	Jährlich
	Gerinnung: Quick, PTT	
	Laborchemie: Natrium, Kalium, Kalzium, Phosphat, GOT, GPT, AP, γ-GT, Bilirubin, Triglyzeride, Cholesterin, Harnsäure, Amylase, Lipase, Protein, PTH, TSH	
	Serologie: PSA (Männer >50. Lebensjahr)	
	Virologie: HBsAG, anti-HBs, anti-HBc, HCV, anti-HIV 1/2, EBV, CMV	
Kardiovaskulärer Status/ Gefäßstatus	EKG	Jährlich
	Belastungs-EKG	
	Echokardiographie	
	Koronarangiographie (bei KHK alle 2 Jahre)	
	Doppler Becken-/Beingefäße (Alter >50 Jahre und Diabetiker alle 2 Jahre)	
	Doppler periphere Gefäße (Alter >50 Jahre und Diabetiker alle Jahre)	
Sonstige Untersuchungen	Sonographie Abdomen	Jährlich
	Zahnarzt	
	Gynäkologe	
	Augenarzt	2-jährlich
	Hautarzt	
	Hals-Nasen-Ohren	
	Lungenfunktion (bei COPD jährlich)	
	Urologische Untersuchung: Sonographie Prostata und PSA (Alter >50 Jahre jährlich)	
	Bei Wartezeit >5 Jahre MCU (Blasenkapazität)	

12.3.3 Update-Untersuchungen bei Wartelistenpatienten

- **Gesamtbeurteilung der Transplantabilität** (Tab. 12.3)

12.4 Kriterien für die Zuteilung (= Allokation) von Nierenspenden

Es bestehen gesetzlich festgelegte Kriterien, nach denen gespendete Organe zugeteilt werden. Im Deutschen Ärzteblatt vom 28.02.2003 hat die Bundesärztekammer Richtlinienänderungen zur Organtransplantation gemäß § 16 TPG veröffentlicht (zuletzt geändert durch Beschluss des Vorstands der Bundesärztekammer vom 28.04.2006). Der Gesamttext der neugefassten Richtlinien gemäß § 16 TPG kann bei der Bundesärztekammer im Internet abgerufen werden. Mit dieser Revision wurde auch die bis dahin gültige Fassung der Richtlinien aufgehoben.

Gemäß § 16 TPG stellt die Bundesärztekammer den Stand der Erkenntnisse der medizinischen Wissenschaft in Richtlinien fest u. a. für

Tab. 12.4 Blutgruppenkompatibilität als Voraussetzung für die Organtransplantation

Spender-Blutgruppe	Empfänger-Blutgruppe
0	0
A	A, AB
B	B, AB
AB	AB

Richtlinien zur Organtransplantation gemäß § 16 Abs. 1 S. 1 Nrn. 2 und 5 TPG in der Fassung vom 28.02.2003 (Dtsch Arztebl 2003; 100: A 582–583 [Heft 9]), zuletzt geändert am 03.06.2005 (Dtsch Arztebl 2005; 102: A 1615–1621 [Heft 22]).

- Regeln zur Aufnahme in die Warteliste und
- Allokationsregeln, insbesondere nach den Kriterien Erfolgsaussicht und Dringlichkeit.

12.4.1 Gesetzliche Allokationskriterien

Blutgruppenkompatibilität

Die Blutgruppe von Spender und Empfänger muss übereinstimmen. Ausnahme sind Empfänger der Blutgruppe AB, die sowohl Organe von Spendern der Blutgruppe A, B als auch AB erhalten können. Dieses Kriterium ist Grundvoraussetzung. Um eine gleichmäßige Verteilung zu gewährleisten, erfolgt die Auswahl zu transplantierender Empfänger nach den Regeln in Tab. 12.4.

Bei einer postmortalen Nierentransplantation sollte eine Übereinstimmung der Blutgruppen von Spender und Empfänger eingehalten werden.

Um eine ausgeglichene Verteilung der Spenderorgane zu gewährleisten, ist eine AB0-Identität bei der Verteilung der Organe anzustreben. Dies bedeutet, dass idealerweise ein Empfänger der Blutgruppe A auch eine Spenderniere der Blutgruppe A erhält. Grundsätzlich sind Organe von Spendern mit der Blutgruppe 0 bei allen anderen Blutgruppen (A, B und AB) einsetzbar (»Universalspenderorgane«). Um Verteilungsungerechtigkeiten bei den selteneren Blutgruppen auszugleichen, werden diese Organe auch für Blutgruppe-B-Patienten eingesetzt. Dennoch sollte das oben aufgeführte Prinzip der Blutgruppenidentität angestrebt werden. Sonst wären wiederum Empfänger mit der Blutgruppe 0 benachteiligt.

Bei der Organzuteilung für Empfänger mit Übereinstimmung der HLA-Merkmale (»0-mismatches«), »hochimmunisierte« Empfänger (Acceptable Mismatch Program; AM-Programm) und Empfänger, die >65 Jahre sind (European Senior Program; ESP), genügt A-B-0-Kompatibilität.«

HLA-Kompatibilität

Grad der Übereinstimmung der HLA-Merkmale

Berücksichtigt wird die Summe der Mismatches bzw. der übereinstimmenden HLA-Antigene. Dies wird in einer Punktzahl ausgedrückt und hat eine Gewichtung von 40%.

Mismatch-Wahrscheinlichkeit

Sie bezeichnet die Wahrscheinlichkeit ein in den HLA-Merkmalen weitgehend übereinstimmendes Transplantat zu bekommen. Berechnungsgrundlage ist die Verteilung der HLA-Merkmale in der Bevölkerung.

Wartezeit

Die seit Anfang 2000 in Kraft getretene Regelung besagt, dass die Wartezeit mit dem ersten Tag der Nierenersatztherapie beginnt. In der alten Regelung zählte der Tag der Aufnahme auf die Warteliste. Die Wartezeit ist ein Dringlichkeitsfaktor.

Konservierungszeit

Eine möglichst kurze Konservierungszeit (Distanz zwischen Spender- und Empfängerzentrum) hat entscheidenden Einfluss auf den Transplantationserfolg.

Besondere Regelungen

In Deutschland erfolgt die Organvergabe ausschließlich durch Eurotransplant nach einem Punktescore, in welchen die oben genannten Faktoren eingehen. Von diesem Punktesystem ausgenommen und bevorzugt transplantiert werden Patienten, bei denen keine Möglichkeit des Gefäßzuganges mehr besteht, Patienten mit vollständiger HLA-Übereinstimmung und Patienten, die auf eine Doppeltransplantation warten. Hochimmunisierte Patienten haben eine schlechtere Chance ein passendes Transplantat zu erhalten. Sie werden deswegen im Rahmen spezieller Sonderregelungen (HIT-Programm, AM-Programm) bevorzugt berücksichtigt. Eine absehbare oder bereits bestehende lebensbedrohliche Situation rechtfertigt eine Einstufung als »High-urgency«-Fall.

Bei der ständigen Kommission Organtransplantation der Bundesärztekammer existiert hierfür eine Vermittlungsstelle. Ziel ist die Transplantation innerhalb von 6 Wochen. Kinder sind ebenfalls bevorzugt zu transplantieren, da bei ihnen körperliche und seelische Störungen durch Langzeitdialyse besonders häufig auftreten. Schließlich wurden aufgrund der unterschiedlichen Anzahl in den Pool abgegebener Organe sogenannte Länderkorrekturfaktoren eingerichtet.

Der vollständige Gesetzauszug über die Spende, Entnahme und Übertragung von Organen kann zum einen bei der Zentrale der Deutschen Stiftung Organtransplantation telefonisch angefordert werden, oder von der Internetseite (► http://www.Bmgesundheit.de) ausgedruckt werden.

12.5 Auswahl von Empfänger und Spender

12.5.1 Eignung von Empfängern

Die im Vergleich zur Zahl der Wartenden geringe Anzahl zur Verfügung stehender Organe und der Respekt vor dem Organspender gebietet eine sorgfältige Abklärung des Empfängers.

Neben Anamnese und körperlicher Untersuchung sind bei den vorbereitenden Untersuchungen von besonderer Wichtigkeit:

- Ausschluss von Entzündungsherden und Neoplasmen auf folgenden Gebieten: Zähne, Augen, Haut, HNO, Gynäkologe (Frauen: Brustuntersuchung, ab 50 Jahren Mammographie, bei prämenopausalem Mammakarzinom eines Verwandten ersten Grades schon ab 35 Jahren), Urologe (Männer: Hodenuntersuchung, ab 50 Jahren PSA-Spiegel)
- Überprüfung von Blasenkapazität, Reflux und Obstruktionen entlang der ableitenden Harnwege (Miktionszysturethrogram)
- Blutbild, Kreatinin, Harnstoff, Elektrolyte, Kalzium, Phosphat, Albumin, Quick und PTT
- Infektionsparameter: HIV, CMV, HSV, EBV, Hepatitis A, B, C
- EKG, Röntgen-Thorax, Echokardiographie, bei Diabetikern oder bei KHK-Anamnese/Vorgeschichte Koronarographie oder Thalliumszintigraphie/Stressecho mit Dipyridamol (Entscheidung des betreuenden Kardiologen!)
- HLA-Typisierung und Bestimmung der vorbestehenden Sensibilisierung
- Vor allem bei kardiovaskulären Risikofaktoren Überprüfung der als Anschlussgefäße dienenden Arterien und Venen, nötigenfalls angiographisch, sowie Doppler/Duplex der Karotiden (ggf. periphere Doppleruntersuchung)

Je nach vorbestehenden Erkrankungen können weitere Untersuchungen und Behandlungen nötig sein.

Kontraindikationen auf Empfängerseite

- Absolute Kontraindikationen:
  - HIV-Infektion
  - Aktive maligne Erkrankung mit kurzer Lebenserwartung
  - Schwere, chronische Erkrankung mit Lebenserwartung von <1 Jahr
  - Schwer kontrollierbare Psychose
  - Drogenabusus
- Relative Kontraindikationen:
  - Aktive Infektion
  - Koronare Herzerkrankung
  - Aktive Hepatitis
  - Aktive Ulkuserkrankung
  - Klinisch manifeste Zerebralsklerose oder zerebrale Ischämie
  - Nicht-korrigierbare Incompliance

In den Richtlinien des Transplantationsgesetzes ist eine Abwägung der relativen Kontraindikationen durch das jeweilig zuständige Ärzteteam vorgesehen. Ein fortgeschrittenes Alter, vorherige Transplantationen und Grunderkrankungen mit hoher Rezidivwahrscheinlichkeit im Transplantat sind keine absoluten Kontraindikationen.

Die Entwicklung einer Arteriosklerose ist nach einer Transplantation beschleunigt. Die Abklärung des Koronarstatus ist von besonderer Wichtigkeit, da die koronare Herzerkrankung die häufigste Todesursache nach Nierentransplantation darstellt. Dabei haben Diabetiker, aber auch adipöse Patienten ein besonders hohes Risiko. Eine indizierte Karotisoperation ist auf jeden Fall vor der Transplantation durchzuführen.

Bei Diabetikern oder durchgemachter Cholezystitis ist eine Cholezystektomie zu erwägen. Eine aktive Ulkuserkrankung muss behandelt und abgeheilt sein.

> **Impfungen gegen Hepatitis B, Pneumokokken und ggf. Influenza sind möglichst vor der Transplantation durchzuführen.**

Immunsuppression fördert das Wachstum maligner Zellen. Deshalb sollten vor allem ältere Transplantationskandidaten auf das Vorliegen okkulter Tumoren untersucht werden. Dazu kann z. B. auch ein CT der Nieren bei sekundären, erworbenen Zysten gehören, denn darin können Karzinome wachsen (► Kap. 5). Bei manchen »erfolgreich« behandelten Karzinomen ist eine Transplantation später prinzipiell möglich. Es sind jedoch Wartezeiten einzuhalten. Nach Mammakarzinom mit regionaler Lymphknotenbeteiligung, bilateralem Befall oder entzündlicher Histologie sind dies z. B. 5 Jahre. Dies gilt auch für das maligne Melanom und das kolorektale Karzinom (außer Stadium Duke A, »in situ«). Beim Basaliom, in situ Blasenkarzinom und allen nichtinvasiven papillären Blasentumoren muss keine Wartezeit eingehalten werden.

Die **psychische Situation** ist im Allgemeinen schwer abzuschätzen. In Zweifelsfällen ist eine psychiatrische Untersuchung nötig. Drogenkonsumenten oder Alkoholiker müssen vor Transplantation vollständig rehabilitiert sein. Viele Zentren fordern ein einjähriges, vorfallfreies (»trockenes«) Intervall vor Aufnahme in die Warteliste.

12.5.2 Nierentransplantation bei älteren Patienten

Beim jüngeren Dialysepatienten ist eine Nierentransplantation recht sicher mit verbesserter Lebensqualität und verlängerter Lebensdauer verbunden. Dies ist beim älteren Patienten schwerer zu beurteilen, da seine Lebenserwartung geringer ist. Der Vergleich von älteren Transplantierten mit gleichaltrigen Patienten auf der Warteliste zeigt jedoch, dass auch bei älteren Menschen die Lebenserwartung nach Nierentransplantation ansteigt.

Bei der Abklärung vor Transplantation von älteren Patienten gibt es einige Besonderheiten, die sich aus der Häufung bestimmter Krankheitsbilder im Alter ergeben. Dazu gehören neben Divertikulose/Divertikulitis (Koloskopie) auch die Cholezystolithiasis (Sono, ggf. CT, ERCP oder Cholezystektomie), beim Mann die Raumforderungen in der Prostata (transrektaler Ultraschall und Prostatabiopsie) und bei der Frau das Mammakarzinom (Mammographie).

Bei der Immunsuppression ist zu beachten, dass der ältere Mensch eine veränderte Pharmakokinetik hat. Die häufigste Todesursache bei Transplantierten höheren Alters ist die Infektion (noch vor kardiovaskulären Ursachen!).

Die Patientenüberlebensraten bei älteren Transplantierten nach 1, 5 und 10 Jahren liegen bei ca. 80–90%, 70% und 50%. Das Transplantatüberleben liegt nach 1 Jahr bei 80%, nach 5 Jahren bei 55–60%.

Die Problematik der Lebendspende bei älteren Patienten ist, einen passenden Lebendspender zu finden. Auch Spender >65 Jahre können bei entsprechender Gesundheit eine Nephrektomie ohne erhöhte Mortalität tolerieren. Nieren älterer Organspender haben jedoch eine schlechtere Funktionsprognose und höhere Rate verspäteter Funktionsaufnahme.

Die Altersgrenzen der einzelnen Zentren sind unterschiedlich. Insgesamt sollte man Patienten zwischen 65 und 70 Jahren, die sich in einem guten Allgemeinzustand befinden, eine Transplantation nicht generell vorenthalten.

■ Eurotransplant Senior Programm (»ESP«)

Im Jahr 1999 wurde von Eurotransplant das »Eurotransplant Senior Programm« (»ESP«, alte Bezeichnung »Old-for-old«-Programm) ins Leben gerufen. Dieses Programm soll dafür sorgen, dass Spendernieren älterer Verstorbener für ältere Empfänger zur Verfügung gestellt werden und die Wartezeit für ältere Patienten auf der Warteliste verkürzt wird. Gleichzeitig soll das Programm den Besonderheiten alter Spendernieren und der Transplantation alter Empfänger Rechnung tragen.

Im Rahmen des Eurotransplant Senior Programms (ESP) werden Nieren von Spendern, die 65 Jahre und älter sind, an Empfänger vergeben, die den gleichen Alterskriterien entsprechen. Die Organzuteilung erfolgt nach der lokalen Wartezeit, um die Transportzeit kurz zu halten. Auf eine Optimierung des HLA-Matching wird verzichtet. Grund hierfür sind Hinweise darauf, dass das Immunsystem mit zunehmendem Empfängeralter schwächer auf fremde Antigene reagiert. Lediglich eine Kompatibilität der Blutgruppen von Empfänger und Spender muss im ESP vorliegen. Für das ESP werden nur Patienten akzeptiert, die zuvor nicht transplantiert wurden und die <5% Panel-reaktive Antikörper (PRA) aufweisen.

Zwischen 1999 und 2006 konnten 1406 Nierentransplantationen im ET-Seniorprogramm durchgeführt werden. Das mittlere Alter der Organempfänger betrug 70 Jahre, das der Organspender 68 Jahre. Seit 1999 hat sich die jährliche Zahl von Nierentransplantationen bei über 65-jährigen Empfängern bei erheblich verkürzter Wartezeit verdoppelt.

12.5.3 Nierentransplantation beim Diabetiker

Daten des UCLA-Registers (UCLA Tissue Typing Laboratories) zeigen eine deutlich schlechtere Langzeitprognose für Nierentransplantationen bei Diabetikern. Nach 5 Jahren werden Patientenüberlebensraten von 45–75% beschrieben! Diese liegen jedoch deutlich über der 5-Jahres-Überlebensrate von diabetischen Dialysepatienten von 0–35%. Im USRDS (United States Renal Data System) wurden 7200 transplantierte Diabetiker mit 15000 diabetischen Dialysepatienten auf der Warteliste verglichen: Das Mortalitätsrisiko nach 18 Monaten war bei den Dialysepatienten signifikant höher. Diese sehr hohe Mortalität wird zu einem großen Teil durch extrarenale Gefäßerkrankungen verursacht. Vermutlich ist die Elimination von AGE-Proteinen (Advanced glycation endproducts, ► Kap. 7: Systemerkrankungen mit Nierenbeteiligung) durch das Transplantat mit ausschlaggebend für die bessere Gefäßsituation der transplantierten Diabetiker.

In der Vorbereitungsphase der Nierentransplantation ist eine invasive Abklärung der Koronarien mittels Koronarangiographie unumgänglich. Wenn dabei die Notwendigkeit einer ACVB-Operation zu Tage tritt, aber nicht zugemutet werden kann, ist eine Transplantation vermutlich ebenfalls ein nicht zumutbarer Eingriff. Die u. a. aus neurologischen Gründen gehäuften Harnwegsinfekte der Diabetiker zwingen zu einer gründlichen urologischen Abklärung, oft sind Langzeitprophylaxen mit Antibiose indiziert.

Proteinurie und langsamer Funktionsverlust können die Entwicklung einer diabetischen Nephropathie im Transplantat anzeigen. Auslöser der diabetischen Nephropathie im Transplantat ist ebenfalls die Blutzuckerentgleisung. Beim jüngeren Patienten ohne Ausschlusskriterien sollte eine kombinierte Pankreas-Nieren-Transplantation angestrebt werden.

12.6 Nierenlebendspende

Besseres Outcome: Im Vergleich zur Verstorbenenspende ist die Funktionsrate der Transplantate nach einer Lebendspende signifikant besser. Die 50%ige Funktionsrate liegt bei 20 Jahren vs. 8,9 Jahren bei Verstorbenennieren (CTS-Studie). Die entscheidenden Vorteile der Nierenlebendspende liegen in der Verkürzung von Wartezeit und kalter Ischämiezeit und nicht zuletzt in der elektiven Natur des Eingriffes.

Für die Lebendspende ergeben sich neuerdings mit der sog. AB0-inkompatiblen Lebendnierentransplantation neue Perspektiven: Allein in der Bundesrepublik Deutschland warten derzeit etwa 12.000 Patienten auf eine Niere bei einer durchschnittlichen Wartezeit von 5–6 Jahren. Zudem geht die Zahl der (verstorbenen) Organspender in Mitteleuropa derzeit zurück: Eurotransplant (Leiden/Niederlande) meldete 2139 Spender für 2007, aber nur 2003 Spender für das Jahr 2008.

Den Vorteilen der Lebendnierentransplantation müssen die potenziellen Nachteile für den Spender gegenübergestellt werden. Die Spendernephrektomie in Vollnarkose hat wie jeder operative Eingriff ein gewisses, allerdings geringes perioperatives Risiko. 0,05–0,5% der Nierenlebendspender benötigen eine Nierenersatztherapie. Dies entspricht in etwa dem allgemeinen Risiko in der Gesamtbevölkerung für die Entwicklung einer terminalen Niereninsuffizienz. Ein zu erwartender Rückgang der Kreatinin-Clearance von durchschnittlich 17 ml/min unmittelbar nach Lebendspende wurde dokumentiert. Die Nierenfunktion blieb aber im weiteren Verlauf über eine Dekade konstant.

12.6.1 Eignung zur Lebendspende

Bisher gibt es keine gesetzlich festgelegten Kriterien für die Auswahl eines geeigneten Spenders, so dass sich diese von Zentrum zu Zentrum unterscheiden können. Die Evaluation des Transplantatempfängers unterscheidet sich nicht von der Verstorbenenspende. Im Rahmen des »Amsterdam Forums« wurden allerdings 2005 Leitlinien erarbeitet, die die Spenderauswahl verbessern sollen (s. unten).

Kontraindikationen zur Nierenlebendtransplantation

Die Indikationen zur Nierenlebendtransplantation entsprechen den Indikationen für eine Verstorbenentransplantation. Die Kontraindikationen in ◘ Tab. 12.5 sind allerdings zu berücksichtigen.

Kontraindikationen zur Nierenlebendtransplantation bei Spendern

- Erkrankungen, die das Risiko für den Organspender über das allgemeine Operationsrisiko hinaus erhöhen
- Kardiopulmonale Risikofaktoren
- Generalisierte Arteriosklerose
- Blutungsrisiko
- Infektionen: Hepatitis B oder C, HIV
- Vorbestehend bekannte Nierenerkrankung
- Eingeschränkte Nierenfunktion (Kreatinin-Clearance <80 ml/min)
- Signifikante Proteinurie, langjährige Hypertonie, bekannter Diabetes mellitus
- Anatomische Variationen (Einnierigkeit, Hufeisenniere) sowie Gefäß- und Ureteranomalien
- Minderjährigkeit
- Unklare oder niedere Beweggründe zur Organspende (finanzielle Interessen)
- Unklare Verwandtschaftsbeziehungen
- Psychologische Hemmnisse (emotionaler Druck etc.)
- Psychische Instabilität
- Negatives Votum der Ethikkommission

(Quelle: Manual der Nieren- und Pankreastransplantation [2007], Chirurgische und Medizinische Universitätsklinik Heidelberg)

Abklärung des Spenders

Liegen keine dieser Ausschlusskriterien vor, erfolgt eine gründliche Abklärung des potenziellen Spenders bezüglich seiner Nierenfunktion, weiterer relevanter Erkrankungen und eventuell übertragbarer Infektionen. Auch die psychologische Beurteilung von Spender, Empfänger und deren Beziehung zueinander spielt eine sehr wichtige Rolle (◘ Tab. 12.5).

> **Das Transplantationsgesetz § 8 bildet die gesetzliche Grundlage zur Lebendspende.**

Potenzielle Spender:
- Verwandte ersten und zweiten Grades sowie Ehegatten und Verlobte
- Personen die dem Empfänger in besonderer persönlicher Verbundenheit offenkundig nahestehen

Spendervoraussetzungen:
- Volljährigkeit und Einwilligungsfähigkeit
- Die Bereitschaft zur Spende muss schriftlich erklärt werden
- Muss aus ärztlicher Sicht als Spender geeignet sein
- Es darf keine Gefährdung über das normale Operationsrisiko hinaus bestehen

Aufklärung des Spenders

Auszug aus den Empfehlungen zur Lebendorganspende der Bundesärztekammer (Deutsches Ärzteblatt (2000), 48, A 3287–A3288): Eine rechtswirksame Aufklärung des Spenders zur Organentnahme muss durch den verantwortlichen Arzt gemeinsam

Tab. 12.5 Amsterdam Forum: Leitlinien Nierenlebendspende (Aus: Transplantation 2005)

Kriterium	Bemerkung
Untersuchung des Spenders	Vor der Durchführung der Spende muss der Spender eine vollständige medizinische und psychosoziale Evaluierung durchlaufen. Er muss seine freiwillige Spendenbereitschaft bekunden und fähig sein, die gesamte Information dieses Prozesses zu verstehen um eine freiwillige Entscheidung zu treffen.
Arterielle Hypertonie	Patienten mit einem Blutdruck >140/90 mmHg kommen grundsätzlich als Spender nicht in Frage. Insbesondere bei älteren Spendern (>50 Jahre) und besonders jene mit erhöhten Gelegenheitsmessungen sollten mittels 24-Stunden-Blutdruckmonitoring untersucht werden.
	Patienten mit leicht kontrollierbarer Hypertonie und einem Alter >50 Jahre, GFR <80 ml/min und eine Albuminurie >30 mg/Tag kommen für eine Spende in Frage. Sie bilden aber eine Gruppe mit relativ niedrigem Risiko zur Entwicklung einer Niereninsuffizienz nach der Spende.
	Spender mit arterieller Hypertonie sollten regelmäßig nephrologisch nachbetreut werden.
Übergewicht	Patienten mit einem BMI >35 kg/m^2 sollten nicht ermutigt werden zu spenden, insbesondere wenn weitere Komorbiditäten vorliegen.
Dyslipidämie	Stellt einen Risikofaktor dar. Schließt als alleiniges Kriterium eine Spende aber nicht aus.
Proteinurie	Eine Proteinurie von >300 mg/24 h ist eine Kontraindikation zur Spende. Die Mikroalbuminurie wäre ein verlässlicherer Marker einer Nierenerkrankung, ist aber als internationaler Standard noch nicht etabliert.
Akzeptable Nierenfunktion des Spenders	GFR-Bestimmung bei jedem Spender. Die errechnete GFR (eGFR) mittels Cockroft-Gault oder MDRD-Formel sind in dieser Population nicht standardisiert und können die GFR überschätzen. Cystatin C ist der beste Parameter zur normnahen Abschätzung der GFR.
	Eine GFR <80 ml/min oder 2 h Abw. (SD) unter der Norm (in Bezug auf Alter, Geschlecht und Körperoberfläche, korrigiert auf 1,73 m^2) schließt eine Spende aus.
Hämaturie	Patienten mit persistierender Mikrohämaturie kommen als Spender nur nach unauffälliger urinzytologischer und urologischer Untersuchung in Frage. Mittels Nierenbiopsie kann eine glomeruläre Erkrankung ausgeschlossen werden.
Diabetes mellitus	Patienten mit anamnestisch bekanntem Diabetes mellitus, einem BZ >126 mg% an 2 verschiedenen Messzeitpunkten oder einem BZ von 200 mg% nach 2 h im OGTT sollten nicht spenden.
Nierensteine	Ein asymptomatischer potenzieller Spender mit positiver Steinanamnese kommt als Spender in Frage, wenn keine Hyperkalzurie, Hyperurikämie, Zystinurie, Hyperoxalurie oder eine metabolische Azidose vorliegt.
	Ein potenzieller Spender mit einem aktuell bestehenden solitären Nierenstein kann spenden, wenn der Nierenstein <1,5 cm ist oder während der Transplantation entfernt werden kann.
	Per CT sollten multiple Konkremente oder eine Nephrokalzinose ausgeschlossen werden.
Malignität	Keine Nierenspende ist möglich bei:
	Melanom, Hodenkarzinom, Nierenzellkarzinom, Chorionkarzinom, hämatologisch maligner Tumor, Bronchialkarzinom, Mammakarzinom oder monoklonale Gammopathie.
	Eine Nierenspende bei bestehender Tumoranamnese ist möglich, wenn der Tumor heilbar und nicht auf den Empfänger übertragbar ist.

Tab. 12.5 Fortsetzung

Kriterium	Bemerkung
Harnwegsinfekte	Der Spenderurin sollte vor der Nierenspende steril sein.
	Eine asymptomatische Bakteriurie ist antibiotisch zu behandeln.
	Keine Spende bei Hämaturie oder Pyurie. Ist die Genese nicht gesichert, ist ein Adenovirus, eine Tuberkulose und ein Malignom auszuschließen (Kontraindikationen für eine Spende).
Nicht-verwandte Lebendspender (HLA-Übereinstimmung)	Eine Einschränkung der Lebendnierenspende aufgrund fehlender HLA-Übereinstimmung erscheint bei der derzeitigen Datenlage als nicht gerechtfertigt.
Kardiovaskuläres Risiko (Einstufung in hoch/moderat und gering nach Kriterien des American College of Cardiology)	**Hoch (Kontraindikation):**
	Instabile Koronarsyndrome
	Dekompensierte Myokardinsuffizienz
	Signifikante Arrhythmien
	Schwere Klappenvitien
	Moderat (ebenso Kontraindikationen)
	Milde Angina pectoris
	Z. n. Myokardinfarkt
	Kompensierte Herzinsuffizienz
	Diabetes mellitus
	Gering (individuell zu prüfen):
	Höheres Alter
	EKG-Veränderungen
	Kein Sinusrhythmus
	Erniedrigte funktionelle Herzkapazität
	Z. n. zerebralem Insult
	Unkontrollierte arterielle Hypertonie
Lungenfunktion	Die Bestimmung sollte nur bei bekannter Lungenerkrankung erfolgen.
	Erhöhtes Risiko:
	FEV1 <70%, FVC <70% (vorausgesagt)
	FEV1/FVC <65%
Rauchen/Alkohol	4 Wochen vor Spende Rauchen einstellen und bis 4 Wochen nach Spende kein Alkohol

mit einem weiteren approbierten Arzt erfolgen, der nicht mit der Transplantation befasst und von dem transplantierenden Arzt unabhängig ist. Sie muss Folgendes umfassen:

- Möglichkeit der Transplantation eines postmortal entnommenen Organs ohne Belastung und Gefährdung des Lebendorganspenders
- Art und Umfang des Eingriffs sowie mögliche Komplikationen
- Folgen und Spätfolgen, Hinweis auf mögliche Minderung der Erwerbsfähigkeit
- Erfolgsaussicht der Transplantation
- versicherungsrechtliche Absicherung

- Erläuterung der ärztlich begründeten Nachsorgemaßnahmen
- Einbeziehung der Gutachterkommission
- Hinweis auf die Möglichkeit, auch in einem vertraulichen Gespräch die Einwilligung bis zum Eingriff zu widerrufen

Das Aufklärungsgespräch muss vollständig dokumentiert, das Protokoll von allen Gesprächsteilnehmern und die Einverständniserklärung vom Spender unterschrieben werden (§ 8 Abs. 2 TPG).

Untersuchungen vor Lebendspende

Untersuchungen zur Beurteilung der Eignung zur Lebendspende

- Blutbild, Cystatin C, Serum-Kreatinin, Harnstoff, Elektrolyte, Kalzium, Phosphat, Leberenzyme, AP, Bilirubin, Cholesterin (ges., HDL, LDL, Triglyzeride, Albumin, PTT, Quick)
- GFR, Urinsediment, Urinkultur, Proteinurie
- Blutzucker (nüchtern), ggf. OGTT, HbA1C
- Crossmatch-Untersuchung, HLA-Typisierung
- Virologie: HIV, CMV, HSV, EBV, Hepatitis B und C
- Blutgruppe
- PSA
- Tuberkulintest
- Schwangerschaftstest
- EKG, Abdomensonographie, Echokardiographie
- Röntgen-Thorax, MR-Angiographie der Aorta mit Darstellung der Nierengefäße, Nierenszintigraphie, ggf. i.v.-Pyelographie
- Das Risiko der Spender besteht zum einen aus den eventuellen Folgen der Operation (Wundkomplikationen, postoperative tiefe Beinvenenthrombose, Pneumothorax, Pneumonie, Atelektasen, Harnwegsinfektion etc.), zum anderen aus Problemen, die sich im weiteren Leben beim Auftreten neuer Erkrankungen ergeben. Höheres Alter, Adipositas und männliches Geschlecht erhöhen das Gesamtrisiko des Spenders, welches sonst bei 0–0,23% liegt.

Internationale Leitlinien des Amsterdam Forums

Für die Lebendspende sind die Leitlinien im »Amsterdam Forum« erstellt worden (Tab. 12.5).

Langzeitprognose der verbleibenden Einzelniere

Häufig wird die Frage nach der Langzeitprognose der verbleibenden Einzelniere gestellt. Das Langzeitrisiko beim Menschen scheint relativ gering zu sein. Dafür sprechen Langzeitbeobachtungen an Personen, die z. B. während des Krieges eine Niere verloren haben. Nach 45 Jahren fand sich lediglich ein geringer systolischer Blutdruckanstieg und eine milde Proteinurie. In Biopsien fand sich die gleiche Häufung von Glomerulosklerose wie bei einer gleichaltrigen Kontrollgruppe mit zwei Nieren. Andererseits konnte eine neuere Untersuchung bei Nierenspendern >55 Jahre eine erhöhte Hypertonieinzidenz nachweisen. Es gibt – wenn auch sehr selten – Spender, die eine terminale Niereninsuffizienz entwickeln (0,05–0,5%).

12.6.2 AB0-inkompatible Nierenlebendspende

Viele Patienten sind nach jahrelanger Dialyse oder wegen bestimmter Begleiterkrankungen nicht transplantierbar oder es steht kein passender blutgruppenkompatibler Spender zur Verfügung. Die größten Erfahrungen mit der AB0-inkompatiblen Nierenlebendspende liegen in Japan vor, wo bereits mehrere hundert Patienten AB0-inkompatibel transplantiert wurden. Dort wird aus religiösen Gründen von der postmortalen Spende abgesehen. Voraussetzung für die AB0-inkompatible Nierenlebendspende sind dort allerdings eine stärkere Immunsuppression, mehrfache Plasmapheresen vor und nach der Transplantation sowie eine zeitgleich mit der Operation durchgeführte Splenektomie. Mit einer Langzeittransplantatfunktion von 58% über 9 Jahre ist die Methode vergleichbar mit der postmortalen Organspende.

Verfahren

In Heidelberg beginnt sie immunsuppressive Behandlung des Empfängers 5 Wochen vor dem geplanten Operationstermin zur Nierenlebendspende. 4 Wochen vor Beginn der präoperativen Immunadsorption erfolgt zunächst die 1-malige Gabe von anti-CD20-Antikörpers Rituximab, 1 Woche vor Beginn der präoperativen Immunadsorption wird eine immunsuppressive Standard-Tripletherapie mit Tacrolimus, Mycophenolat-Mofetil und Prednisolon begonnen. Die Elimination der Anti-A- bzw. Anti-B-Antikörper des Empfängers erfolgt durch eine antigenspezifische Immunadsorption mittels der Glycosorb AB0-Säule der Firma Glycorex (Glycorex Transplantation, Lund, Schweden).

Im Durchschnitt (60–70%) sind 4 präoperative und 3 postoperative Immunadsorptionsbehandlungen erforderlich, um ausreichend niedrige Antikörpertiter (IgG <1:8) zu erzielen, die eine problemlose Transplantation ermöglichen. In Einzelfällen sind aufgrund von hohen Ausgangstitern oder postoperativem Titeranstieg zusätzliche Immunadsorptionsbehandlungen notwendig.

Nach der letzten präoperativen Immunadsorption erfolgt zusätzlich die 1-malige Gabe von i.v.-Immunglobulin. Postoperativ wird die immunsuppressive Tripletherapie (Tacrolimus, Mycophenolat-Mofetil, Prednisolon) entsprechend dem Standardregime nach Nierentransplantation, inklusive CMV-Prophylaxe mit Valganciclovir sowie PCP-Prophylaxe mit Bactrim, fortgeführt.

Im Rahmen der aufgeführten Vorbereitungsmaßnahmen muss der Empfänger einmalig zur Gabe von Rituximab stationär aufgenommen werden. Die Durchführung der Immunadsorptionsbehandlungen kann ambulant in Verbindung mit der Hämodialyse an den jeweiligen Dialysetagen des Patienten erfolgen.

12.6.3 Psychologische Betreuung bei Nierenlebendspende

Eine psychologische Betreuung von Spender und Empfänger im Rahmen einer Nierenlebendspende wird z. B. in Heidelberg seit 1997 durch das Transplantationszentrum angeboten.

Nach Durchführung der medizinischen Basisuntersuchungen der potenziellen Spender und der ärztlichen Aufklärung über Risiken und Nebenwirkungen, findet ein psychologisches Beratungsgespräch mit dem Empfänger, potenziellen Spendern und weiteren nahestehenden Personen (Angehörige, enge Freunde) statt. In der Regel nimmt auch ein Nephrologe am Gespräch teil, um spezifische medizinische Fragen zu beantworten.

12.6.4 Nichtverwandte Lebendspender

Die Transplantation von Organen nichtverwandter Lebendspender sowie die Akzeptanz alter Spender sind Versuche, die bestehende Lücke zwischen Organangebot und -nachfrage zu füllen. Gründe für das schlechte Ansehen der nichtverwandten Lebendspende sind ungelöste ethische Probleme:

- Wo liegt die wahre Motivation der Spende? (psychologische Evaluierung und Betreuung sicher sinnvoll)
- Wenig akzeptable Morbidität und Mortalität von Spender und Empfänger
- Schlechtes Transplantatüberleben
- Während die Anzahl der amerikanischen Transplantationszentren, die nichtverwandte Lebendspenden akzeptieren ständig zunimmt, ist die nichtverwandte Lebendspende in den europäischen Ländern unüblich

Auch bei nichtverwandten Lebendspendern ist die AB0-Kompatibilität Ausgangstest für alle weiteren Abklärungsuntersuchungen, die denen der Lebendspende durch Verwandte entsprechen.

Das 1-Jahres-Überleben in einigen Studien lag bei 92–95%, nach 2 Jahren funktionierten in einer Studie noch 83% der Transplantate. Somit liegt die Rate funktionierender Transplantate nach 1 Jahr näher bei derjenigen verwandter Lebendspender, als bei derjenigen von Leichennierentransplantationen. Dies ist leicht mit den kürzeren Ischämiezeiten und planbaren Operationsumständen zu begründen. Nieren von Ehepartnern hatten in einer Studie eine Halbwertsüberlebenszeit von 12 Jahren.

12.6.5 Crossover-Spende

Diese besondere Form der Lebendspende war lange umstritten und hat zu einem Rechtsstreit bis hin zum obersten Bundessozialgericht geführt. Der

Tab. 12.6 Immunologische Hochrisikopatienten (Aus: Manual der Nieren- und Pankreastransplantation (2007), Chirurgische und Medizinische Universitätsklinik Heidelberg

PRA	HLA-Klasse I	HLA-Klasse II	NTPL	T-Zell-Crossmatch	B-Zell-Crossmatch
≥85%					
	Positiv	Positiv			
	Positiv	Negativ	Nur Re-TPL		
		Positiv	Nur Re-TPL		
					Positiv
				Positiv	

erste Fall einer Crossover-Lebendspende zwischen einem deutschen Spender-Empfänger-Paar wurde in der Schweiz im Jahr 1999 durchgeführt. In Deutschland gab es bis zu diesem Zeitpunkt keine einheitliche rechtliche Bewertung, ob diese Form der Lebendspende mit dem Transplantationsgesetz vereinbar ist.

Seit der Verabschiedung des Transplantationsgesetzes hat große Unsicherheit bei der Crossover-Spende bestanden. Erst die Entscheidung des Bundessozialgerichts im Dezember 2003, wonach die Crossover-Spende grundsätzlich zulässig sei, hat zu mehr Rechtssicherheit geführt.

Diese Form der Lebendspende kommt grundsätzlich für Spenderpaare in Betracht, bei der die Niere des eigenen Partners blutgruppeninkompatibel ist – und daher eine Transplantation nur mit einem erhöhten Risiko durchführbar ist. Ein anderes Spender-Empfänger-Paar, bei dem ebenfalls eine Blutgruppenunverträglichkeit vorliegt, spendet seine Niere und erhält im Gegenzug – quasi über Kreuz – die passende Niere des anderen Spender-Empfänger-Paares.

12.7 Immunologische Risikopatienten

- **Immunologische Risikokonstellationen**
  - Nierenlebendspende bei positivem X-Match bzw. »Immunisierung«
  - AB0-inkompatible Nierenlebendtransplantation
  - Immunologischer Hochrisikopatient auf der Warteliste (mit/ohne positivem X-Match)

- **Immunologische Hochrisikopatienten**
  - DTT-PRA >85%, unabhängig von Anti-HLA-Klasse I + II (ELISA), bei Erst- als auch bei Re-NTx
  - Anti-HLA-Klasse I + II (ELISA) beide positiv, sowohl bei Erst- als auch bei Re-NTx
  - Anti-HLA-Klasse I (ELISA) positiv, Anti-HLA-Klasse II negativ, nur bei Re-NTx
  - Anti-HLA-Klasse I negativ + Anti-HLA-Klasse II positiv, T-Zell-Crossmatch negativ + B-Zell-Crossmatch positiv, bei Re-NTx
  - Positives T-Zell-Crossmatch, unabhängig von anderen Befunden (Tab. 12.6)

- **Zeitlicher Ablauf bei immunologischen Hochrisikopatienten** (Abb. 12.1)
  - Stationäre Aufnahme des(r) Patienten/-in
  - Aufklärung des Patienten
  - Blutabnahme/Röntgen-Thorax
  - Plasmapherese: Plasmaaustausch
  - 1. Crossmatch vor Beginn der Plasmapherese!
  - Bei negativem Crossmatch (T-, B-Zell, ungetrennt, ungetrennt + DTT) kann die Gabe von Rituximab erfolgen und die Transplantation durchgeführt werden
  - Bei positivem Crossmatch muss nach Beendigung der Plasmapherese ein 2. Crossmatch durchgeführt werden
  - Bei negativem 2. Crossmatch kann dann die Gabe von Rituximab erfolgen und die Transplantation durchgeführt werden
  - Bei positivem 2. Crossmatch kann die Transplantation nicht durchgeführt werden!

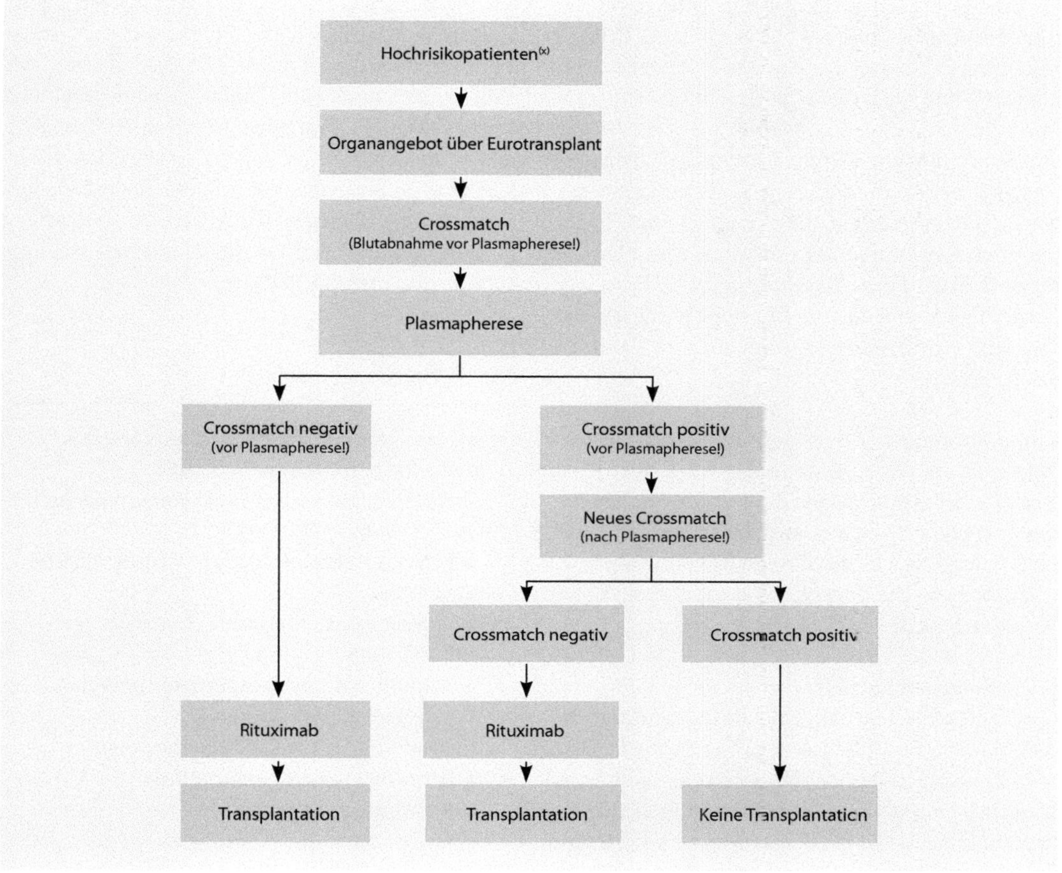

Abb. 12.1 Flussschema für immunologische Hochrisikopatienten

12.8 Transplantationsgesetz und Organisation der Nieren- bzw. Organtransplantation in Europa

Die Eurotransplant Foundation organisiert die Transplantation von Organen in Deutschland, Österreich, Belgien, Luxemburg, Niederlande und Slowenien. Diese Länder haben zusammen etwa 118 Mio. Einwohner. Die Organisation der Organverteilung wurde 1996 verbessert. Dadurch erreichte man mehr Transplantationen

- Ohne Mismatch (+23%)
- Von »Langwartern« (21% versus 10%)
- Hoch präsensibilisierten Patienten
- Von Kindern
- Weniger Transplantationen mit 5–6 Mismatches (<3%)

Die Diskrepanzen der beteiligten Länder bezüglich der Entnahme aus und Gabe von Organen in den Pool konnten deutlich reduziert werden.

12.8.1 Einwilligungserklärung

Die Organentnahme ist in den einzelnen Ländern unterschiedlich geregelt:

Presumed consent Unter »presumed consent« wird die Spendewilligkeit prinzipiell vorausgesetzt. Organe können bei Hirntod entnommen werden, es sei denn es besteht ein schriftlich hinterlegter Widerspruch. In manchen Ländern werden die Anverwandten trotzdem noch um ihr Einverständnis gefragt. Diese Regelung gilt in Österreich, Belgien, Finnland, Frankreich, Griechenland, Ungarn, Luxemburg, Norwegen, Portugal, Schweden und manchen Kantonen der Schweiz.

Informed consent Unter »informed consent« versteht man ein freiwilliges Organspendesystem. Verwandte geben die Erlaubnis zum Todeszeitpunkt nach ihrer Kenntnis des Wunsches des Verstorbenen. Diese Regelung gilt in Dänemark, Deutschland, Italien, Japan, den Niederlanden, Spanien, Großbritannien und einigen Kantonen der Schweiz.

Required request Unter »required request« versteht man die amerikanische Regelung, bei der ein Arzt mit den Angehörigen die Organentnahme besprochen hat. In Italien musste sich im Frühjahr 1999 jeder Erwachsene innerhalb von 3 Monaten schriftlich entscheiden, ob er als Organspender zur Verfügung steht.

■ **Spendebereitschaft**

Die Kluft zwischen Angebot und Nachfrage hat sich bei Eurotransplant und UKTS (United Kingdom Transplant Service) im letzten Jahrzehnt verdreifacht. Dort warten zusammen etwa 15.000 Patienten. Mehr als 80.000 Patienten befinden sich in Europa und den USA auf der Warteliste zur Nierentransplantation.

Mehr als 80% der Deutschen befürworten die Organspende. Dennoch besitzen auch 12 Jahre nach Inkrafttreten des Transplantationsgesetzes (TPG) nur etwa 12% einen Organspendeausweis.

Trotz vieler Bemühungen der Transplantationsorganisationen, die Spendebereitschaft der Bevölkerung zu verbessern, musste die Deutsche Stiftung für Organtransplantation für 1999 einen Rückgang der Spendebereitschaft berichten. Ebenso wurde eine höhere Ablehnungsquote verzeichnet. Um diese senken zu können, ist es wichtig die Ursachen und Umstände der Ablehnung von Organspenden zu erforschen. Eine Umfrage von 1999 deutet auf einen generellen Mangel an Auseinandersetzung mit dem Thema Organspende hin. Mehr als drei Viertel der Personen (78%), die sich über Organspende bereits Gedanken gemacht haben, befürworten Organspenden. Im Unterschied dazu ist das bei weniger als der Hälfte (44%) der Befragten der Fall, die sich noch nicht damit auseinandergesetzt haben. Von den Befragten hatten sich 68% noch nicht mit dem Thema befasst. Erschreckend wirken auch Nachrichten, wie z. B. im JAMA 283, dass manche amerikanische Versicherer beabsichtigen (z. B. Medicare), nach 36 Monaten keine Immunsuppression mehr zu zahlen.

12.9 Internet-Links

- ► **http://www.aerztestellen.de/v4/archiv/artikel.asp?src=heft&id=48463**
  Richtlinien zur Organtransplantation gemäß § 16 TPG vom 23.09.2005
- ► **http://aerzteblatt.lnsdata.de/pdf/105/26/a1461.pdf**
  Richtlinien zur Organtransplantation gem. § 16 TPG 2008
- ► **http://www.bundesaerztekammer.de/downloads/Lebendorg.pdf**
  Empfehlungen zur Lebendorganspende
- ► **http://www.bmgesundheit.de**
  ► **http://www.bzga.de**
  Informationen über Organspende (Adressen, Literatur, Rechtslage)
- ► **http://www.dso.de**
  Die DSO – Deutsche Stiftung Organtransplantation – ist Koordinierungsstelle nach § 11 des Transplantationsgesetzes und damit für die Organisation der Organspende in Deutschland verantwortlich
- ► **http://www.gesetze-im-internet.de/tpg/index.html**
  Gesetz über die Spende, Entnahme und Übertragung von Organen und Geweben, Bundesministerium der Justiz
- ► **http://www.livingdonorsonline.org/ConsensusStatementLong.pdf**
  Amsterdam Forum Leitlinien
- ► **http://www.medizin.fu-berlin.de/transplantation/txhome.htm**
  FreeWare Downloads, z. B. LDR, ein Datenbanksystem zur Erfassung und Nachbeobachtung von Lebendspendern

12

- ► **http://www.nieren-transplantation.com/** Arbeitskreis Nierentransplantation der DGU e. V. Akademie der Deutschen Urologen, Links zu Gesetzen, Richtlinien, Empfehlungen zur Lebendorganspende
- ► **http://www.nieren-transplantation.com/fileadmin/documents/lebendorg.pdf** Empfehlungen zur Lebendorganspende

Literatur

Achilles M (2004) Lebendspende-Nierentransplantation: eine theologisch-ethische Beurteilung, LIT Verlag Münster

Akkina SK; Connaire JJ; Snyder JJ; Matas AJ; Kasiske (2008) Earlier is not necessarily better in preemptive kidney transplantation Am J Transplant. (10):2071–2076

Beimler J et al. (2007) AB0-incompatible transplantation – a safe way to perform renal transplantation? NDT; 22: 25–27

Beimler J, Zeier M (2006) Management von Patienten auf der Transplantationsliste unter besonderer Beachtung immunologischer Aspekte, Mitteilungen der deutschen Arbeitsgemeinschaft für Klinische Nephrologie,XXXV; 83–90

Bloom RD, Olivares M, Rehman L, Raja RM, Yang S, Badosa F (1997) Long-term pancreas allograft outcome in simultaneous pancreas-kidney transplantation: a comparison of enteric and bladder drainage. Transplantation 64:1689–1695

Broeders N, Wissing KM, Crusiaux A, Kinnaert P, Vereerstraeten P, Abramowicz D (1998) Mycophenolate mofetil, together with Ciclosporin A, prevents anti-OKT3 antibody response in kidney transplant recipients. J Am Soc Nephrol 9:1521–1525

Carpenter CB (1990) Immunosuppression in organ transplantation. N Engl J Med 322:1224–1226

Colvin RB, Cohen AH, Saiontz C et al. (1997) Evaluation of pathologic criteria for acute renal allograft rejection: reproducibility, sensitivity, and clinical correlation. J Am Soc Nephrol 8:1930–1941

Delmonico F; Council of the Transplantation Society (2005) A report of the Amsterdam forum on the care of the live kidney donor: Data and medical guidelines. Transplantation;79(6 Suppl):S53–66

Feucht HE, Opelz G (1996) The humoral immune response towards HLA class II determinants in renal transplantation. Kidney Int 50:1464–1475

First MR, Alloway R, Schroeder TJ (1998) Development of Sang-35: a Ciclosporine formulation bioequivalent to Neoral. Clin Transplant 12:518–524

Fishman JA, Rubin RH (1998) Infection in organ-transplant recipients. N Engl J Med 338:1741–1751

Frei U, Schindler R (2000) Nierentransplantation. In: Koch KM(ED) Klinische Nephrologie. Urban & Fischer, München Jena, S:779–814

Gill JS, Tonelli M, Johnson N, Pereira BJ (2004) Why do preemptive kidney transplant recipients have an allograft survival advantage? Transplantation 78(6):873–879

Hammoud J, Haem J, Laurent B et al (1996) Glomerular diseaseduring HCV infection in renal transplantation. Nephrol Dial Transplant 11:54–58

Jassal SV, Roscoe JM, Zaltzman JS et al. (1998) Clinical practice guidelines: prevention of cytomegalovirus disease after renal transplantation. J Am Soc Nephrol 9:1697–1708

Johnson EM et al. (1987) Complications and risks of living donor nephrectomy. Transplantation 64: 1124–1128

Kahan BD, Podbielski J, Napoli KL, Katz SM, Meier-Kriesche HU, Van Buren CT (1998) Immunosuppressive effects and safety of a sirolimus/Ciclosporine combination regimen for renal transplantation. Transplantation 66:1040–1046

Knoll G, Cockfield S, Blydt-Hansen T et al. (2005) Canadian Society of Transplantation consensus guidelines on eligibility for kidney transplantation. CMAJ 173:1181

Opelz G, Mytilineos J, Scherer S et al. (1993) Analysis of HLA-DR matching in DNA-typed cadaver kidney transplants. Transplantation 55:782–785

Opelz G, Vanrenterghem Y, Kirste G et al. (1997) Prospective evaluation of pretransplant blood transfusions in cadaver kidney recipients. Transplantation 63:964–967

Pascual M, Saidman S, Tolkoff-Rubin N et al. (1998) Plasma exchange and tacrolimus-mycophenolate rescue for acute humoral rejection in kidney transplantation. Transplantation 66:1460–1464

Patton PR, Brunson ME, Pfaff WW, Howard RJ, Peterson JC, Ramos EL, Karlix JL (1994) A preliminary report of diltiazem and ketoconazole. Their Ciclosporine-sparing effect and impact on transplant outcome. Transplantation 57:889–92

Richtlinien zur Organtransplantation nach § 16 Abs. 1 S. 1 Nrn. 2 und 5 TPG (2007) Dtsch Arztebl 104[46]: A 3208–3209

Sanfilippo F (1998) Transplantation tolerance – the search continues. N Engl J Med 339:1700–1702

Smit H, Molzahn M, Kirste G, Grupp R, Köhler A für die Deutsche Stiftung Organtransplantation (2000) Organspende und Transplantation in Deutschland 1999. 5ter Bericht. Visuelle Kommunikation, Obertiefenbach

Solez K, Axelsen RA, Benediktsson H et al. (1993) International standardization of criteria for the histologic diagnosis of renal allograft rejection: the Banff working classification of kidney transplant pathology. Kidney Int 44:411–422

Sommerer C et al. (2003) The living kidney donor: giving life, avoiding harm. NDT 18: 23–26

Thibaudin D, Alamartine E, de Filippis JP, Diab N, Laurent B, Berthoux F (1998) Advantage of antithymocyte globulin induction in sensitized kidney recipients: a randomized prospective study comparing induction with and without antithymocyte globulin. Nephrol Dial Transplant 13:711–715

Vella JP, Sayegh MH (1997) Maintenance pharmacological immunosuppressive strategies in renal transplantation. Postgrad Med J 73:386–390

Wuthrich RP, Weinreich T, Ambuhl PM, Schwarzkopf AK, Candinas D, Binswanger U (1999) Reduced kidney transplant rejection rate and pharmacoeconomic advantage of mycophenolate mofetil. Nephrol Dial Transplant 14:394–399

Ernährung von Dialysepatienten

Fehl- und Mangelernährung sind ein Risikofaktor für Lebensqualität und Lebenserwartung von Dialysepatienten. Die Ernährungsempfehlungen für Dialysepatienten betreffen daher nicht nur die reduzierte Zufuhr von Kalium, Phosphat und Flüssigkeit, sondern auch die ausreichende Aufnahme von Kalorien und Eiweiß.

13.1 Adäquate Ernährung bei Dialysebehandlung

13.1.1 Risiko der Malnutrition

Bereits bei chronischer, aber noch nicht dialysebehandelter Niereninsuffizienz (GFR <15–20 ml/min) haben die Patienten durch eine verminderte Aufnahme von Eiweiß und Kalorien ein Risiko für Mangelernährung.

Kriterien für eine Mangelernährung sind:

- Abnahme des Körpergewichtes um mehr als 10%
- Körpergewicht von <90% des Normalgewichtes und ein Abfall des Serumalbumins um mehr als 10% oder unter dem Normbereich
- Verschlechterung des SGA (»subjective global assessment«) um eine Kategorie

Im Vergleich von Hämodialyse (HD) und Peritonealdialyse (PD) sind die Ernährungsempfehlungen bei PD etwas weniger restriktiv, vor allem bezüglich des Kaliums. Die Empfehlungen für den Bedarf an Energie, Nährstoffen und Elektrolyten sind im Einzelnen ◘ Tab. 13.1 zu entnehmen.

Ziele einer adäquaten Ernährungstherapie

- Bei Hämodialysebehandlung
  - Individuelle »Diätdosis« und Dialysedosis
  - Optimaler Ernährungszustand
  - Prävention einer Proteinmangelernährung
  - Optimale Serumphosphat- und Kaliumspiegel
  - Ausgeglichene Flüssigkeits- und Elektrolytbilanz
  - Verhindern von Folgeerkrankungen
  - Verbesserung des Wohlbefindens
- Bei Peritonealdialysebehandlung
  - Individuelle »Diätdosis« und Dialysedosis
  - Prävention einer Proteinmangelernährung
  - Optimale Serumphosphatspiegel
  - Ausgeglichene Flüssigkeits- und Elektrolytbilanz
  - Prävention und Intervention der durch CAPD möglichen Hyperlipidämie
  - Unter besonderer Beachtung der Glukosebelastung durch das Dialysat: Erreichen bzw. Halten eines Normalgewichtes (BMI <25)
  - Verhindern von Folgeerkrankungen
  - Verbesserung des Wohlbefindens

13.1.2 Energiezufuhr

Wegen der Gefahr einer Mangelernährung muss bei Dialysepatienten besonders auf eine ausreichende Energiezufuhr geachtet werden. Dialysepatienten mit einer Kalorienzufuhr von nur 25–28 kcal/kg/Tag bei einer empfohlenen Zufuhr von mind. 30–40 kcal/kg/Tag haben eine erhöhte Morbidität und Mortalität.

So viel Energie liefern die Nährstoffe:

- 1 g Kohlenhydrate = 4 kcal
- 1 g Eiweiß = 4 kcal
- 1 g Fett = 9 kcal
- 1 g Alkohol = 7 kcal

Die tägliche Energiezufuhr von klinisch stabilen Dialysepatienten sollte bei 30–40 kcal/kgKG (bezogen auf das Normalgewicht) liegen. Anpassungen sollten für die physikalische Aktivität erfolgen, wobei letztere gefördert werden sollte. Für die Praxis kann gelten:

- **Bei Patienten <60 Jahren: 35 kcal/kgKG/Tag**
- **Bei Patienten >60 Jahren mit verringerter Mobilität: 30–35 kcal/kgKG/Tag**

Tab. 13.1 Empfehlungen zur Ernährung von Prädialyse- und Dialysepatienten (Angaben jeweils pro Tag)

	Prädialyse	Hämodialyse (HD)	Peritonealdialyse (PD)
Energie [kcal/kgKG]	35	30-40	30-40 inklusive der Glukose aus der Dialyselösung
Protein [g/kgKG]	0,6–1,0	1,0–1,2	1,0–1,5
Phosphat [mg]/(mmol)	600–1000 (19–32)	1000–1400 (32–45)	1000–1400 (32–45)
Kalium [mg]/(mmol)	2000–2500 (50–65)	2000–2500 (50–65)	2000–2500 (50–65)
	Selten reduziert, individuell		Selten reduziert, individuell
Natrium [mg]/(mmol)	1800–2500 (80–110)	1800–2500 (80–110)	1800–2500 (80–110)
Flüssigkeit	Individuelle Verordnung, selten reduziert	500 ml + Restausscheidung	800 ml + Restausscheidung (+ Ultrafiltration)

Dies bedeutet, dass ein Patient mit 70 kgKG etwa 2100 kcal zu sich nehmen kann. Das Normalgewicht (nach Broca: Körpergröße in Zentimeter (cm) minus 100 oder über den BMI festgelegt) dient hierbei als Bezugsgröße, nicht das Ist-Gewicht. Bei übergewichtigen Menschen, speziell bei Patienten mit metabolischem Syndrom, kann zur Verbesserung der Stoffwechsellage eine vorsichtige Gewichtsreduktion geplant werden. Eine zu strenge Gewichtsabnahme mit einseitigen Diäten kann zur Verschlechterung der Situation (Anstieg von Harnstoff, Harnsäure, Kalium) führen.

Kohlenhydratzufuhr

Kohlenhydrate sollten den größten Anteil des Kalorienbedarfs decken. Die Empfehlung liegt für Dialysepatienten bei ca. 40–50% der Gesamtenergie. Die Glukoseaufnahme aus der Dialyselösung bei Peritonealdialyse (PD) muss mit einberechnet werden (Tab. 13.2).

Fettzufuhr

Der Fettanteil sollte für Dialysepatienten bei ca. 35–40% der Gesamtenergie liegen. Im Rahmen der Prävention und der Therapie von Fettstoffwechselstörungen gilt bei der täglichen Fettaufnahme allgemein die »Ein-Drittel-Regel«:

- Gesättigte Fettsäuren max. ein Drittel
- Einfach ungesättigte Fettsäuren mind. ein Drittel

Tab. 13.2 Energiegehalt von Peritonealdialyse-Lösungen (2000 ml)

Glukose [%]	Energiegehalt [kcal]	Resorption (ca. 70%)
1,36	Ca. 120	85
2,27	Ca. 200	150
3,86	Ca. 350	250

- Mehrfach ungesättigte Fettsäuren höchstens ein Drittel
- <1% der Energie als Transfettsäuren
- <300 mg Cholesterin

Gesättigte Fettsäuren heben die Cholesterinwerte (ausgeprägter als die Nahrungscholesterinaufnahme!) im Blut an, einfach und mehrfach ungesättigte Fettsäuren senken sie. Eine zu energiereiche Ernährung führt zum Anstieg der Cholesterinwerte und Triglyzeride im Blut. Durch die versteckten Fette ist der Anteil der gesättigten Fettsäuren schnell erreicht. Zum Kochen eignen sich am besten: Rapsöl, Leinöl, Olivenöl, Walnussöl, Sojaöl, Erdnussöl, Maiskeimöl, Kürbiskernöl. Fette mit hohem Anteil an gesättigten Fettsäuren wie Palmkernfett oder Kokosfett sollten möglichst vermieden werden. Bei mangelernährten Patienten ist Fett ein sehr guter Energiespender, der kein Kalium und Phosphat enthält.

Tab. 13.3 Kaliumgehalt in Lebensmitteln

Lebensmittel	Kaliumgehalt [mg/100 g]
Haselnuss	635
Spinat	630
Pellkartoffeln (gekocht)	400
Nudeln, Reis (gekocht)	20
Banane	390
Apfel	140
Kuhmilch	140

Eiweißzufuhr

Dialysepatienten haben einen erhöhten Eiweißbedarf. Eine unzureichende Eiweißzufuhr ist mit erhöhter Morbidität und Mortalität verbunden. Ursachen hierfür sind der Verlust von Aminosäuren bei PD und HD. Bei der PD entstehen weitere Verluste in Form von Peptiden und Proteinen. Bedingt durch die Durchlässigkeit des Bauchfells kommt es zu einem Aminosäurenverlust von etwa 1,5–2 g/Tag und zu einem Eiweißverlust (hauptsächlich Albumin, aber auch anderer Proteine) von durchschnittlich 10 g/Tag. Während einer Peritonitis können diese Verluste noch viel größer sein.

Die Hämodialyse ist mit einem Proteinkatabolismus verbunden (Fragmentation von Albumin, Freisetzung proinflammatorischer Zytokine), wobei dieses Phänomen bei Verwendung bioinkompatibler Dialysemembranen eine größere Rolle spielt.

In Studien liegt die Prävalenz der Eiweißmangelernährung unter Dialysepatienten zwischen 20 und 70%, im Mittel bei 40%. Diese Zahl illustriert die Größenordnung des Problems (Marcén 1997).

> **Die tägliche Eiweißzufuhr bei klinisch stabilen HD-Patienten sollte bei 1,0–1,2 g/kgKG und bei PD-Patienten bei 1,2–1,5 g/kgKG liegen. Mindestens 50% davon sollte biologisch hochwertiges Eiweiß sein. Damit sollte die erreichte PNA (**► Abschn. 13.2**) in klinisch stabilen Patienten mind. 1,0 g/kgKG erreichen.**

Mit dieser Eiweißmenge können die dialysebedingten Aminosäureverluste ausgeglichen werden.

13.1.3 Kalium

Mehr als 90% des aufgenommenen Kaliums werden im oberen Dünndarm absorbiert. Die Kaliumausscheidung erfolgt zu 90% über die Nieren, der Rest wird über den Darm ausgeschieden. Die Kaliumabgabe über den Schweiß spielt nur eine untergeordnete Rolle. Bei Dialysepatienten mit Hyperkaliämie-Problemen ist es daher wichtig, eine Obstipation zu vermeiden.

Besonders prekär wird die Hyperkaliämie-Tendenz, wenn HD-Patienten anurisch werden. Die durchschnittlich täglich anfallende Kaliummenge kann nur vollständig renal eliminiert werden, wenn die Urinproduktion noch ca. 1 l täglich beträgt.

> **Bei HD-Patienten mit einem prädialytischen S-Kalium von >6 mmol/l sollte die Kaliumzufuhr 2000–2500 mg oder 50–65 mmol/Tag oder 1 mmol/kgKG nicht überschreiten (1 mmol = 39 mg).**

Kalium in der Nahrung

Kalium ist in allen unverarbeiteten Lebensmitteln enthalten (Tab. 13.3). Besonders kaliumreich sind Nüsse, Säfte, Gemüse, Obst, Salat, Kartoffeln und Vollkornprodukte. Kaliumarm sind viele stärker verarbeitete Lebensmittel wie Fette und Öle, Zucker, Weißmehl, polierter Reis und Teigwaren. Trink- und Mineralwasser enthalten sehr wenig Kalium. Wie bei anderen wasserlöslichen Nährstoffen kann es bei der Nahrungszubereitung zu beträchtlichen Auslaugverlusten kommen.

Empfehlungen für die Ernährungsberatung

- Ursachen erforschen (z. B. erhöhter Appetit und dadurch größere (Portionen) Nahrungsaufnahme oder zu große Portionen von einzelnen Nahrungsmitteln oder Getränken.
- Am Wochenende, das ist meist das lange Intervall ohne Dialyse, sollten kaliumreiche Nahrungsmittel wie Kartoffeln möglichst vermieden und durch kaliumarme Speisen wie

Reis, Nudeln, Spätzle oder Semmelknödel ersetzt werden.
- Sehr kaliumreiche Getränke und Lebensmittel vermeiden oder nur in sehr kleinen Mengen verzehren, denn: die Menge macht's! Kaliumreiche Nahrungsmittel sind: Trockenobst wie Datteln, Feigen, Rosinen, Bananen, Melone, Avocado, Bambussprossen, Brokkoli, Fenchel, Grünkohl, Spinat, Pilze. Kartoffel-Fertigprodukte wie Chips, Kroketten, Pommes frites, Kartoffeln mit der Schale, Marzipan, Kakao, Melasse, Konzentrate wie Tomatenmark, Ketchup.
- 100 g Petersilie sind sehr kaliumreich, aber wer isst schon 100 g Petersilie? Dagegen sind 100 g (1 mittelgroße) Pellkartoffeln wenig, meistens isst man zwei bis drei davon, das sind über 1200 mg Kalium.
- Der Kaliumgehalt kann durch Zerkleinern und Kochen in viel Wasser (10-fache Menge) und Wegschütten des Kochwassers um ca. ein Drittel gesenkt werden. Das Kochwasser kann während des Kochens evtl. noch einmal erneuert werden. Obst und Gemüse aus Konserven ohne Saft verwenden.
- Kaliumreiche Getränke vermeiden: Frucht- und Gemüsesäfte, Wein, Milch.
- Keine Diätsalze (Kochsalzersatzmittel) verwenden, da es sich häufig um Kaliumsalze handelt.

13.1.4 Kalzium

Die Gesamtzufuhr von elementarem Kalzium sollte 2000 mg/Tag nicht überschreiten. Dabei ist der Beitrag Kalzium-haltiger Phosphatbinder bereits eingerechnet. Obwohl durch die Empfehlung zum Verzicht auf phosphatreiche Lebensmittel wie Milchprodukte auch die Kalziumzufuhr vermindert wird, besteht eher die Tendenz zur positiven Kalziumbilanz bei Dialysepatienten mit der Gefahr von Hyperkalzämien (unter Vitamin D-Medikation) und vaskulären sowie Gewebeverkalkungen. Eine Zufuhr von 500–800 mg/Tag sollte andererseits nicht unterschritten werden.

Tipp

Kalzium-haltige Phosphatbinder spielen für die Kalziumbilanz eine große Rolle:
- 1000 mg Kalziumazetat = 250 mg elementares Kalzium
- 1000 mg Kalziumkarbonat = 400 mg elementares Kalzium

13.1.5 Phosphat

Die positive Phosphatbilanz von Dialysepatienten ist eine große Herausforderung, da mit der Hyperphosphatämie ein Anstieg der Morbidität und Mortalität verbunden ist. Die für HD-Patienten empfohlene hohe Eiweißzufuhr führt unweigerlich zu einer positiven Phosphatbilanz. So führt die Aufnahme von täglich 80 g Eiweiß (optimal für einen chronischen Dialysepatienten mit 70 kg) zur Zufuhr von täglich 1100 mg Phosphat und damit innerhalb von 2 Tagen zu einer positiven Nettobilanz von 800–1700 mg (bei 40- bis 80%iger intestinaler Resorption). Diese kann über eine Standarddialyse, die nur ca. 500–700 mg Phosphat entfernen kann, nicht mehr ausgeglichen werden.

Empfehlungen für die Ernährungsberatung
- Eine tägliche Zufuhr von 800–1000 mg Phosphat wird empfohlen.
- Eine bestehende Hyperphosphatämie sollte rigoros normalisiert werden, dabei hat die intensive diätetische Beratung eine zentrale Rolle. Die alimentäre Phosphatrestriktion darf nicht auf Kosten einer ausreichenden Eiweißzufuhr erfolgen.
- Die Phosphatzufuhr bei Dialysebehandlung sollte 1000–1400 mg oder 32–45 mmol/Tag oder 0,6 mmol/kgKG nicht überschreiten (1 mmol = 31 mg).
- Möglichkeiten, den Phosphatspiegel zu normalisieren:
  - Therapie mit Phosphatbindern
  - Optimale Dialysebehandlung
  - Phosphatgehalt über die Nahrung senken (diätetische Beratung)

■ Therapie mit Phosphatbindern

Eine diätetische Beschränkung der Phosphatzufuhr durch Auswahl phosphatarmer Speisen reicht in vielen Fällen nicht zur Normalisierung der positiven Phosphatbilanz mit Hyperphosphatämie aus. Deshalb werden pharmakologische Phosphatbinder eingesetzt, die das Phosphat aus der Nahrung im Magen-Darm-Trakt binden. Das gebundene Phosphat wird über den Stuhl ausgeschieden. Die Dosis und Art der Phosphatbinder hängt von der individuellen Situation des Patienten ab (z. B. dem S- Kalzium und der Begleitmedikation). Die Phosphatbinder müssen je nach Wirksubstanz zur Mahlzeit oder vor dem Essen eingenommen werden, um effektiv zu sein. Die Dosis der verordneten Phosphatbinder ist individuell über den Tag zu verteilen, um jede phosphathaltige Mahlzeit (auch Zwischenmahlzeit und Getränke) abzudecken.

■ Optimale Dialysebehandlung

Die intermittierenden Dialyseverfahren sind meist nicht in der Lage, eine ausreichende Entfernung der Phosphate zu leisten. Mit der HD-Behandlung werden nur etwa 2000 mg Phosphat pro Woche entfernt, mit der CAPD etwa 300 mg (10 mmol) täglich. Intensivierte Dialysebehandlungen, insbesondere mit Verlängerung der Dialysezeit (z. B. tägliche Dialyse und Nachtdialyse), führen zur wesentlich effizienteren Phosphatelimination. Auf die Therapie mit Phosphatbindern kann häufig verzichtet werden. In Einzelfällen wird sogar eine Phosphatsubstitution mit der Dialysierflüssigkeit erforderlich.

13

■ Phosphatgehalt über die Nahrung senken

Die intensive diätetische Beratung von Dialysepatienten mit spezieller Schulung zum Phosphatgehalt der Nahrung hat eine gut belegte Wirksamkeit zur Verbesserung der Hyperphosphatämie (Reddy 2009). Ein neu eingeführtes Schulungsprogramm zu diesem Thema (PEP) kann diese Beratung unterstützen.

Von den üblicherweise mit der Nahrung aufgenommenen Phosphaten stammen je ein Viertel aus Fleisch- und Wurstwaren, Milch und Milchprodukten sowie Backwaren. Der Rest verteilt sich auf Getränke. Ein Teil der alimentären Phosphatzufuhr erfolgt mit den als Lebensmittelzusatzstoffen zugelassenen und z. B. bei der Herstellung von Schmelzkäse oder Wurstwaren zugesetzten Phosphaten.

Manche der Lebensmittel enthalten eine schwer resorbierbare Form von Phosphaten, die Phytinsäure. Sie kommt besonders in den Außenschichten des Getreidekorns und der Hülsenfrüchte vor. Bei der Herstellung von Vollkornbrot kann jedoch in Abhängigkeit von der Teigführung (Hefeteig, Sauerteig) ein fast vollständiger Abbau des Phytats erreicht werden.

■ Empfehlungen für die Ernährungsberatung

- Phosphatreiche Lebensmittel vermeiden. Das sind z. B. Schmelzkäse wie Streichkäse und Scheibletten, Kochkäse, Hartkäse, Milchpulver, Kondensmilch und Nüsse, Crevetten, Lachs, Sardinen, Thunfisch, Salzhering, Kabeljau, Bierhefe, Bier.
- Phosphatarme Käse bevorzugen. Das sind z. B. Quark, Frischkäse, Camembert, Briekäse, Mozzarella, Harzer Roller und Limburger.
- Alle »flüssigen« Milchprodukte enthalten viel Kalium und Phosphat im Verhältnis zum Eiweißgehalt.
- Statt Milch eignet sich mit Wasser verdünnte Sahne. Das Mischungsverhältnis ist abhängig vom Fettbedarf (Kalorien) des Patienten. Normalerweise mischt man ein Drittel Sahne mit zwei Drittel Wasser. Das Sahne-Wasser-Gemisch kann man dann wie Milch verarbeiten z. B. für Pfannkuchen, Pudding, Kartoffelbrei.
- Statt normalem Backpulver eignet sich das phosphatfreie Weinstein-Backpulver oder Natron.
- Unbedingt vermeiden: Phosphatzusätze in Nahrungsmitteln, erkennbar an folgenden E-Nummern: E 338, E 339, E 340, E 341, E 450a, E 450b, E 450c, E 540, E 543, E 544.
- Die in Lebensmitteln zugesetzten Phosphate sind in dem vom Gesetzgeber zugelassenen Rahmen normalerweise unbedenklich, aber bei Dialysepatienten mit Phosphatproblemen sind diese Zusätze nicht erwünscht. Deshalb sollten alle Fertigprodukte, denen Phosphat zugesetzt wurde, vermieden werden. Solche Produkte sind z. B. Colagetränke, Schmelz-

käse, Instantprodukte, Backmischungen etc. Phosphate dienen als Trennmittel, Emulgatoren und Säurestabilisatoren.

Bei sorgfältiger Auswahl der Nahrungsmittel ist es gut möglich, die phosphatreichen Lebensmittel aus dem Speiseplan zu streichen, ohne die Eiweißzufuhr zu gefährden.

▪▪ Phosphat-Einheiten-Programm (PEP)

Das PEP ist ein neues Behandlungskonzept bei Hyperphosphatämie. Um einen optimalen Behandlungserfolg zu erzielen, sollte die eingenommene Phosphatbinderdosis an den Phosphatgehalt einer jeden Mahlzeit angepasst sein. Klinische Studien zeigen jedoch, dass dies in der Regel nicht der Fall ist, und dass zu phosphatreichen Zwischenmahlzeiten oft gar keine Phosphatbinder eingenommen werden (Kuhlmann et al. 2003).

Ein neu entwickeltes Schulungsprogramm ermöglicht dem Patienten, den Phosphatgehalt individueller Mahlzeiten ohne weitere Hilfsmittel akkurat abzuschätzen und die Dosis der Phosphatbinder an die zugeführte Phosphatmenge anzupassen.

Tipp

Der Phosphatgehalt einzelner Lebensmittel wird nicht mehr in Milligramm (mg), sondern anhand neu definierter Phosphat-Einheiten angegeben. Eine Phosphat-Einheit (PE) entspricht dabei einer Menge von 100 mg Phosphat.

In dem strukturierten Schulungsprogramm PEP lernt der Patient, den Phosphatgehalt ganzer Mahlzeiten durch einen »Blick auf den Teller« abzuschätzen und die einzunehmende Dosis des Phosphatbinders (PB) selbstständig anhand eines vom Arzt vorgegebenen PB/PE-Verhältnisses (z. B. 1 Tablette Phosphatbinder pro 1 oder 2 oder 3 PE) festzulegen. Das für jeden Patienten optimale PB/PE-Verhältnis kann nach erfolgreicher Schulung rasch ermittelt werden, indem unter regelmäßiger Laborkontrolle das PB/PE-Verhältnis so lang adjustiert wird, bis die prädialytischen Phosphatwerte im Zielbereich liegen.

Das Phosphat-Einheiten-Konzept ist angelehnt an das BE-Konzept in der Diabetologie, welches erfolgreich bei der intensivierten Insulintherapie eingesetzt wird. Die Schulung erfolgt mit einem speziellen Satz von 150 Fotokarten, mit denen komplette Mahlzeiten zusammengestellt werden können. Auf der Rückseite einer jeden Fotokarte finden sich Hinweise zum PE-Gehalt des jeweils dargestellten Lebensmittels.

Tab. 13.4 Umrechnung von Natrium (mmol und g) in Kochsalz (g) in Beispielen

Natrium [mmol]	Natrium [g]	Kochsalz [g]
25	0,6	1,5
50	1,2	2,9
100	2,3	5,8
200	4,6	11,6

13.1.6 Kochsalz und Natrium

Die Zufuhr von Kochsalz ist bei HD- und PD-Patienten von zentraler Bedeutung für den Volumenhaushalt. Kochsalz bindet Wasser im Körper und steigert den Durst, es beeinflusst den Gefäßtonus und die Blutdruckregulation (Tab. 13.4).

Die tägliche Natriumzufuhr bei Dialysebehandlung sollte nicht höher als zwischen 2000–2300 mg liegen, entsprechend einer Kochsalzzufuhr von 5–6 g/Tag (75 mg/kgKG). Die eng mit der Kochsalzzufuhr verknüpfte interdialytische Gewichtszunahme sollte nicht mehr als 4–4,5% des Trockengewichts betragen.

- 1 mmol Natrium = 23 mg
- 1 mmol Chlorid = 35,5 mg
- 1 g Speisesalz (NaCl) besteht aus je 17 mmol Natrium und Chlorid
- 1 g Kochsalz = 0,4 g Natrium

Tab. 13.5 zeigt, welche Lebensmittel besonders viel Salz enthalten. Naturbelassene, nicht verarbeitete Lebensmittel wie z. B. Fleisch, Fisch, Obst, Gemüse, Kartoffeln, Reis und Nudeln enthalten im Durchschnitt nur 0,04 g Kochsalz.

Tab. 13.5 Lebensmittel mit besonders hohem Natriumgehalt

Nahrungsmittel	Natrium [g], Kochsalz je Portion
1 Prise Salz (0,5 g)	0,5
1 Stück Matjesfilet	5,6
100 g Salami	3,2
1 Stück Wiener	1,9
100 g Gouda	2,5
5 Stück Oliven	1,0
1 Pizza (330 g)	4,2
10 Stück Salzstangen, klein	0,8
1 EL Tomatenketchup	0,6
1 Brühwürfel (5 g)	2,4
1 EL Sojasoße	3,1
2 Scheiben Brot	1,0

- 10 g Kochsalz binden 1 l Wasser!
- Tatsächlich braucht unser Körper nicht mehr als 5–6 g Kochsalz täglich.
- Im Durchschnitt essen wir aber ca. 10–15 g pro Tag.
- Salz macht Durst.

Die Gewöhnung an einen salzigen Geschmack bildet sich zurück. Nach kurzer Zeit kehrt das Empfinden für den Eigengeschmack der Speisen zurück. Bei konsequenter Reduktion der Salzzufuhr wird meistens nach 2–3 Wochen eine Anpassung des Geschmacksempfindens beobachtet.

Einen großen Anteil an der sehr hohen Kochsalzzufuhr in unserer Zivilisation haben industriell gefertigte Produkte, z. B. über das Natriumglutamat, das ihnen zugesetzt wird. Das gilt leider auch für das Grundnahrungsmittel Brot, das häufig mehr als die maximal empfohlenen 1 g Salz/100 g enthält.

Spezielle Kochsalzersatzmittel (Diätsalz) dürfen bei einer kaliumarmen Diät nicht verwendet werden, denn sie basieren auf Kaliumsalzen. In 1 g Kochsalzersatz (Diätsalz) sind 500 mg Kalium enthalten.

13.1.7 Flüssigkeitszufuhr – Trinkmenge

Tipp

Wie und wo man Salz sparen kann: Salz reduzieren bzw. ganz weglassen. Statt dessen Zwiebeln, Kräuter und Gewürze evtl. auch Zitronensaft oder Essig verwenden. Fertiggericht nicht nachsalzen!

Faustregel für die tägliche Flüssigkeitsmenge: 500–800 ml zzgl. der Restausscheidung oder Beschränkung der täglichen Gewichtszunahme auf 0,5–1 kg.

Welche Getränke sind geeignet?

Die besten kaliumarmen Durstlöscher sind Leitungswasser, Mineralwasser, Kräuter- und Früchtetees oder auch Zitronenwasser. Geeignet sind auch Sirup mit viel Wasser verdünnt, Limonaden (evtl. ebenfalls mit Wasser verdünnt, damit sie nicht so süß sind).

Bei den folgenden Getränken ist unbedingt der Kalium- bzw. Phosphorgehalt zu berücksichtigen: Fruchtsäfte, Gemüsesäfte, Milch, Buttermilch, Molke, Kakao, Cola, Spezi, Instantgetränke, Kaffee, Bier und Wein.

Unter Berücksichtigung der Flüssigkeitsbilanz und evtl. weiterer Erkrankungen (Bauchspeicheldrüse, Leber) ist gegen den gelegentlichen Genuss von Alkohol bei Nierenerkrankungen nichts einzuwenden.

Empfehlungen für die Flüssigkeitszufuhr

- Der Flüssigkeitsgehalt der festen Nahrung (z. B. Fleisch, Brot, Nudeln, Reis, Kartoffeln und Gemüse) muss nicht als Flüssigkeit berechnet werden!
- Der Flüssigkeitsgehalt flüssiger Nahrungsmittel muss zu 100% berücksichtigt werden: Suppen, Soßen, Kompott und Joghurt.
- Stark Gesalzenes vermeiden, denn viel Salz macht Durst.
- Kleine Gläser und Tassen verwenden.
- Langsam trinken und genießen!
- Medikamente mit dem Essen einnehmen.

- Gegen Durstgefühl: saure Bonbons, Zitronenstückchen, Kaugummi ohne Zucker.
- Vorsicht beim Lutschen von Eiswürfeln: entspricht dem Trinken.
- Diabetiker sollen auf eine gute Blutzuckereinstellung achten.
- Ablenken, damit man nicht immer an Trinken und Durst denkt.
- Sehr trockene Raumluft vermeiden.

Die Flüssigkeitszufuhr bei PD-Behandlung orientiert sich an der durch Urinausscheidung und Ultrafiltration zu erzielenden Flüssigkeitsausscheidung.

13.1.8 Vitamine

Ursachen ungenügender Versorgung mit wasserlöslichen Vitaminen bei Dialysepatienten für Vitaminmangel können sein:
- Einschränkung kaliumhaltiger Nahrungsmittel, die die Hauptquellen für viele Vitamine sind
- Zusätzliche küchentechnische Maßnahmen zur Kaliumeinsparung wie »Wässern« von Gemüse und Kartoffeln
- Verlust wasserlöslicher Vitamine bei der Dialysebehandlung

Um den definierten täglichen Bedarf an wasserlöslichen Vitaminen abzudecken, stehen für Dialysepatienten eine Reihe spezieller Vitaminpräparate zur Verfügung, die die Vitamine enthalten, deren Supplementation für Dialysepatienten empfohlen wird. Die empfohlenen Supplementationsmengen sind in ◻ Tab. 13.6 angegeben. In Europa existieren große regionale Unterschiede hinsichtlich der Verordnung und Einnahme von wasserlöslichen Vitaminen bei HD-Patienten. In der europaweiten DOPPS-Studie wurde eine 16%ige Reduktion des relativen Mortalitätsrisikos für die HD-Patienten mit Einnahme wasserlöslicher Vitamine nachgewiesen (Fissel 2004).

Vitamin C wird in beträchtlichem Umfang durch High-flux-Dialyse eliminiert (Descombes 2000). Die Supplementation von Vitamin C hat möglicherweise günstige Auswirkungen auf die Eisenverfügbarkeit und EPO-Wirkung. Sie beugt ebenso wie Vitamin E den bei Dialysepatienten häufigen Muskelkrämpfen vor (Khajehdehi 2001). Niedrige Vitamin-C-Plasmaspiegel sind ein negativer Mortalitätsprädiktor bei HD-Patienten (Deicher 2005).

Fettlösliche Vitamine wie E und K können im Organismus gespeichert werden; ein zusätzlicher Bedarf ist deshalb nicht vorhanden. Vitamin A kann dagegen bis in den toxischen Bereich erhöht sein. Die Vitamin-E-Supplementation wird aufgrund der Ergebnisse einer Studie zur Prävention kardiovaskulärer Ereignisse bei Dialysepatienten empfohlen (Boaz 2000).

13.1.9 Spurenelemente

▪ Zink

Eine tägliche Aufnahme von 8–12 g Zink (Zn) für Männer und 10–15 mg für Frauen wird empfohlen. Diese Zufuhr ist normalerweise bei ausgewogener Ernährung gewährleistet und Zinkmangelsymptome der Haut und Schleimhäute oder Geschmacksstörungen, Impotenz und Neuropathie treten nicht auf. Eine Zinksupplementation über 3-6 Monate mit 50 mg elementaren Zinks pro Tag kann bei Dialysepatienten mit entsprechenden Symptomen oder inadäquater Protein/Energiezufuhr erwogen werden. Unter den peroral einzunehmenden Supplementen sollte Zinksulfat zur Vermeidung von Magenschleimhautreizungen mit den Mahlzeiten eingenommen werden. Zink kann auch zum Dialysat hinzugegeben werden.

▪ Selen

Die tägliche Aufnahme von 55 μg Selen wird empfohlen. Außerhalb von Selenmangelgebieten (z. B. Zentral-China) ist keine Routine-Supplementation erforderlich. Obwohl die Serumspiegel von Selen bei chronischen Dialysepatienten relativ niedrig liegen, ist eine Supplementation nur bei Auftreten von Selenmangelerscheinungen angezeigt. Mangelsymptome sind Kardiomyopathie, Skelettmuskel-Myopathie, Schilddrüsendysfunktion, Hämolyse, Dermatosen.

Tab. 13.6 Empfohlene Zufuhr von Vitaminen bei Hämodialyse

Vitamine	Empfohlene tägliche Zufuhr	Bemerkungen
Wasserlösliche Vitamine		
Thiamin (Vitamin B_1)	1,1–1,2 mg	Supplementation empfohlen, Thiamin wird durch HD in bedeutender Menge aus dem Blut entfernt
Riboflavin (Vitamin B_2)	1,1–1,3 mg	Supplementation empfohlen
Pyridoxin (Vitamin B_6)	10 mg (Pyridoxinhydrochlorid)	Supplementation empfohlen
Ascorbinsäure (Vitamin C)	75–90 mg	Supplementation empfohlen, bedeutende Entfernung durch HD, Einnahme von natürlichen Vitamin-C-Spendern eingeschränkt. Nutzen für Prävention von Krämpfen während der Dialyse und von kardiovaskulärer Mortalität
Folsäure (Folat, Vitamin B_9)	1 mg	Supplementation empfohlen
Cobalamin (Vitamin B_{12})	2,4 µg	Supplementation empfohlen
Niacin (Vitamin B_3, Nikotinamid, Nikotinsäure, Vitamin PP)	14–16 mg	Supplementation empfohlen
Biotin (Vitamin B_8)	30 µg	Supplementation empfohlen
Panthotensäure (Vitamin B_5)	5 mg	Supplementation empfohlen
Fettlösliche Vitamine		
Vitamin A (Retinol)	700–900 µg	Keine Supplementation, Gefahr der Hypervitaminose, Vitamin A wird durch HD nicht entfernt
Vitamin E (α-Tocopherol)	400–800 I.E.	Supplementation zur Sekundärprävention von kardiovaskulären Ereignissen und zur Prävention von Muskelkrämpfen empfohlen
Vitamin K	90–120 µg	Keine Supplementation notwendig, abgesehen von Patienten mit langfristiger Antibiotikatherapie oder Koagulationsstörung, dann kann die tägliche Supplementation von bis zu 10 mg notwendig sein

13

13.2 Kontrolle des Ernährungszustands

Malnutrition ist eine Spätkomplikation der chronischen Niereninsuffizienz. Mangelnde Eiweiß- und Energiezufuhr ist ein Mortalitätsprädiktor bei Dialysepatienten. Bei chronischen Dialysepatienten sollte der Ernährungszustand routinemäßig durch verschiedene Messungen bestimmt werden:

- »Subjective global nutrition assessment« (SGA)
- Änderung des Körpergewichtes, BMI
- Laborparameter: Albumin, Präalbumin, Cholesterin
- Ernährungsanamnese
- Ernährungsprotokolle
- Bestimmung der Protein-Nitrogen-Appearance (PNA)

SGA (»subjective global assessment«)

Das SGA ist ein Score, in den die vier Komponenten Gewichtsverlust, Anorexie, subkutanes Fett und Muskelmasse eingehen.

Klinisch hat sich das SGA bewährt, das neben dem Gewichtsverlauf auch Appetitverhalten, funktionelle Beeinträchtigung, Symptome der Malnutrition, Ausprägung subkutaner Fettpolster der Muskelmasse und evtl. vorliegende Eiweißmangelödeme berücksichtigt. Die regelmäßige Durchführung des SGA ermöglicht ein frühes Erkennen von Veränderungen im Ernährungszustand.

▪ Änderung des Körpergewichtes

Zunächst ist das aktuelle ödemfreie Körpergewicht bei HD-Patienten nach der Dialyse und bei PD-Patienten nach Entleeren des Dialysats zu bestimmen. Für adipöse Patienten mit einem aktuellen Körpergewicht von >115% des Normalgewichtes und Patienten mit <95% des Normalgewichtes sollte für die Verwendung in den oben genannten Leitlinien das effektive aktuelle Gewicht berechnet werden. Dieses rechnerische Gewicht liegt zwischen dem tatsächlichen aktuellen Körpergewicht und dem Normalgewicht (◘ Tab. 13.7). Es wird mit folgender Formel berechnet:

Aktuelles Körpergewicht + [0,25 × (Normalgewicht − aktuelles Körpergewicht)]

▪ Body-Mass-Index

Der Körper-Masse-Index (Body-Mass-Index/BMI) kann aus dem Körpergewicht und der Körperlänge einfach berechnet oder mit Hilfe von Tabellen oder Schablonen direkt abgelesen werden. Der BMI errechnet sich wie folgt: Der BMI ist der Quotient aus Körpergewicht und dem Quadrat der Körperlänge in Metern.

Der BMI ist zwar ein wertvoller, jedoch statischer Indikator des Ernährungszustandes, der sehr spät positiv wird. Akute Veränderungen könnten durch den BMI nicht erkannt werden; er ist also im klinischen Alltag zur Beurteilung des Ernährungszustandes bei Nierenerkrankungen nur bedingt geeignet.

HD-Patienten sollten einen BMI >23 aufrechterhalten.

▪ Laborparameter

Laborchemische Parameter schließen Albumin, Präalbumin, Bikarbonat und Cholesterin ein.

- Das Serumalbumin soll höher als die untere Grenze des Normalbereichs (meist 4,0 g/l) sein. Die Spezifität von Albumin als Indikator für den Ernährungszustand ist bei akuten oder chronischen Entzündungen eingeschränkt.
- Bei Patienten mit einem Präalbumin von <30 mg/dl sollte nach einer Eiweiß- und Energiemangelernährung gefahndet werden.

◘ Tab. 13.7 Body-Mass-Index (BMI) und Körpergewicht

BMI [kg/m²]	Körpergewicht
<20	Untergewicht
>20–25	Normalgewicht
>25–30	Übergewicht
>30–40	Adipositas
>40	Extreme Adipositas

- Für Präalbumin ist im Vergleich zu Albumin keine höhere Sensitivität belegt.
- Patienten mit einem Serumcholesterin <150 mg/dl sollten auf eine mögliche Mangelernährung hin untersucht werden, und das Serumcholesterin sollte monatlich gemessen werden.
- Das Serumbikarbonat sollte bei Dialysepatienten prädialytisch >22 mmol/l liegen. In der DOPPS-Studie hatten Patienten mit Serumbikarbonat-Werten <17, aber auch >27 mmol/l ein erhöhtes Mortalitätsrisiko.

▪ Ernährungsprotokoll und Ernährungsanamnese

Die Ernährungsanamnese und das Ernährungsprotokoll sind wichtige Maßnahmen, um Informationen über den Ernährungszustand des Patienten zu bekommen. Die Angaben über Familie, Beruf und Freizeitgestaltung tragen dazu bei, ein Bild über die Umstände der Nahrungsaufnahme zu erhalten und ggf. psychosoziale Probleme zu erkennen.

Einen ungefähren Hinweis auf die quantitative und qualitative Nahrungszufuhr ergibt eine detaillierte Analyse der verzehrten Nahrung.

- 24-h-Recall: Dabei wird die Nahrungsaufnahme vom vergangenen Tag in allen Einzelheiten hinterfragt.
- 4-Tage-Protokoll (einschließlich eines Wochenend- und Dialysetages): Hier werden die Lebensmittel in Haushaltsgrößen registriert. Anhand dieses Protokolls sind bestimmte Ernährungsgewohnheiten und bevorzugte Speisen ablesbar.

Wenn auch die vom Betroffenen selbst gemachten Angaben die Mengen nicht genau wiedergeben, so erlauben sie doch wertvolle Rückschlüsse auf das Ernährungsverhalten.

Ein Erhebungsfragebogen kann vom Patienten ausgefüllt und vom Ernährungsberater hinterfragt werden. Der mögliche Rückgriff auf diese Daten ist bei weiteren Gesprächen außerordentlich wichtig.

Fragen zur Ernährungsanamnese

- Lebt der Patient allein?
- Wie sind seine Essgewohnheiten?
- Wer kocht?
- Gibt es eine warme Mahlzeit pro Tag?
- Wie viel wird bei den einzelnen Mahlzeiten gegessen?
- Welche Speisen werden bevorzugt oder abgelehnt?
- Mobilitätsgrad – Immobilität erschwert die Beschaffung und die Zubereitung der Nahrungsmittel

Bestimmung der Protein-Nitrogen-Appearance (PNA)

Die PNA als Proteinäquivalent der Stickstoffausscheidung ist wie die Protein-Catabolic-Rate (PCR) ein Maß für Eiweißaufnahme und -abbau bei chronischen Dialysepatienten. Es ist wichtig festzustellen, dass die PNA nicht nur von der diätetischen Zufuhr von Eiweiß abhängig ist, sondern im besonderen Maße auch von der Stoffwechsellage des Körpers. Im Zustand der Anabolie ist die PNA niedriger als die aufgenommene Eiweißmenge, da Stickstoff (in Form von Aminosäuren) bei der Synthese von körpereigenen Proteinen benötigt wird. Im Zustand der Katabolie hingegen wird körpereigenes Eiweiß (Muskulatur) abgebaut und die PNA liegt höher als die tatsächliche Eiweißzufuhr. Nur bei neutraler Stoffwechsellage (»steady-state«) ist anhand der PNA die tatsächliche diätetische Eiweißzufuhr abschätzbar.

Niedrige Eiweißzufuhr und ungewollter Gewichtsverlust sind ebenso wie ein erniedrigtes Serumalbumin mit einer erhöhten Morbidität und Mortalität verbunden.

13.2.1 Behandlung der Malnutrition

Orale Supplemente

Zur Steigerung der Proteinzufuhr bei malnutritierten Patienten werden orale Ernährungssupplemente eingesetzt. Sie enthalten eine Mischung aus Proteinen und/oder Aminosäuren, Glukosepolymeren, Fett, Vitaminen und Spurenelementen. Ihr Nutzen ist nicht sehr eindrucksvoll belegt. Einige kleinere Studien haben positive Effekte auf Ernährungsparameter wie das Serum-Albumin gezeigt (Eustace 2000). Um eine unangemessene Zufuhr von Kalium und Phosphat zu vermeiden, sollten nur speziell für Dialysepatienten gefertigte Produkte eingesetzt werden (Stratton 2005).

Intradialytische parenterale Ernährung

Wenn intensive diätetische Beratung, orale Supplemente und enterale Ernährung keinen Erfolg in der Behandlung der Malnutrition gebracht haben, so kann eine intradialytische parenterale Ernährung (IDPN) erwogen werden. Die verwendeten Lösungen basieren häufig auf 8,5% Aminosäuren in 250 ml 50%iger Dextroselösung. Die Infusion wird langsam während der gesamten Dauer einer HD-Sitzung über die venöse Tropfkammer geleitet. Zu rasche Infusion kann zu Krämpfen führen und zur Hypoglykämie bei Beendigung. Langfristige Probleme sind Hypertriglyzeridämie, Hyperglykämie und Infektionen. Die Kt/V-Werte, die im Rahmen der Qualitätssicherung erhoben werden, können sich als Folge der gesteigerten Harnstoffgeneration verschlechtern. Die IDPN ist umstritten, weil sie kostenintensiv ist und langfristige Studien zu ihrer Wirksamkeit fehlen (Dukkipati 2009). Möglicherweise ist es sinnvoll, die IDPN zur Steigerung des anabolen Effekts mit körperlichem Training während der Dialyse zu koppeln, z. B. durch Fahrrad-Ergometer (Pupim 2004).

13.3 Internet-Links

- ▸ **http://www.dialyse.de/ernaehrungsberatung/index.htm**
  Informations- und Beratungsseite zum Thema Dialyse & Ernährung

- ▶ http://www.dialyse-medilev.de/_media/downloads/ernaehrung.pdf
  Leitfaden für die Ernährung als Dialysepatient

Literatur

Boaz M, Smetana S, Weinstein T et al. (2000) Secondary prevention with antioxidants of cardiovascular disease in endstage renal disease (SPACE): randomised placebo-controlled trial. Lancet. Oct 7;356(9237):1213–1218

Deicher R, Ziai F, Bieglmayer C, Schillinger M, Hörl WH (2005) Low total vitamin C plasma level is a risk factor for cardiovascular morbidity and mortality in hemodialysis patients. J Am Soc Nephrol. Jun;16(6):1811–1818. [Epub 2005 Apr 6.]

Descombes E, Boulat O, Perriard F, Fellay G (2000) Water-soluble vitamin levels in patients undergoing high-flux hemodialysis and receiving long-term oral postdialysis vitamin supplementation. Artif Organs. Oct;24(10):773–778

Dukkipati R, Kalantar-Zadeh K, Kopple JD (2010) Is there a role for intradialytic parenteral nutrition? A review of the evidence. Am J Kidney Dis. Feb;55(2):352–364. [Epub 2009 Oct 25]

Eustace JA, Coresh J, Kutchey C, Te PL, Gimenez LF, Scheel PJ, Walser M (2000) Randomized double-blind trial of oral essential amino acids for dialysis-associated hypoalbuminemia. Kidney Int. Jun;57(6):2527–2538

Fissell RB, Bragg-Gresham JL, Gillespie BW, Goodkin DA, Bommer J, Saito A, Akiba T, Port FK, Young EW (2004) International variation in vitamin prescription and association with mortality in the Dialysis Outcomes and Practice Patterns Study (DOPPS). Am J Kidney Dis. Aug;44(2):293–299

Fouque D, Vennegoor M, ter Wee P, Wanner C et al. (2007) European best practice guidelines on nutrition. Nephrol Dial Transplant 22(Suppl 2): ii45–ii87

Khajehdehi P, Mojerlou M, Behzadi S, Rais-Jalali GA (2001) A randomized, double-blind, placebo-controlled trials of supplementary vitamins E, C and their combination for treatment of hemodialysis cramps Nephrol Dial Transplant. Jul;16(7):1448–1451

Kuhlmann MK, Höchst S, Köhler H (2003) High frequency of phosphate binder underdosing in relation to meal phosphorus content among chronic ESRD patients. J Am Soc Nephrol 14: 853A

Marcén R, Teruel JL, de la Cal MA, Gámez C (1997) The impact of malnutrition in morbidity and mortality in stable haemodialysis patients. Spanish Cooperative Study of Nutrition in Hemodialysis. Nephrol Dial Transplant. Nov;12(11):2324–2331

Pupim LB, Flakoll PJ, Levenhagen DK, Ikizler TA (2004) Exercise augments the acute anabolic effects of intradialytic parenteral nutrition in chronic hemodialysis patients. Am J Physiol Endocrinol Metab. Apr;286(4):E589-597. [Epub 2003 Dec 16.]

Reddy V, Symes F, Sethi N et al. (2009) Dietitian-led education program to improve phosphate control in a single-center hemodialysis population J Ren Nutr. Jul;19(4):314–320

Stratton RJ, Bircher G, Fouque D, Stenvinkel P, de Mutsert R, Engfer M, Elia M (2005) Multinutrient oral supplements and tube feeding in maintenace dialysis: a systematic review and meta-analyis. Am J Kidney Dis. Sep;46(3):387–405 [Review]

Qualitätsmanagement (QM): Organisation der Dialysepraxis

Qualitätsmanagement (QM) ist ein sinnvolles Instrument zur Unternehmensführung. Es dient im Allgemeinen dazu, Arbeitsabläufe zu optimieren und die Qualität von Produkten oder Dienstleistungen zu erhalten und weiterzuentwickeln. Wesentliches Merkmal ist der sog. PDCA-Zyklus (plan – planen; do – handeln; check – überprüfen, hinterfragen; act – anpassen, reagieren), der immer wieder durchlaufen wird.

Der PDCA-Zyklus beschreibt die Phasen im kontinuierlichen Verbesserungsprozess (KVP). Dieser kontinuierliche Verbesserungsprozess ist die Grundlage aller QM-Systeme. Damit wird im Unternehmen eine stetige Verbesserung der Prozesse und Abläufe angestrebt, um die Effizienz, Kunden- und Mitarbeiterzufriedenheit des Unternehmens zu verbessern (◘ Abb. 14.1).

Für eine Dialyseeinrichtung bedeutet das: Alle Tätigkeiten – von der Patientenversorgung über die Abrechnung bis hin zur Personalführung – werden systematisch und regelmäßig einer praxisinternen Überprüfung unterzogen, um organisatorische Schwachstellen zu identifizieren. So wird ein kontinuierlicher Verbesserungsprozess eingeleitet, dessen Ziel es ist, die wirtschaftliche Situation des »Unternehmens Dialysepraxis« zu stärken und eine hochwertige Patientenversorgung sicherzustellen.

14.1 Worin besteht der Nutzen von Qualitätsmanagement?

QM sorgt für den effizienten Einsatz personeller und finanzieller Ressourcen:

- Verantwortlichkeiten werden klar geregelt.
- Arbeitsabläufe werden optimiert.
- Vorgänge nachvollziehbar dokumentiert.
- Das führt zu mehr Transparenz und letztlich zu einer Arbeitsentlastung. Die Folgen sind im Idealfall ein gutes Praxisklima, eine hohe Patientenzufriedenheit und eine optimale Versorgung

▪ Nutzen für Ärzte

Ärzten bietet QM ein Führungsinstrument für die gesamte Praxis – mit zahlreichen positiven Auswirkungen:

- Optimaler Einsatz von finanziellen und personellen Ressourcen durch strukturierte Abläufe
- Arbeitsentlastung und größere Arbeitszufriedenheit durch effiziente und standardisierte Praxisorganisation
- Vermeidung von Fehlern und Minimierung von Risiken u. a. durch klare Regelung der Verantwortlichkeiten
- Mehr Transparenz durch Dokumentation
- Optimierung der internen und externen Kommunikations- und Kooperationsstrukturen (verbesserter Informationsfluss zwischen Ärzten, Mitarbeitern und Einrichtungen des Gesundheitswesens)
- Leichtere Umsetzung von Neuerungen
- Objektivierung der eigenen Tätigkeit durch Definition von Qualitätsmerkmalen und Praxiszielen sowie deren regelmäßige Überprüfung

▪ Nutzen für Mitarbeiter

Auch Mitarbeiter profitieren von QM. Vorteile für sie sind u. a.:

- Arbeitsentlastung durch effiziente Arbeitsorganisation
- Arbeitszufriedenheit durch klare Regelung der Verantwortlichkeiten
- Leichtere Einarbeitung neuer Mitarbeiter und reibungslose Urlaubs- und Krankheitsvertretung durch transparente Dokumentation und definierte Abläufe
- Angenehmes Arbeitsklima
- Anerkennung der Kompetenzen durch verbesserte Transparenz

▪ Nutzen für Patienten

- Eine effiziente Praxisorganisation ermöglicht es dem Arzt oder Therapeuten, sich mehr Zeit für die Patienten zu nehmen
- Durch die lückenlose Dokumentation und die Verbesserung des Informationsflusses zu anderen Ärzten und Einrichtungen der Gesundheitsversorgung wird die Kontinuität der Behandlung gewährleistet
- Die Bedürfnisse der Patienten werden in Patientenbefragungen ermittelt und in die Praxisorganisation integriert

14.1.1 Gesetzliche Bestimmungen

Das am 01.01.2004 in Kraft getretene Gesetz zur Modernisierung der gesetzlichen Krankenversicherung (GMG) verpflichtet niedergelassene Ärzte, Psychotherapeuten und medizinische Versorgungszentren, ein internes QM einzuführen (▶ http://www.kbv.de/qm mit den gesetzlichen Vorgaben zu QM). Die konkrete Ausgestaltung und Umsetzung obliegt dem Gemeinsamen Bundesausschuss von Ärzten und Krankenkassen (G-BA). Das legt § 137 SGB V fest.

Am 18.10.2005 beschloss der G-BA daher die »QM-Richtlinie vertragsärztliche Versorgung«. Sie kann im Internet unter ▶ http://www.kbv.de/rechtsquellen heruntergeladen werden. Die Richtlinie ist zum 01.01.2006 in Kraft getreten. Sie nennt die Anforderungen an ein praxisinternes QM und konkretisiert den Zeitablauf.

Es ist ein mehrjähriger Einführungszeitraum für ein QM vorgesehen. Die kassenärztlichen Vereinigungen haben QM-Kommissionen eingerichtet, die in jährlichen Stichproben (2,5% der Vertragsärzte und -psychotherapeuten) den Einführungs- und Entwicklungsstand der Praxen bewerten, dokumentieren und an den G-BA berichten. Entspricht der Umsetzungsstand nicht den in der Richtlinie je Zeitphase vorgesehenen Anforderungen, werden die Praxen von der Kommission beraten.

In 2010 wird der G-BA vor dem Hintergrund der Berichte aus den KV-Kommissionen und bis dahin durchzuführender Studien zur Nutzenbewertung des praxisinternen QMs über die Akkreditierung von QM-Systemen und ggf. einzuführende Sanktionierungen entscheiden.

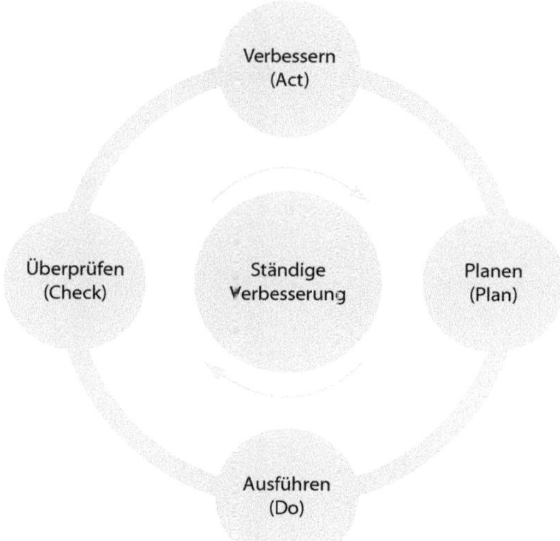

Abb. 14.1 Phasen des PDCA-Zyklus im kontinuierlichen Verbesserungsprozess (KVP)

14.2 Welche QM-Systeme gibt es?

Unter den bekannten QM-Verfahren lassen sich branchenspezifische (z. B. QEP – KPQM 2006 – KTQ – EPA) von branchenübergreifenden (z. B. ISO 9001:2001-EFQM) Systemen unterscheiden. Naturgemäß sind branchenübergreifende Konzepte allgemeingültiger und abstrakter formuliert. Branchenspezifische Konzepte hingegen zeichnen sich durch einen hohen Alltagsbezug, praxisrelevante Beispiele und eine sehr konkrete, fachspezifische Sprache aus (Tab. 14.1).

Tipp

Wählen Sie das Konzept, das Ihrer Praxisstruktur am ehesten entspricht. Dialysepraxen, die eher technisch ausgerichtet sind, werden auf der Basis der ISO-Norm ein angemessenes QM-System aufbauen können.

Für andere Praxen bietet sich ein branchenspezifisches Verfahren an, das besser auf die Anforderungen der ambulanten Versorgung in Deutschland zugeschnitten ist.

14.3 Qualitätsmanagement in der Dialyse

2007 wurden ca. 60.000 Patienten flächendeckend in mehr als 1200 ambulanten und stationären Einrichtungen behandelt.

Tab. 14.1 Übersicht über verschiedene QM-Systeme

	QEP	KPQM 2006	KTQ	EPA	ISO 9001:2001
	»Qualität und Entwicklung in Praxen«	KVWL Praxis Qualitätsmanagement	»Kooperation und Transparenz im Gesundheitswesen«	European Praxisassessment	Industrie-Norm
Anbieter	System der KBV/KVen	System der KV-WL und KV-No	Hartmannbund	Aqua-Institut	Externe Beratung durch z. B. DiaCareConsulting
Zielgruppen	Praxen, alle Fachgruppen	Praxen, alle Fachgruppen	Praxen, alle Fachgruppen	Praxen, alle Fachgruppen Krankenhäuser, Rehabilitation, Pflegeeinrichtungen	Praxen, alle Fachgruppen Krankenhäuser, Rehabilitation, Pflegeeinrichtungen
Zertifizierungsfähig?	Ja, Zertifikat 3 Jahre gültig	Ja, Zertifikat 3 Jahre gültig	Ja, Zertifikat 3 Jahre gültig	Ja, Zertifikat 3 Jahre gültig	Ja, Zertifikat 2 Jahre gültig
Weitere Informationen	► http://www.kbv.de/qm	► http://www.kvno.de	► http://www.ktq.de	► http://www.aqua-institut.de	DiaCare@t-online.de
	Beratungstelefone der KVen	► http://www.kvwl.de		► http://www.praxissiegel.de	
		► http://www.prinarum.de			

14.3.1 Gesetzliche Bestimmungen

In der bestehenden Qualitätssicherungsvereinbarung zu den Blutreinigungsverfahren gemäß § 135 Abs. 2 SGB V werden die Anforderungen an die fachlichen, organisatorischen und apparativen Anforderungen beschrieben.

▪ Richtlinie zur Sicherung der Qualität von Dialysebehandlungen

Mit der 2006 in Kraft getretenen Richtlinie zur Sicherung der Qualität von Dialysebehandlungen (gemäß §§ 136 und 136a SGB V, seit 01.07.2008 § 137 SGB V) ist zudem eine verpflichtende Erfassung definierter Qualitätsindikatoren vorge-geben.

Die Richtlinie regelt:

- Kriterien zur Qualitätsbeurteilung der Dialysebehandlungen in der vertragsärztlichen Versorgung sowie Auswahl, Umfang und Verfahren der Stichprobenprüfung
- Verpflichtung zur Beteiligung der Dialyse-Einrichtungen an einrichtungsübergreifenden Maßnahmen der Qualitätssicherung (Benchmarking)
- Alle Ärzte und Einrichtungen, die im Rahmen vertragsärztlicher Versorgung Blutreinigungsverfahren durchführen, sind verpflichtet, sich an den Maßnahmen zur Qualitätssicherung zu beteiligen.

▪ Übermittelte Parameter

Einmal im Quartal müssen folgende Parameter pro Patient an die KV bzw. einen Datenanalysten übermittelt werden:

- Harnstoff vor/nach Hämodialyse (HD)
- Körpergewicht vor/nach Hämodialyse (HD)
- Kt/V (»single pool«)
- Hb-Wert, Serum-Albumin, Kalzium, Phosphat
- EPO-Wochendosis

- Blutdruck (Messung innerhalb der ersten 30 min nach HD-Beginn)
- HbA1c-Wert bei Diabetikern
- Komorbiditäten (Einmalig bei HD-Beginn oder bei Änderung)

Übermittelt wird die letzte im Quartal erhobene Referenz nach einem langen Behandlungsintervall.

Inhalt des Datensatzes für die KV:

- Identifizierungskennzeichen (Einrichtungs-pseudonym/Fallnummer)
- Patientenstammdaten
- Medizinische Stammdaten
- HD: Datum und effektive Dauer für jede Dialyse
- Dialyseeffektivität und Qualität (Kt/Vsp und Hb-Wert)

▪ Hämodialyse (HD)

Für die Beurteilung der HD gelten folgende Parameter, die nicht überschritten werden dürfen:

- >15% aller im Quartal behandelten Patienten haben einen Kt/V-Wert <1,2
- >15% aller im Quartal behandelten Patienten haben einen Hämoglobinwert <10 g/dl
- Bei >15% aller im Quartal behandelten Patienten betrug die effektive Dialysedauer <4 h oder
- Die Anzahl der Dialysen pro Woche betrug in >15% der Behandlungen <3 h

▪ Peritonealdialyse (PD)

Für die Beurteilung der PD gelten folgende Grenzwerte:

- >15% aller im Quartal behandelten Patienten haben einen wKt/V-Wert, der <1,9 ist oder
- >15% aller im Quartal behandelten Patienten haben einen Hämoglobinwert, der <10 g/dl ist

▪▪ Rückmeldeberichte

Auf Grundlage dieser Daten erhalten alle Einrichtungen im Zuständigkeitsbereich einer Kassenärztlichen Vereinigung regelmäßige Rückmeldeberichte, die ihnen den erreichten Qualitätsstand im Vergleich zu den anderen Einrichtungen mitteilen.

Die vier Kernparameter dieser Berichte sind:

1. Dialysefrequenz
2. Dialysedauer
3. Hämoglobinwert
4. Kt/V (»Dialyseleistung«)

Diese vier, zentral bundeseinheitlich durch einen Datenanalysten ausgewerteten Kernparameter werden auch zur Beurteilung der nach der Richtlinie vorgesehenen Stichprobenprüfungen herangezogen. Sollten bei diesen Prüfungen Auffälligkeiten festgestellt werden, können die Dialysekommissionen der Kassenärztlichen Vereinigungen ggf. eine tiefer gehende Überprüfung der betroffenen Einrichtung veranlassen und bei möglichen Qualitätsproblemen intervenieren. Damit der Datenschutz umfassend gewährleistet ist, wurde die Einhaltung einer durchgängigen Anonymisierung aller persönlichen Patientendaten verbindlich geregelt. Alle personenidentifizierenden Daten verbleiben in der Einrichtung und können nur dort den Patienten zugeordnet werden.

14.3.2 Aufbau eines QM-Handbuchs (QMH)

In einem QM-Handbuch (QMH) soll ein Überblick über Aufbau, Dokumentation, Verwirklichung, Aufrechterhaltung und ständige Verbesserung eines QM-Systems dargestellt werden (◘ Abb. 14.2).

▪ Selbstbewertung

Bei der Einführung eines QMs empfiehlt es sich, zum Start eine Selbstbewertung durchführen. Dabei stellt man zunächst fest, was bereits umgesetzt wird, denn jede Praxis hat ihre eigenen organisatorischen Abläufe, die optimiert werden können.

▪ Grundlegende QM-Ziele

Beginnen sollte man mit den grundlegenden, in jedem QM-System aufgeführten Aktivitäten:

- Erstellung eines Praxis-Organigramms (◘ Abb. 14.3)
- Einführung regelmäßiger Teamsitzungen
- Darstellung des Leistungsspektrums von Dialyse und Praxis
- Arbeitsplatz- bzw. Stellenbeschreibungen
- Festlegung von Verantwortlichkeiten und Aufgaben

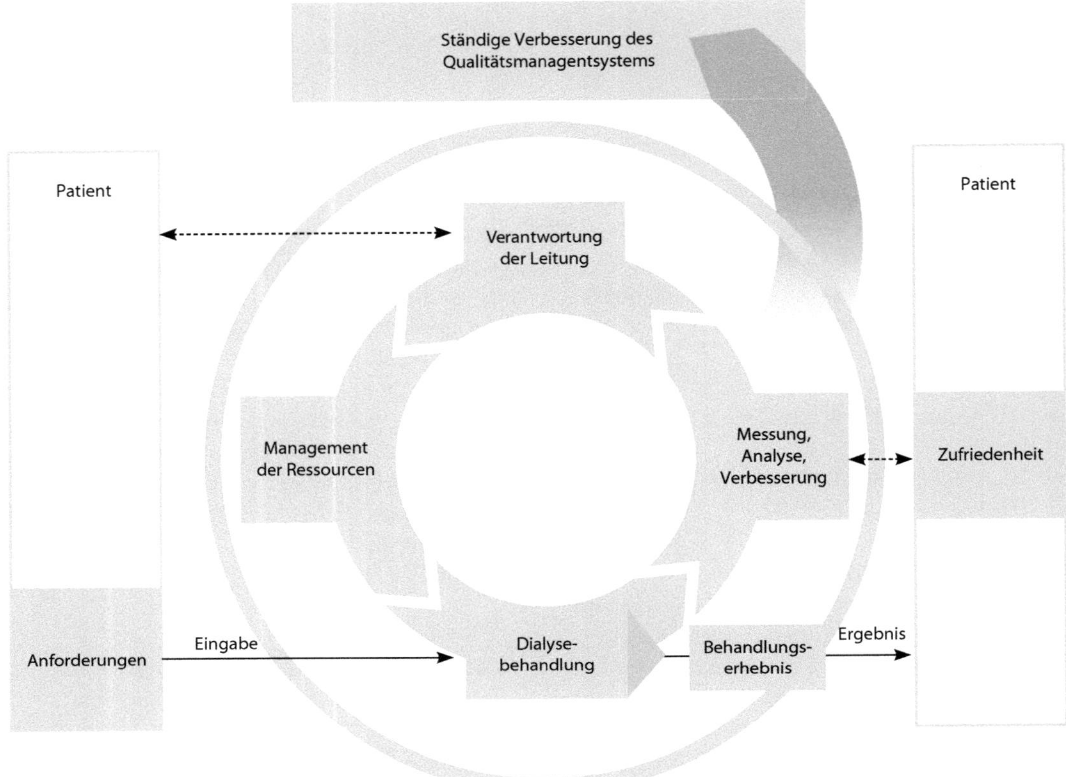

Abb. 14.2 Struktur eines QM-Systems in einer Dialysepraxis

- Prozessbeschreibungen der häufigsten Patientenversorgungs- und Organisationsabläufe
- Festlegung von Qualitätszielen
- Planung des weiteren Vorgehens (Projektplan)
- Liste mit Verbesserungsprojekten
- Erstellung einer Patienten-Informationsbroschüre
- Erarbeitung eines Praxisleitbilds
- Durchführung einer ersten Patientenbefragung usw.

Normen und Gesetze

Wichtige Normen und Gesetze, die bei der Erstellung eines QMHs zu beachten sind (Tab. 14.2):

- DIN EN ISO 9001 : 2000–01
- DIN EN 13488
- MPG
- Betreiberverordnung des MPG
- Transfusionsgesetz
- Biostoffverordnung
- Infektionsschutzgesetz
- § 135 Abs. 2 SGB V
- Mutterschutzgesetz
- Datenschutzgesetz
- Arbeitszeitordnung
- Arbeitsschutzgesetz
- Jugendarbeitsschutzgesetz (wenn Jugendliche beschäftigt werden)
- Unfallverhütungsvorschriften
- Betäubungsmittelgesetz
- TRBA 250 Technische Regeln für biologische Arbeitsstoffe

Inhaltsverzeichnis eines QMH für die Dialysepraxis (Beispiel)

- Teil 1 Anforderungen nach DIN EN ISO
- Teil 2 Gesetze

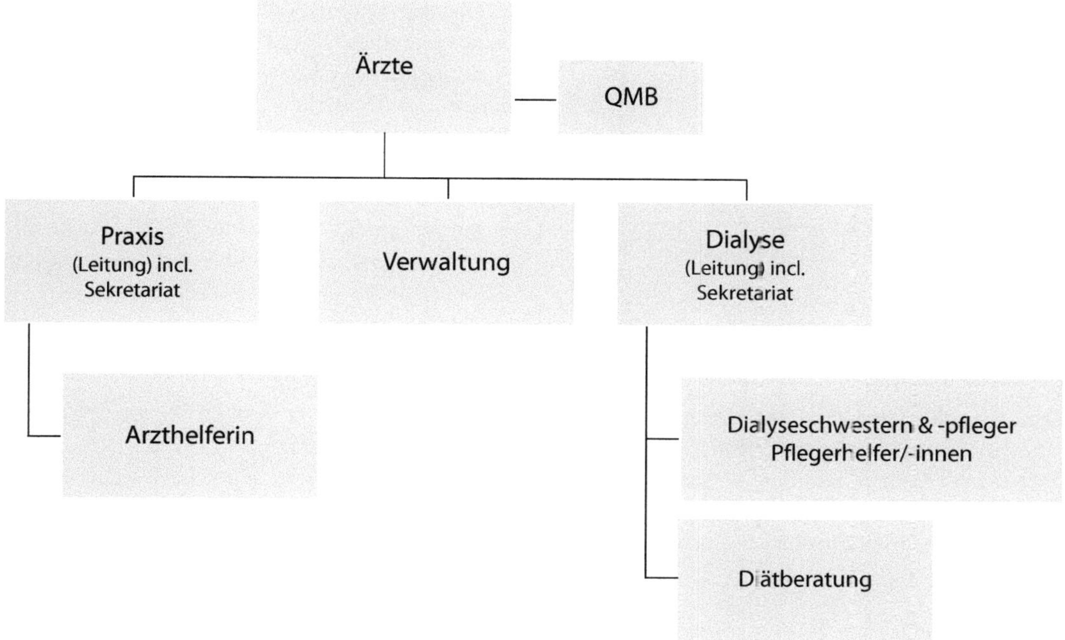

Abb. 14.3 Organigramm einer Dialysepraxis (Beispiel)

Tab. 14.2 Wichtige QM-Begriffe

Benannte Stelle	In der »Normsprache« übliche Bezeichnung für eine Zertifizierungsfirma
DGHM	Deutsche Gesellschaft für Hygiene und Mikrobiologie
DIN EN ISO 9001 : 2001	Norm für QM-Systeme
DIN EN ISO 13485	Norm für Medizinprodukte
QMB	QM-Beauftragte(r)
QMH	QM-Handbuch
SGB V § 135	Sozialgesetzbuch § 135 definiert die Strukturqualität speziell für Dialysezentren
Sperrlager	Gekennzeichneter Lagerort zur Ablage defekter oder verfallener Produkte

- Teil 3 Arbeitsanweisungen Dialyse-HD
- Teil 4 Arbeitsanweisungen Dialyse-PD
- Teil 5 Arbeitsanweisungen Apherese
- Teil 6 Arbeitsanweisungen Praxis
- Teil 7 Formblätter allgemein
- Teil 8 Formblätter Dialyse-HD
- Teil 9 Formblätter Dialyse-PD
- Teil 10 Formblätter Apherese
- Teil 11 Formblätter Ambulanz
- Teil 12 Hygienemanagement/Lebensmittelhygiene
- Teil 13 Transfusion
- Teil 14 Formblätter Transfusion
- Teil 15 Meldeformulare
- Teil 16 Biostoffverordnung
- Teil 17 Mutterschutz
- Teil 18 Datenschutz
- Teil 19 QM-Bewertungen

- Teil 20 Stellenbeschreibungen
- Teil 21 Patienteninformation
- Teil 22 Wiederaufbereitung/Sterilisation
- Teil 23 Notfallmanagement
- Teil 24 Entsorgung
- Teil 25 Gefahrstoffe
- Teil 26 Anhang

14.4 Ausstattung von Dialysezentren

Die Behandlung von Patienten mit terminaler Niereninsuffizienz durch unterschiedliche Formen der Nierenersatztherapie erfordert bestimmte Voraussetzungen bei der räumlichen, apparativen und personellen Ausstattung eines Dialysezentrums.

14.4.1 Technische Ausstattung und ärztliche Qualifikation

Die technische Ausstattung und die ärztliche Qualifikation sind in der Vereinbarung gemäß § 135 Abs. 2 SGB V zur Ausführung und Abrechnung von Blutreinigungsverfahren (Qualitätssicherungsvereinbarung zu den Blutreinigungsverfahren) vom 16.06.1997 in der Fassung vom 01.07.2009 festgelegt. Die Nachweise hierzu sind bei den jeweiligen Ärztekammern vorzulegen.

Diese Vereinbarung ist eine Maßnahme zur Qualitätssicherung, mit welcher die Strukturqualität bei der Erbringung von Leistungen der Dialyse (extrakorporale Blutreinigungsverfahren) und der PD zur Behandlung der terminalen Niereninsuffizienz in der vertragsärztlichen Versorgung gesichert werden soll.

Die Vereinbarung regelt die fachlichen, organisatorischen und apparativen Voraussetzungen für die Ausführung und Abrechnung von Dialysebehandlungen als

- Zentrumsdialyse,
- zentralisierte Heimdialyse (»Limited-Care«) und
- Heimdialyse

in der vertragsärztlichen Versorgung.

Dialysestandard 2006

Für die räumliche Ausstattung und die Anzahl und Qualifikation des Pflegepersonals gibt es Empfehlungen der Deutschen Arbeitsgemeinschaft für Klinische Nephrologie e.V. im »Dialysestandard 2006«. Diese wurden bereits im Jahr 2000 in Zusammenarbeit mit dem Verband Deutscher Nierenzentren der DDnÄ (heute Dn) e.V. sowie der Arbeitsgemeinschaft für Pädiatrische Nephrologie (APN) erarbeitet und 2006 aktualisiert.

14.4.2 Organisation

Behandlungsplätze

In einer Dialysepraxis oder Dialyseeinrichtung müssen für die HD von Erwachsenen mindestens 10 Behandlungsplätze vorhanden sein und nachgewiesen werden. Die Kassenärztliche Vereinigung kann im Einvernehmen mit den Landesverbänden der Krankenkassen und den Verbänden der Ersatzkassen einem Arzt oder einer Dialyseeinrichtung eine Genehmigung für die Ausführung und Abrechnung von Leistungen der Dialyse in der vertragsärztlichen Versorgung auch dann erteilen, wenn die festgelegte Zahl von Behandlungsplätzen nicht vorgehalten wird und die Zahl der vorhandenen Behandlungsplätze für die Sicherstellung der vertragsärztlichen Versorgung notwendig und ausreichend ist.

Dialyseverfahren

Der Arzt oder die Einrichtung hat zu gewährleisten, dass für die Versorgung der Versicherten alle Dialyseverfahren und -formen nach § 1 angeboten werden. Für den Fall, dass der Arzt oder die Einrichtung nicht alle Verfahren und Formen selbst durchführen kann, sind diese Verfahren durch Kooperation mit benachbarten Dialysepraxen oder anderen benachbarten Dialyseeinrichtungen sicherzustellen.

- Der Arzt oder die Einrichtung hat gegenüber der Kassenärztlichen Vereinigung nachzuweisen, welche Dialyseverfahren und -formen von ihm selbst und welche in Kooperation mit anderen Dialysepraxen oder Dialyseeinrichtungen erbracht werden.

- Bei der Dialyse von Erwachsenen ist nachzuweisen, dass eine Kooperation mit einem Transplantationszentrum besteht. Das Transplantationszentrum ist der Kassenärztlichen Vereinigung zu benennen.
- Bei der Dialyse von Kindern ist nachzuweisen, dass neben der notwendigen Anzahl von Dialyseplätzen die pädiatrische und psychosoziale Betreuung gewährleistet ist und eine Kooperation mit einem Transplantationszentrum für Kinder besteht. Die entsprechenden Fachkräfte der pädiatrischen und psychosozialen Betreuung sowie das Transplantationszentrum sind der Kassenärztlichen Vereinigung zu benennen.
- Die ärztliche Präsenz sowie die Rufbereitschaft – abhängig vom jeweiligen Dialyseverfahren – sind auch im Urlaubs- und Krankheitsfall zu gewährleisten. Dies schließt einen 24-stündigen pflegerischen Bereitschaftsdienst ein, um sicherzustellen, dass jederzeit ambulante Notfalldialysen durchgeführt werden können. Der eigene pflegerische Bereitschaftsdienst kann nur entfallen, wenn bindende Absprachen mit anderen benachbarten Dialysepraxen oder benachbarten Dialyseeinrichtungen zur Übernahme von Notfällen bestehen und nachgewiesen werden.
- Bei der Durchführung von Dialysen als »zentralisierte Heimdialyse« (»Limited-Care«) ist zu gewährleisten und auf Anforderung der Kassenärztlichen Vereinigung nachzuweisen, dass bei Komplikationen und Zwischenfällen der Dialysearzt innerhalb von 30 min und bei lebensbedrohenden Komplikationen und Zwischenfällen ggf. auch der notärztliche Rettungsdienst unmittelbar zur Verfügung steht.

Für die Durchführung von Dialysebehandlungen als »Zentrumsdialyse« gelten folgende Voraussetzungen:

- In der »Zentrumsdialyse« dürfen nur Patienten behandelt werden, welche aufgrund ihres Krankheitsbildes dieser Dialyseform bedürfen. In den Patientenunterlagen ist in regelmäßigen Abständen zu dokumentieren, weshalb die »Zentrumsdialyse« geboten ist und die »Heimdialyse« oder die »zentralisierte Heimdialyse« nicht durchgeführt werden kann.
- Die Entscheidung, ob und in welcher Form ein extrakorporales Blutreinigungsverfahren oder ein peritoneales Verfahren zur Anwendung kommt, richtet sich nach der Indikation im Einzelfall, der Bereitschaft und ggf. der Schulung des Patienten in dem jeweiligen Dialyseverfahren. In den Patientenunterlagen ist zu dokumentieren, welche Gründe zur Entscheidung für das durchzuführende Dialyseverfahren geführt haben. Diese Entscheidung ist in regelmäßigen Abständen zu überprüfen und die Beurteilung zu dokumentieren. Auf Anforderung der Kassenärztlichen Vereinigung ist durch die Vorlage der ggf. anonymisierten Dokumentation die Einhaltung der in Satz 1 und 2 genannten Vorschrift nachzuweisen.

14.4.3 Räumliche Ausstattung

▪ Behandlungsbereiche

Unabhängig von der Größe des Dialysezentrums sollte eine ausreichende Fläche pro Dialyseplatz vorgesehen werden. Jeder Dialyseplatz sollte von drei Seiten ungehindert erreicht werden können und einen Abstand zum nächsten Dialyseplatz von mind. 1,30 m aufweisen.

Es muss ausreichend Lagerraum vorhanden sein.

Zwischen infektiösen und nicht-infektiösen Behandlungsbereichen ist zu unterscheiden.

▪ Vorzuhaltende Räume

Folgende Räume sollten vorgehalten werden:

- Behandlungsraum Hämodialyse (HD)
- Ggf. Behandlungsraum Peritonealdialyse (PD)
- Behandlungsraum für infektiöse Patienten (falls solche behandelt werden)
- Mehrzweckraum (z. B. Reanimation/Überwachung) mit Anschlüssen für HD-/PD-Geräte
- Patientenüberwachungsraum/Dienstraum
- Allgemeiner Arbeitsraum
- Nassarbeitsräume, davon einer ggf. für infektiöse Patienten

- Untersuchungsräume (falls nicht andere Untersuchungsräume in unmittelbarer Nähe genutzt werden können)
- Platz für patientennahe Sofortdiagnostik
- Arztdienstraum
- Ggf. reiner Arbeitsraum zur Sterilisation von Medizinprodukten
- Räume für die Ausbildung zur Heimdialyse
- Trainings- und Behandlungsbereich
- Nassarbeitsraum (sofern ein entsprechender Raum aus dem allgemeinen Behandlungsbereich nicht mitbenutzt werden kann)

▪ Räume für Patienten

- Wartezone/Aufenthaltsraum
- Patientenaufenthaltsraum mit Teeküche
- Patientenumkleideräume
- Toiletten, ein behindertengerechtes WC

▪ Räume für Personal

- Dienstraum
- Aufenthaltsraum
- Umkleideräume/Toiletten

Diese müssen gemäß Arbeitsschutz- und Unfallverhütungsvorschriften ausgestattet sein.

▪ Räume für Betriebstechnik/Versorgung

- Raum für Wasseraufbereitung
- Ggf. Raum für zentrale Konzentratversorgung
- Lagerräume
- Abfallsammelstellen bzw.-räume
- Putzmittelraum
- Abstellflächen für Geräte und Betten außerhalb der allgemeinen Behandlungsräume
- Verwaltungsräume nach Bedarf

▪ Raumausstattung

Die medizinisch genutzten Räume einer Dialyseeinrichtung sind Arbeitsbereiche der Schutzstufe 2 gemäß der Biostoffverordnung und der TRBA 2502 und entsprechend auszustatten. Wandflächen und Fußböden der medizinisch genutzten Räume müssen glatt, dicht, abwaschbar und mit Desinfektionsmitteln desinfizierbar sein. Für die dialysespezifischen Installationen ist die DIN Norm ISO 111973 zu beachten, Leitungen sind unter Putz zu legen oder in geschlossenen Kanälen zu führen, deren Außenflächen desinfiziert werden können.

> **Räume für die Wasserversorgungsanlage und die Konzentratversorgung unterliegen den allgemeinen hygienischen Vorgaben für medizinisch genutzte Räume.**

▪▪ Räume zur Bereitstellung von Wasser und Dialyseflüssigkeit

Damit eine Infektionsgefahr durch die Anlage zur Aufbereitung, Verteilung und Entsorgung von Reinwasser und der Dialysierflüssigkeit weitgehend ausgeschlossen werden kann, müssen folgende Kriterien bei der Neueinrichtung von Behandlungseinrichtungen beachtet werden:

- Keine offenen Speicher für Wasser und aufbereitete Dialysierflüssigkeit
- Keine offenen Speicher für Konzentrate
- Kleine Leitungsquerschnitte in Versorgungsleitungen
- Leitungsführung als Ringleitung, Toträume vermeiden (nur für Reinwasser)
- Desinfizierbarkeit
- Rohrtrennung bei der Entsorgung der Dialysierflüssigkeit zur Verhinderung einer retrograden Verkeimung

▪▪ Sanitäre Einrichtungen

Sanitäre Einrichtungen sind unter Beachtung der TRBA 2502 auszuführen. Für die Beschäftigten einer Dialyseeinrichtung sind Handwaschplätze mit Wasserarmaturen zu installieren, die mit Armhebeln ausgestattet sind und deren Wasserstrahl zur Aerosolvermeidung nicht direkt in den Siphon geleitet wird.

▪▪ Raumbedarf für infektiöse Patienten

Eine räumliche und/oder zeitlich organisatorische Trennung von Dialysepatienten, die Träger relevanter infektiöser Erreger (Hepatitis, HIV, andere Problemkeime) sind, muss im Sinne einer Infektionsprävention möglich sein, sofern in der jeweiligen Einrichtung derartige Patienten behandelt werden. Die erforderlichen Maßnahmen sowie der Raumbedarf orientieren sich an der Kontagiosität des jeweiligen Erregers.

Tab. 14.3 Maßnahmen beim Auftreten von Problemkeimen bei Dialysepatienten. (Aus: Hygieneleitlinie des Robert-Koch-Institutes als Ergänzung zum Dialysestandard 2006)

Erreger	Räumliche/ organisatorische Trennung	Eigenes Dialysegerät
HBV	Ja	Ja
HCV	Nein	Ja
HIV	Nein	Ja
MRSA	Ja	Nein
Noroviren, akute Erkrankung	Ja	Nein
Alle infektiösen Durchfallerkrankungen, auch C. difficile	Ja	Nein

Hygiene-Leitlinien

Hygiene-Leitlinien des Robert-Koch-Institutes als Ergänzung zum Dialysestandard 2006 (Tab. 14.3):

- HBV-infektiöse Patienten müssen aufgrund des hohen Infektionsrisikos räumlich und organisatorisch getrennt von anderen Patienten behandelt werden. Es sind Maschinen zu verwenden, die für Hepatitis-B-Patienten reserviert sind. Im Anschluss an diese »Infektionsdialysen« kann der Raum zur Behandlung anderer Patienten genutzt werden, nachdem die patientennahen Flächen einer Scheuer-Wisch-Desinfektion unterzogen wurden.
- HCV-infektiöse Patienten müssen an für HCV und Patienten reservierten Maschinen behandelt werden, brauchen aber nicht räumlich oder zeitlich-organisatorisch von nicht-infektiösen Patienten getrennt zu werden. Für HIV-Patienten ist ebenso zu verfahren.
- Patienten mit MRSA-Kolonisation sind grundsätzlich räumlich oder zeitlich-organisatorisch zu isolieren. Eine Kohorten-Isolierung ist möglich. Bei Patienten ohne MRSA-Kolonisation mit lokalen, gut kontrollierbaren und trocken zu verbindenden MRSA-infizierten Wunden kann auf eine Isolation verzichtet werden. Bei Betreuung MRSA kolonisierter/infizierter Dialysepatienten sind die Empfehlungen der KRINKO zu beachten.
- Bei anderen Infektionskrankheiten (z. B. Vancomycin-resistente Enterokokken (VRE), multiresistente gramnegative Erreger) können darüber hinausgehende Maßnahmen erforderlich werden. Auf die Empfehlungen der Deutschen Arbeitsgemeinschaft für Klinische Nephrologie wird verwiesen.
- Neben MRSA und VRE nimmt die klinische Relevanz von ESBL (»extended spectrum beta-lactamase«)-Bildnern deutlich zu. ESBL sind meist Enterobakterien. Allerdings hat sich jüngst gezeigt, dass die bisherige Definition über die ESBL-Bildung nicht genügt ist, um alle klinisch relevanten multiresistenten gramnegativen Keime zu erfassen. In Zukunft ist deshalb allein die Resistenz gegen geeignete und wirksame Antibiotika ausschlaggebend.
- Mit der Verkündung des Gesetzes zur Änderung des Infektionsschutzgesetzes (Gesetz zur Verhütung und Bekämpfung von Infektionskrankheiten beim Menschen, Infektionsschutzgesetz - IfSG) und anderer Gesetze vom 28. Juli 2011 (BGBl. I, 1622) werden Regelungen fortgeschrieben, die Pflichten der betreffenden Einrichtungen aber erweitert.
- Für ambulante Dialyseeinrichtungen besteht nach § 23 Abs. 1 des Infektionsschutzgesetzes keine Verpflichtung zur Erfassung und Bewertung von Erregern mit besonderen Resistenzen und Multiresistenzen. Dennoch ist die Erstellung eines internen Dokumentationssystems sinnvoll und hilfreich. Im Bundesgesundheitsblatt wurde 2013 die Liste gemäß § 4 Abs. 2 Nr. 2 Buchstabe b in Verbindung mit § 23 Abs. 4 IfSG der zu erfassenden nosokomialen Infektionen als »Surveillance nosokomialer Infektionen sowie die Erfassung von Erregern mit speziellen Resistenzen und Multiresistenzen« fortgeschrieben (Tab. 14.4). Die Empfehlung lautet: »Die Erfassung der nosokomialen Infektionen sowie der Erreger mit

Tab. 14.4 Klassifizierung multiresistenter gramnegativer Stäbchen auf Basis ihrer phänotypischen Resistenzeigenschaften (R=resistent oder intermediär empfindlich, S=sensibel)

Antibiotika-gruppe	Leit-substanz	Enterobakterien		Pseudomonas aeruginosa	Acinetobacter baumannii		
		3MRGN[1]	4MRGN[2]	3MRGN[1]	4MRGN[2]	3MRGN[1]	4MRGN[2]
Acylureidopenicilline	Piperacillin	R	R	Nur eine der 4 Antibiotika-gruppen wirksam (sensibel)	R	R	R
3./4.Generations-Cephalosporine	Cefotaxim und/oder Ceftazidim	R	R		R	R	R
Carbapeneme	Imipenem und/oder Meropenem	S	R		R	S	R
Fluorchinolone	Ciprofloxacin	R	R		R	R	R

[1] 3MRGN (Multiresistente gramnegative Stäbchen mit Resistenz gegen 3 der 4 Antibiotikagruppen)
[2] 4MRGN (Multiresistente gramnegative Stäbchen mit Resistenz gegen 4 der 4 Antibiotikagruppen)
Quelle: Hygienemaßnahmen bei Infektionen oder Besiedlung mit multiresistenten gramnegativen Stäbchen Empfehlung der Kommission für Krankenhaushygiene und Infektionsprävention (KRINKO) beim Robert Koch-Institut (RKI) (2012) Bundesgesundheitsblatt 55:1311–1354

speziellen Resistenzen und Multiresistenzen soll die Einrichtungen in die Lage versetzen, Probleme, Herausforderungen und Schwächen im Hygienemanagement zu erkennen und gegebenenfalls die notwendigen Hygienemaßnahmen zu verstärken oder zu etablieren bzw. der Verbreitung der betreffenden Erreger, z. B. im Falle von Häufungen möglichst schnell Einhalt zu gebieten.«
- Gemäß § 6 Abs. 3 IfSG gilt: »Dem Gesundheitsamt ist unverzüglich das gehäufte Auftreten nosokomialer Infektionen, bei denen ein epidemischer Zusammenhang wahrscheinlich ist oder vermutet wird, als Ausbruch nichtnamentlich zu melden. Die Meldung nach Satz 1 hat gemäß § 8 Abs. 1 Nr. 1, 3 und 5, und § 10 Abs. 6 zu erfolgen.«

14.5 Apparative Ausstattung

Nach der Vereinbarung gemäß § 135 Abs. 2 SGB V zur Ausführung und Abrechnung von Blutreinigungsverfahren (Qualitätssicherungsvereinbarung zu den Blutreinigungsverfahren) sind in einem Dialysezentrum folgende Anforderungen an die apparative Ausstattung zu erfüllen und gegenüber der Kassenärztlichen Vereinigung nachzuweisen:
- Als Mindestanforderung müssen HD-Geräte mit einer Volumenbilanzierung ausgestattet sein sowie eine Dialyse mit High-flux-Dialysatoren und den Einsatz von sowohl Azetat- als auch Bikarbonatdialysat ermöglichen.
- Das für die Herstellung von Dialysat benötigte Reinwasser muss mindestens mit einer Umkehrosmose aufbereitet werden.
- Zur Behandlung von Notfällen ist als Mindestausstattung in der Dialysepraxis oder -einrichtung vorzuhalten:
  - Intubationsbesteck und Frischluftbeatmungsgerät (Beatmungsbeutel)
  - Absaugvorrichtung
  - O_2-Versorgung
  - Defibrillator mit Einkanal-EKG-Schreiber und Oszilloskop

- Analysemöglichkeit für Elektrolyte in Serum und Dialysat sowie für die Hämoglobin- oder Hämotokritbestimmung

14.6 Personelle Ausstattung

Die Dialysebehandlung ist eine ärztliche Leistung und wird unter Mitarbeit von examinierten Pflegekräften, Fachpflegekräften für Nephrologie sowie Arztfachhelfer/innen für Dialyse und Arzthelfer/innen durchgeführt.

Diese führen die Dialyseverfahren nach ärztlichem Behandlungsplan durch, sind für die rechtzeitige Information und Einschaltung des Arztes bei Abweichung vom normalen Dialyseverlauf verantwortlich und helfen so, eine gute Behandlungsqualität sicherzustellen.

14.6.1 Qualifikation des Pflegepersonals

Examinierte Pflegekräfte Als examinierte Pflegekräfte gelten Gesundheits- und Krankenpfleger/-pflegerinnen und Kindergesundheits- und -krankenpfleger/-pflegerinnen mit der Erlaubnis zur Führung dieser Berufsbezeichnung.

Fachpflegekräfte für Nephrologie Gesundheits- und Krankenpfleger/-pflegerinnen und Kindergesundheits- und -krankenpfleger/-pflegerinnen mit der Erlaubnis zur Führung dieser Berufsbezeichnung.

Arzthelfer/innen Personen mit abgeschlossener Ausbildung und Erlaubnis zur Führung dieser Berufsbezeichnung (»Medizinische Fachangestellte«).

Arztfachhelfer/innen Dialyse Arzthelfer/innen mit erfolgreich abgeschlossener Fortbildung zum/r Arztfachhelfer/in Dialyse gemäß dem Curriculum der Bundesärztekammer. Bei allen Behandlungsformen ist für die unmittelbare Patientenbehandlung speziell ausgebildetes, qualifiziertes Personal einzusetzen. Bei der ambulanten Zentrumsdialyse sowie der »Limited-Care«-Dialyse (zentralisierte Heimdialyse) sollte ein Anteil von mindestens ein Drittel der examinierten Pflegekräfte die Qualifikation als Gesundheits- und Krankenfachpfleger/-in für Nephrologie haben. Anteilsmäßig können auch bis zu 25% des examinierten Pflegepersonals qualifizierte Arztfachhelfer/innen sein. Alle Arztfachhelfer/innen sollten die Qualifikation »Arztfachhelfer/in in der Dialyse« anstreben. Für die Ausbildung und Betreuung von Heimdialysepatienten sollten bevorzugt Gesundheits- und Krankenfachpfleger/-in für Nephrologie herangezogen werden.

Pflegehilfskräfte Für die mittelbare Betreuung, z. B. die Vor- und Nachbereitung der Dialysegeräte, Material- und Essensversorgung sowie Teile der allgemeinen Pflege können speziell geschulte Pflegehilfskräfte eingesetzt werden.

Dialyse-Sekretärin Bewährt hat sich auch der Einsatz einer Dialyse-Sekretärin. Diese hat idealerweise die Qualifikation einer Arzthelferin und kümmert sich um organisatorische Dinge wie z. B. Untersuchungstermine für Patienten, Überweisungen, Rezepte, Zusammenstellung von Befunden, Organisation der Dialysefahrten.

14.6.2 Quantitativer Personalbedarf

Die Bemessung des Personalbedarfs sollte auf der Grundlage der Patientenkategorisierung (Zentrumsdialyse/Limited-Care-Dialyse) erfolgen.

Empfehlungen zum Personalschlüssel lauten:

- Für die Zentrumsdialyse 1 Pflegekraft für 50 Dialysen/Monat
- Für die Limited-Care-Dialyse 1 Pflegekraft für 80 Dialysen/Monat
- Für Akutdialysen 1 Pflegekraft für 25 Dialysen/Monat

Bei der Aufstellung eines Pflegedienstplanes muss berücksichtigt werden, dass während des Anschluss- und Abnahmevorganges jeweils eine Pflegekraft für einen Patienten zur Verfügung steht. Auch Ausfallzeiten wie Krankheit und Urlaub müssen berücksichtigt werden.

Während des gesamten Verlaufes der Dialysebehandlung muss qualifiziertes Personal jederzeit anwesend sein, um bei Komplikationen unmittelbare Hilfe zu leisten. Ausgenommen ist hiervon nur die Heimdialyse.

14.6.3 Ärztliches Personal

Die Qualifikation von Ärzten für bestimmte medizinische Leistungen wird durch die Weiterbildungsordnungen der Landesärztekammern geregelt. Die fachliche Befähigung für die Ausführung und Abrechnung von Leistungen der Dialyse gilt durch die Vorlage von Zeugnissen als nachgewiesen, wenn der Arzt berechtigt ist, die Schwerpunktbezeichnung »Nephrologie« zu führen.

Werden durch den Arzt oder die Einrichtung eine bestimmte Anzahl von Patienten pro Jahr kontinuierlich in der Dialyse als »Zentrumsdialyse« und »zentralisierte Heimdialyse« behandelt, ist die Tätigkeit weiterer Ärzte in der Dialysepraxis oder Dialyseeinrichtung nachzuweisen. Die Anzahl der kontinuierlich behandelten Patienten wird an Hand der abgerechneten Leistungen ermittelt.

Daraus resultiert folgender »Arzt-Patienten-Schlüssel«:

- Bei >30 Patienten/Jahr mindestens ein zweiter Arzt, welcher die fachlichen Voraussetzungen erfüllt.
- Bei >100 Patienten und je weiteren 50 Patienten/Jahr zusätzlich je ein weiterer Arzt, welcher die fachlichen Voraussetzungen erfüllt.
- Ab dem dritten Arzt kann an die Stelle eines dieser Ärzte auch ein Arzt treten, der berechtigt ist, die Gebietsbezeichnung Innere Medizin zu führen, auch wenn er nicht über die Berechtigung zum Führen der Schwerpunktbezeichnung »Nephrologie« verfügt.

14.7 Internet-Links

- ► **http://www.kbv.de/qm**
  Kassenärztliche Bundesvereinigung mit den gesetzlichen Vorgaben zu QM, Beratungstelefone der Kassenärztlichen Vereinigungen
- ► **http://www.kbv.de/rechtsquellen**
  QM-Richtlinie vertragsärztliche Versorgung
- ► **http://www.praxissiegel.de**
  Stiftung Praxissiegel e. V.
- ► **http://www.prinarum.de**
  Privates Institut für Arbeits- und Umweltschutz
- ► **http://www.rki.de/DE/Content/Infekt/Krankenhaushygiene/Kommission/kommission_node.html**
  Empfehlungen der Kommission für Krankenhaushygiene und Infektionsprävention (KRINKO)
- ► **http://www.ecdc.europa.eu/en/activities/surveillance/EARS-Net/Pages/index.aspx**
  European Antimicrobial Resistance Surveillance System (EARSS)
- ► **http://www.mrsa-net.org**
  EUREGIO MRSA-net GIS und Frühwarnsystem
- ► **http://www.rki.de/DE/Content/Infekt/Krankenhaushygiene/Erreger_ausgewaehlt/MRSA/Uebersicht.html**
  Informationen zu Methicillin-resistentenStaphylococcus aureus (MRSA), Prävention und Kontrolle von MRSA
- ► **http://www.rki.de/DE/Content/Infekt/Krankenhaushygiene/Kommission/Downloads/Altanl_Rili.pdf?__blob=publicationFile**
  Richtlinie für Krankenhaushygiene und Infektionsprävention
- ► **http://www.mre-rhein-main.de**
  MRE-Netz Rhein-Main

Literatur

Ibel H, Knon D (2005) Qualitätsmanagement in der Arztpraxis. Carl Hanser, München

KVB (2007) Qualitätsmanagement-Richtlinie des Gemeinsamen Bundesausschusses

Mauelshagen A (2004) Qualitätsmanagement in der Pflege. Bildungsverlag Eins GmbH, Troisdorf

Tast C, Kressel S, Müller G (EDTNA/ERCA) (2000) Qualitätsmanagement auf Dialyseabteilungen. Pabst Science Publishers, Lengerich

Mitteilung der Kommission für Krankenhaushygiene und Infektionsprävention am RKI: Empfehlung zur Prävention und Kontrolle von Methicillin-resistenten Staphylococcus aureusStämmen (MRSA) in Krankenhäusern und anderen medizinischen Einrichtungen (1999) Bundesgesundheitsbl; 42:954-958.

Hygienemaßnahmen bei Infektionen oder Besiedlung mit multiresistenten gramnegativen Stäbchen (2012) Empfehlung der Kommission für Krankenhaushygiene und Infektionsprävention (KRINKO) beim Robert Koch-Institut (RKI) Bundesgesundheitsbl 55:1311–1354

Dosierung wichtiger Pharmaka bei Niereninsuffizienz

Tab. 15.1 Erläuterungen zur Dosierungstabelle

Abkürzung	Erläuterungen
Qo	Quotient zur Abschätzung der extrarenalen Elimination. Bei hohen Qo-Werten (>0,7) ist eine Dosisanpassung bei eingeschr. Nierenfunktion nicht notwendig. Allerdings entstehen bei vielen Präparaten mit hohem Qo renal zu eliminierende Metabolite, deren Aktivität nicht immer bekannt ist. Bei Anurie ist grundsätzlich Vorsicht geboten
PU [%]	Prozentsatz von unverändert in den Urin ausgeschiedener Substanz
HWZ_N [h]	Halbwertszeit bei normaler Nierenfunktion; aktive Metabolite
HWZ_ESRD [h]	Halbwertszeit bei Anurie
PB [%]	Eiweißbindung
DistrVol [l/kg]	Verteilungsvolumen
DoseNormal	Übliche Dosis
ADJ_GFR 50 [%]	(Wo nicht anders angegeben) Dosis bei Kreatininclearance >50 ml/min
ADJ_GFR 10–50 [%]	(Wo nicht anders angegeben) Dosis bei Kreatininclearance 10–50 ml/min
ADJ_GFR <10 [%]	(Wo nicht anders angegeben) Dosis bei Kreatininclearance <10 ml/min
SUPP_HEMO	(Ergänzungs-)Dosis bei Hämodialyse
SUPP_CAPD	(Ergänzungs-)Dosis bei CAPD
SUPP_CAVH	(Ergänzungs-)Dosis bei CAVH (kontinuierlich arteriovenöse Hämofiltration)

15.1 Hinweise zur Tabelle »Dosierung wichtiger Pharmaka«

Die Einträge in der Tabelle (Tab. 15.1) entsprechen den derzeit zugänglichen Daten.

Für Anwendungen im Einzelfall sind sie jedoch stets zu überprüfen und dem neuesten Stand der Medikamentenforschung anzupassen (vgl. Herstellerangaben auf Packungsbeilagen sowie ggf. gesetzliche Vorschriften; ► Verlagshinweis zur »Produkthaftung« im Impressum dieses Buches).

Als gute Informationsquelle dient auch die Website der pharmakologischen Abteilung der Universität Heidelberg: ► http://www.dosing.de/Niere/nierebck.htm

Substanzen, die nicht resorbiert werden, sondern ihre Wirkung allein im Magen-Darm-Trakt entfalten, wurden nicht in die Tabelle aufgenommen (Phosphatbinder, Laxantien, reine Quellstoffe, Austauschsalze).

15.2 Erläuterungen zur Tabelle »Dosierung wichtiger Pharmaka«

15

Name	Qo	PU [%]	HWZ_N [h]	HWZ_ESRD [h]	PB [%]	DistrVol [l/kg]	DoseNormal	ADJ_GFR 50 [%]	ADJ_GFR 10–50 [%]	ADJ_GFR <10 [%]	SUPP_HEMO	SUPP_CAPD	SUPP_CAVH
Abacavir	0,95	85	1,5 h a.M.	Keine Daten	50	0,86	2x 300 mg	Vermeiden	Vermeiden	Vermeiden	Keine Daten	Keine Daten	Keine Daten
Acamprostat	Keine Daten	100	20–33	Keine Daten	Niedrig	1	3x 666 mg/24 h	50	Vermeiden	Vermeiden	Keine Daten für GFR<30 ml/min	Keine Daten	Keine Daten
Acarbose	Keine Daten	35	3–9	Verlängert	15	0,32	50–200 mg 3x/Tag	50–100	Vermeiden	Vermeiden	Keine Daten	Keine Daten	Vermeiden
Acebutolol	0,85	55	7–9 a. M.	9	20	1,2	400–600 mg 1–2x/Tag	100	50	25%	Keine Daten	Keine Daten	Wie GFR 10–50
Acetazolamid	<0,2	100	1,7–5,8	Keine Daten	70–90	0,2	250 mg 2–4x/Tag	4x/Tag	2x/Tag	Vermeiden	Keine Daten	Keine Daten	Vermeiden
Acetylcystein	0,9	95	2–5,5	Keine Daten	30–50	0,33–0,47	2–3x 200–300 mg	100	100	75	Keine Daten	Keine Daten	Keine Daten
Acetylsalicylsäure	1,0	5–85	2–3/40	Unverändert	80–90	0,2	0,1–3 g/Tag je nach Ind.	100	50	Max. 100 mg/Tag	Nach HD geben	Keine Daten	Wie GFR 10–50
Acipimox	0,01	>90	2–14	~9	0	Hoch	2x 250 mg/Tag	1x/Tag	Jeden 2. Tag	Keine Daten	Keine Daten	Keine Daten	Keine Daten
Acrivastatin		60	1,4–2,1	Keine Daten	50	0,6–0,7	8,0 mg 3–4x/Tag	100	50	50	Keine Daten	Keine Daten	Keine Daten
Acyclovir	0,15	62–90	2,8–3,8	20	15–30	0,7	5,0 mg/kg 3x/Tag 200–800 mg 3–6x/Tag	5 mg/kg 3x/Tag	200–800 1–2x/Tag	2,5 mg/kg 1x/Tag	Dosis nach Dialyse	Dosis wie GFR<10	5–7,5 mg/kg/24 h
Adenosin	1,0	<5	<10 sec	Unverändert	0	Keine Daten	3–6 mg i.v.-Bolus	100	100	100	Keine Daten	Keine Daten	Wie GFR 10–50
Ajmalin (Propyl-)	0,85	<10	4,3	Keine Daten	29–46	6,2	Max.1 mg/kg KG i.v., nach 24 h oral	100	100	100	Keine Daten	Keine Daten	Keine Daten
Albendazol	0,99	<1	8,5	Keine Daten	70	Keine Daten	15 mg/kg KG	Keine Daten	Keine Daten	Keine Daten	Keine Daten	Keine Daten	Keine Daten

Name	Qo	PU [%]	HWZ_N [h]	HWZ_ESRD [h]	PB [%]	DistrVol [l/kg]	DoseNormal	ADJ_GFR 50 [%]	ADJ_GFR 10–50 [%]	ADJ_GFR <10 [%]	SUPP_HEMO	SUPP_CAPD	SUPP_CAVH
Albuterol		51–64	2–4	4	7	2,0–2,5	2–4 mg 3–4x/Tag	100	75	50	nicht dialysierbar	Keine Daten	Dosis wie GFR 10–50
Alendronsäure		40–60	10,5 Jahre	Keine Daten	78	28	Osteoporose 5–10 mg/Tag	100	Keine Daten für GFR<37 ml/min	Vermeiden	Keine Daten	Keine Daten	Keine Daten
Alfentanil	1,0	<1	1,6	Keine Daten	88–95	0,3–1,0	Je nach Narkosedauer	100	100	100	Keine Daten	Keine Daten	Keine Daten
Alfuzosin	0,9	24	4,8	Keine Daten	82–90	3,2	10 mg/24 h	50	(50)	Keine Daten	Keine Daten für GFR <30 ml/min	Keine Daten	Keine Daten
Aliskiren	0,92	25	20–40	Keine Daten	50	4,2	150–300 mg/Tag	100	100 bis GFR 30	Keine Daten bei GFR <30	Keine Daten	Keine Daten	Keine Daten
Allopurinol	0,8	30	2 (Met 18–30)	Unverändert	<5	0,5	300 mg/Tag	75	50	25	1/2 Dosis	Keine Daten	Dosis wie GFR 10–50
Almotriptan		40	3–4	Keine Daten	35	180–200	6,25–12,5 mg, max. 25 mg/24 h	50	50	50	Keine Daten	Keine Daten	Keine Daten
Alprazolam	0,9	Hepatisch	9,5–19,0 a. M.	Unverändert	70–80	0,9–1,3	0,25–5,0 mg 3x/Tag	100	100	100	Keine Daten	Keine Daten	Na
Alprostadil		90 m	5–10 min	Keine Daten	81	Keine Daten	Durct.Bot.: 0,1 µg/kg	100	100	100	Keine Daten	Keine Daten	Keine Daten
Alteplase	1,0	Keine Daten	0,1	Keine Daten	Keine Daten	0,1	60 mg über 1 h, dann 20 mg/h für 2 h	100	100	100	Keine Daten	Keine Daten	Dosis wie GFR 10–50
Amantadin	0,1	90	15	500	60	4–5	100 mg 2x/Tag	Alle 24–48 h	Alle 48–72h	Q7d (!)	–	–	Dosis wie GFR 10–50
Ambroxol	0,9	80	9	Keine Daten	<5	Keine Daten	2–3x 15–30 mg	100	100	Ki	Keine Daten	Keine Daten	Keine Daten
Amifostin	>0,9	100	8–9 min	verlängert	Keine Daten	3,5	740–910 mg/m²/24 h	Keine Daten	Keine Daten	Keine Daten	Keine Daten	Keine Daten	Keine Daten

Name	Qo	PU [%]	HWZ_N [h]	HWZ_ESRD [h]	PB [%]	DistrVol [l/kg]	DoseNormal	ADJ_GFR 50 [%]	ADJ_GFR 10–50 [%]	ADJ_GFR <10 [%]	SUPP_HEMO	SUPP_CAPD	SUPP_CAVH
Amikacin	0,02	95	1,4–2,3	17–150	<5	0,22–0,29	7,5 mg/kg/12 h	60–90/2x/Tag oder 100 1–2x/ Tag	30–70/alle 12–18 h oder 100 alle 24–48 h	20–30/alle 24–48 h oder 100 alle 48–72 h	1/2 Volldosis n. Dial. o. 50 der vollen Dos. n. Dia	10–20 mg/l/ Tag	Wie GFR 10–50 u. gemessener Spiegel
Amilorid	0,5	50	6–8	10–144	30–40	5,0–5,2	5,0 mg/Tag	100	50	Vermeiden	Na	na	Na
Aminoglut-hetimid	0,6	10–20	7	?	?	1	Indikationsab-hängig	100	50	Ki	Keine Daten	Keine Daten	Keine Daten
4-Aminosa-lizylsäure	0,9	80	1,5	Keine Daten	50–60	Keine Daten	Tb. 150 mg/kg 3x/ Tag Crohn 1,5 mg/ Tag (unlabeled)	100	50–75	50	50% nachts	Keine Daten	50% der Dosis
Aminsulprid	0,5	Hoch	15	Keine Daten	Keine Daten	Keine Daten	100–800 mg/Tag	Keine Daten	Keine Daten	Keine Daten	Keine Daten	Keine Daten	Keine Daten
Amiodaron	1	<5	14–120 Tage a. M.	Unverän-dert	96	70–140	800–2000 mg initial, dann 200–600 mg Alle 24 h	100	100	100	–	–	Wie GFR 10–50
Amitriptylin	1	Hepa-tisch	24–40 a. M.	Unverän-dert	96	6–36	25 mg 3x/Tag	100	100	100	–	Keine Daten	Na
Amlodipin	1	10	35–50	50	>95	21	5 mg/Tag	100	100	100	nicht dialy-sierbar	–	Wie GFR 10–50
Amoxicillin	0,06–0,28	50–70	0,9–2,3	5–10	15–25	0,26	200–500 mg 3x/Tag	3x/Tag	2–3x/Tag	1x/Tag	1 g nach Dialyse	250 mg 2x/ Tag	Na
Amphoteri-cien B Lipid-komplex	0,95	<1	19–45	?	90	1,7–2,9	5 mg/kg/Tag	1x/Tag	1x/Tag	Alle 24–36h	–	wie GFR <10	Wie GFR 10–50
Amphoteri-cin B	0,95	5–10	24 (bis 15d/	Unverän-dert	90	4,0	20–50 mg/Tag	1x/Tag	1x/Tag	Alle 24–36h	–	wie GFR <10	Wie GFR 10–50
Amphoteri-cin Kolloidal	0,95		24–30	? Unver-ändert	90	4,0	3,0–6,0 mg/kg/Tag	1x/Tag	1x/Tag	Alle 24–36 h	–	wie GFR <10	Wie GFR 10–50

Name	Qo	PU [%]	HWZ_N [h]	HWZ_ESRD [h]	PB [%]	DistrVol [l/kg]	DoseNormal	ADJ_GFR 50 [%]	ADJ_GFR 10–50 [%]	ADJ_GFR <10 [%]	SUPP_HEMO	SUPP_CAPD	SUPP_CAVH
Ampicillin	0,08–0,27	30–90	0,8–1,5	7–20	20	0,17–0,31	250 mg–2 g 4x/Tag	4x/Tag	2x/Tag	1–2x/Tag	Dosierung nach Dialyse	250 mg 2x/Tag	Wie GFR 10–50
Amprenavir	0,97	14 M	7–10	Keine Daten	90	430	Kps. 2x/200 mg	100	100	Vorsicht	Keine Daten	Keine Daten	Keine Daten
							Lsg. 2x 1400 mg/Tag	KI	KI	KI	Keine Daten	Keine Daten	Keine Daten
Anagrelid	0,99	<1	1,3	3 Tage	Keine Daten	Keine Daten	0,5 mg 4x/Tag p.o.	100	KI	KI	Keine Daten	Keine Daten	Keine Daten
Anastrozol	Keine Daten	10	50	Keine Daten	40	Keine Daten	1 mg/24 h (Breast cancer)	100	100	100	Keine Daten	Keine Daten	Keine Daten
Anidulafungin	0,99	<1	2	Keine Daten	84	30–50	200 mg i.v. 1. Tag, dann 100 mg/Tag i.v.	100	100	100	Keine Dialysierbarkeit	Keine Dialysierbarkeit	Keine Dialysierbarkeit
Anistreplase	Keine Daten	Keine Daten	1,2		Keine Daten	0,08	30 IU über 2–5 min	100	100	100	Keine Daten	Keine Daten	Dosis wie GFR 10–50
Apixaban (Eliquis®)	0.6	27% renal eliminiert	12	–	87 %	21 Liter	2 q 5 mg/d	Keine Anpassung	2 q 2,5 mg/d Dosisreduktion[2]	ARISTOTLE-Studie war GFR< 25 ml / min Ausschlusskriterium	–	–	–
Apomorphin	0,6	93	0,7–3,5	Keine Daten	Keine Daten	218	1–max. 6 mg/24 h	50	Keine Daten	Keine Daten	Keine Daten	Keine Daten	Keine Daten
Aprotinin	1,0	Bis 40	0,7	10	Keine Daten	Extrazellulär	Testdosis 1,4 mg i.v., dann Sättigungsdosis und cont. infusion je nach Indikation low + standard	100	100	100	Kein Supplement	Ø Supplement	Ø Supplement
Argatroban	0,84	22	52 min	Unverdünnt?	55	0,174	2–10 µg/min bis aPTT 1,5 bis 3fach	100 a.M.	100 a.M.	100 a.M.	Keine Dialysierbarkeit	Keine Daten	Keine Daten

Name	Qo	PU [%]	HWZ_N [h]	HWZ_ESRD [h]	PB [%]	DistrVol [l/kg]	DoseNormal	ADJ_GFR 50 [%]	ADJ_GFR 10–50 [%]	ADJ_GFR <10 [%]	SUPP_HEMO	SUPP_CAPD	SUPP_CAVH
Atazanavir	1–3	13	7–8 9–18 mit Retonavir	Unverändert?	86	Keine Daten	300 mg + 100 mg oder Retonavir oder 400 mg Ata. bakterielle interstitielle Nephritis beobachtet	100	100	Nur bei antiretroviral-naiven Patienten	Keine Daten	Keine Daten	Keine Daten
Atenolol	0,06	>90	6,7	15–35	3	1,1	50–100 mg/Tag	100/1x/Tag	50/alle 48 h	30–50/alle 96 h	25–50 mg	–	Wie GFR 10–50
Atomoxetin	Keine Daten	80	3,6–21	Keine Daten	98	0,85	40 mg/Tag, nach 3 Tagen 80 mg/Tag	100	100	100	Keine Daten	Keine Daten	Keine Daten
Atorvastatin	0,7	<2	11–58 a. M.	Keine Daten	>98	Keine Daten	10–40 mg/Tag	100	100	100	Keine Daten	Keine Daten	Keine Daten
Atovaquon	Keine Daten	<1	55–77	Keine Daten	99	Keine Daten	750 mg 2x/Tag	Keine Daten/100	Keine Daten/100	Keine Daten/100	Keine Daten/ Dosis wie GFR 10–50	–	Dosis wie GFR 10–150
Atracurium	1	<5	0,33 a. M. 2–20 min	Keine Daten	Keine Daten	Keine Daten	i.v. 0,4–0,5 mg/kg Bolus, 0,08–0,1 nach 25–45 min	100	100	100	Keine Daten	Keine Daten	Keine Daten
Atropin	0,45	30–50	2–4	Keine Daten	Keine Daten	2,7	Asystolie 1 mg, ggf. wdh.	100	Ki	Ki	Keine Daten	Keine Daten	Keine Daten
Auranofin	0,9	50	70–80 Tage (!)	Keine Daten	60	Keine Daten	6,0 mg/Tag	75	50	25	–	–	–
Azathioprin	1,0	<2	0,16–1 alle 24 h	Erhöht	20	0,55–0,8	1–5–2,5 mg/kg/Tag	100	75	50	0,25 mg/kg ergänzen	Keine Daten	Dosis wie GFR 10–50
Azelastin			22	Keine Daten	88	Keine Daten	1–2 Spraystöße/ Seite/24 h	100	Keine Daten	Keine Daten	Keine Daten	Keine Daten	Keine Daten
Azithromycin	0,85–0,95	6–12	10–60	?	58	18	250–500 mg/Tag	100	100	100	–	–	–

Name	Qo	PU [%]	HWZ_N [h]	HWZ_ESRD [h]	PB [%]	DistrVol [l/kg]	DoseNormal	ADJ_GFR 50 [%]	ADJ_GFR 10–50 [%]	ADJ_GFR <10 [%]	SUPP_HEMO	SUPP_CAPD	SUPP_CAVH
Azlocillin	0,4	50–170	0,8–1,5	5–6	30	0,18–0,27	2–3 g 6x/Tag	4–6x/Tag	3–4x/Tag	3x/Tag	Dosis nach Dialyse	wie GFR <10	Wie GFR 10–50
Aztreonam	0,17	75	1,7–2,9	6–8	45–60	0,5–1,0	12,5 mg/kg 2–3x/Tag	100	50–75	25	0,5 g nach Dialyse	wie GFR <10	Wie GFR 10–50
Baclofen	0,15	85	3,5	Keine Daten	30	Keine Daten	3×5–3×25 mg	100	50	Ki	Keine Daten	Keine Daten	Keine Daten
Benazepril	0,05	20 Benaze-prilat	22	Keine Daten	95–97	~8,7	20–80 mg/Tag	100	Check K^+	GFR <30 5 mg initial, dann ↑ bis 40 mg	Gabe nach der Dialyse oder Zugabe 25–35% post-HD	Kein Supple-ment nötig	Kein Supple-ment nötig
Bendroflu-methiazid	0,7	Keine Daten	3,5	Keine Daten	Keine Daten	Keine Daten	5 mg	100	GFR 31–50 → Tagesdosis 36 h GFR 10–30 alle 48 h	Tagesdosis 40–60 h	Keine Daten	Keine Daten	Keine Daten
Benserazid	1	53–64	1,5	Keine Daten	Keine Daten	57	Kombination mit Levodopa 25–100–200 mg/Tag	100	100	Vorsicht	Keine Daten	Keine Daten	Keine Daten
Benzbro-maron	1,0	Keine Daten	2,8	Keine Daten	Keine Daten	<30 l	1x 50–100 mg	Ki	Ki	Ki	Keine Daten	Keine Daten	Keine Daten
Benzyl-penicillin	Keine Daten	Hoch	20–50 min	3,3–5,1	65	Keine Daten	2–24 Mio/Tag	5 Mega/8 h	5 Mega/12 h	3 Mega/12 h	Keine Daten	Keine Daten	Keine Daten
Beta-Azetyl-digoxin	0,3	50–70	36	Keine Daten	30	6–7	0,125–0,5 mg/Tag	100	Sättigungs-dosis geringer 25–75/36 h	10–25 alle 48 h	Nicht dialy-sierbar Sättigungs-dosis auf 50%	Keine Daten	Keine Daten
Beta-methason	0,95	5	5,5	Keine Daten	65	1,4	0,5–0,9	100	100	100	Keine Daten	Keine Daten	Dosis wie GFR 10–50

Name	Qo	PU [%]	HWZ_N [h]	HWZ_ESRD [h]	PB [%]	DistrVol [l/kg]	DoseNormal	ADJ_GFR 50 [%]	ADJ_GFR 10–50 [%]	ADJ_GFR <10 [%]	SUPP_HEMO	SUPP_CAPD	SUPP_CAVH
Betaxolol		80–90	15–20	30–35	45–60	5–10	20 mg q24 h	100	100	50	–	–	Wie GFR 10–50
Bezafibrat	0,15	50	2,1	7,8–20	95	0,24–0,35	200 mg 2x/Tag–1x/Tag 400 mg SR/Tag	50–100	25–50	Vermeiden	Keine Daten	Keine Daten	Dosis wie GFR 10–50
Bicalutamid	Keine Daten	36	6 Tage	Keine Daten	96	Keine Daten	50 mg/24 h	100	100	100	Keine Daten	Keine Daten	Keine Daten
Biperiden	Keine Daten	40m	20	Keine Daten	95	Keine Daten	Parkinson 3–4x 2 mg/Tag	100	75	75	Keine Daten	Keine Daten	Keine Daten
Bisacodyl	Keine Daten	Keine Daten	Keine Daten	Keine Daten	Keine Daten	Keine Daten	5–15 mg, max. 30 mg/24 h	100	100	100	Absorption < 5%	Keine Daten	Keine Daten
Bismuth	Keine Daten	Keine Daten	Keine Daten	Keine Daten	Keine Daten	Keine Daten	bis zu 8x 2Tbl à 262 mg/24 h	100	Vermeiden	Vermeiden	Absorption <1%	Keine Daten	Keine Daten
Bisoprolol	0,5	50	9–13	18–24	30–35	3	10 mg/Tag	100	75	50	Keine Daten	Keine Daten	Wie GFR 10–50
Bivalirudin	0,8	20	0,5	57 min bis 3,5 h	Nur Thrombin	0,2	Bolus 0,1–0,5 mg/kg/h Cont: 0,25–1,75 mg/kg/h	100	Bis GFR 30–100	10–29 Cont max. 1 mg/kg/h	0,25 mg/kg/h	Keine Daten	Keine Daten
Bleomycin	0,45	60	3,1	20	Keine Daten	0,3	10–20 U/m^2	100	75	50	–	Keine Daten	Dosis wie GFR 10–50
Bopindolol	Keine Daten	<10	4–10	Unverändert	Keine Daten	2–3	1–4 mg alle 24 h	100	100	100	–	–	Wie GFR 10–50
Bortezomib	Hoch	Hepatisch	5,45–40–108	Keine Daten	83	498–1884 l/m^2	1,3–1,5 mg/m^2/Tag, spez. Dosisschemata Vorsicht bes. bei leiseste NI sehr schwere NW	100	100	100	Nach HD geben	Keine Daten	Keine Daten

Name	Qo	PU [%]	HWZ_N [h]	HWZ_ESRD [h]	PB [%]	DistrVol [l/kg]	DoseNormal	ADJ_GFR 50 [%]	ADJ_GFR 10–50 [%]	ADJ_GFR <10 [%]	SUPP_HEMO	SUPP_CAPD	SUPP_CAVH
Bosentan	Keine Daten	<3	5h	Keine Daten	>98	18	62,5–125 mg 2x/24 h	100	100	100	Keine Daten	Keine Daten	Keine Daten
Bretylium	0,15	75	6,0–13,6	16–32	6	8,2	50–30 mg/kg initial, dann 5–10 mg i.v. 4x/Tag	100	25–50	25	–	–	Wie GFR 10–50
Bromaze-pam	1,0	Keine Daten	10–15–30(äl-tere)	Keine Daten	65–72	0,9–1,4	1,5–3,0 mg p.o.z.N.	Keine Daten	Keine Daten	Keine Daten	Keine Daten	Keine Daten	Keine Daten
Bromocrip-tin	1,0	2–6	48	Keine Daten	90–96	3,4	2x 1,5 mg/Tag bis 30–90 mg/Tag	100	100	100	Keine Daten	Keine Daten	Keine Daten
Brompheni-ramin	Keine Daten	3	6	Keine Daten	Keine Daten	12	4,0 mg 4–6x/Tag	100	100	100	–	–	Na
Brotizolam	1	Keine Daten	5	Keine Daten	Keine Daten	Keine Daten	0,125–0,2 mg 1x/Tag	100	100	Vorsicht	Keine Daten	Keine Daten	Keine Daten
Budesonid	Keine Daten	None	2,0–2,7	Keine Daten	88	4,3	Keine Daten	100	100	100	Keine Daten	Keine Daten	Dosis wie GFR 10–50
Buflomedil	0,75	Hoch	3	Keine Daten	60–80	Keine Daten	450–600 mg/Tag	100	100	Vorsicht	Keine Daten	Keine Daten	Keine Daten
Bumetanid	0,35	33	1,2–1,5	1,5	96	0,2–0,5	1–2 mg 2–3x/Tag	100	100	100	–	–	Na
Buprenor-phin		20	2,2–3	Keine Daten	95	97–187	Ew. 0,3–0,6 mg/6 h, ältere weniger	100	100	100	Keine Daten	Keine Daten	Keine Daten
Bupropion	Keine Daten	87	3–4	Keine Daten	82–88	19–21	3x 100 mg/24 h	Reduzieren	Reduzieren	Reduzieren	HWZ Meta-bolite länger	Keine Daten	Keine Daten
Buspiron	Keine Daten	Hepa-tisch	2–3	5,8	95	5	5,0 mg 3x/Tag	100	100	100	–	Keine Daten	Na
Busulfan	1,0	0,5–3	2,5–3,4	Keine Daten	3–15	1	4–8 mg/Tag	100	100	100	Keine Daten	Keine Daten	Dosis wie GFR 10–50
Butylscopo-lamin	0,55	50	5	Keine Daten	3–11	1,7	20–40 mg, max. 100 mg/Tag	100	100	Vorsicht	Keine Daten	Keine Daten	Keine Daten

Name	Qo	PU [%]	HWZ_N [h]	HWZ_ESRD [h]	PB [%]	DistrVol [l/kg]	DoseNormal	ADJ_GFR 50 [%]	ADJ_GFR 10-50 [%]	ADJ_GFR <10 [%]	SUPP_HEMO	SUPP_CAPD	SUPP_CAVH
Cabergolin	Keine Daten	Keine Daten	63–69	Keine Daten	40–42	Keine Daten	2x/Woche 0,25 mg, max. 2x 1 mg/ Woche	Keine Daten	Vermeiden	Vermeiden	Keine Daten	Keine Daten	Keine Daten
Calutorin	0,95	Hoch	5	Keine Daten	Keine Daten	Keine Daten	Postrenop. osteo. vs. initial 100 IE/Tag, dann 50 IE/Tag	Keine Daten	Keine Daten	Keine Daten	Keine Daten	Keine Daten	Keine Daten
Candesar-tan	0,5	26	5–9	Keine Daten	99	0,13	4–32 mg/Tag	100	50	50	Keine Daten	Keine Daten	Keine Daten
Captopril	0,55	30–40	2–3	21–32	25–30	0,7–3	25 mg 3x/Tag	100/2–3x/Tag	75/1–1,5x/Tag	50/1x/Tag	25–30	–	Wie GFR 10–50
Carbama-zepin	1,0	2–3	15	Unverän-dert	75	0,8–1,6	200 mg 2x/Tag bis 1200/Tag	100	100	100	–	–	–
Capecitabin	1	96	0,25	Keine Daten	35 Alb <60	Keine Daten	1000–1250 mg/ m²	Normal	30–50 GFR → 75x	<30 GFR KI	KI	KI	KI
Carbidopa	Keine Daten	30	2	Keine Daten	Keine Daten	Keine Daten	1 Tbl. 3x/Tag bis 6 Tbl./Tag	100	100	100	Keine Daten	Keine Daten	Keine Daten
Carbeni-cillin	0,1	82–98	1	10–20	50–60	0,12–0,20	Tiermedizin	2g/6h	2 g 2x/Tag	2 g/24 h	Keine Daten	Keine Daten	Keine Daten
Carbimazol	0,5	hoch	1,0	Keine Daten	40	0,5	Siehe Thiamazol	100	50	50	Keine Daten	Keine Daten	Keine Daten
Carboplatin	Keine Daten	50–75	6	Erhöht	15–24	0,23–0,28	360 mg/m²	100	50	25	1/2 Dosis	Keine Daten	Dosis wie GFR 10–50
Carmustin	Keine Daten	Keine Daten	0,25–67	Keine Daten	Keine Daten	3,3	150–200 mg/m²	Keine Daten	Keine Daten	Vermeiden	Keine Daten	Keine Daten	Keine Daten
Carnitin	0,2	76	Hepat. 17,44	Keine Daten	Keine Daten	Keine Daten	Carnitinmangel tabl.	Keine Daten	Keine Daten	20 mg/kgKG nach HD	Keine Daten	Keine Daten	Keine Daten
Carvedilol	1	<2	5–8	5–8	95	1–2	25–50 mg 1–2x/Tag	100	100	100	–	–	Wie GFR 10–50

Name	Qo	PU [%]	HWZ_N [h]	HWZ_ESRD [h]	PB [%]	DistrVol [l/kg]	DoseNormal	ADJ_GFR 50 [%]	ADJ_GFR 10-50 [%]	ADJ_GFR <10 [%]	SUPP_HEMO	SUPP_CAPD	SUPP_CAVH
Caspofungin	Keine Daten	9	9–11	Keine Daten	97	Keine Daten	50–70 mg/24 h	100	100	100	Dosis nach Dialyse geben	Keine Daten	Keine Daten
Cefaclor	0,25–0,3	70	0,6–1,0	1,5–4,7	22,25	0,14–0,33	1 g/8 h (?)	1 g/8 h	1 g/12 h	1 g/24 h	Keine Daten	Keine Daten	Keine Daten
Cefadroxil	0,08	70–90	1,4	22	20	0,31	0,5–1,0 2x/Tag	q12 h	12–24 h	Alle 24–48 h	0,5–1,0 g n. Dialyse	0,5 g/Tag	Na
Cefalexin	0,04	80–100	0,5–1,2	Verlängert	6–15	Hoch	250–1000, max. 4x/24 h	100	500 mg 2–3x/24 h	250–500 mg 1–2x/24 h	Dialyse 250 mg/1–2x/24 h nach Dialyse	Keine Daten	Keine Daten
Cefamandol	0,04–0,25	50–100	1	6–11	75	0,16–0,25	0,5–1,0/q4–8 h	4x/Tag	6–8 h	2x/Tag	0,5–1,0 g n. Dialyse	0,5–1,0g/2x/Tag	Wie GFR 10–50
Cefazolin	0,06	75–95	2	40–70	80	0,13–0,22	0,5–1,5 g 4x/Tag	3x/Tag	2x/Tag	Alle 24–48 h	0,5–1,0 g nach Dialyse	0,5 g 2x/Tag	Wie GFR 10–50
Cefepim	0,1	85	2,2	18	16	0,3	250–2000 mg 3x/Tag	2x/Tag	q16–24 h	Alle 24–48 h	1 g nach Dialyse	WIE GFR <10	Nicht empfohlen
Cefixim	0,15	18–50	3,1	12	50	0,6–0,11	200 mg 2x/Tag	100	75	50	300 mg nach Dialyse	200 mg/Tag	Nicht empfohlen
Cefmenoxim	0,06	70	0,8–1,3	6–12	43–75	0,27–0,37	1,0 g 4x/Tag	1,0 g 3x/Tag	0,75 g 3x/Tag	0,75 g 3x/Tag	0,75 g nach Dialyse	0,75 g 2x/Tag	Wie GFR 10–50
Cefmetazol	Keine Daten	85	1,2	21	75	0,18	2,0 g 2–4x/Tag	q16 h	1x/Tag	Alle 48 h	Nachsehen	wie GFR <10	Dosis wie GFR 10–50
Cefonizid	0,06	95	4	17–59	96	0,09–0,18	1,0 g/Tag	0,5 g 1x/Tag	0,1–0,5 g/Alle 24 h	0,1 g 1x/Tag	–	–	–
Cefoperazon	0,7–0,85	20	1,6–2,5	2,9	90	0,14–0,20	1–2 g/Tag	100	100	100	1,0 g nach Dialyse	–	–
Ceforanid	0,1	85	3	25	80	0,17	0,5–1,0 g 2x/Tag	2x/Tag	1–2x/Tag	Alle 24–48 h	0,5–1,0 g nach Dialyse	–	1,0 g/Tag

Name	Qo	PU [%]	HWZ_N [h]	HWZ_ESRD [h]	PB [%]	DistrVol [l/kg]	DoseNormal	ADJ_GFR 50 [%]	ADJ_GFR 10-50 [%]	ADJ_GFR <10 [%]	SUPP_HEMO	SUPP_CAPD	SUPP_CAVH
Cefotaxim	0,4–0,6	60	1,2	15	37	0,15–0,55	1,0 g 4x/Tag	4x/Tag	2–3x/Tag	1x/Tag	1,0 g nach Dialyse	1,0 g/Tag	1,0 g 12 h
Cefotetan	0,4	75	3,5	13–25	85	0,15	1–2 g 2x/Tag	100	50	25	1,0 g nach Dialyse	1,0 g/Tag	750 mg 2x/ Tag
Cefotiam	0,3–0,35	50–70	0,9–1,6	13	40	0,34–0,5		100	75	50	1/3 Tagesdo-sis nach HD	Keine Daten	Keine Daten
Cefoxitin	0,04	80–85	0,6	13–23	41–75	0,2	1–2 g q6–8 h	3x/Tag	2–3x/Tag	Alle 24–48 h	1,0 g nach Dialyse	1,0 g/Tag	wie GFR 10–50
Cefpodoxim	0,2	30	2,5	26	26	0,6–1,2	200 mg 2x/Tag	2x/Tag	q16 h	Alle 24–48 h	200 mg nach Dialyse	wie GFR <10	Na
Cefprozil	0,22	65	1,7	6	40	0,65	500 mg 2x/Tag	250 mg 2x/Tag	250 mg alle 12–16 h	250 mg 1x/ Tag	250 mg nach Dialyse	wie GFR <10	Wie GFR <10
Ceftazidim	0,05	60–85	1,2	13–25	17	0,28–0,4	1–2 g 3x/Tag	2–3x/Tag	Alle 24–48 h	Alle 48 h	1,0 g nach Dialyse	0,5 g/Tag	Wie GFR 10–50
Ceftibuten	0,06–0,33	60–75	1,5–2,7	22	70	0,2	400 mg/Tag	100	50	25	300 mg nach Dialyse	Keine Daten: wie GFR <10	Wie GFR 10–50
Ceftriaxon	0,5	30–65	7–9	12–24	90	0,12–0,18	0,2–1,0 g 2x/Tag	100	100	100	Dosis nach Dialyse	750 mg 2x/ Tag	Wie GFR 10–50
Cefuroxim	0,07–0,1	90	1,2	17	35–50	0,13–1,8	250–500 mg 2x/Tag	100	100	100	Dosis nach Dialyse	wie GFR <10	Na
Celecoxib	0,7	<3	11	Keine Daten	97	400	1–2x 100–200 mg/24 h	100	(100)	Vermeiden	Keine Daten	Keine Daten	Keine Daten
Celiprolol	Keine Daten	10	4–5	5	Keine Daten	Keine Daten	200/Tag	100	100	75	Keine Daten	–	Wie GFR 10–50
Cephalexin	0,05–0,15	98	0,7	16	20	0,35	250–500 mg 4x/Tag	3x/Tag	2x/Tag	2x/Tag	Dosis nach Dialyse	wie GFR <10	Na

Name	Qo	PU [%]	HWZ_N [h]	HWZ_ESRD [h]	PB [%]	DistrVol [l/kg]	DoseNormal	ADJ_GFR 50 [%]	ADJ_GFR 10-50 [%]	ADJ_GFR <10 [%]	SUPP_HEMO	SUPP_CAPD	SUPP_CAVH
Cephalo-thin	0,04	60–90	0,5–1	3–18	65	0,26	0,5–2,0 g 4x/Tag	4x/Tag	3–4x/Tag	2x/Tag	Dosis nach Dialyse	1,0 g 2x/Tag	1,0 g 3x/Tag
Cephapirin	0,4	60	1,5	2,5	45–60	0,22	0,5–2,0 g 4x/Tag	4x/Tag	3–4x/Tag	2x/Tag	Dosis nach Dialyse	1,0 g 2x/Tag	1,0 g 3x/Tag
Cephradin	0,08	100	1,0	6–15	10	0,25–0,46	0,25–2,0 g 4x/Tag	100	50	25	Dosis nach Dialyse	wie GFR <10	Na
Cerivastatin		Keine Daten	2,1–3,1	Keine Daten	99	0,3 l/kg	02–0,3 mg/Tag	100	100	100	–	–	–
Cetirizin	0,3	60–70	7–10	20	93	0,4–0,6	5–20 mg/Tag	100	50	25	–	Keine Daten	Na
Cetizoxim		57–100	1,4	35	28–50	0,26–0,42	1–2 g 2–3x/Tag	2–3x/Tag	1–2x/Tag	Alle 24 h	1,0 g nach Dialyse	0,5–1,0 g/Tag	Wie GFR 10–50
Chenodes-oxychol-säure	Keine Daten	Keine Daten	Keine Daten	Keine Daten	Keine Daten- Keine Daten	Keine Daten	13–16 mg/Tag steigern, solange toleriert	100	100	100	Keine Daten	Keine Daten	Keine Daten
Chinidin	0,8	20	6	4–14	70–95	2,0–3,5	200–400 mg q4–8 h	100	100	75	100–200 mg	–	Wie GFR 10–50
Chinin	0,85	5–20	13	Unverän-dert	70	0,7–3,7	650 mg 3x/Tag	3x/Tag	2–3x/Tag	1x/Tag	Dosis nach Dialyse	Dosis wie GFR<10	Dosis wie GFR 10–50
Chlomet-hiazol	0,95	<3	6–18	Keine Daten	64	4,4		100	75	Keine Daten	Keine Daten	Keine Daten	Keine Daten
Chloralhy-drat	1,0	Keine Daten	8–11	6–35	70–80	0,6	Erw. 3x 250 mg oral (Sed.)	1x/Tag	Vermeiden	Vermeiden	–	Keine Daten	Keine Daten
Chloram-bucil	1,0	Keine Daten	2,5	Keine Daten	Keine Daten	0,86	0,1 mg/kg/Tag	Keine Daten	Keine Daten	Keine Daten	Keine Daten	Keine Daten	Keine Daten
Chloram-phenicol	0,7–0,95	10	1,6–3,3	3,7	45–60	0,5–1,0	12,5 mg/kg 4x/Tag	100	100	100	–	–	–

Name	Qo	PU [%]	HWZ_N [h]	HWZ_ESRD [h]	PB [%]	DistrVol [l/kg]	DoseNormal	ADJ_GFR 50 [%]	ADJ_GFR 10-50 [%]	ADJ_GFR <10 [%]	SUPP_HEMO	SUPP_CAPD	SUPP_CAVH
Chlordiazepoxid	1,0	Hepatisch	13–73(Met)	Unverändert	94–97	0,3–0,5	15–100 mg/Tag	100	100	50	–	Keine Daten	Dosis wie GFR 10–50
Chloroquin	0,3	40	312	5–50	50–65	>100	1,5 g über 3 Tage	100	100	50	–	–	–
Chlorpheniramin	0,8	20	12–24	Keine Daten	72	6–12	4,0 mg 4–6x/Tag	100	100	100	–	Keine Daten	Na
Chlorpromazin	1,0	Hepatisch	11–42	Unverändert	91–99	8–160	300–800 mg/Tag	100	100	100	–	–	Dosis wie GFR 10–50
Chlorpropamid	0,8	Saurer Urin 0,99 Bas. Urin 0,15	Saurer Urin 69 h Bas. Urin 13 h mittel 36 h	50–200	90	0–13–0,23	Initial 250 mg/Tag, dann 100–125 mg/Tag	100	Vermeiden	Vermeiden	Elimination durch Hemoperfusion	Kein Supplement nötig	Keine Daten
Chlorprothixen		30 P	Keine Daten	Keine Daten	65	Hoch	3–4x 25–50 mg oral	100	50	25	–	Keine Daten	Keine Daten
Chlorthalidon	0,5	50	44–80	Unbekannt	76–90	3,9	25 mg/Tag	1x/Tag	1x/Tag	Vermeiden	Na	na	Na
Cholestyramin	Keine Daten	None	Wird nicht absorbiert	None	None	None	4,0 g 4–6x/Tag	100	100	100	–	–	Dosis wie GFR 10–50
Cibenzolin	Keine Daten	50–60	7	22	50	4–5	130–160 mg 2x/Tag	100 2x/Tag	100 2x/Tag	66 2x/Tag	–	–	Wie GFR 10–50
Cidofovir	0,2–0,45	90	2,5	Keine Daten	<6	0,3–0,8	5 mg/kg/Woche 2x (Ind.), dann 5 mg/kg alle 2 Wo.	Keine Daten:50–100	Keine Daten:avoid	Keine Daten/ Vermeiden	Keine Daten	Keine Daten	Vermeiden
Cilastin	0,1	70	0,8–0,9	13–17	35	0,21–0,27		1 g 2x/Tag	1 g 2x/Tag	500 mg 2x/Tag	1 g nach Dialyse	Vermeiden	Vermeiden
Cilazapril	0,2	80–90	40–50	>60	Keine Daten	0,5–0,8	1,25 mg/Tag	75/1x/Tag	50/alle 24–48 h	10–25/q72 h	–	–	Wie GFR 10–50

Name	Qo	PU [%]	HWZ_N [h]	HWZ_ESRD [h]	PB [%]	DistrVol [l/kg]	DoseNormal	ADJ_GFR 50 [%]	ADJ_GFR 10-50 [%]	ADJ_GFR <10 [%]	SUPP_HEMO	SUPP_CAPD	SUPP_CAVH
Cilostazol	1,0	74	12	Keine Daten	95–98	Keine Daten	2x 100 mg p.o./Tag	100	<25 KI	KI	Keine Daten	Keine Daten	Keine Daten
Cimetidin	0,25	50–70	1,5–2,0	5	20	0,8–1,3	400 mg 2x/Tag oder 400–800 mg qhs	100	50	25	–	–	Dosis wie GFR 10–50
Cinacalcet	Keine Daten	80	30–40	Keine Daten	93–97	1000	30 bis max. 180 mg/24 h, langsam steigern	100	100	100	Keine Daten	Keine Daten	Keine Daten
Cinoxazin	0,35	55	1,2	12	63	0,25	500 mg 2x/Tag	100	50	Vermeiden	Vermeiden	Vermeiden	Vermeiden
Ciproflo-xacin	0,3–0,5	50–70	3–6	6–9	20–40	2,5	500–750 mg (400 mg bei i.v.-Gabe)	100	50–75	50	250 mg 2x/Tag (200 mg bei i.v.-Gabe)	250 mg 3x/Tag (200 mg bei i.v.–Gabe)	200 mg i.v. 2x/Tag
Cisatracu-rium	0,85	Keine Daten	22–29 min	Keine Daten	Keine Daten	Keine Daten	Neurom. IV-Blockade 0,15–0,25 mg/kg	100 extend interval	100 2. Gabe	100 + Intuba-tion	Keine Daten	Keine Daten	Keine Daten
Cisplatin	0,52	27–45	0,8	Keine Daten	90	0,5	20–50 mg/m²/Tag	100	75	50	Ja	Keine Daten	Dosis wie GFR 10–50
Citalopram	>0,7	a.M.	35	Keine Daten	80	12	20–40 mg/Tag	100	GFR <20 Vorsicht	Vorsicht	Keine Daten	Keine Daten	Keine Daten
Cladribin	Keine Daten	Keine Daten	7–14	Keine Daten	Keine Daten	50–80	0,1 mg/kg/Tag	Keine Daten	Keine Daten	Keine Daten	Keine Daten	Keine Daten	Keine Daten
Clarithro-mycin	0,7–0,8	15–25	2,3–6,0		70	2–4	0,5–1,0 g 2x/Tag	100	75	50–75	Keine Daten: Dosierung nach Dialyse	–	–
Clavulan-säure	0,55	40	0,8–1,2	2,6–4,0	15–25	0,13–0,38	100 mg q4–8 h	100	100	50–75	200 mg nach Dialyse	Dosis wie GFR <10	Dosis wie GFR 10–50
Clemastin	1	5	21	Keine Daten	Keine Daten	11,4	Max. 3x 1, 34–2,68 mg	100	50	Ki	Keine Daten	Keine Daten	Keine Daten

Name	Qo	PU [%]	HWZ_N [h]	HWZ_ESRD [h]	PB [%]	DistrVol [l/kg]	DoseNormal	ADJ_GFR 50 [%]	ADJ_GFR 10-50 [%]	ADJ_GFR <10 [%]	SUPP_HEMO	SUPP_CAPD	SUPP_CAVH
Clenbuterol	0,4	Keine Daten	34	Keine Daten	Keine Daten	Keine Daten	2 × 0,01–0,02 mg p.o.	75	50	33	Keine Daten	Keine Daten	Keine Daten
Clinda-mycin	0,9	10–15	3	1,6–3,4	60–95	0,7	300 mg 3x/Tag, max. 1,8 g/Tag	100	100	100	–	–	–
Clobazam	1	90	18–50 akt. Met	Keine Daten	85–91	Keine Daten	5–15 mg/Tag bis 80 mg/Tag	100	100	100	Keine Daten	Keine Daten	Keine Daten
Clodron-säure	Keine Daten	70–90	13	51	36	0,25	3–10 mg/kg	100	25–50	Vermeiden	Keine Daten	Keine Daten	Keine Daten
Clofibrat	0,8	40–70	13	30–110	92–97	0,14	500–1000 mg 2x/Tag	q6–12 h	1–1,5x/Tag	Vermeiden	–	Keine Daten	Dosis wie GFR 10–50
Clomipra-min	1,0	Hepa-tisch	19–37	Keine Daten	97	Keine Daten	100–250 mg/Tag	Keine Daten	Keine Daten	Keine Daten	Keine Daten	Keine Daten	Na
Clonaze-pam	1,0	Hepa-tisch	18–50	Keine Daten	47	1,5–4,5	1,5 mg/Tag	100	100	100	–	Keine Daten	Na
Clonidin	0,4	45	12	39–42	20–40	3–6	0,1–0,6 mg 2x/Tag	100	100	100	–	–	Wie GFR 10–50
Clopidrogel	?	100	8	Keine Daten	Keine Daten	Keine Daten	75 mg/Tag	100	100	100	–	Keine Daten	Keine Daten
Clozapin	1	2–5	6–30	Keine Daten	95	1,6–7,3	1x 12,5 mg oral/250–450 mg/Tag	50	50	50	–	Keine Daten	Keine Daten
Codein	1,0	5–17	2,5–3,5	Unverän-dert	7	3–4		100	75	50	Keine Daten	Keine Daten	Keine Daten
Coffein	1	Hoch	5	Keine Daten	36	0,6	Kopfweh nach Spinalpunktion 300 mg oral	100	100	100	Keine Daten	Keine Daten	Keine Daten

Name	Qo	PU [%]	HWZ_N [h]	HWZ_ESRD [h]	PB [%]	DistrVol [l/kg]	DoseNormal	ADJ_GFR 50 [%]	ADJ_GFR 10-50 [%]	ADJ_GFR <10 [%]	SUPP_HEMO	SUPP_CAPD	SUPP_CAVH
Colchicin	1,0	5–17	1,1	19–50	31	4	Akut: 2 mg, dann 0,5 mg alle 6 h chronisch: 0,5–1,0 mg/Tag	100	50–100	25	–	Keine Daten	Dosis wie GFR 10–50
Colecalci-ferol	?	2	19 Tage	Keine Daten	An Vita-min-D-Bin-dungs-protein	Keine Daten	400–1000 IE/Tag	100	100	100	Keine Daten	Keine Daten	Keine Daten
Colestipol	Keine Daten	None	Nicht ab-sorbiert	Nicht ab-sorbiert	None	None	13–30 g/Tag	100	100	100	–	–	Dosis wie GFR 10–50
Colistin	0,1	Hoch	3	≤2–3 Tage	Keine Daten	Hoch	Intechan 2,5–5 mg/kg/Tag in 2–4 Dosen Mukoviszidose 3–8 mg/kg/Tag in 3 Dosen	S_{Krea} 1,3–1,5 2,5–3,8 mg/kg/Tag	S_{Krea} 1,6–2,5 2,5 mg/kg/Tag	S_{Krea} 2,6–4 1,5 mg	Dons 2,5 mg/kg alle 48 h	Keine Daten	Keine Daten
Cortison	0,34	None	0,5–2	3,5	90	Keine Daten	25–500 mg/Tag	100	100	100	None	Keine Daten	Dosis wie GFR 10–50
Cumarin	1	92	0,8	Keine Daten	99	0,14	Nach Gerinnungs-parameter	100	100	100	Nein	Nein	Nein
Cyclophos-phamid	0,5	10–15	4,0–7,5	10	14–20	0,5–1	1–5 mg/Tag	100	100	75	1/2 Dosis	Keine Daten	Dosis wie GFR 10–50
Cyclosporin	0,6	<1	9,5	Unverän-dert	96–99	3,5–7,4	3–10 mg/kg/Tag	100	100	100	–	–	–
Cytarabin	0,9	6	0,5–3	Unverän-dert	13	2,6	100–200 mg/m^2	100	100	100	Keine Daten	Keine Daten	Dosis wie GFR 10–50

Name	Qo	PU [%]	HWZ_N [h]	HWZ_ESRD [h]	PB [%]	DistrVol [l/kg]	DoseNormal	ADJ_GFR 50 [%]	ADJ_GFR 10-50 [%]	ADJ_GFR <10 [%]	SUPP_HEMO	SUPP_CAPD	SUPP_CAVH
Dabigatran (Pradaxa®)	0,2	85% renale Elimination	12–17	> 18 h	34-35%	80 Liter	220 mg einmal täglich* GFR >30 ml/min: 150 mg zweimal täglich** (*Indikation: Prävention einer venösen Thromboembolie nach elektivem chirurgischen Hüft- oder Kniegelenksersatz ** Indikation: Risikoreduktion einer systemischen Embolie bei nichtvalvulärem Vorhofflimmern (1))	150 mg einmal täglich* GFR 30-50 und hohes Blutungsrisiko: Reduktion auf 110 mg zweimal täglich erwägen**	<30 vermeiden GFR 30-50 ml/min. 150 mg einmal täglich* GFR 30-50 und hohes Blutungsrisiko: Reduktion auf 110 mg zweimal täglich erwägen**	<30 in Deutschland kontraindiziert	–	–	–
Dacarbazin	0,3	30–50	0,7	Keine Daten	5	0,6	Verschiedene Protokolle	46–60 ml 80%	31–45:75	GFR <30 70%	Keine Daten	Keine Daten	Keine Daten
Dalfopristin (in Kombination mit Quinupristin)	0,8	15–19	0,75	Keine Daten	Moderat	0,24	7,5 mg/kg alle 8–12 h	100	100	100	Keine Elimination nach HD	Keine Dosisanpassung	Keine Dosisanpassung
Dalteparin	Keine Daten	Keine Daten	2–5	Keine Daten	Keine Daten	Keine Daten	2500 IU 1–2x/24 h nach Indikation	Keine Daten	Keine Daten	Keine Daten	Keine Daten	Keine Daten	Keine Daten
Danaparoid	Keine Daten	Keine Daten	24	Keine Daten	Keine Daten	Keine Daten	Gewichtsabhängig, Indikationsabhängig	Keine Daten	Keine Daten	Vermeiden	2500–3750 zur Antikoagulation bei Dialyse	Keine Daten	Keine Daten

Name	Qo	PU [%]	HWZ_N [h]	HWZ_ESRD [h]	PB [%]	DistrVol [l/kg]	DoseNormal	ADJ_GFR 50 [%]	ADJ_GFR 10-50 [%]	ADJ_GFR <10 [%]	SUPP_HEMO	SUPP_CAPD	SUPP_CAVH
Dapson	0,85	5–20	20–30	Keine Daten	70–90	1,0–1,5	5–100 mg/Tag	Keine Daten: 100	Keine Daten	Keine Daten	Keine Daten: Keine	Keine Daten: Dosis wie GFR <10	Keine Daten
Daptomycin	0,5	78	8	28	90–93 ESRD 84–88	0,1	4–6 mg/kg 1x/Tag	GFR <30 4–6 mg/kg jeden 2. Tag 100	GFR <30 4–6 mg/kg jeden 2. Tag 100	GFR <30 4–6 mg/kg jeden 2. Tag 100	GFR <30 4–6 mg/kg jeden 2. Tag 100	GFR <30 4–6 mg/kg jeden 2. Tag 100	GFR <30 4–6 mg/kg jeden 2. Tag 100
Darbepoie-tin	>0,7	Keine Daten	21	Keine Daten	Keine Daten	0,06	0,45 µg/Woche steigern bis Hb 12	100	100	100	Keine Daten	Keine Daten	Keine Daten
Darunavir	0,85	8–14	15	Keine Daten	95	Keine Daten	600–800 mg 2x/Tag mit 100 mg Retonavir	100	Keine Daten	Keine Daten	Keine Daten	Keine Daten	Keine Daten
Dasatinib	>0,99	4	5	Keine Daten	96	2505	100–200 mg/Tag	Keine Daten	Keine Daten	Keine Daten	Keine Daten	Keine Daten	Keine Daten
Daunoru-bicin	0,9	None	18–27	Keine Daten	Keine Daten	Keine Daten	30–45 mg/m²	100	100	100	Keine Daten	Keine Daten	Keine Daten
Deferoxa-min	Keine Daten	100	6,1	Keine Daten	Keine Daten	Keine Daten	500–1000 6x/24 h, max. 6g/24 h	100	100	50	Keine Daten	Keine Daten	Keine Daten
Delivalol	Keine Daten	<5	8–12	19–30	75	25	200–400 mg 2x/Tag	100	100	100	–	–	Keine Daten
Demeclo-cyclin	0,6	50	14	Keine Daten	41,50	Keine Daten	Antibiot.: 600 mg/Tag SIADH: 900–1200 mg/Tag	Nicht geben	Nicht geben	Nicht geben	Keine Daten	Keine Daten	Keine Daten
Desferoxa-min	Keine Daten	30–35	6	Keine Daten	Keine Daten	2,0–2,5	Akut: 1,0 g, dann 0,5 g q4–12 h chronisch: 0,5–1,0 g/Tag	100	100	100	Keine Daten	Keine Daten	Dosis wie GFR 10–50
Desipramin	1,0	Hepa-tisch	18–26	Keine Daten	92	10–50	100–200 mg/Tag	100	100	100	–	–	Na

Name	Qo	PU [%]	HWZ_N [h]	HWZ_ESRD [h]	PB [%]	DistrVol [l/kg]	DoseNormal	ADJ_GFR 50 [%]	ADJ_GFR 10-50 [%]	ADJ_GFR <10 [%]	SUPP_HEMO	SUPP_CAPD	SUPP_CAVH
Desmopressin	1	Hoch	1,2	9	Keine Daten	Keine Daten	Diff. in Euvereris, Hämophilie, Diabetes insipidus	100	KI	KI	Vermeiden von operat. Blutung bei HD-Patienten	Keine Daten	Keine Daten
Dexamethason	1,0	3–4	3,0	70	0,8–1	0,75–0,9 mg 1x/Tag	D	100	100	100	Keine Daten	Keine Daten	Dosis wie GFR 10–50
Dextran 40	0,35	75	10	Keine Daten	Keine Daten	Keine Daten	20–40 ml/min	Vorsicht	Vorsicht	Vorsicht	Keine Daten	Keine Daten	Keine Daten
Dextran 70	0,95	75	1,5	Keine Daten	Keine Daten	Keine Daten	20–40 ml/min	Vorsicht	Vorsicht	Vorsicht	Keine Daten	Keine Daten	Keine Daten
Dextromethorphan	0,8	Keine Daten	2,7–6,5	Keine Daten	Keine Daten	Keine Daten	10–20 mg 6–8x/24 h, max.120 mg/24 h	Keine Daten	Keine Daten	Keine Daten	Keine Daten	Keine Daten	Keine Daten
Diazepam	1,0	Hepatisch	20–90	Unverändert	94–98	0,7–3,4	5–40 mg/Tag	100	100	100	–	Keine Daten	Keine Daten
Diazoxid	0,8	50	17–31	30–60	>90	0,2–0,3	150–300 mg i.v.-Bolus	100	100	100	–	–	Wie GFR 10–50
Diclofenac	1,0	<1	1–2	Unverändert	>99	0,12–0,17	25–75 mg 2x/Tag	50–100	25–50	25	–	–	Dosis wie GFR 10–50
Dicloxacillin	0,5	35–70	0,7–1,2	1,0	95	0,16	250–500 mg q6j	100	100	100	–	–	Na
Didanosin	0,45	40–69	0,6–1,6	4,5	<5	1,0	200 mg 2x/Tag (125 mg, wenn KG <60 kg)	2x/Tag	1x/Tag	50% 1x/Tag	Dosis nach Dialyse	Dosis wie GFR<10	Dosis wie GFR<10
Diflunisal	0,9	<3	5–20	62	>99	0,1–0,13	250–500 mg 2x/Tag	100	50	50	–	–	Dosis wie GFR 10–50
Digitoxin	0,7	20–25	144–200	210	94	0,6	0,1–0,2 mg/Tag	100	100	50–75	–	–	Wie GFR 10–50

Name	Qo	PU [%]	HWZ_N [h]	HWZ_ESRD [h]	PB [%]	DistrVol [l/kg]	DoseNormal	ADJ_GFR 50 [%]	ADJ_GFR 10-50 [%]	ADJ_GFR <10 [%]	SUPP_HEMO	SUPP_CAPD	SUPP_CAVH
Digoxin	0,3	76–85	24–36–44	80–120	20–30	5–8	1,0–1,5 mg initial, dann 0,25–0,5 mg/Tag	100 1x/Tag	25–75 alle 36 h	10–25 alle 48 h	–	–	Wie GFR 10–50
Dihydro-codein	Keine Daten	Keine Daten	3,9	3,9	Keine Daten	Keine Daten	1–2 Kps. à 60 mg alle 4–6 h	Keine Daten	Keine Daten	Keine Daten	Keine Daten	Keine Daten	Keine Daten
Dihydro-ergotamin	0,95	10	1,5	Keine Daten	93	14,5	1 mg i.v., i.m., evtl. wdh.	100	?	KI	Keine Daten	Keine Daten	Keine Daten
Diltiazem	1,0	<10	2,8	3,5	98	9–10	10 mg/Tag	100	100	100	–	–	Wie GFR 10–50
Dimen-hydrinat	>0,7	Keine Daten	64	Keine Daten	Keine Daten	Keine Daten	50–100 mg alle 4–6 h max. 400 mg	Keine Daten	Keine Daten	Keine Daten	Keine Daten	Keine Daten	Keine Daten
Diphen-hydramin	1,0	2–4	3,4–9,3	Keine Daten	80	3,3–6,8	25 mg 3x/Tag–1x/Tag	100	100	100	–	–	–
Dirithro-mycin	Keine Daten	1–3	30–44	Keine Daten	15–30	>10	500 mg/Tag	100	100	100	–	Keine Daten:–	Wie GFR 10–50
Disopyra-mid	0,35	35–65	5–8	10–18	54–81	0,8–2,6	100–200 mg 4x/Tag	3x/Tag	1–2x/Tag	Alle 24–48 h	–	.	Wie GFR 10–50
Distigmin	0,15	Keine Daten	65	Keine Daten	Keine Daten	Keine Daten	5 mg jeden 2. Tag bis 10 mg/Tag	Keine Daten	Keine Daten	Keine Daten	Keine Daten	Keine Daten	Keine Daten
Disulfiram	0,5	Keine Daten	7	Keine Daten	Keine Daten	Keine Daten	500 mg/Tag	Keine Daten	Keine Daten	Keine Daten	Keine Daten	Keine Daten	Keine Daten
Dobutamin	1,0	<10	2 min	–	Keine Daten	0,25	2,5–15 µg/kg/min	100	100	100	Keine Daten	Keine Daten	Wie GFR 10–50
Docetaxel	0,9	6	11	Keine Daten	>94	113	60–100 mg/m^2 alle 3 Wochen	Keine Daten	Keine Daten	Keine Daten	Keine Daten	Keine Daten	Keine Daten
Dolasetron	Keine Daten	67	10 min	Keine Daten	69–77	5,8	100 mg ca. 2 h vor Zytostatika	Keine Daten	Keine Daten	Keine Daten	Keine Daten	Keine Daten	Keine Daten
Domperi-don	0,35	1,4	7,5–16	Keine Daten	92	5,7	3x 10–40 mg/Tag	100	100	100	Keine Daten	Keine Daten	Keine Daten

Name	Qo	PU [%]	HWZ_N [h]	HWZ_ESRD [h]	PB [%]	DistrVol [l/kg]	DoseNormal	ADJ_GFR 50 [%]	ADJ_GFR 10-50 [%]	ADJ_GFR <10 [%]	SUPP_HEMO	SUPP_CAPD	SUPP_CAVH
Donezepil	0,95	17	70–87	Keine Daten	96	Keine Daten	5–10 mg/24 h	Keine Daten	Keine Daten	Keine Daten	Keine Daten	Keine Daten	Keine Daten
Dopamin	0,95	M	2 min	2 min	Keine Daten	Keine Daten		100	100	100	Keine Daten	Keine Daten	Keine Daten
Doxazosin	1,0	<5	16–22	16–22	98	1,0–1,7	1–16 mg alle 24 h	100	100	100	Keine Daten	Keine Daten	Wie GFR 10–50
Doxepin	1,0	Hepa-tisch	8–25	10–30	95	9–33	25 mg 3x/Tag	100	100	100	–	–	Dosis wie GFR 10–50
Doxoru-bicin	Keine Daten	<15	35	Unverän-dert	80–85	21,5	60–75 mg/m²/Tag	100	100	100	–	Keine Daten	Dosis wie GFR 10–50
Doxycyclin	0,7	35–45	15–20	18–36	80–90	0,75	100 mg/Tag	100	100	100	–	–	Wie GFR 10–50
Droperidol	1	75	2,3	Keine Daten	Keine Daten	Keine Daten	Prämed: 2,5–10 mg	Keine Daten	Keine Daten	Keine Daten	Keine Daten	Keine Daten	Keine Daten
Duloxetin	Keine Daten	70	12	Keine Daten	>90	1640	40–60 mg/24 h	Reduzieren	Reduzieren	Reduzieren	Keine Daten	Keine Daten	Keine Daten
Efavirenz	>0,9	14–34	40–55	Keine Daten	> 99		600 mg/Tag	Keine Daten	Keine Daten	Keine Daten	Keine Daten	Keine Daten	Keine Daten
Eletriptan	Keine Daten	Keine Daten	4	Keine Daten	85	138	20–40 mg, max.80 mg/24 h	100	100	100	Blutdruck-anstieg möglich, RR beobachten	Keine Daten	Keine Daten
Enalapril	0,3	43	11–24	34–60	50–60	Keine Daten	5–10 mg q/12 h	100	75–100	50	20–25	–	Wie GFR 10–50
Encainid	1,0		2,5 (LM)/8–11(SM)	1,7 (SM)/? (LM)	70–80	3,6		2–3x/Tag	1–2x/Tag	Alle 24–48 h	Keine Daten	Keine Daten	Keine Daten
Enfurvitid	Keine Daten	Keine Daten	3,8	Keine Daten	92	5,5	90 mg 2x/Woche	100	100	100	Keine Daten	Keine Daten	Keine Daten

Name	Qo	PU [%]	HWZ_N [h]	HWZ_ESRD [h]	PB [%]	DistrVol [l/kg]	DoseNormal	ADJ_GFR 50 [%]	ADJ_GFR 10-50 [%]	ADJ_GFR <10 [%]	SUPP_HEMO	SUPP_CAPD	SUPP_CAVH
Enoxacin	0,3–0,55	40	3–6	Keine Daten			200 mg/12 h	100	50	50	Keine Daten	Keine Daten	Keine Daten
Enoxaparin	Keine Daten	40	4,5–7	Keine Daten	Keine Daten	Keine Daten	30 mg 2x/24 h	100	100 bei GFR>30	Keine Daten	Keine Daten	Keine Daten	Keine Daten
Enoximon	0,99	Keine Daten	4,2	Keine Daten	Keine Daten	Keine Daten	Max. 24 mg/kg/Tag	GFR >40x → 100%	GFR 30–40 80% Dosis 15–30 67% Dosis	5–15: 50 GFR ND 0–5: 33	1/3 der Normaldosis während HD, im Intervall 1/10	Keine Daten	HF 1/10 während der HF
Entacapon	Keine Daten	10	0,7–2,4	Keine Daten	98	20	200–1600 mg/24 h	100	100	Keine Daten	Keine Daten	Keine Daten	Keine Daten
Entecavir	0,25	60–73	135,5	Keine Daten	13	Hoch	0,5–1 mg/Tag	100	30–49: Dosis halbieren oder Intervall x2	10–29: D/3 oder alle 72 h <10: alle 7 Tage oder 10%	10–29: D/3 oder alle 72 h <10: alle 7 Tage oder 10%	10–29: D/3 oder alle 72 h <10: alle 7 Tage oder 10%	Keine Daten
Ephedrin	0,3	60–77	64	Keine Daten	Keine Daten	Hoch	25–100 mg/m²/Tag in 3–4 Dosen	Keine Daten	Keine Daten	Keine Daten	Keine Daten	Keine Daten	Keine Daten
Epirubicin	1	<15	35	35	80–85	10–40	50 mg/m²/Tag	100	100	100	–	Keine Daten	Dosis wie GFR 10–50
Eplerenon	0,98	67	5	Keine Daten	50	43–90	25–100 mg/Tag Vorrat Kalium!	100	KI bei Hypertonie	KI unter GFR 30% ohne andere Indikationen	Keine Daten	Keine Daten	Keine Daten
Epoietin	Keine Daten	<10	16–67	Verkürzt	Keine Daten	9	Individuell	100	100	100	Keine Daten	Keine Daten	Keine Daten
Epoietin alpha (wie oben)	?	10	44–67	Keine Daten	Keine Daten	9	50–100 U/kg 3x/Woche	100	100	100	Kein Supplement	Kein Supplement	Kein Supplement

Name	Qo	PU [%]	HWZ_N [h]	HWZ_ESRD [h]	PB [%]	DistrVol [l/kg]	DoseNormal	ADJ_GFR 50 [%]	ADJ_GFR 10-50 [%]	ADJ_GFR <10 [%]	SUPP_HEMO	SUPP_CAPD	SUPP_CAVH
Eprosartan	Keine Daten	<10	5–7	Keine Daten	98,6	0,2	400–800 mg/Tag	60	60	60	Keine Daten	Keine Daten	Keine Daten
Eprosartan	Keine Daten	7–90	5–9	Keine Daten	98	Keine Daten	400–800 mg/24 h	100	(100)	(100)	Keine Daten	Keine Daten	Keine Daten
Eptifibatid	0,6	High	2–5	Prover-längert	25	Keine Daten	Bolus 180 mg/kg, dann 2 µg/kg/min, max.15 mg/h	100	Bolus bleibt, kont.1 µg/kg/	Keine Daten	KI bei Dialy-sepatienten	Keine Daten	Keine Daten
Erbastin	Keine Daten	40	13–16	23–26	98	1–2	10 mg/Tag	100	50	50	Keine Daten	Keine Daten	Dosis wie GFR 10–50
Erlotinib	>0,99	8	36,2	Keine Daten	92–95	94–232	100–150 mg/Tag	Keine Daten	Keine Daten	Keine Daten	Keine Daten	Keine Daten	Keine Daten
								Bei Exsikkose absetzen bis rehydriert					
Ertapenem	0,6	80	4 (Erw.)	Keine Daten	85–95	0,12 (Erw.)	1 g/Tag i.v. max., 14 Tage i.m. max. 75	100	<30 ml/min, max. 0,5 g/Tag	<30 ml/min, max. 0,5 g/Tag	150 mg nach HD, Tagesdo-sis 64 vorher	Keine Daten	Keine Daten
Erythro-mycin	0,7–0,95	5–15	1,4	5–6	60–95	0,6–1,2	150–300 mg 4x/Tag	100	100	50–75	–	–	–
Erythropo-ietin	0,82	–	8,5	–	–	–	Nach Bedarf und Indikation	–	–	–	–	–	–
Escitalo-pram	Keine Daten	8–10	27–32	Keine Daten	56	Keine Daten	10–20 mg/24 h	100	100 bei GFR>20	Keine Daten bei GFR<20	Keine Daten	Keine Daten	Keine Daten
Esmolol	1,0	<10	7–15 min	Unverän-dert	Keine Daten	Keine Daten	–	100	100	100	–	–	Keine Daten
Esomepra-zol	>0,9	80	1,3	Keine Daten	97	16	20–80 mg/Tag	100	100	100	Nein	Nein	Nein
Estazolam	Keine Daten	Hepa-tisch	8–24	Keine Daten	93	Keine Daten	1,0 qhs	100	100	100	Keine Daten	Keine Daten	Na

Name	Qo	PU [%]	HWZ_N [h]	HWZ_ESRD [h]	PB [%]	DistrVol [l/kg]	DoseNormal	ADJ_GFR 50 [%]	ADJ_GFR 10-50 [%]	ADJ_GFR <10 [%]	SUPP_HEMO	SUPP_CAPD	SUPP_CAVH
Etanercept	Keine Daten	Keine Daten	115	Keine Daten	Keine Daten	Keine Daten	50 mg/Woche	Keine Daten	Keine Daten	Keine Daten	Clearance 52 ml/h/m^2	Keine Daten	Keine Daten
Ethacryn-säure	Keine Daten	20	2–4	Keine Daten	90	0,1	50–100 mg 3x/Tag	2–3x/Tag	2–3x/Tag	Vermeiden	–	–	Na
Ethambutol	0,2–0,5	75–90	4	5–15	10–30	1,6–3,2	15–25 mg/kg/Tag	1x/Tag	alle 24–36h	Alle 48 h	Dosis nach Dialyse	Dosis wie GFR<10	Dosis wie GFR 10–50
Ethosuxi-mid	0,8	17–44	35–55	Unverän-dert	10	0,6–0,9	500–1500 mg/Tag	100	100	100	–	Keine Daten	Keine Daten
Etilefrin	1,0	Keine Daten	3,0	Keine Daten	23	Mittel	3x 5–10 mg/Tag oral	100	Vermeiden	Vermeiden	Keine Daten	Keine Daten	Keine Daten
Etodolac	1	73	7	Keine Daten	99	0,4–0,57	200–1000 mg/Tag	100	Ab mittel-schwer NI vermeiden (GFR <30)	Vermeiden	Keine Daten	Keine Daten	Keine Daten
Etomidate	1,0	2	4–5	Unverän-dert	75	2,0–4,5	0,2–0,6 mg/kg	100	100	100	Keine Daten	Keine Daten	Dosis wie GFR 10–50
Etoposid	0,65	20–60	4–18	19	74–94	0,17–0,5	35–100 mg/m^2/Tag	100	75	70	–	Keine Daten	Dosis wie GFR 10–50
Exemestan	Keine Daten	<1	24	Keine Daten	90	High	25 mg/24 h (Mam-maCa)	Keine Daten	Keine Daten	Keine Daten	Keine Daten	Keine Daten	Keine Daten
Exenatid	0,2	Hoch	2	Keine Daten	Keine Daten	28,3	5–10 µg 60 min vor der MZ 2x/Tag	100	30–50 ml/min lang-sam von 5 auf 10 mg steigern <30 ver-meiden	Vermeiden	HD-Patien-ten haben mellingere Exenatid Clearance	Keine Daten	Keine Daten
Ezetimib	Keine Daten	11	22	Keine Daten	90	Keine Daten	10 mg/24 h	100	100	100	Bioverfüg-barkeit bei NI erhöht	Keine Daten	Keine Daten

Name	Qo	PU [%]	HWZ_N [h]	HWZ_ESRD [h]	PB [%]	DistrVol [l/kg]	DoseNormal	ADJ_GFR 50 [%]	ADJ_GFR 10-50 [%]	ADJ_GFR <10 [%]	SUPP_HEMO	SUPP_CAPD	SUPP_CAVH
Famciclovir	0,25	50–65	1,6–2,9	10–22	<25	1,5	500 mg 3x/Tag bei Herpes Zoster; 125 mg 2x/Tag bei H.G.	100	Alle 12–48 h	50% alle 48 h	Dosis nach Dialyse	Keine Daten	Keine Daten: Dosis wie GFR 10–50
Famotidin	0,33	65–80	2,5–4,0	12–19	15–22	0,8–1,4	20–40 mg qhs	50	25	10	–	–	Dosis wie GFR 10–50
Felbamat	1	90	18	Rund 30	22–25	0,7–0,8	1200–3600 mg/Tag	50 initial + Erhaltung	50 initial + Erhaltung	50 initial + Erhaltung	Keine Daten	Keine Daten	Keine Daten
Felodipin	0,69	<1	10–14	21–24	99	9–10	10 mg/Tag	100	100	100	–	–	Wie GFR 10–50
Fenofibrat	0,2	60–93 M	21–30	Keine Daten	Keine Daten	Keine Daten	67 mg/Tag, max. 201 mg/Tag	Keine Daten	Keine Daten	Keine Daten	Keine Daten	Keine Daten	Keine Daten
Fenoprofen	Keine Daten	30	2–3	Unverändert	>99	0,1	300–600 mg 1x/Tag	100	100	100	–	–	Dosis wie GFR 10–50
Fenoterol	>0,85	60	Keine Daten	Keine Daten	55	Keine Daten	Wehenhemmung 0,5–3 µg/min	Keine Daten	Keine Daten	Keine Daten	Keine Daten	Keine Daten	Keine Daten
Fentanyl	0,95	6–8	2,5–3,5	Unverändert	79–87	2–5	0,002–0,05 mg/kg	100	100	100	Keine Daten	Keine Daten	Dosis wie GFR 10–50
Fexofenadin	Keine Daten	11	14,4	Keine Daten	60–70	Keine Daten	60–180/24 h	60 mg/24 h	(60 mg/24 h)	(60 mg (24 h)	Keine Daten	Keine Daten	Keine Daten
Fexofenadin	Keine Daten	10	14	19–25	70	5–6	60 mg 2x/Tag	2x/Tag	1–2x/Tag	1x/Tag	Keine Daten	Keine Daten	Dosis wie GFR 10–50
Finasterid	1	<5	4,7–7,1/bis 8,9	Keine Daten	40	0,63–1,4	BPH:5 mg/Tag	100	100	100	Keine Daten	Keine Daten	Keine Daten
Flecainid	0,41	25	12–19,5	19–26	52	8,4–9,5	100 mg 2x/Tag–350–400 mg prn	100	100	50–75	–	–	Wie GFR 10–50

Name	Qo	PU [%]	HWZ_N [h]	HWZ_ESRD [h]	PB [%]	DistrVol [l/kg]	DoseNormal	ADJ_GFR 50 [%]	ADJ_GFR 10-50 [%]	ADJ_GFR <10 [%]	SUPP_HEMO	SUPP_CAPD	SUPP_CAVH
Fleroxazin	0,24	70	9–13	21–28	20	1,1–2,4	400 mg q12 h	100	50–75	50	Wie GFR <10	400 mg/Tag	Na
Flucloxa-cillin	0,35	50	0,8	Keine Daten	Keine D95	0,18	3x 1 g oral/3x 1 g i.v.	100	75	50	–	Keine Daten	Keine Daten
Fluconazol	0,05	70	22	Keine Daten	12	0,7	200–400 mg/Tag	100	100	100	200 mg nach Dialyse	wie GFR >10	Wie GFR 10–50
Flucytosin	0,03–0,15	90	3–6	75–200	<10	0,6	37,5 mg/kg 4x/Tag	2x/Tag	1,5x/Tag	1x/Tag	Dosis nach Dialyse	0,5–1,0 g/Tag	Wie GFR 10–50
Fludarabin	Keine Daten	50	7–12	24	Keine Daten	5–40	25–50 mg/m²/Tag	100	75	50	Keine Daten	Keine Daten	Dosis wie GFR 10–50
Fludrocor-tison	Keine Daten	Keine Daten	30–35 min	Keine Daten	Keine Daten	Keine Daten	0,1–0,2 mg/Tag	Keine Daten	Keine Daten	Keine Daten	Keine Daten	Keine Daten	Keine Daten
Flumazenil	1,0	Hepa-tisch	0,7–1,3	Keine Daten	40–50	0,6–1,1	0,2 mg i.v. über 15 s	100	100	100	–	Keine Daten	Na
Flunarizin	1	–	17–18	Keine Daten	98,1	43–78	5–10 mg z.N.	Keine Daten	Keine Daten	Keine Daten	Keine Daten	Keine Daten	Keine Daten
Flunitraze-pam	1,0	90 PM	26–36	Keine Daten	Keine Daten	12–14	2–3x 0,5–5 mg oral	100	75	75	Keine Daten	Keine Daten	Keine Daten
Fluorescein	?	Keine Daten	24 min a.M. 4,5 h	Keine Daten	Keine Daten	Keine Daten	Diagnostisch 500–750 mg i.v.	100	100	50	Keine Daten	Keine Daten	Keine Daten
Fluorouracil	1,0	<5	0,3–70	Unverän-dert	10	0,25–0,5	12 mg/kg/Tag	100	100	100	1/2 Dosis	Keine Daten	Dosis wie GFR 10–50
Fluoxetin	0,4	Hepa-tisch	96–144	Unverän-dert	94,5	12–42	20 mg/Tag	100	100	100	Keine Daten	Keine Daten	Na
Fluphena-zin	1	Hoch	30	Keine Daten	91–99	Hoch	0,5–10 mg/Tag	Vorsicht	Vorsicht	Vorsicht	Nicht dialy-sierbar	Keine Daten	Keine Daten

Name	Qo	PU [%]	HWZ_N [h]	HWZ_ESRD [h]	PB [%]	DistrVol [l/kg]	DoseNormal	ADJ_GFR 50 [%]	ADJ_GFR 10-50 [%]	ADJ_GFR <10 [%]	SUPP_HEMO	SUPP_CAPD	SUPP_CAVH
Fluphenazin	1	Erhöht	33–232	Keine Daten	91	Keine Daten	0,5–10 mg/24 h	Vorsicht	Vorsicht	Vorsicht	Keine Daten	Keine Daten	Keine Daten
Flurazepam	1	Hepatisch	2–73	Unverändert	Keine Daten	3,4	15–30 mg qhs	100	100	100	Keine Daten	Keine Daten	Na
Flurbiprofen	0,75	20	3,9	Unverändert	99	0,1–0,2	100 mg 2x/Tag–3x/Tag	100	100	100	–	–	Dosis wie GFR 10–50
Flutamid	1,0	40	4–6	Keine Daten	Keine Daten	Keine Daten	150 mg 3x/Tag	100	100	100	Keine Daten	Keine Daten	Keine Daten
Fluvastatin	Keine Daten	<1	0,5–1	Keine Daten	98	0,42	2–10 mg/Tag	100	100	100	Keine Daten	Keine Daten	Dosis wie GFR 10–50
Fluvoxamin	1	Erhöht	15,0	Keine Daten	80	25	100–300 mg/24 h	Keine Daten	Keine Daten	Keine Daten	Keine Daten	Keine Daten	Keine Daten
Fluvoxamin	1	Hepatisch	12–15	Unverändert	77	25	100 mg/Tag	100	100	100	–	Keine Daten	Na
Fondaparinux	0,23	Hoch	17–21	Verlängert	>94 bis AT III	7–11	2,5–7,5 mg/Tag	100	GFR <30 KI 30–50 Vorsicht Initial 10, dann 7,5 mg/Tag	GFR <30	Keine Daten	Keine Daten	Keine Daten
Foscarnet	0,03	85	4,5	bis 100	17	0,3–0,6	40 mg/kg 3x/Tag bis 90 mg/kg 2x/Tag	28 mg/kg	15 mg/kg	6 mg/kg	Dosis nach Dialyse	Dosis wie GFR<10	Dosis wie GFR 10–50
Fosfomycin	0,1	Hoch	2–8	GFR <54 → 50	0	90–180	3 g/Tag erst nach 3 Tagen nochmal	Keine Daten	Keine Daten	Keine Daten	Keine Daten	Keine Daten	Keine Daten
Fosinopril	0,73	9–16	12	14–32	95	0,15	10 mg/Tag	100	100	75–100	–	–	Wie GFR 10–50
Frovatriptan	Keine Daten	32	26	Keine Daten	15	m 4,2 f 3,0	2,5–max. 7,5 mg/24 h	100	100	100	Hpts. hepatische Elimination	Keine Daten	Keine Daten

Name	Qo	PU [%]	HWZ_N [h]	HWZ_ESRD [h]	PB [%]	DistrVol [l/kg]	DoseNormal	ADJ_GFR 50 [%]	ADJ_GFR 10-50 [%]	ADJ_GFR <10 [%]	SUPP_HEMO	SUPP_CAPD	SUPP_CAVH
Furosemid	0,3	67	1,5	2–4	95	0,07–0,2	40–80 mg 2x/Tag	100	100	100	–	–	Na
Fusidinsäure	1	Sehr niedrig	6	Keine Daten	97	Keine Daten	500–100 mg 3x/Tag	100	100	100	Keine Daten	Keine Daten	Keine Daten
Gabapentin	0,08	90	5–7	132	ungebunden	0,7	300–600 mg 3x/Tag	400 mg 3x/Tag	300 mg 1–2x/Tag	300 mg qod	300 mg loading dose, dann 200–300 mg nach Dialyse	300 mg qod	Dosis wie GFR 10–50
Gadobensäure	0,1	78	1,6	18–67	Niedrig	0,15–0,36	i.v. 0,1 mmol/kgKG	100	GFR <30 vermeiden	GFR <30 vermeiden	Gute Elimination HD	Keine Daten	Keine Daten
Gadodiamid	0,02	95	70 min	?	Niedrig	139–162 ml/kg	0,05–0,1 mmol/kgKG	100	GFR <30 vermeiden	GFR <30 vermeiden	Keine Daten	Keine Daten	Keine Daten
Gadopentetat	0,1	Erhöht	1,5–1,7	Keine Daten	Keine Daten	0,22–0,3	0,1 mmol/kg	Vorsicht	Vorsicht	Vorsicht	78/96/99% Elim v. 1,2,3 Dialysen nach Untersuchung	Keine Daten	Keine Daten
Gadoteridol	0,05	?	1,5				0,1 mmol/kgKG	Vorsicht	GFR <30 vermeiden	GFR <30 vermeiden	Dialysabel	Keine gute Elimination	Keine gute Elimination
Gadofosveset	0,16	84	18,5	60	75–96	0,13–0,16	0,03 mmol/kgKG	Vorsicht	Vorsicht GFR <30 kritisch	Vorsicht	Dialysabel, gut mit high flux	Keine gute Elimination	Keine gute Elimination
Galantamin	Keine Daten	25	7	Keine Daten	18	175	16–24 mg/24 h	Max. 16 mg/24 h	Max. 16 mg/24 h	Vermeiden	Keine Daten	Keine Daten	Keine Daten
Gallopamil	Keine Daten	<2	2,5–8	Keine Daten	93	2,1	3x 25–50 mg oral	100	100	100	Keine Daten	Keine Daten	Keine Daten
Ganciclovir	0,2	90–100	3,6	30	Keine Daten	0,47	5,0 mg/kg 2x/Tag i.v./1000 mg 3x/Tag	2x/Tag	Alle 24–48 h	q48–96 h	Nhd	Dosis wie GFR<10	2,5 mg/kg 1x/Tag

Name	Qo	PU [%]	HWZ_N [h]	HWZ_ESRD [h]	PB [%]	DistrVol [l/kg]	DoseNormal	ADJ_GFR 50 [%]	ADJ_GFR 10-50 [%]	ADJ_GFR <10 [%]	SUPP_HEMO	SUPP_CAPD	SUPP_CAVH
Gemcitabin	0,9	Erhöht	0,7–10,5	Keine Daten	Low	50–370	Individuell	Vorsicht	Vorsicht	Keine Daten	Keine Daten	Keine Daten	Keine Daten
Gemfibrozil	1	None	7,6	Unverändert	97–99	Keine Daten	600 mg 2x/Tag	100	100	100	Keine Daten	Keine Daten	Dosis wie GFR 10–50
Gentamycin	0,02	95	1,8	20–60	<5	0,23–0,26	1,7 mg/kg 3x/Tag	60–90/q8–12 h o. 100/1–2x/Tag	30–70/2x/Tag o. 100/24–48 h	20–30/alle 24–48 h o. 100/alle 48–72 h	50% der vollen Dosis n. Dialyse	3–4 mg/L/Tag	Wie GFR 10–50 und gemess. Spiegel
Glibenclamid	1,0	50	10	Erhöht (Metalbolite)	98	0,16–0,3	1–2x 1,75–3,5 mg/Tag oral	Vorsicht (75)	Ki	Ki	Keine Daten	Keine Daten	Keine Daten
Glibornurid	1,0	Keine Daten	5–12	Keine Daten	95	0,25	12,5–100 mg/Tag	Keine Daten	Keine Daten	Keine Daten	Keine Daten	Keine Daten	Vermeiden
Gliclazid	1,0	<20	8–11	Keine Daten	85–95	0,24	80–320 mg/Tag	50–100	Vermeiden	Vermeiden	Keine Daten	Keine Daten	Vermeiden
Glimepirid	1	Keine Daten	3–9	Keine Daten	> 99	0,12	1–3 mg/Tag	100	100	100	Keine Daten	Keine Daten	Keine Daten
Glipizid	1,0	4,5–7	3,7	Keine Daten	97	0,13–0,16	2,5–15 mg/Tag	100	50	50	Keine Daten	Keine Daten	Vermeiden
Gliquidon	1,0	Keine Daten	17	Keine Daten	99	Keine Daten	15–120 mg in 3 Gaben	100	100	100	Keine Daten	Keine Daten	Keine Daten
Glibornurid	1	50	1,4–2,9	Keine Daten	99	0,16–0,3	1,25–20 mg/Tag	Keine Daten	Vermeiden	Vermeiden	None	None	Vermeiden
Glycerol	0,8	93	0,4	Keine Daten	Keine Daten	Keine Daten	1,5 kg/Tag in 4 Dosen p.o. (Hirndrucksenkung)	Keine Daten	Keine Daten	Keine Daten	Keine Daten	Keine Daten	Keine Daten

Name	Qo	PU [%]	HWZ_N [h]	HWZ_ESRD [h]	PB [%]	DistrVol [l/kg]	DoseNormal	ADJ_GFR 50 [%]	ADJ_GFR 10-50 [%]	ADJ_GFR <10 [%]	SUPP_HEMO	SUPP_CAPD	SUPP_CAVH
Glycerol-trinitrat	1	Hoch	0,04 a.M. 0,8	Keine Daten	60	Keine Daten	Oral: 2,5–9 mg 2–4/Tag i.v. 5–20–200µg/min	100	Keine Daten	Keine Daten	Keine Daten	Keine Daten	Keine Daten
Gold Nat-riumsalz	0,27	60–90	250 Tage (!)	Keine Daten	95	5–9	25–50 mg	50	Vermeiden	Vermeiden	–	–	–
Goserelin	0,4	90	4	~12	Keine Daten	44♂ 20,3♀	1– oder 3–Monats-implantat	Keine Daten	Keine Daten	Keine Daten	Keine Daten	Keine Daten	Keine Daten
Granisetron	0,85	~60	6 p.o., 9 i.v.	Keine Daten	65	2–4 l/kg	2 mg 1x/Tag ~1 h vor Chemo	100	100	100	Keine Daten	Keine Daten	Keine Daten
Griseofulvin	1,0	1	14	20	Keine Daten	1,6	125–250 mg 4x/Tag	100	100	100	–	–	–
Guaifenesin	Keine Daten	Erhöht	1	Keine Daten	Keine Daten	Keine Daten	200–400 mg 6x/24 h, max. 2,4 g/24 h	Keine Daten	Keine Daten	Keine Daten	Keine Daten	Keine Daten	Keine Daten
Guanabenz	Keine Daten	<5	12–14	Keine Daten	90	10–12	8–16 2x/Tag	100	100	10	Keine Daten	Keine Daten	Wie GFR 10–16
Guanadrel	Keine Daten	30–40	4–10	19	20	11,5	10–50 mg 2x/Tag	2x/Tag	1–2x/Tag	Alle 24–48 h	Keine Daten	Keine Daten	Wie GFR 10–50
Guanethi-din	0,5	25–50	120–140	Keine Daten	<5	Keine Daten	10–100 mg/Tag	1x/Tag	1x/Tag	Alle 24–36 h	Keine Daten	Keine Daten	Gabe ver-meiden
Guanfazin	0,75	24–37	12–23	15–25	65	4–6,5	1–2 mg/Tag	100	100	100	Keine Daten	Keine Daten	wie GFR 10–50
Haloperidol	1,0	Hepa-tisch	10–19	Keine Daten	90–92	14–21	1–2 mg 2–3x/Tag	100	100	100	–	–	Dosis wie GFR 10–50
Heparin	1,0	None	0,3–2	Unverän-dert	>90	0,06–0,1	75 U/kg initial, dann 0,5 U/kg/min	100	100	100	–	–	Dosis wie GFR 10–50

Name	Qo	PU [%]	HWZ_N [h]	HWZ_ESRD [h]	PB [%]	DistrVol [l/kg]	DoseNormal	ADJ_GFR 50 [%]	ADJ_GFR 10-50 [%]	ADJ_GFR <10 [%]	SUPP_HEMO	SUPP_CAPD	SUPP_CAVH
Heparin, niedermolekular	Keine Daten	Keine Daten	2,2–6,0	4–10	Keine Daten	0,06–0,13	30–40 mg 2x/Tag	100	100	50	Keine Daten	Keine Daten	Dosis wie GFR 10–50
Hexobarbital	1,0	<1	3,5	Unverändert	42–52	1,1–1,2	1–2 Tbl. à 260 mg (Prämed.)	3x/Tag	3x/Tag	3x/Tag	Keine Daten	Keine Daten	Keine Daten
Hydralazin	0,85	25	2,0–4,5	7–16	87	0,5–0,9	25–50 mg 3x/Tag	3x/Tag	3x/Tag	q8–16h	–	–	Wie GFR 10–50
Hydrochlorothiazid	0,05		2–3	Verlängert	64	0,8	12,5–50 mg/Tag	Keine Änderung	Keine Änderung	Vermeiden	Keine Daten	Keine Daten	Keine Daten
Hydrocodon		95 SM	3,8 h	Keine Daten	Keine Daten	Mittel	2–3x 5–10 mg/Tag oral	100	75	Ki	Keine Daten	Keine Daten	Keine Daten
Hydrocortison	1,0	None	1,5–2,0	Keine Daten	Keine Daten	Keine Daten	20–500 mg/Tag	100	100	100	Keine Daten	Keine Daten	Dosis wie GFR 10–50
Hydromorphon	1,0	M	1–3	Keine Daten	35	Niedrig	1–4 mg/6 h oral	100	75	75	Keine Daten	Keine Daten	Keine Daten
Hydroxychloroquin	Keine Daten	23–25	32–50 Tage	Keine Daten	55	Mittel	Malariaprophylaxe: 310 mg/Woche	100	50	15	Keine Daten	Keine Daten	Keine Daten
Hydroxyurea	Keine Daten	>50	Keine Daten	Keine Daten	0,5	0,5	20–30 mg/kg/Tag	100	50	20	Keine Daten	Keine Daten	Dosis wie GFR 10–50
Hydroxyzin	Keine Daten	None	14–20	Keine Daten	Keine Daten	19,5	50–100 mg 1x/Tag	100	50	50	–	–	–
Hyosciamin	Keine Daten	Erhöht	438	Keine Daten	Keine Daten	Keine Daten	0,3–0,65 mg 4–6x/24 h	Keine Daten	Keine Daten	Keine Daten	Hepatischer Metabolismus	Keine Daten	Keine Daten

Name	Qo	PU [%]	HWZ_N [h]	HWZ_ESRD [h]	PB [%]	DistrVol [l/kg]	DoseNormal	ADJ_GFR 50 [%]	ADJ_GFR 10-50 [%]	ADJ_GFR <10 [%]	SUPP_HEMO	SUPP_CAPD	SUPP_CAVH
Ibandronat	Keine Daten	50–60	37–157h	Keine Daten	85–99	90	2,5 mg/24 h; 150 mg/Monat	100	Unter GFR 30 Vermeiden	Keine Daten	Keine Daten	Keine Daten	Keine Daten
Ibandronsäure	Keine Daten	60	10–16	Keine Daten	99	Keine Daten	2–4 mg i.v.	Keine Daten	Keine Daten	Keine Daten	Keine Daten	Keine Daten	Keine Daten
Ibuprofen	1,0	1	2–3,2	Unverändert	99	0,15–0,17	800 mg 3x/Tag	100	100	100	–	–	Dosis wie GFR 10–50
Ibutilid	0,95	82	6	Keine Daten	40	11 l/kg	<60 kg 0,01 µg/kgKG >60 kg 1 mg/kgKG	Keine Daten	Keine Daten	Keine Daten	Keine Daten	Keine Daten	Keine Daten
Idarubicin	Keine Daten	<10	36–70	Keine Daten	Keine Daten	Keine Daten	10–12 mg/m^2	Keine Daten	Keine Daten	Keine Daten	Keine Daten	Keine Daten	Keine Daten
Ifosfamid	0,5	15	4–10	Keine Daten	<20	0,4–0,64	1,2 m^2	100	100	75	Keine Daten	Keine Daten	Dosis wie GFR 10–50
Iloprost	1,0	Keine Daten	0,3–0,5	Unverändert	Keine Daten	0,7	0,5–2,0 ng/kg/min für 5–12 h	100	100	50	–	–	Na
Imatinib	0,87	13–18	18	Keine Daten	95	Keine Daten	400–600 mg/Tag; Cameda bis 800 mg	GFR 40–59 max. 600 mg/Tag	20–39 → starting dose halbieren, max. 400 mg/Tag	<20 ml/min Vorsicht; 100 mg wurden toleriert	Keine Daten	Keine Daten	Keine Daten
Imipenem	0,16	20–70	0,9	4	13–21	0,17–0,3	0,25–1,0 g 4x/Tag	100	50	25	Dosis nach Dialyse	Dosis wie GFR <10	Dosis wie GFR 10–50
Imipramin	1,0	Hepatisch	12–24	Keine Daten	96	10–20	25 mg 3x/Tag	100	100	100	–	–	Na

Name	Qo	PU [%]	HWZ_N [h]	HWZ_ESRD [h]	PB [%]	DistrVol [l/kg]	DoseNormal	ADJ_GFR 50 [%]	ADJ_GFR 10-50 [%]	ADJ_GFR <10 [%]	SUPP_HEMO	SUPP_CAPD	SUPP_CAVH
Indapamid	0,95	<5	14–18	Unverändert	76–79	0,3–1,3	2,5 mg/Tag	100	100	Vermeiden	–	–	Na
Indinavir	0,8	10	1,8	Keine Daten	60	Keine Daten	800 mg 3x/Tag	Keine Daten: 100	Keine Daten: 100	Keine Daten: 100	Keine Daten: –	Keine Daten: Dosis wie GFR<10	Keine Daten
Indobufen	Keine Daten	<15	6–7	27–33	>99	0,18–0,21	100–200 mg 2x/Tag	100	50	25	–	–	Na
Indometacin	0,9	30	2	Unverändert	99	0,12	25–50 mg 3x/Tag	100	100	100	–	–	Dosis wie GFR 10–50
Insulin	0,4	None	2–4	Verlängert	5	0,15	Variabel	100	75	50	–	–	Dosis wie GFR 10–50
Insulin Lispro		Keine Daten	1	Verlängert	Keine Daten	0,26–0,36	Variabel	100	75	50	–	–	–
Interferon	1,0		1–6–16	Keine Daten	Keine Daten	0,4		Keine Daten	Keine Daten	Keine Daten	Keine Daten	Keine Daten	Keine Daten
Ipratropium	10,5	Keine Daten	2–4	Keine Daten	Keine Daten	4,6	2 Hübe 1x/Tag	100	100	100	–	–	Dosis wie GFR 10–50
Irbesartan	1,0	1–2	11–15	Keine Daten	90	0,8–1,3	150–300 mg/Tag oral (ältere 50%)	100	100	100	–	Keine Daten	Keine Daten
Irinotectan	0,8	11–20	14	Keine Daten	30–68 a.M. 95	33–150	Individuell	Keine Daten	Keine Daten	Bei HD-Patienten nicht empfohlen	Keine Daten	Keine Daten	Keine Daten
Isoniazid	0,6	5–30	1–4	1–17	4–30	0,75	300 mg/Tag	100	100	100	Dosis nach Dialyse	Dosis wie GFR<10	Dosis wie GFR<10

Name	Qo	PU [%]	HWZ_N [h]	HWZ_ESRD [h]	PB [%]	DistrVol [l/kg]	DoseNormal	ADJ_GFR 50 [%]	ADJ_GFR 10-50 [%]	ADJ_GFR <10 [%]	SUPP_HEMO	SUPP_CAPD	SUPP_CAVH
Isosorbiddinitrat	1,0	0	0,5-5	unverändert	30	1,4	5-40 mg oral bis zu 4x/Tag	100	100	100	10–20 mg	–	Wie GFR 10–50
Isosorbid-mononitrat	0,8	<5	5	Unverändert	Niedrig	0,7	20- max. 240 mg oral /Tag	100	100	100	Keine Daten	Keine Daten	Keine Daten
Isotretinoin	1	50	20	Keine Daten	99–100	? Plazentagängig	0,5–1 mg/kgKG/Tag	Keine Daten	Keine Daten	Keine Daten	Keine Daten	Keine Daten	Keine Daten
Isradipin	1	<5	1,9–4,8	10–11	97	3–4	5–10 mg/Tag	100	100	100	–	–	Wie GFR 10–50
Itraconazol	0,65	35	21	25	99	10	100–200 mg 2x/Tag	100	100	50	100 mg 1–2x/ Tag	100 mg 1–2x/ Tagv	100 mg 1–2x/ Tag
Ketamin	1,0	2–3	2,0–3,5	Unverändert	Keine Daten	1,8–3,1	1,0–4,5 mg/kg	100	100	100	Keine Daten	Keine Daten	Dosis wie GFR 10–50
Ketanserin	0,43	<2	12	25–35	95	3–6	40 mg 2x/Tag	100	100	100	–	–	Wie GFR 10–50
Ketoconazol	1,0	13	3	3,3	99	1,9–3,6	200 mg/Tag	100	100	100	–	–	–
Ketoprofen	0,9	<1	2,0	Unverändert	99	0,11	25–75 mg 3x/Tag	100	100	100	–	–	Dosis wie GFR 10–50
Ketorolac	1	30–60	4–6	10	>99	0,13–0,25	30–60 mg loading dose, dann 15–30 mg alle 6 h	100	50	25–50	–	–	Dosis wie GFR 10–50
Ketotifen	1,0	Keine Daten	0,7	Keine Daten	75	56	0,53	Keine Daten	Keine Daten	Keine Daten	Keine Daten	Keine Daten	Keine Daten

Name	Qo	PU [%]	HWZ_N [h]	HWZ_ESRD [h]	PB [%]	DistrVol [l/kg]	DoseNormal	ADJ_GFR 50 [%]	ADJ_GFR 10-50 [%]	ADJ_GFR <10 [%]	SUPP_HEMO	SUPP_CAPD	SUPP_CAVH
Labetalol	0,95	<5	4,9	Unverändert	50	5,6	200–600 mg 2x/Tag	100	100	100	–	–	Wie GFR 10–50
Lacidipin	1	Keine Daten	8	Keine Daten	Hoch	Keine Daten	2 mg/Tag	?	<30 I.E.	<30 I.E.	Keine Daten	Keine Daten	Keine Daten
Lamivudin	0,01–0,3	70–80	5–11	20	36	0,83	150 mg 2x/Tag	100	50–150 mg 1x/Tag (volle Erstdosis)	25–50 mg 1x/Tag (50 mg als Erstdosis)	Nhd	Keine Daten: Dosis wie GFR<10	Dosis wie GFR 10–50
Lamotrigin	0,5	10	25–30	Unverändert	0,55	0,9–1,3	50 mg 1–2x/Tag (initial); 100–500 mg/Tag (Erhaltun	100	100	100	Keine Daten	Keine Daten	Dosis wie GFR 10–50
Lansoprazol	1	None	1,3–2,9	Unverändert	>98	Keine Daten	15–60 mg/Tag	100	100	100	Keine Daten	Keine Daten	Keine Daten
Leflunamid	Keine Daten	43	14–15 Tage	Keine Daten	Keine Daten	0,13	3 Tage 100 mg, dann 10–20 mg/24 h	100	Keine Daten	Keine Daten	Keine Daten	Keine Daten	Keine Daten
Lenalidomid	0,3	Keine Daten	3–9	Keine Daten	Keine Daten	Keine Daten	10–25 mg/Tag	100	30–49:5–15 mg/Tag <30 5–15 alle 48 h	<30 + HD 5–15 3x/Woche	Nach HD	Keine Daten	Keine Daten
Lepirudin	0,65	48	1,3	>2 Tage	Keine Daten	Extrazelluläre Flüssig.	Max. 0,21 mg/kgKG/h	45–60: 50	30–44: 30 15–29: 15	<15 Ki GFR	Keine Daten	Keine Daten	Keine Daten
Lercandipin	Keine Daten	Keine Daten	6	Keine Daten	Hoch	Keine Daten	10–20 mg	10 mg max. Herstellerempfehlung	10 mg max. Herstellerempfehlung	Ki	Plasmaspiegel bis zu 170%!	Keine Daten	Keine Daten
Letrozol	0,95	90	48	Keine Daten	Niedrig	1,9	2,5 mg/Tag	100	100	Vermeiden	Keine Daten	Keine Daten	Keine Daten
Levetiracetam	0,34	66	7 a.M.	Erhöht	<10	Wie Körperwasser	1000–3000 mg/Tag	>80: 100 50–80: 1000–2000	30–50: 500–1500 <30: 500–1000	500–1000/Tag	250–500 mg nach HD	Keine Daten	Keine Daten

Name	Qo	PU [%]	HWZ_N [h]	HWZ_ESRD [h]	PB [%]	DistrVol [l/kg]	DoseNormal	ADJ_GFR 50 [%]	ADJ_GFR 10-50 [%]	ADJ_GFR <10 [%]	SUPP_HEMO	SUPP_CAPD	SUPP_CAVH
Levodopa	1	None	0,8–1,6	Keine Daten	5–8	0,9–1,6	250–500 mg 2x/Tag bis 8 g/Tag	100	50–100	50–100	Keine Daten	Keine Daten	Dosis wie GFR 10–50
Levoflo-xacin	0,23	Erhöht	6–8 h	Keine Daten	50	1,25	250–750 mg/24 h	100	250 mg/24 h	250 mg/24 h	Initial 1x 500 mg/24 h bei NI	Keine Daten	Keine Daten
Levometha-don	Keine Daten	50 SM	Keine Daten	Keine Daten	80	Mittel	20–40 mg/3xWoche	75	75	75	1ND	Keine Daten	Keine Daten
Levothy-roxin	1	Keine Daten	6–10 Tage	Keine Daten	Thyroi-dea	Keine Daten	50–200 µg/Tag	100	100	100	–	–	–
Lidocain	0,95	10	2,0–2,2	1,3–3,0	60–66	1,3–2,2	50 mg über 2 min alle 5 min 3xwie-derh, d. 1–4 mg/min	100	100	100	–	–	Wie GFR 10–50
Lincomycin	0,6	10–15	4–5	10–20	70–80	0,31–0,6	0,5 g 4x/Tag	4x/Tag	q6–12 h	1–2x/Tag	–	–	Na
Linezolid	Keine Daten	30	4–5	Keine Daten	31	40–50	600 mg/12 h	100	100	100	Dosis nach HD, da gut dialysabel	Keine Daten	Keine Daten
Liothyronin	1	Hoch	16–49	Keine Daten	Keine Daten	Keine Daten	25–75 µg/Tag (T3)	100	100	100	–	–	–
Lisinopril	0,3	80–90	6,0	40–50	0–10	0,13–0,15	5–10 mg/Tag	100	50–75	25–50	20	–	Wie GFR 10–50
Lisurid	1	<10	1,5–2	Keine Daten	70	Hoch	0,6–2 mg/Tag	100	100	100	–	Keine Daten	Keine Daten
Lithium	0,02	Renal	14–29	40	–	0,5–0,9	0,9–1,2 g/Tag	100	50–25	25–50	Dosis nach Dialyse	–	Dosis wie GFR 10–50
Lomeflo-xacin	0,22	76	8	44	15	1,8–3,1	400 mg/Tag	100	200–400 mg alle 48 h	50	Wie GFR <10	wie GFR <10	Na
Loperamid	1,0	30–40	7–14	Keine Daten	97	Keine Daten	4–max.16 mg/Tag	100	100	100	–	–	–

Name	Qo	PU [%]	HWZ_N [h]	HWZ_ESRD [h]	PB [%]	DistrVol [l/kg]	DoseNormal	ADJ_GFR 50 [%]	ADJ_GFR 10-50 [%]	ADJ_GFR <10 [%]	SUPP_HEMO	SUPP_CAPD	SUPP_CAVH
Loracarbef	0,06	85–95	0,8–1,3	32	25	0,3–0,4	200–400 mg 2x/Tag	2x/Tag rml	1x/Tag	Alle 3–5 Tage	Dosierung nach Dialyse	Keine Daten: Dosis wie GFR <10	Wie GFR 10–50
Loratadin	1,0	Keine Daten	12–15	Keine Daten	97–99	119	10 mg/Tag oral	100	100	100	–	–	–
Lorazepam	1,0	Hepa-tisch	14	32–70	87	0,9–1,3	1–2 mg 2–3x/Tag	100	100	100	–	Keine Daten	Dosis wie GFR 10–50
Lornoxicam	1	0	3–5	Keine Daten	99,7	0,1–0,2	2–3x 4 mg, max. 16 mg	100	100	100	–	–	–
Losartan	1,0	10–15	3	4–6	30	0,4	50 mg 2x/Tag	100	100	100	Keine Daten	Keine Daten	Wie GFR 10–50
Lovastatin	Keine Daten	None	1,1–1,7	Unverän-dert	>95	Keine Daten	20–80 mg/Tag	100	100	100	Keine Daten	Keine Daten	Dosis wie GFR 10–50
Magaldrat	Keine Daten	Keine Daten	Keine Daten	Keine Daten	Keine Daten	Keine Daten	540–1080 mg zwi-schen Mahlzeiten	100	100	Vermeiden	Keine Daten	Keine Daten	Keine Daten
Mannitol	0,05	80	1–1,7	36	0	0,5	Test: 12,5 g in 3–5 min.; 20–200g/Tag	Vorsicht	Vermeiden	Vermeiden	HWZ 6 h	HWZ 21 h	Keine Daten
Maprotilin	1,0	60M	27–58	Keine Daten	88	15–28	75–225 mg/Tag oral	100	50	50	–	Keine Daten	Keine Daten
Maraviroc	0,78	20	13	Keine Daten	76	194	2x 300 mg/Tag	100	<50 nicht empfohlen	Nicht emp-fohlen	Keine Daten	Keine Daten	Keine Daten
Mebenda-zol	0,9–0,99	0	5,0	Keine Daten	Keine Daten	1,2	2x 100 mg/Tag oral	100	100	100	Keine Daten	Keine Daten	Keine Daten
Meclofena-mat	0,95	2–4	3	Unverän-dert	>99	Keine Daten	50–100 mg 3x/Tag–1x/Tag	100	100	100	–	–	Dosis wie GFR 10–50
Medroxy-progesteron	0,55	Hoch	40	Keine Daten	90	Keine Daten	5–10 mg/Tag	Keine Daten	Keine Daten	Keine Daten	Keine Daten	Keine Daten	Keine Daten

Name	Qo	PU [%]	HWZ_N [h]	HWZ_ESRD [h]	PB [%]	DistrVol [l/kg]	DoseNormal	ADJ_GFR 50 [%]	ADJ_GFR 10-50 [%]	ADJ_GFR <10 [%]	SUPP_HEMO	SUPP_CAPD	SUPP_CAVH
Mefenaminsäure	0,95	80	4	Keine Daten	Hoch	Keine Daten	Initial 500 mg, dann 250 mg alle 4 h	Nicht empfohlen	Nicht empfohlen	Nicht empfohlen	Keine Daten	Keine Daten	Keine Daten
Mefloquin	0,91	<1	15–33 Tage	Keine Daten	98	20	1250 mg (250 mg/Woche zur Prophylaxe), Einmaldosis	100	Keine Daten/100	Keine Daten/100	Keine Daten/ Dosis wie GFR 10–50	Keine Daten:–	Keine Daten: Dosis wie GFR 10–50
Meloxicam	1,0	0	13–24	Keine Daten	99,1–99,7	0,14–0,21	7,5–15 mg	100	100	100	–	–	–
Melperon	Keine Daten	70SM	Keine Daten	Keine Daten	50	Hoch	3x 25–100 mg	100	50	50	–	Keine Daten	Keine Daten
Melphalan	0,9	12	1,1–1,4	4–6	90	0,6–0,75	6,0 mg/Tag	100	75	50	Keine Daten	Keine Daten	Dosis wie GFR 10–50
Memantin	Keine Daten	57–82	60–80	112–156	45	9–11	5–20 mg/24 h	100	GFR<30: 10 mg/24 h	Keine Daten	Keine Daten	Keine Daten	Keine Daten
Meperidin	Keine Daten	10	3,2	Keine Daten	60–80	4,4		q3–4 h	75%/6 h	50%/8 h	Keine Daten	Keine Daten	Keine Daten
Mepivacain	0,95	95 M	3,0	Keine Daten	70–85	Keine Daten	Prozedurabhängig	100	100	100	Keine Daten	Keine Daten	Keine Daten
Meprobamat	0,9	Hepatisch (renal)	9–11	Unverändert	0–30	0,5–0,8	1,2–1,6g/Tag	4x/Tag	q9–12 h	1–1,5x/Tag	Keine Daten	Keine Daten	Na
Mercaptopurin	0,8	50	1,2	Keine Daten	19–30	0,56		Unverändert	Unverändert	Reduzieren	Keine Daten	Keine Daten	Keine Daten
Meropenem	0,24	65	1,1	6–8	Niedrig	0,35	500–1000 mg 4x/Tag	500 mg 4x/Tag	50–500 mg 2x/Tag	250–500 mg 1x/Tag	Dosis nach Dialyse	wie GFR <10	Wie GFR 10–50
Mesalazin	1,0	Hoch M	1,3	Keine Daten	40	Keine Daten	4x 1 g Kps./3x 800 mg Tbl.	Vorsicht	Vermeiden	Vermeiden	Keine Daten	Keine Daten	Keine Daten
Mesuximid	1	Hoch	2,5 a.M.!	Keine Daten	Keine Daten	Keine Daten	300–1200 mg/Tag steigern	Keine Daten	Keine Daten	Keine Daten	Keine Daten	Keine Daten	Keine Daten

Name	Qo	PU [%]	HWZ_N [h]	HWZ_ESRD [h]	PB [%]	DistrVol [l/kg]	DoseNormal	ADJ_GFR 50 [%]	ADJ_GFR 10-50 [%]	ADJ_GFR <10 [%]	SUPP_HEMO	SUPP_CAPD	SUPP_CAVH
Metamizol	>0,8	8	6,9	ca. 9	20	<30 l	1–4x 0,5–1 g oral/i.v.	75	75	30	Keine Daten	Keine Daten	Keine Daten
Metaprote-renol	Keine Daten	Keine Daten	2–6	Keine Daten	10	7,6	2–3 Inhalationen q3–4 h	100	100	100	Keine Daten	Keine Daten	Dosis wie GFR 10–50
Metformin	0,1	90–100	1–5	Verlängert	zu ver-nachläs-sigen	1–4	500–850 mg 2x/Tag	50	Vermeiden	Vermeiden	Keine Daten	Keine Daten	Vermeiden
Methadon	0,9	10–30	15–55	Keine Daten	89	3,8		4x/Tag	3x/Tag	2–3x/Tag	Keine Daten	Keine Daten	Keine Daten
Methypry-lon			3–6	Keine Daten	Keine Daten	1		Keine Ände-rung	Reduzieren	Reduzieren	Keine Daten	Keine Daten	Keine Daten
Methyser-gid	0,9	Keine Daten	10 h	Keine DatenKeine Daten	Keine Daten	Keine Daten		Keine Daten	Keine Daten	Keine Daten	Keine Daten	Keine Daten	Keine Daten
Metildigo-xin	0,35	70–80	55	80–180	25	3,84 + (0,0446 x CCr)	Erhaltung:0,125–0,5 mg/Tag oral	50	30–50	20–30	20–30	Keine Daten	Keine Daten
Metilmycin	Keine Daten	95	1–3	35–72	<5	0,16–0,30	2 mg/kg 3x/Tag	50–90/2–3x/Tag o. 100/q12–24 h	20–60/2x/Tag o. 100/alle 24–48 h	10–20/alle 24–48 h o. 100/alle 48–72h	50% der vollen Dosis n. Dialyse	3–4 mg/L/Tag	3–4 mg/L/Tag
Metoclopra-mid	0,3	10–22	2,5–4,0	14–15	40	2–3,4	10–15 mg 1x/Tag	100	75	50	Keine Daten	Keine Daten	Dosis wie GFR 10–50
Metolazone	Keine Daten	80–95	6–20	Keine Daten	95	Keine Daten	Ödeme: 5–20 mg/Tag;HAT:2,5–5 mg/Tag	100	100	100	–	–	–
Metoprolol	0,95	5	4,5	2,5–4,5	8	5,5	50–100 mg 2x/Tag	100	100	100	50 mg	–	Wie GFR 10–50

Name	Qo	PU [%]	HWZ_N [h]	HWZ_ESRD [h]	PB [%]	DistrVol [l/kg]	DoseNormal	ADJ_GFR 50 [%]	ADJ_GFR 10-50 [%]	ADJ_GFR <10 [%]	SUPP_HEMO	SUPP_CAPD	SUPP_CAVH
Metronidazol	0,9	20	6–14	7–21	20	0,25–0,85	7,5 mg/kg 4x/Tag	100	100	50	Dosis nach Dialyse	wie GFR <10	Wie GFR 50–50
Mexiletin	0,8	10	8–13	16	70–75	5,5–6,6	100–300 2–4x/Tag	100	100	50–75	–	–	–
Mezlocillin	0,25	65	0,6–1,2	2,6–5,4	20–46	0,18	1,5–4,0 g 4–6x/Tag	4–6x/Tag	3–4x/Tag	3x/Tag	–	–	Wie GFR 10–50
Mianserin	1,0	80 M	18	Keine Daten	90	16	Initial 30, dann 30–90 mg/Tag oral	100	75	50	Keine Daten	Keine Daten	Keine Daten
Miconazol	1,0	1	20–24	Unverändert	90	groß	200–1200 mg 3x/Tag	100	100	100	–	–	–
Midazolam	1,0	Hepatisch	1,2–12,3	Unverändert	93–96	1,0–6,6	Individuell	100	100	50	Na	Na	Na
Midodrin	0,4	2–4	0,4–4	Keine Daten	low	1,6	10–40 mg/24 h	7,5 mg/24 h	7,5 mg/24 h	7,5 mg/24 h	Dialysabel	Keine Daten	Keine Daten
Miglitol	Keine Daten	100	2	Keine Daten	<4	0,18	3x 25–50 mg/Tag oral	50	Vermeiden	Vermeiden	Keine Daten	Keine Daten	Keine Daten
Milrinon	0,2	80–85	1	1,5–3,0	Keine Daten	0,25–0,35	15–75 µg/kg i.v. initial, dann 2,5–15 mg 4x/Tag p.o.	100	100	50–75	Keine Daten	Keine Daten	Wie GFR 10–50
Minocyclin	0,9	6–10	12–16	12–18	70	1,0–1,5	100 mg 2x/Tag	100	100	100	–	–	Wie GFR 10–50
Minoxidil	0,9	15–20	2,8–4,2	Unverändert	0	2–3	5–30 mg 2x/Tag	100	100	100	–	–	Wie GFR 10–50
Mirtazapin	Keine Daten	75	20–40	verlängert	85	Keine Daten	15–45 mg/24 h	100	GFR10–40: 70%	5	Keine Daten	Keine Daten	Keine Daten
Misoprostol	1	64–73	1,5	1,3	81–89%	Keine Daten	4x 200 mg/Tag	Keine Daten	Keine Daten	Keine Daten	Keine Daten	Keine Daten	Keine Daten

Name	Qo	PU [%]	HWZ_N [h]	HWZ_ESRD [h]	PB [%]	DistrVol [l/kg]	DoseNormal	ADJ_GFR 50 [%]	ADJ_GFR 10-50 [%]	ADJ_GFR <10 [%]	SUPP_HEMO	SUPP_CAPD	SUPP_CAVH
Mitomycin C		Keine Daten	0,5–1	Keine Daten	Keine Daten	0,5	20 mg/m² alle 6–8 Wochen	100	100	75	Keine Daten	Keine Daten	Keine Daten
Mitoxantron	0,95	<10	23–40	Keine Daten	75	200–300	10–15 mg/m² qd–qw	100	100	100	Keine Daten	Keine Daten	Dosis wie GFR 10–50
Mizolastin	1	<0,5	8–13	Keine Daten	98	1,0–1,4	1x 10 mg/Tag oral	100	100	100	Keine Daten	Keine Daten	Keine Daten
Moclobemid	1	<0,5	1–2	Keine Daten	50	1,1–1,9	2x 150 mg, max.600 mg	100	100	100	Keine Daten	Keine Daten	Keine Daten
Moexipril	0,4	Niedrig	11	Keine Daten	50–90	180	7,5–30 mg/Tag langsam steigern	GFR >40 3,75 bis max. 15 mg/Tag	<40 Keine Daten	Keine Daten	Keine Daten	Keine Daten	Keine Daten
Molsidomin	1	90 M	1,6	Keine Daten	3–11	30–100 l	2–4x 2–4 mg, 2x 8 mg ret	100	75	50	Wie GFR 10%	Keine Daten	Keine Daten
Moricizin	Keine Daten	<1	2	3	95	>5	200–300 mg 3x/Tag	100	100	100	–	–	Wie GFR 10–50
Morphin	1,0	10	2–3	Unverändert	35	3,3		100	75	50	Keine Daten	Keine Daten	Keine Daten
Moxalactam	0,05	61–97	2,3	18–23	35–59	0,18–0,4	1–2 g 2–3x/Tag	2–3x/Tag	1–2x/Tag	Alle 24–48 h	Dosis nach Dialyse	wie GFR <10	Wie GFR 10–50
Moxifloxacin	0,8	15–22	8–16	Unverändert	39–48	2,0–3,6	1x 400 mg oral	100	100	100	Keine Daten	Keine Daten	Keine Daten
Moxonidin	0,35	60–70	1,5–3	7	6–8	1,8–3	1x 0,1–2x 0,4 mg	100	30–50	30–50	Keine Daten	Keine Daten	Keine Daten
Mycophenolat	>0,7	1–87	8–18	Keine Daten	82–97	4lCell-Cept, 54lMy-fortic	1–2g/24 h	1 g/24 h, Monitoring	1 g/24 h, Monitoring	Max. 1 g/24 h, Monitoring	Keine Daten	Keine Daten	Keine Daten

Name	Qo	PU [%]	HWZ_N [h]	HWZ_ESRD [h]	PB [%]	DistrVol [l/kg]	DoseNormal	ADJ_GFR 50 [%]	ADJ_GFR 10-50 [%]	ADJ_GFR <10 [%]	SUPP_HEMO	SUPP_CAPD	SUPP_CAVH
Nabumeton	Keine Daten	80	24	Keine Daten	99	29–82	500–2000 mg/24 h	100	GFR 30–49: 750–1500/24 h	GFR<30: 500–1000 mg/24 h	Keine Daten	Keine Daten	Keine Daten
N-Acetyl-Procainamid	0,2	80	6–8	42–70	10–20	1,5–1,7	500 mg 3–4x/Tag	100 3–4x/Tag	50 2–3x/Tag	25 1–1,5x/Tag	–	–	Wie GFR 10–50
N-Actylcystein	0,7	30	2,3–6,0	Keine Daten	50	0,33–0,47	140 mg/kg loading dose, dann 70 mg/kg 6x/Tag für 17 Dosierungen	100	100	75	Keine Daten	Keine Daten	–
Nadolol	0,25	Hoch	17	45	28	Hoch	40–320 mg/Tag	100	50 alle 1–5 Tage bei GFR 31–40 10–30: 50 alle 24–48 h	25 alle 40–60 h	20–50% dialysabel Supplement-dosierung oder danach geben	Kein Supplement nötig	Wie GFR 10–50
Nadroparin	Keine Daten	Hoch	3,5	6	Keine Daten	Keine Daten	Individuell, indikationsabhängig	Reduzieren	Reduzieren	Reduzieren	Keine Daten	Keine Daten	Keine Daten
Nafcillin	0,6	35	0,5	1,2	85	0,35	1–2 g 4–6x/Tag	100	100	100	–	–	Wie GFR 10–50
Nalbufin	0,9	50	3,5	Keine Daten	Keine Daten	Keine Daten	10 mg/70 kg	Vorsicht	Vorsicht	Vorsicht	Keine Daten	Keine Daten	Keine Daten
Nalixidinsäure	0,8	10–15	6	21	90	0,5–0,35	1,0 g 4x/Tag	10	Vermeiden	Vermeiden	Vermeiden	Vermeiden	Na
Naloxon	1,0	100 M	1,0–1,5	Keine Daten	54	2–3	Narkotikaüberdosierung: 0,4–2 mg alle 2–3 min	100	100	100	Keine Daten	Keine Daten	Keine Daten

Name	Qo	PU [%]	HWZ_N [h]	HWZ_ESRD [h]	PB [%]	DistrVol [l/kg]	DoseNormal	ADJ_GFR 50 [%]	ADJ_GFR 10-50 [%]	ADJ_GFR <10 [%]	SUPP_HEMO	SUPP_CAPD	SUPP_CAVH
Naltrexon	1	Hoch	2,7 a.M. bis 10 Tage	Keine Daten	21	19	25–50 mg/Tag oral bis 350 mg/4 Wochen i.m.	Vorsicht	Vorsicht	Vorsicht	Keine Daten	Keine Daten	Keine Daten
Naproxen	0,9	<1	12–15	Unverändert	99	0,1	500 mg 2x/Tag	100	100	100	–	–	Dosis wie GFR 10–50
Naratriptan	Keine Daten	Keine Daten	Keine Daten	Keine Daten	28–31	Keine Daten	1–2,5 mg, max. 5 mg/24 h	100	GFR 16–39:1–2,5 mg/24 h	GFR < 15: Vermeiden	Keine Daten	Keine Daten	Keine Daten
Nateglinid	Keine Daten	16	1,5	Keine Daten	98	10	60–120 mg 3x/24 h	100	100, BZ 2 h pp !!	100, BZ 2 h pp	Keine Daten	Keine Daten	Keine Daten
Natrium-aurothiomala	0,3	60–90	600	Keine Daten	Keine Daten	Keine Daten	10–25–50 mg/Woche	50–80 GFR: 50	Vermeiden	Vermeiden	Keine Daten	Keine Daten	Keine Daten
Nebivolol	0,95	8	Keine Daten	Keine Daten	Keine Daten	Keine Daten	5–10 mg/24 h	Keine Daten	Keine Daten	Keine Daten	Keine Daten	Keine Daten	Keine Daten
Nefazodon	1	Hepatisch	2–4	Unverändert	99	0,22–0,87	100–600 mg/Tag	100	100	100	Keine Daten	Keine Daten	Na
Nelfinavir	Keine Daten	Keine Daten	1,8–3,4	Keine Daten	Keine Daten	Keine Daten	750 mg 3x/Tag	Keine Daten	Keine Daten	Keine Daten	Keine Daten	Keine Daten	Keine Daten
Neomycin	Niedrig	30–50	2	Keine Daten	0–30	0,36	6% Resorption	100	Nicht hoch dosieren	Nicht hoch dosieren	Keine Daten	Keine Daten	Keine Daten
Neostigmin	0,3	67	1,3	3,0	None	0,5–1,0	15–375 mg/Tag	100	50	25	Keine Daten	Keine Daten	Dosis wie GFR 10–50
Netilmycin	0,01	90–97	2,0–2,5	20–30	98	1,2	4–6 mg/kgKG/Tag	Gentamycin oder Tobramycin	Gentamycin oder Tobramycin	Gentamycin oder Tobramycin	Gentamycin oder Tobramycin	Gentamycin oder Tobramycin	Gentamycin oder Tobramycin
Nevirapin	0,97	<3	40	Keine Daten	60	1,2–1,4	20 mg/Tag über 14 Tage, dann 2x/Tag	Keine Daten: 100	Keine Daten: 100	Keine Daten: 100	Keine Daten: –	Keine Daten: Dosis wie GFR <10	Keine Daten: Dosis wie GFR 10–50

Name	Qo	PU [%]	HWZ_N [h]	HWZ_ESRD [h]	PB [%]	DistrVol [l/kg]	DoseNormal	ADJ_GFR 50 [%]	ADJ_GFR 10-50 [%]	ADJ_GFR <10 [%]	SUPP_HEMO	SUPP_CAPD	SUPP_CAVH
Nicardipin	Keine Daten	<1	5	5–7	98–99	0,8	20–30 mg 3x/Tag	100	100	100	–	–	Wie GFR 10–50
Niclosamid							Wird nicht signifikant resorbiert						
Nifedipin	1,0	<10	4,5–5,5	5–7	97	1,4	10–20 mg 3–4x/Tag	100	100	100	–	–	Wie GFR 10–50
Nikotinsäure	0,1	None	0,5–1	Unbekannt	Keine Daten	Keine Daten	1–2 g 3x/Tag	10	50	25	Keine Daten	Keine Daten	Vermeiden
Nimodipin	1	<10	1,0–2,8	22	98	0,9–2,3	30 mg 3x/Tag	100	100	100	–	–	Wie GFR 10–50
Nisoldipin	1	<10	6,6–7,9	6,8–9,7	99	2,3–7,1	10 mg 2x/Tag	100	100	100	–	–	Wie GFR 10–50
Nitrazepam	1	65–70	30–40	Keine Daten	87	2,4–4,8	5–10 mg max. 1 Woche	Keine Daten	Keine Daten	Keine Daten	Keine Daten	Keine Daten	Keine Daten
Nitrendipin	0,33	<0,1	4,4	6–13	98	2–6	1–2x 20 mg	100	100	100	Keine Daten	Keine Daten	Keine Daten
Nitrofurantoin	0,5–0,7	30–40	1	1	20–60	0,3–0,7	50–100 mg 3x/Tag	100	Vermeiden	Vermeiden	Na	Na	Na
Nitroglycerin	1,0 Met	<1	2–4 min	Unverändert	Keine Daten	2–3		100	100	100	Keine Daten	Keine Daten	Wie GFR 10–50
Nitroprussid	0,01–1,0	<10	<10 min	<10 min	0	0,2	0,25–8,0 ukg/min per Infusionem	100	100	100	–	–	Wie GFR 10–50
Nitrosourea	Keine Daten	>50	Kurz	Keine Daten	Keine Daten	Keine Daten	Variiert	100	75	25–50	–	Keine Daten	Keine Daten
Nizatidin	0,4	10–15	1,3–1,6	5,3–8,5	28–35	0,8–1,3	150–300 mg qhs	75	50	25	–	–	Dosis wie GFR 10–50
Norepinephrin	>0,8	Keine Daten	2 min	Keine Daten	Keine Daten	Keine Daten	Schock: IV 2–10 µg/min	100	Keine Daten	Keine Daten	Keine Daten	Keine Daten	Keine Daten

Name	Qo	PU [%]	HWZ_N [h]	HWZ_ESRD [h]	PB [%]	DistrVol [l/kg]	DoseNormal	ADJ_GFR 50 [%]	ADJ_GFR 10-50 [%]	ADJ_GFR <10 [%]	SUPP_HEMO	SUPP_CAPD	SUPP_CAVH
Norfloxacin	0,35–0,7	30	3,5–6,5	8	14	<0,5	400 mg 2x/Tag	2x/Tag	1–2x/Tag	400 mg 1x/Tag	Wie GFR <10	wie GFR <10	Na
Nortriptylin	Keine Daten	Hepatisch	25–38	15–66	95	15–23	25 mg 3–4x/Tag	100	100	100	–	–	Na
Noscapin	0,9	Keine Daten	2,5	Keine Daten	Keine Daten	Keine Daten	25–50 mg bis 3x/24 h	100	100	100	Keine Daten	Keine Daten	Keine Daten
Nystatin	Keine Daten	Wird kaum resorbiert	Keine Daten	Keine Daten	Keine Daten	Keine Daten	Orale Candidiasis: 400–600000 IU 4x/Tag	Keine Daten	Keine Daten	Keine Daten	Keine Daten	Keine Daten	Keine Daten
Octreotid	0,8	32	1–2	Keine Daten	Keine Daten	14 l	Ösophagusvarizen: 25–50 µg/h	100	Keine Daten	Keine Daten	Keine Daten	Keine Daten	Keine Daten
Ofloxacin	0,1–0,25	68–80	5–8	28–37	25	1,5–2,5	200–400 mg 2x/Tag	100	200–400 mg 1x/Tag	200 mg 1x/Tag	100–200 mg nach Dialyse	wie GFR <10	300 mg/Tag
Olanzapin	0,7	7	21–54	Keine Daten	93	1000	5–10–20 mg/24 h	100	100	100	HWZ bei Älteren x 1,5	Keine Daten	Keine Daten
Olmesartan	Keine Daten	35–50	13	Keine Daten	99	17	20–40 mg/24 h	Keine Daten	Keine Daten	Keine Daten	Keine Daten	Keine Daten	Keine Daten
Olsalazin	Keine Daten	Niedrig	56 min	Keine Daten	99	Keine Daten	1 g/24 h	Keine Daten	Keine Daten	Keine Daten	Keine Daten	Keine Daten	Keine Daten
Omeprazol	0,5	Zu vernachlässigen	0,5–1	Unverändert	95	Keine Daten	20–60 mg/Tag	100	100	100	Keine Daten	Keine Daten	Keine Daten
Ondansetron	>0,8	<5	2,5–5,5	Unverändert	75	2	8–10 mg IV 2–4x/Tag	100	100	100	Keine Daten	Keine Daten	Dosis wie GFR 10–50
Opipramol	Keine Daten	70 M	Keine Daten	Keine Daten	91	Keine Daten	50–100 mg/Tag oral	100	75	50	Keine Daten	Keine Daten	Keine Daten
Orciprenalin	Keine Daten	Keine Daten	1–2	Keine Daten	Keine Daten	Keine Daten	3–120 mg/Tag	Keine Daten	Keine Daten	Keine Daten	Keine Daten	Keine Daten	Keine Daten

Name	Qo	PU [%]	HWZ_N [h]	HWZ_ESRD [h]	PB [%]	DistrVol [l/kg]	DoseNormal	ADJ_GFR 50 [%]	ADJ_GFR 10-50 [%]	ADJ_GFR <10 [%]	SUPP_HEMO	SUPP_CAPD	SUPP_CAVH
Orlistat	Keine Daten	Keine Daten	Keine Daten	Keine Daten	Keine Daten	Keine Daten	120 mg 3x/24 h	Keine Daten	Keine Daten	Keine Daten	Kaum Resorption	Keine Daten	Keine Daten
Orphenadrin		8	16	Keine Daten	Keine Daten	Keine Daten	100 mg 2x/Tag	100	100	100	Keine Daten	Keine Daten	Na
Oseltamivir	0,01	90	1–10 min	Keine Daten	3–42	23–26	75 mg/24 h für 10 Tage	100	GFR 10–30:75 mg für 5Tage	Keine Daten	Keine Daten	Keine Daten	Keine Daten
Ouabain	Keine Daten	40–50	21	66–70	40	–	0,25 mg initial, dann 0,1 mg 2x/Tag	1–2x/Tag	q24–36 h	q36–48 h	–	–	Wie GFR 10–50
Oxacillin	0,6	50	0,5	1	85–94	0,19–0,41		100	100	100	Keine Daten	Keine Daten	Keine Daten
Oxaproxin	Keine Daten	<1	50–60	Unverändert	>99	0,2	1200 mg/Tag	100	100	100	–	–	Dosis wie GFR 10–50
Oxatomid	Keine Daten	None	20	Keine Daten	91	Keine Daten	Keine Daten	100	100	100	–	–	Na
Oxazepam	1,0	Hepatisch	5–10	25–90	97	0,6–1,6	30–120 mg/Tag	100	100	100	–	Keine Daten	Dosis wie GFR 10–50
Oxcarbazepin	1	90	5–7	132	40	0,7–0,8	200–400 mg 3x/Tag	100	100	100	Keine Daten	Dosis wie GFR<10	Keine Daten
Oxprenolol	0,95	Hoch	1,5	Keine Daten	80	1,3	120–320 mg/Tag	100	Keine Daten	Keine Daten	Keine Daten	Keine Daten	Keine Daten
Oxybutinin	1	Hoch	1,2–34	Keine Daten	Keine Daten	Keine Daten	2–3x 5 mg/Tag oral, max. 30 mg/Tag	Keine Daten	Keine Daten	Keine Daten	Keine Daten	Keine Daten	Keine Daten
Oxycodon	Keine Daten	<8	2,3–5	Keine Daten	Keine Daten	3,2	2x 10–60 mg/Tag oral, max.400 mg/Tag	Keine Daten	Keine Daten	Keine Daten	Keine Daten	Keine Daten	Keine Daten
Oxytocin	Keine Daten	Hoch, M	1–5 min	Keine Daten	Keine Daten	Keine Daten	Wehenstimulation mU/min, max. mU/min	Keine Daten	Keine Daten	Keine Daten	Keine Daten	Keine Daten	Keine Daten

Name	Qo	PU [%]	HWZ_N [h]	HWZ_ESRD [h]	PB [%]	DistrVol [l/kg]	DoseNormal	ADJ_GFR 50 [%]	ADJ_GFR 10-50 [%]	ADJ_GFR <10 [%]	SUPP_HEMO	SUPP_CAPD	SUPP_CAVH
Paclitaxel	0,8	5–10	9–30	Keine Daten	89–98	30–60	135–175 mg/m² alle 3 Wochen	100	100	100	Keine Daten	Keine Daten	Dosis wie GFR 10–50
Palonose-tron	0,69	80	40–100	Keine Daten	62	8,3±2,5	0,25 µg 30 min vor Beginn der Chemo i.v.	100	100	100	Keine Daten	Keine Daten	Keine Daten
Pamidron-säure	Keine Daten	50	U 2,5h/ K300 d	Keine Daten	54	Keine Daten	Hyperkalzämie 60–90 mg/Tag alle 2–3 Wochen	100	50	25	Keine Daten	Keine Daten	Keine Daten
Pancuro-nium	0,4	30–40	1,5	4,3–8,2	70–85	0,15–0,38	0,04–0,1 mg/kg	100	50	Vermeiden	Keine Daten	Keine Daten	Dosis wie GFR 10–50
Pantoprazol	Keine Daten	0	0,9–1,9	Keine Daten	98	0,17	1x 40 mg/Tag oral	100	100	100	–	Keine Daten	Keine Daten
Papaverin	1	Hoch (Met)	1,8	Keine Daten	90	Keine Daten	150 bis max. 450 mg/Tag	Keine Daten	Keine Daten	Keine Daten	Keine Daten	Keine Daten	Keine Daten
Paraceta-mol	1,0	0	1–3	1–3	20–50	0,8–1,4	3–4x 500–1000 mg/ Tag oral/rektal	100	100	100	Keine Daten	Keine Daten	Keine Daten
Parecoxib	0,95	Keine Daten	8	Keine Daten	Keine Daten	Keine Daten	40–80 mg/24 h	Keine Daten	Keine Daten	Keine Daten	Keine Daten	Keine Daten	Keine Daten
Paroxetin	0,95	Hepa-tisch	10–16	30	95	13	20–60 mg/Tag	100	50–75	50	Keine Daten	Keine Daten	Na
Pefloxazin	Keine Daten	11	10–12	12–15	25–43	2,0	400 mg/Tag	100	100	100	–	–	Wie GFR 10–50
Peginterfe-ron α-2a	?	Keine Daten	i.v. 70 s.c. 160	Verlängert	Keine Daten	Reichert sich im Nieren-gewebe an	180 µg/Woche	100	Vorsicht	HD 135 µg/ Woche	Keine Daten	Keine Daten	Keine Daten
Penbutolol	0,95	<10	22	24	>95	Keine Daten	10–40 mg/Tag	100	100	100	–	–	Wie GFR 10–50

Name	Qo	PU [%]	HWZ_N [h]	HWZ_ESRD [h]	PB [%]	DistrVol [l/kg]	DoseNormal	ADJ_GFR 50 [%]	ADJ_GFR 10-50 [%]	ADJ_GFR <10 [%]	SUPP_HEMO	SUPP_CAPD	SUPP_CAVH
Penicillamin	1,0	40	2,5	Erhöht	80	Keine Daten	250–1000 mg/Tag	100	Vermeiden	Vermeiden	1/3 der Gesamtdosis	Keine Daten	Dosis wie GFR 10–50
Penicillin G	0,08	60–85	0,5	6–20	50	0,3–0,4	0,5–4 Mio. IU 4x/Tag	100	75	20–50	Dosis nach Dialyse	wie GFR <10	Wie GFR 10–50
Penicillin V	Keine Daten	60–90	0,7	4,1	50–80	0,5	250 mg 4x/Tag	100	100	100	Dosierung nach Dialyse	wie GFR >10	Na
Pentamidin	0,47	<5	6,2	73–118	69	3–4	4,0 mg/kg/Tag	1x/Tag	1x/Tag	q24–26 h	–	–	–
Pentazocin	0,8	2–15	3	Keine Daten	60–70	5		100	75	50	Keine Daten	Keine Daten	Keine Daten
Pentobarbital	1,0	Hepatisch	18–48	Unverändert	60–70	1	30 mg 3–4x/Tag	100	100	100	Keine Daten	Keine Daten	Dosis wie GFR 10–50
Pentopril	Keine Daten	80–90	2–3	10–14	60	0,8	125 mg/Tag	100	50–75	50	Keine Daten	Keine Daten	Wie GFR 10–50
Pentoxifylline	1,0 Met	None	1,5	Unverändert	None	2,4–4,2	400 mg 3x/Tag	2–3x/Tag	1–2x/Tag	1x/Tag	Keine Daten	Keine Daten	–
Pergolid	Keine Daten	50	27	Keine Daten	90	Keine Daten	Initial 0,05–0,1 mg/24 h, max. 2–3 mg/24 h	Keine Daten	Keine Daten	Keine Daten	Keine Daten	Keine Daten	Keine Daten
Perindopril	0,56	<10	0,9	27	20	0,6–0,8	2 mg/Tag	100	75	50	25–50	Keine Daten	Wie GFR 10–50
Perfloxazin	Keine Daten	11	10–12	12–15	25–43	2,0	400 mg/Tag	100	100	100	–	–	Wie GFR 10–50
Perphenazin	Keine Daten	Keine Daten	9–12	Keine Daten	Keine Daten	Keine Daten	4–16 mg 2–4x/24 h, max. 64 mg/24 h	Keine Daten	Keine Daten	Keine Daten	Nicht dialysabel	Keine Daten	Keine Daten
Pethidin	0,9	5–7	4,2	Keine Daten	65–75	4,2–5,2	4x 25–100 mg/Tag oral	100	75	50	Keine Daten	Keine Daten	Keine Daten
Phenazopyridin	0,95	65	12	Keine Daten	Keine Daten	Keine Daten	100–200 mg 3x/Tag für 2 Tage	50–80 alle 8–16 h	Vermeiden	Vermeiden	Keine Daten	Keine Daten	Keine Daten

Name	Qo	PU [%]	HWZ_N [h]	HWZ_ESRD [h]	PB [%]	DistrVol [l/kg]	DoseNormal	ADJ_GFR 50 [%]	ADJ_GFR 10-50 [%]	ADJ_GFR <10 [%]	SUPP_HEMO	SUPP_CAPD	SUPP_CAVH
Phenobarbital	0,7	Hepatisch (renal)	60–150	117–160	40–60	0,7–1	50–100 mg 2–3x/Tag	2–3x/Tag	2–3x/Tag	Alle 12–16 h	Dosis nach Dialyse	1/2 Dosis	Dosis wie GFR 10–50
Phenoxybenzamin	Keine Daten	Hoch, M	24	Keine Daten	Keine Daten	Keine Daten	2x 10 mg–2–3x 20–40 mg	Keine Daten	Keine Daten	Keine Daten	Keine Daten	Keine Daten	Keine Daten
Phenprocoumon	1,0	Keine Daten	5,4d	Keine Daten	99	0,18	Nach INR	Nach INR	Nach INR	Nach INR	nach INR	nach INR	Nach INR
Phenylbutazon	0,9	1	50–100	Unverändert	99	0,09–0,17	100 mg 3x/Tag–1x/Tag	100	100	100	–	–	Dosis wie GFR 10–50
Phenytoin	1,0	2	6–24	Unverändert	90	1	1 g loading, dann 300–400 mg/Tag	100	100	100	–	–	–
Pimozid	1,0	Hoch	50	Keine Daten	99	Keine Daten	1–2 bis 7–16 mg/24 h, mögl. nicht >10 mg	Keine Daten	Keine Daten	Keine Daten	Dosis nach HD geben	Keine Daten	Keine Daten
Pindolol	0,5	40	2,5–4,0	3–4	50	1,2	10–40 mg 2x/Tag	100	100	100	–	–	Wie GFR 10–50
Pioglitazon	Keine Daten	15	3–24	Keine Daten	99,8	0,63	15–30–45 mg/24 h	100	100	100	Keine Daten	Keine Daten	Keine Daten
Piperacillin	0,25	75–90	0,8–1,5	3,3–5,1	30	0,8–0,30	3–4 g 6x/Tag	4–6x/Tag	3–4x/Tag	3x/Tag	Dosierung nach Dialyse	wie GFR <10	Wie GFR 10–50
Pirenzepin	0,5	50	11–14	16–19	12	1,3–1,4		100	50	50	Keine Daten	Keine Daten	Keine Daten
Piretanid	0,45	40–60	0,6	1,6–3,4	94	0,3	6–12 mg 24 h	100	100	100	–	–	Na
Piroxicam	0,9	10	45–55	Unverändert	>99	0,12–0,15	20 mg/Tag	100	100	100	–	–	Dosis wie GFR 10–50
Plicamycin	Keine Daten	>50	2	Keine Daten	<10	Keine Daten	25–30 µg/kg/Tag	100	75	50	Keine Daten	Keine Daten	Keine Daten

Name	Qo	PU [%]	HWZ_N [h]	HWZ_ESRD [h]	PB [%]	DistrVol [l/kg]	DoseNormal	ADJ_GFR 50 [%]	ADJ_GFR 10-50 [%]	ADJ_GFR <10 [%]	SUPP_HEMO	SUPP_CAPD	SUPP_CAVH
Polymyxin B	0,12	60–90	3–6	20–35	Keine Daten	Keine Daten	4x 75–100 mg/Tag oral	Vorsicht	Vermeiden	Vermeiden	Keine Daten	Keine Daten	Keine Daten
Posacona-zol	1	13	35	Keine Daten	>97	465–1774	200 mg 3x/Tag	100	100	Vorsicht 100	Keine Daten	Keine Daten	Keine Daten
Pramipexol	Keine Daten	90	8	Keine Daten	15	Keine Daten	3x 125 mg, steigern, max. 1,5–4,5 g/24 h	100	GFR 15–59: max. 1,5 g/24 h	GFR <15: Keine Daten	Keine Daten	Keine Daten	Keine Daten
Pravastatin	0,55	<10	0,8–3,2	Unverän-dert	40–60	Keine Daten	10–40 mg/Tag	100	100	100	Keine Daten	Keine Daten	Dosis wie GFR 10–50
Praziquan-tel	0,8	99 M	1–1,5	Keine Daten	80	Keine Daten	Schistosomiasis: 20 mg/kg/Tag 2–3x/Tag	Keine Daten	Keine Daten	Keine Daten	Keine Daten	Keine Daten	Keine Daten
Prazosin	0,95	<5	2–3	2–3	97	1,2–1,5	1–15 mg 2x/Tag	100	100	100	–	–	Wie GFR 10–50
Prednisolon	1,0 Met	24	2,2	Unverän-dert	bis 80	2,2	5–60 mg/Tag	100	100	100	None	Keine Daten	Dosis wie GFR 10–50
Prednison	1,0 Met		3,6	Erhöht	34	2,2	Zur Immunsuppres-sion nach Bedarf und Indikation	100	100	100	Nicht nötig	Keine Daten	Keine Daten
Pregabalihn	Keine Daten	90	6,3	Keine Daten	0	0,5	50–100 mg 3x/24 h	GFR > 60: 100	GFR 30–60: 25–100 mg 3x/24 h; GFR 15–30: 12,5–75 mg 2/24 h	GFR <15: 25–75 1x/24 h	Dosis nach HD geben	Keine Daten	Keine Daten
Primaquin	Keine Daten	1	4–7	Keine Daten	Keine Daten	3–4	15 mg (basis)/Tag	Keine Daten/100	Keine Daten/100	Keine Daten/100	Keine Daten/ Dosis wie GFR 10–50	Keine Daten:–	Keine Daten: Dosis wie GFR 10–50

Name	Qo	PU [%]	HWZ_N [h]	HWZ_ESRD [h]	PB [%]	DistrVol [l/kg]	DoseNormal	ADJ_GFR 50 [%]	ADJ_GFR 10-50 [%]	ADJ_GFR <10 [%]	SUPP_HEMO	SUPP_CAPD	SUPP_CAVH
Primidon	0,6	40	8–86	Unverändert	20–30	0,4–1	250–500 mg 1x/Tag	3x/Tag	2–3x/Tag	1–2x/Tag	1/3 der normalen Dosis	Keine Daten	Keine Daten
Probenecid	1,0	<2	5–8	Unverändert	85–95	0,15	500 mg 2x/Tag	100	Vermeiden	Vermeiden	Vermeiden	Keine Daten	Vermeiden
Procainamid	0,5 Met	50–60	2–4–7	5,3–5,9	15	2,2	350–400 q3–4h	6x/Tag	q6–12 h	q8–24 h	200 mg	–	Wie GFR 10–50
Procarbazin	0,95	Hoch	0,17	Keine Daten	Keine Daten	Geht über Blut-Urin-Schranke	2–4 mg/kg/Tag Vorsicht Leukos	Vorsicht	Vorsicht	Vorsicht	Keine Daten	Keine Daten	Keine Daten
Procyclidin	Keine Daten	Keine Daten	12	Keine Daten	Keine Daten	Keine Daten	3x 2,5 mg/Tag, max. 20 mg/Tag	Keine Daten	Keine Daten	Keine Daten	Keine Daten	Keine Daten	Keine Daten
Prognamil	0,7	40–60	18	Keine Daten	75	42	100 mg zusammen mit Atovaquon	100	<30 Ki als Prophylaxe	<30 Ki als Prophylaxe	Keine Daten	Keine Daten	Keine Daten
Promethazin	1	Hepatisch	9–12	Keine Daten	93	13,5	20–11 mg/Tag	100	100	100	Keine Daten	Keine Daten	Dosis wie GFR 10–50
Propafenon	1	<1	5	Keine Daten	>95	3,0	150–300 mg 3x/Tag	100	100	100	–	–	Wie GFR 10–50
Propanthelin	0,85 Met	17	2,9	Keine Daten	Keine Daten	Keine Daten		Keine Daten	Keine Daten	Keine Daten	Keine Daten	Keine Daten	Keine Daten
Propofol	Keine Daten	<0,3	1,5	16,8	96–99	8–19	2,0–2,5 mg/kg	100	100	100	Keine Daten	Keine Daten	Dosis wie GFR 10–50
Propoxyphen	0,5 Met	7	9–15	9–30	78	16		6x/Tag	6x/Tag	Vermeiden	Keine Daten	Keine Daten	Keine Daten
Propranolol	1,0 Met	<5	2 6	1 6	93	2,8	80–160 mg 2x/Tag	100	100	100	–	–	Wie GFR 10–50

Name	Qo	PU [%]	HWZ_N [h]	HWZ_ESRD [h]	PB [%]	DistrVol [l/kg]	DoseNormal	ADJ_GFR 50 [%]	ADJ_GFR 10-50 [%]	ADJ_GFR <10 [%]	SUPP_HEMO	SUPP_CAPD	SUPP_CAVH
Propylthiouracil	0,9	<10	1–2	Unverändert	80	0,3–0,4	100 mg 3x/Tag	100	100	100	Keine Daten	Keine Daten	Dosis wie GFR 10–50
Prostaglandin E1 (Alprostadil)	Keine Daten	88	0,2–8 min a.M. 33 min	Keine Daten	93	Keine Daten	20–40 µg i.v. über 2 h	100	100	100	Wird nicht dialysiert	Keine Daten	Keine Daten
Pyrantel Pamoat	Keine Daten	7	Keine Daten	Keine Daten	Keine Daten	Keine Daten	11 mg/kg, max.1 g	Keine Daten	Keine Daten	Keine Daten	Keine Daten	Keine Daten	Keine Daten
Pyrazinamid	0,96	1–3	9	26	5	0,75–1,3	25–30 mg/kg/Tag (bis 2,5 g)	100	100	50–100	40 mg/kg 24 h vor jeder Dialyse (3x/Woche)	100	Keine Daten
Pyridostigmin	0,1	80–90	1,5–2,0	6	Keine Daten	0,8–1,4	600–1500 mg/Tag	50	35	20	Keine Daten	Keine Daten	Dosis wie GFR 10–50
Pyrimethamin	1	15–30	80–100	Unverändert	27	2,9	25–75 mg/Tag	100	100	100	–	–	–
Pyrvinium-pamoat	Keine Daten	<1	Keine Daten	Keine Daten	Keine Daten	Keine Daten		100	100	100	Keine Daten	Keine Daten	Keine Daten
Quinapril (Quinalapril)	0,2	30	1–2	6–15	97	1,5	10–20 mg/Tag	100	75–100	75	25	–	Wie GFR 10–50
Quinupristin/Dalfopristin	0,85	15–19	0,7 D/0,85 Q/	Keine Daten	Mäßig	0,24 D/0,45 Q/	7,5 mg/kg alle 8 h i.v.	100	100	100	–	–	Keine Daten
Rabeprazol	1	90	0,8	Keine Daten	96	Keine Daten	10–20 mg/Tag	100	100	100	Keine Daten	Keine Daten	Keine Daten
Raloxifen	>0,94	<0,2	27,7	Keine Daten	>95	2348	60 mg/Tag	Keine Daten	Keine Daten	Keine Daten	Keine Daten	Keine Daten	Keine Daten

Name	Qo	PU [%]	HWZ_N [h]	HWZ_ESRD [h]	PB [%]	DistrVol [l/kg]	DoseNormal	ADJ_GFR 50 [%]	ADJ_GFR 10-50 [%]	ADJ_GFR <10 [%]	SUPP_HEMO	SUPP_CAPD	SUPP_CAVH
Raltitrexed	0,15	50	140	Keine Daten	93	548	3 mg/m² alle 3 Wochen	GFR 55–65: 75 alle 4 Wochen	GFR 25–54 Dosierung wie GFR alle 4 Wochen	GFR <25 vermeiden	Keine Daten	Keine Daten	Keine Daten
Remifentanil	>0,9	Hoch	6 min	Keine Daten	70	0,1 höher bei Kindern	0,5–1 µg/kg/min	Keine Daten	Keine Daten	Keine Daten	Keine Daten	Keine Daten	Keine Daten
Ramipril	0,15	10–21	5–8	15	55–70	1,2	10–20/Tag	100	50–75	25–50	20	–	Wie GFR 10–50
Ranitidin	0,3	80	1,5–3,0	6–9	15	1,2–1,8	150–300 mg qhs	75	50	25	1/2 Dosis	–	Dosis wie GFR 10–50
Rasagilin	Keine Daten	62	1,3–3	Keine Daten	88–94	87	1 mg/24 h	100	Keine Daten	Keine Daten	Keine Daten	Keine Daten	Keine Daten
Repaglinid	Keine Daten	<8	0,5–1	Keine Daten	98	Keine Daten	0,25–4 mg oral vor den Mahlzeiten	100	100	30	Keine Daten	Keine Daten	Keine Daten
Reserpin	1,0	<1	46–168	187–323	96	–	0,05–0,25 mg alle 24 h	100	100	Vermeiden	–	–	Wie GFR 10–50
Ribavirin	0,83	10–40	30–60	Keine Daten	0	9–15	200 mg 3x/Tag	100	100	100	Nhd	Dosis wie GFR <10	Dosis wie GFR <10
Rifabutin	0,9	5–10	16–69	Unverändert	71–89	8,2–9,3	300 mg/Tag	100	100	100	–	–	Keine Daten: Dosis wie GFR 10–50
Rifampicin	0,8 Met	15–30	1,5–5,0	1,8–11,0	60–90	0,9	600 mg/Tag	100	50–100	50–100	–	Dosis wie GFR <10	Dosis wie GFR <10
Rimonabant	Keine Daten	Keine Daten	Keine Daten	Keine Daten	Keine Daten	Keine Daten	5–20 mg/24 h	Keine Daten	Keine Daten	Keine Daten	Keine Daten	Keine Daten	Keine Daten
Risedronat	Keine Daten	85	1,5–480	Keine Daten	24	6,3	30 mg/24 h 2 Monate	100	GFR <30: nicht empfohlen	Keine Daten	Keine Daten	Keine Daten	Keine Daten

Name	Qo	PU [%]	HWZ_N [h]	HWZ_ESRD [h]	PB [%]	DistrVol [l/kg]	DoseNormal	ADJ_GFR 50 [%]	ADJ_GFR 10-50 [%]	ADJ_GFR <10 [%]	SUPP_HEMO	SUPP_CAPD	SUPP_CAVH
Risperidon	Keine Daten	Keine Daten	24	Keine Daten	90	Keine Daten	2x 0,5–1 mg/Tag oral, max.10 mg/Tag	100	50	50	Keine Daten	Keine Daten	Keine Daten
Ritonavir	>0,95	3,5	3,5	Keine Daten	98–99	0,4	600 mg 2x/Tag	Keine Daten: 100	Keine Daten: 100	Keine Daten: 100	Keine Daten: –	Keine Daten: Dosis wie GFR <10	Keine Daten: Dosis wie GFR 10–50
Rivaroxaban (Xarelto®)	0,5	33 % aktive Substanz renal eliminiert	8.3	9.5	92–95%	50 Liter	1 q 20 mg/d	Keine Anpassung	1 q 15 mg/d Dosisreduktion	Zulassung: mit Vorsicht bis GFR >15 ml/min	–	–	–
Rivastigmin	1	97	1	Keine Daten	40	1,8–2,7	1,5–6 mg 2x/Tag	100	100	100	Keine Daten	Keine Daten	Keine Daten
Rizatriptan	Keine Daten	82	2–3	Keine Daten	14	Keine Daten	5–10 mg; max. 30/24 h	Keine Daten	Keine Daten	Keine Daten	Keine Daten	Keine Daten	Keine Daten
Rocuronium	0,8	30	1,6	Keine Daten	30	0,25	0,6–1,2 mg/kg je nach Protokoll	Keine Daten	Keine Daten	Keine Daten	Keine Daten	Keine Daten	Keine Daten
Ropinirol	0,9	Keine Daten	6	Keine Daten	Keine Daten	525	0,25–1 mg 3x/24 h steigern	Keine Daten	Keine Daten	Keine Daten	Vermutlich nicht dialysabel	Keine Daten	Keine Daten
Rosiglitazon	Keine Daten	64	3–4	Keine Daten	99,8	17,6	4–8 mg/24 h	100	100	100	Keine Daten	Keine Daten	Keine Daten
Rotigotin	0,94	71	5–7	Keine Daten	90	84	2–6 mg/24 h	100	100	<15 GFR Keine Daten	Keine Daten	Keine Daten	Keine Daten
Roxithromycin	0,7	50	8,4–15,5/ältere 17–36	10–26	73–96	Keine Daten	2x 150 mg/Tag oral oder 1×300 mg/Tag oral	100	50	50	Keine Daten	Keine Daten	Keine Daten
Rufinamid	0,95	85	9	Keine Daten	34	50	400–3200 mg/Tag	100	100	100	Ggf. nachdosieren	Keine Daten	Keine Daten

Name	Qo	PU [%]	HWZ_N [h]	HWZ_ESRD [h]	PB [%]	DistrVol [l/kg]	DoseNormal	ADJ_GFR 50 [%]	ADJ_GFR 10-50 [%]	ADJ_GFR <10 [%]	SUPP_HEMO	SUPP_CAPD	SUPP_CAVH
Salbutamol	0,8	<5	3–4	Keine Daten	94–98	Keine Daten	3–4x 2–4 mg/Tag oral	Keine Daten	Keine Daten	Keine Daten	Keine Daten	Keine Daten	Keine Daten
Saquinavir	>0,95	<4	1–2	Keine Daten	98	10	600 mg 3x/Tag	Keine Daten: 100	Keine Daten: 100	Keine Daten: 100	Keine Daten: –	Keine Daten: Dosis wie GFR <10	Keine Daten: Dosis wie GFR 10–50
Selegilin	Keine Daten	Hoch	10–25	Keine Daten	90	Keine Daten	5 mg 2x/24 h	100	100	100	Keine Daten	Keine Daten	Keine Daten
Sertralin	1	Hepa-tisch	24	Keine Daten	97	25	50–200 mg/Tag	100	100	100	Keine Daten	Keine Daten	Na
Sevelamer	Keine Daten	Keine Daten	Keine Daten	Keine Daten	Keine Daten	Keine Daten	800–1600 mg 3x/24 h	100	100	100	Keine Re-sorption	Keine Daten	Keine Daten
Sibutramin	Keine Daten	77	1–16	Keine Daten	94	Keine Daten	10–15 mg/24 h bis zu 4 Wochen	(100)	(100)	(100)	Keine Daten	Keine Daten	Keine Daten
Sildenafil	0,85	80	4	Keine Daten	96	105	Bei ED 25–50 mg; bei pulm. Hyperto-nie 20 mg 3x/24 h	100	GFR<30: 25 mg	Keine Daten	Keine Daten	Keine Daten	Keine Daten
Simvastatin	1	<0,5	2	Keine Daten	>95	Keine Daten	5–40 mg/Tag	100	100	100	Keine Daten	Keine Daten	Dosis wie GFR 10–50
Sirolimus	Keine Daten	2	62	Keine Daten	92	12	Erhaltungsdosis: 2 mg/24 h	100	100	100			
Sitagliptin	0,09	87	12	Keine Daten	38	198	100 mg/Tag	100	30–50: 50 mg/Tag	<30: 25 mg/Tag	HD: 25 mg/Tag, Ø Sup-plement	Keine Daten	Keine Daten
Sitaxsentan	0,99	50–60	10	Keine Daten	>99	Keine Daten	100 mg/Tag	100	100	100	Keine Daten	Keine Daten	Keine Daten
Somatos-tatin	Keine Daten	Siehe Octre-otid		3,5 µg/kg/h									

Name	Qo	PU [%]	HWZ_N [h]	HWZ_ESRD [h]	PB [%]	DistrVol [l/kg]	DoseNormal	ADJ_GFR 50 [%]	ADJ_GFR 10-50 [%]	ADJ_GFR <10 [%]	SUPP_HEMO	SUPP_CAPD	SUPP_CAVH
Sorbitol	Keine Daten	Wird kaum resorbiert					1–2x 250 ml/30 min						
Sotalol	0,1	60	7,5–15,0	56	<1	1,3	160 mg/Tag	100	30	15–30	80 mg	–	Wie GFR 10–50
Sparfloxacin		10	15–20	38,5	35–55	4,5	400 mg/Tag	100	50–75	50 alle 48 h	Keine Daten: wie GFR <10	Keine Daten	Wie GFR 10–50
Spectinomyzin	0,08	35–90	1,6	16–29	5–20	0,25	2–4 g einmalig	100	100	100	–	–	–
Spiramycin	0,85	Keine Daten	5	Keine Daten	Keine Daten	Keine Daten	6–15 Mio. IU/24 h	100	100	100	Keine Daten	Keine Daten	Keine Daten
Spironolacton	1,0 Met	20–30	1,4–20 Met	Unverändert	98	Keine Daten	25 mg 3x/Tag–1x/Tag	q6–12 h	1–2x/Tag, Kalium!	Vermeiden	Na	na	Vermeiden
Stavudin	0,6	35–40	1,0–1,4	5,5–8,0	<1	0,5	30–40 mg 2x/Tag	100	50% 1–2x/Tag	50% 1–2x/Tag	Dosis wie GFR <10 nach Dialyse	Keine Daten	Keine Daten: Dosis wie GFR 10–50
Streptokinase	1	None	0,6–1,5	Keine Daten	Keine Daten	0,02–0,08	250.000 IU initial, dann 100.000 U/h	100	100	Vermeiden	–	–	Dosis wie GFR 10–50
Streptomycin	0,02–0,3	70	2,5	100	35	0,26	75, mg/kg 2x/Tag (1,0 g/Tag bei Tuberkulose)	1x/Tag	Alle 24–72 h	Alle 72–96 h	50% der vollen Dosis n. Dialyse	20–40 mg/L/Tag	Wie GFR 10–50
Streptozotocin	0,9	None	0,7	Keine Daten	Keine Daten	0,5	500 mg/m²/Tag	100	75	50	Keine Daten	Keine Daten	Keine Daten
Succinylcholin	Keine Daten	None	3	Keine Daten	Keine Daten	Keine Daten	0,3–1,1 mg/kg loading dose, dann 0,04–0,07 mg/kg prn	100	100	100	Keine Daten	Keine Daten	Dosis wie GFR 10–50

Name	Qo	PU [%]	HWZ_N [h]	HWZ_ESRD [h]	PB [%]	DistrVol [l/kg]	DoseNormal	ADJ_GFR 50 [%]	ADJ_GFR 10-50 [%]	ADJ_GFR <10 [%]	SUPP_HEMO	SUPP_CAPD	SUPP_CAVH
Sucralfat	Keine Daten	Keine Daten	Keine Daten	Keine Daten	Keine Daten	Keine Daten	1 g 4x/24 h Absorption < 5%, 4x 1 g/Tag oral	Keine Daten	Keine Daten	Keine Daten	Resorption < 5%; aluminiumhaltig, Vorsicht bei NI	Keine Daten	Keine Daten
Sufentanil	0,9 Met	1–2	1–3	Keine Daten	92	1,7–5,2	Erhaltungsdosis: 0,15–0,7 µg/kg/h	100	100	100	Keine Daten	Keine Daten	Keine Daten
Sulbactam	0,13	50–80	1,7	10–21	30	0,25–0,5	0,75–1,5 g 4x/Tag	3–4x/Tag	1–2x/Tag	alle 24–48 h	Dosis nach Dialyse	0,75–1,5 g/ Tag	150 mg 2x/ Tag
Sulfadiazin	0,45	66	7,5–9	Keine Daten	55	0,3	4x 1 g/Tag oral	50	Vermeiden	Vermeiden	Keine Daten	Keine Daten	Keine Daten
Sulfadoxin	0,6	Hoch	180	Keine Daten	Keine Daten	Hoch	3 Tbl. als Prophylaxe oder Behandlung 1x	Keine Daten	Keine Daten	Keine Daten	Keine Daten	Keine Daten	Keine Daten
Sulfamethoxazol	0,68–0,8	70	10	20–50	50	0,28–0,38	1,0 g 3x/Tag	2x/Tag	Alle 18 h	Alle 24 h	1,0 g nach Dialyse	1,0 g/Tag	Wie GFR 10–50
Sulfasalazin	0,4	10–20	10,0	Erhöht	43–50	0,26–1,2	500 mg/Tag, pro Woche um 500 mg/ Tag steigern	Keine Daten	Keine Daten	Keine Daten	Keine Daten	Keine Daten	Keine Daten
Sulfisoxazol	0,5	70	3–7	6–12	85	0,14–0,28	1–2 g 4x/Tag	4x/Tag	2x/Tag	1–2x/Tag	2,0 g nach Dialyse	3,0 g/Tag	Na
Sulindac	1	50	7 a.M.	Keine Daten	93–98	Geht über Blut-Urin-Schranke	150–400 mg/Tag max.	Vorsicht	Nicht empfohlen	Nicht empfohlen	Keine Daten	Keine Daten	Keine Daten
Sulotroban	Keine Daten	52–62	0,7–3	9–39	Keine Daten	0,7–0,8	Keine Daten	50	30	10	Keine Daten	Keine Daten	Keine Daten
Sulpirid	0,3	Keine Daten	5,5	Keine Daten	Keine Daten	Keine Daten	50–150 mg/24 h	Keine Daten	Keine Daten	Keine Daten			

Name	Qo	PU [%]	HWZ_N [h]	HWZ_ESRD [h]	PB [%]	DistrVol [l/kg]	DoseNormal	ADJ_GFR 50 [%]	ADJ_GFR 10-50 [%]	ADJ_GFR <10 [%]	SUPP_HEMO	SUPP_CAPD	SUPP_CAVH
Sumatrip-tan		22	2,5	Keine Daten	14–21	2,4	50–100 mg, evtl. Wdh.	100	Vorsicht bei Wdh.	Vermeiden	Keine Daten	Keine Daten	Keine Daten
Sunitinib	Hoch	16	40–60 Met. bis 110	Keine Daten	90–95	2230	50 mg/Tag für 4 Wochen	>40 Pharmakokinetik gleich	Keine Daten	Keine Daten	Keine Daten	Keine Daten	Keine Daten
Tacrin	>0,95	Keine Daten	2,7 steady state 24–36	Keine Daten	55	349	40–160 mg/Tag	Keine Daten	Keine Daten	Keine Daten	Keine Daten	Keine Daten	Keine Daten
Tacrolimus	1,0	<1	21–61	Keine Daten	99	Keine Daten	0,1–0,2 mg/kg/24 h	100	100	100	Nicht dialysabel; Dosis nach Spiegel	Keine Daten	Keine Daten
Tadalafil	Hoch	36	17,5	Keine Daten	94	63	Ret: 2,5 mg sofort: 10 mg 30 min vorher	100	31–50: ret. 100 sofort: 5 mg alle 48 h	<30 ret: vermeiden sofort: 5 mg alle 72 h	Keine Daten	Keine Daten	Keine Daten
Tamoxifen	1	None	18	Keine Daten	>98	20	10–20 mg 2x/Tag	100	100	100	Keine Daten	Keine Daten	Dosis wie GFR 10–50
Tamsulosin	0,9	<10	9–15	Keine Daten	94–99	0,2	1x 0,4 mg oral	100	100	100	Keine Daten	Keine Daten	Keine Daten
Tazobactam	0,17	65	1	7	22	0,21	1,5–2,5 g/Tag	100	75	50	1/3 der Gesamtdosis nach Dialyse	wie GFR <10	Wie GFR 10–50
Teicoplanin	0,47	40–60	33–190	62–230	60–90	0,5–1,2	6,0 mg/kg/Tag	1x/Tag	Alle 48 h	q72 h	Dosis wie GFR <10	Dosis wie GFR <1^0	Wie GFR 10–50
Telithromy-cin	Keine Daten	13	10	Keine Daten	60–70	2,9	800 mg/24 h für 5 Tage	600 mg/24 h	600 mg/24 h	600 mg/24 h	Keine Daten	Keine Daten	Keine Daten
Telmisartan	1	Keine Daten	24	Keine Daten	>99	Keine Daten	20–40–(80 mg)/ Tag oral	100	100	Keine Daten	Keine Daten	Keine Daten	Keine Daten

Name	Qo	PU [%]	HWZ_N [h]	HWZ_ESRD [h]	PB [%]	DistrVol [l/kg]	DoseNormal	ADJ_GFR 50 [%]	ADJ_GFR 10-50 [%]	ADJ_GFR <10 [%]	SUPP_HEMO	SUPP_CAPD	SUPP_CAVH
Temazepam	1,0	Hepatisch	4–10	Keine Daten	96	1,3–1,5	30 mg qhs	100	100	100	–	–	Na
Teniposid	Keine Daten	4–14	6–10	Keine Daten	99	0,2–0,7	50–250 mg/m^2	100	100	100	–	–	Dosis wie GFR 10–50
Tenofovir	0,2	70–80	12–18	Keine Daten	<7	1,2–1,3	300 mg/Tag	100	30–49: alle 48 h 10–29: alle 72–96 h	Ohne HD Keine Daten	Dns HD: 245 mg 1x/ Woche nach HD keine zusätzliche TD	Keine Daten	Keine Daten
Tenoxicam	1,0	0	60–75	Keine Daten	99	0,12–0,15	Erhaltungsdosis: 1x 10–20 mg/Tag oral	100	100	100	Keine Daten	Keine Daten	Keine Daten
Terazosin	0,9	20–30	9–12	8–12	90–94	0,5–0,9	1–20 mg/Tag	100	100	100	Keine Daten	Keine Daten	Wie GFR 10–50
Terbinafin	Keine Daten	70	36	Keine Daten	99	2000	250 mg/24 h für 6 Wochen	100	Nicht empfohlen	Nicht empfohlen	Keine Daten	Keine Daten	Keine Daten
Terbutalin	0,45	55–60	3	Keine Daten	15–25	0,9–1,5	2,5–5 mg 3x/Tag	100	50	Vermeiden	Keine Daten	Keine Daten	Dosis wie GFR 10–50
Tetrabenazin	0,99	75	5	Keine Daten	82–85	Keine Daten	12,5–37,5 mg/Tag in mehreren Dosen	Keine Daten	Keine Daten	Keine Daten	Keine Daten	Keine Daten	Keine Daten
Tetracyclin	0,3–0,52	48–60	6–10	55–108	55–90	<0,7	250–500 mg 1x/Tag	2–3x/Tag	1–2x/Tag	Alle 24 h	–	–	Wie GFR 10–50
Tetrazepam	Keine Daten	70 PM	Keine Daten	Keine Daten	50	100–300 l	Initial 50 mg, steigern bis max. 400 mg/Tag oral	100	50	50	Keine Daten	Keine Daten	Keine Daten
Thalidomid	0,99	Hoch	5–7	Keine Daten	55–66	120	100–400 mg/Tag	Keine Daten	Keine Daten	Keine Daten	100% bei HD	Keine Daten	Keine Daten

Name	Qo	PU [%]	HWZ_N [h]	HWZ_ESRD [h]	PB [%]	DistrVol [l/kg]	DoseNormal	ADJ_GFR 50 [%]	ADJ_GFR 10-50 [%]	ADJ_GFR <10 [%]	SUPP_HEMO	SUPP_CAPD	SUPP_CAVH
Theophyllin	0,9	None	4–12	Unverändert	55	0,4–0,7	6,0 mg/kg loading dose, dann 9 mg/kg/Tag	100	100	100	1/2 Dosis	Keine Daten	Dosis wie GFR 10–50
Thiamazol	0,9	80	4–13	Keine Daten	0	In Thyreoidea	Erw. 15–60 mg/Tag oral	100	100	100	Keine Daten	Keine Daten	Keine Daten
Thiazide		>95	6–8	12–20	40	3,0	25–50 mg 2x/Tag	100	100	Vermeiden	Na	na	Na
Thiopental	1	Hepatisch	3,8	6–18	72–86	1,0–1,5	Individuelle Dosen zur Anästhesie-Einleitung	100	100	75	Na	na	Na
Thioridazin	1	Keine Daten	10	Keine Daten	Keine Daten	Keine Daten	50–800 mg/Tag	Keine Daten	Keine Daten	Keine Daten	Nicht dialysabel → Ø Supplement	Keine Daten	Keine Daten
Thiotepa	1	Keine Daten	0,26–2,1	Keine Daten	0–10	1,5 Vdss	30–60 mg/m² 1x/Woche, bzw. nach Protokoll	Keine Daten	Keine Daten	Keine Daten	Keine Daten	Keine Daten	Keine Daten
Tiagabin	1	25	8	Keine Daten	96	Keine Daten	32–56 mg/Tag, mit 4 mg starten	Keine Daten	Keine Daten	Keine Daten	Keine Daten	Keine Daten	Keine Daten
Tiaprofensäure	0,55	Hoch	1,4	Keine Daten	98	Keine Daten	600 mg	100	100 Vorsicht	100 Vorsicht	Keine Daten	Keine Daten	Keine Daten
Ticarcillin	0,02–0,18	85	1,2	11–16	45–60	0,14–0,21	3,0 g 6x/Tag	1–2 g 6x/Tag	1–2 g 3x/Tag	1–2 g 2x/Tag	3 g nach Dialyse	wie GFR <10	Wie GFR 10–50
Ticlopidin	1	2	12,6	Keine Daten	98	Keine Daten	250 mg 2x/Tag	100	100	100	–	–	Dosis wie GFR 10–50
Tigecyklin	0,78	33	42,4	Keine Daten	71–89	7–9	Initial 100 mg, dann 50 mg 2x/Tag	100	100	100	Kein Supplement	Keine Daten	Keine Daten

Name	Qo	PU [%]	HWZ_N [h]	HWZ_ESRD [h]	PB [%]	DistrVol [l/kg]	DoseNormal	ADJ_GFR 50 [%]	ADJ_GFR 10-50 [%]	ADJ_GFR <10 [%]	SUPP_HEMO	SUPP_CAPD	SUPP_CAVH
Tilidin	0,9 Met	?	0,5	Keine Daten	Keine Daten	Keine Daten	4 × 50–100 mg p.o., max. 600 mg/Tagie	75	50	Keine Daten	Keine Daten	Keine Daten	Keine Daten
Tiludron-säure	Keine Daten	Keine Daten	50	Keine Daten	Keine Daten	Keine Daten	1x 400 mg/Tag oral für 3 Monate	100	Vermeiden	Vermeiden	Keine Daten	Keine Daten	Keine Daten
Timolol	0,8 Met	15	2,7	4,0	60	1,7	10–20 mg 2x/Tag	100	100	100	–	–	Wie GFR 10–50
Tinidazol	0,8	20–25	15	Keine Daten	12	50	2 g/Tag je nach Infektion verschie-dene Dauer	100	100	100	+50% DD	Keine Daten	Keine Daten
Tinzaparin	Keine Daten	Hoch	3–4	Keine Daten	Keine Daten	3–5	0,00875 ml/kg	100	Keine Daten	Keine Daten	Keine Daten	Keine Daten	Keine Daten
Tiotropium-bromid	0,4	14	4 Tage	Keine Daten	72	32	18 µg inhalieren/Tag	100	100	100 akute Plas-maspiegel steigen	Keine Daten	Keine Daten	Keine Daten
Tirofiban	0,6	65	1,6	Steigt mit dem Alter	Keine Daten	Keine Daten	Initial 0,4 µg, dann 0,1 µg/kg/min	100	<30 ml/min 50	<30 ml/min 50	Keine Daten	Keine Daten	Keine Daten
Tizanidin	>0,97	60	4	10	30	Keine Daten	4 mg bis max. 12 mg/Tag	100	<25 GFR Vorsicht Clearance ist halbiert	<25 GFR Vorsicht Clearance ist halbiert	Keine Daten	Keine Daten	Keine Daten
Tobramycin	0,02–0,1	95	2,5	27–60	<5	0,22–0,33	1,7 mg/kg 3x/Tag	60–90/2–3x/Tag o. 100/1–2x/Tag	30–70/2x/Tag o. 100/alle 24–48 h	20–30/alle 24–48 h o. 100/alle 48–72h	50% der vollen Dosis n. Dialyse	3–4 mg/L/Tag	Wie GFR 10–50 u. Spiegelmes-sung
Tocainid	0,43	40	14	22–27	10–20	3,2	200–400 mg 1–6x/Tag	100	100	50	200 mg	–	Wie GFR 10–50

Name	Qo	PU [%]	HWZ_N [h]	HWZ_ESRD [h]	PB [%]	DistrVol [l/kg]	DoseNormal	ADJ_GFR 50 [%]	ADJ_GFR 10-50 [%]	ADJ_GFR <10 [%]	SUPP_HEMO	SUPP_CAPD	SUPP_CAVH
Tolazamid	Keine Daten	7	4–7	Keine Daten	94	Keine Daten	100–250 mg/Tag	100	100	100	Keine Daten	Keine Daten	Vermeiden
Tolbutamid	1,0	None	4–6	Unverändert	95–97	0,1–1,15	1–2 g/Tag	100	100	100	Keine Daten	Keine Daten	Vermeiden
Tolcapon	1	0,2	1,1–1,2	Keine Daten	99,8	0,12	3x 100–200 mg/Tag oral	100	Keine Daten	Keine Daten	Keine Daten	Keine Daten	Keine Daten
Tolterodin	Keine Daten	77	2–18	Keine Daten	96	113	2 mg 2x/24 h	100	10–30 mg 2x/24 h	Keine Daten	Keine Daten	Keine Daten	Keine Daten
Topiramat	?	70–80	19–23	48–60	9–17	0,6–0,8	100–400 mg 1–2x/Tag	100	50	25	Keine Daten	Keine Daten	Dosis wie GFR 10–50
Topotecan	0,6	40	4–6	Verlängert	Keine Daten	40	5–20 mg/m² alle 3 Wochen	75	50	25	Keine Daten	Keine Daten	Dosis wie GFR 10–50
Torasemid	0,75	25	2–4	4–5	97–99	0,14–0,19	5,0 mg 2x/Tag	100	100	100	–	–	Na
Toremifen	0,85	10	149 ahet 21 Tage	Keine Daten	>99,5	580	60 mg/Tag	100	100	100	Keine Daten	Keine Daten	Keine Daten
Tramadol	0,7 Met	16	5–6 Met	11	4–20	2,9	4x 50–100 mg/Tag oral	100	75	50	Keine Daten	Keine Daten	Keine Daten
Trandolapril	0,44	33	16–24	Keine Daten	80–94	Keine Daten	1x 0,5–2 mg/Tag, max. 4 mg/Tag oral	100	30	Vermeiden	Keine Daten	Keine Daten	Keine Daten
Tranexamsäure	0,03	90	2,3–24	Keine Daten	3	Keine Daten	25 mg/3x/Tag–2x/Tag	50	25	10	Keine Daten	Keine Daten	Keine Daten
Trazodon	1,0 Met	Renal	6–11	Keine Daten	89–95	1–2	150–400 mg/Tag	100	Keine Daten	Keine Daten	Keine Daten	Keine Daten	Na
Triamcinolon	1	Keine Daten	1,9–6,0	Unverändert	Keine Daten	1,4–2,1	4–48 mg/Tag	100	100	100	Keine Daten	Keine Daten	Dosis wie GFR 10–50
Triamteren	0,04–0,8	5–10	2–12	10	40–70	2,2–3,7	25–50 mg 2x/Tag	2x/Tag	2x/Tag	Vermeiden	Vermeiden	Vermeiden	Vermeiden

15

Name	Qo	PU [%]	HWZ_N [h]	HWZ_ESRD [h]	PB [%]	DistrVol [l/kg]	DoseNormal	ADJ_GFR 50 [%]	ADJ_GFR 10-50 [%]	ADJ_GFR <10 [%]	SUPP_HEMO	SUPP_CAPD	SUPP_CAVH
Triazolam	1	Hoch	2,5	Keine Daten	89	0,8–1,8	0,125–0,25 mg	Keine Daten	Keine Daten	Keine Daten	Keine Daten	Keine Daten	Keine Daten
Triflupro-mazin	Keine Daten	50 M	Keine Daten	Keine Daten	90	Keine Daten	10–50 mg/Tag oral	100	50	Vorsicht	Keine Daten	Keine Daten	Keine Daten
Trimetha-dion	Keine Daten	None	12–24	Keine Daten	None	Keine Daten	300–600 mg 3x/Tag–1x/Tag	3x/Tag	2–3x/Tag	1–2x/Tag	Keine Daten	Keine Daten	Dosis wie GFR 10–50
Trimetho-prim	0,45	40–70	9–13	20–49	30–70	1,0–2,2	100–200 mg 2x/Tag	2x/Tag	q18 h	1x/Tag	Dosierung nach Dialyse	1x/Tag	q18 h
Trimetrexat	Keine Daten	5–33	4–22	Keine Daten	95	0,6 (10–31 l/m^2)	45 mg/m^2/Tag, nach hämatologischen Par. anpassen	100	Keine Daten/ 50–100%	Keine Daten	Keine Daten	Keine Daten	Keine Daten
Trimipramin	0,9	Hepa-tisch	24	Keine Daten	90–96	31	50–150 mg/Tag	100	100	100	–	–	Na
Tripelenna-min	Keine Daten	Keine Daten	3,0–4,5	Keine Daten	Keine Daten	10	25–50 mg 3x/Tag–1x/Tag	Keine Daten	Keine Daten	Keine Daten	Keine Daten	Keine Daten	Na
Triprolidin	Keine Daten	Keine Daten	5	Keine Daten	Keine Daten	Keine Daten	2,5 mg 4–6x/Tag	Keine Daten	Keine Daten	Keine Daten	Keine Daten	Keine Daten	Na
Triptorelin	0,52	42	4	6,5–7	0	30–33	3,75 mg/28 Tage	Keine Daten	Keine Daten	Keine Daten	Keine Daten	Keine Daten	Keine Daten
Trometha-mol	0,1	>75	7	Keine Daten	Keine Daten	Etwas >TBW	KgxBEx1,1=ml 0,3 M Lösung	100	Vorsicht	Vorsicht	Keine Daten	Keine Daten	Keine Daten
Trospium-chlorid	Keine Daten	80	Keine Daten	Keine Daten	Keine Daten	Keine Daten	2–3x 10–20 mg/Tag oral	100	Vermeiden	Vermeiden	Keine Daten	Keine Daten	Keine Daten
Tubocurarin	Keine Daten	40–60	0,5–4	5,5	30–50	0,22–0,39	0,1–0,2 mg/kg	75	50	Vermeiden	Keine Daten	Keine Daten	Dosis wie GFR 10–50

Name	Qo	PU [%]	HWZ_N [h]	HWZ_ESRD [h]	PB [%]	DistrVol [l/kg]	DoseNormal	ADJ_GFR 50 [%]	ADJ_GFR 10-50 [%]	ADJ_GFR <10 [%]	SUPP_HEMO	SUPP_CAPD	SUPP_CAVH
Urapidil	1,0	15–30	Oral: 4,7/i.v.: 2,7	Keine Daten	80	0,4–0,8	2x 30–90 mg/Tag oral	100	100	100	Keine Daten	Keine Daten	Keine Daten
Urokinase	Keine Daten	Keine Daten	0,1–0,3	Keine Daten	Keine Daten	11,5	Nach Indikation	100	100	100	Keine Studien bei Dialysepatienten	Keine Daten	Keine Daten
Urokinase	Keine Daten	Keine Daten	Keine Daten	Keine Daten	Keine Daten	Keine Daten	4400 U/kg initial, dann 4400 U/kg qh	Keine Daten	Keine Daten	Keine Daten	–	–	Dosis wie GFR 10–50
Ursodeoxycholsäure	?	Keine Daten	Keine Daten	Keine Daten	Keine Daten	Keine Daten	10 mg/kg/Tag oral	100	50	25	Keine Daten	Keine Daten	Keine Daten
Valaciclovir	0,25	<1	34	20	15–30	0,7	500 mg 2x/Tag	100	Volle Dosierung 1–2x/Tag	0,5 g 1x/Tag	Nhd	Dosis wie GFR <10	Keine Daten: Dosis wie GFR 10–50
Valganciclovir	Keine Daten	Hoch	4	68	1–2	15,3	900 mg 1–2x/24 h	Initial GFR 40–59: 450 mg 2x/24 h, Erhalt: 1x/24 h	GFR25–30:Init. 450 mg/24 h, Erhalt: 450 mg jeden 2. Tag	GFR 10–24: Init 450 mg jed. 2. Tag, Erhalt: 2x/Woche	HD Patienten auf Ganciclovir umsetzen	Keine Daten	Keine Daten
Valproatnatrium	0,95 Met	3–7	6–15	Unverändert	90	0,19–0,23	16–60 mg/kg/Tag	100	100	100	–	–	–
Valsartan	0,7	13	9	Keine Daten	94–97	17	1–2x 80 mg/Tag oral	100	100	100	Keine Daten	Keine Daten	Keine Daten
Vancomycin	0,05–0,2	80–90	6–8	200–250	10–50	0,47–1,1	500 mg 4x/Tag o. 1 g alle 12 h	1,0 g/1–2x/Tag	1,0 g/q24–96	1,0 g/q 4–7 Tage	Wie GFR <10	wie GFR <10	Wie GFR 10–50
Vardenafil	Keine Daten	2–6	4–5	Keine Daten	Keine Daten	208	10 mg 1 h vor erw. Wirkung	Keine Daten	Keine Daten	Keine Daten	Keine Daten	Keine Daten	Keine Daten
Vecuronium	0,82	25	0,5–13	Unverändert	30	0,18–0,27	0,08–0,1 mg/kg loading dose, dann 0,01–0,05 mg/kg q12–15 min	100	100	100	Keine Daten	Keine Daten	Dosis wie GFR 10–50

Name	Qo	PU [%]	HWZ_N [h]	HWZ_ESRD [h]	PB [%]	DistrVol [l/kg]	DoseNormal	ADJ_GFR 50 [%]	ADJ_GFR 10-50 [%]	ADJ_GFR <10 [%]	SUPP_HEMO	SUPP_CAPD	SUPP_CAVH
Venlafaxin	0,45	Hepatisch	4	6–8	27	6–7	75–375 mg/Tag	75	50	50	Keine Daten	Keine Daten	Na
Verapamil	1,0 Met	<10	3–7	2,4–4,0	83–93	3–6	80 mg 3x/Tag	100	100	100	–	–	Wie GFR 10–50
Vidarabin	0,74	50	3,5	Keine Daten	25	0,7	15 mg/kg Infusion/Tag	100	100	75	Infusion nach Dialyse	Dosis wie GFR <10	Dosis wie GFR 10–50
Vigabatrin	0,01	70	5–7	13–15	None	0,8	1–2 g 2x/Tag	100	50	25	Keine Daten	Keine Daten	Dosis wie GFR 10–50
Vinblastin	0,95 Met	None	3,0	Keine Daten	75	13–40	3,7 mg/m²	100	100	100	Keine Daten	Keine Daten	Dosis wie GFR 10–50
Vincristin	0,95 Met	12	3–38	Keine Daten	75	5–11	1,4 mg/m²	100	100	100	Keine Daten	Keine Daten	Dosis wie GFR 10–50
Vinorelbin	>0,7	<20	20–40	Keine Daten	15	75	5–8 mg/m²	100	100	100	Keine Daten	Keine Daten	Dosis wie GFR 10–50
Voriconazole	0,98		8–15				i.v. 6 mg/kg/12 h 2x, dann 4 mg/kg/12 h; geht auch oral 4 mg/kg alle 12 h	100	Auf oral umsetzen + Spiegel messen	Keine Daten	Kein Suplement, aber nur oral geben	Keine Daten	Keine Daten
Warfarin	1,0	None	34–45	Unverändert	99	0,15	10–15 mg initial, dann 2–10 mg/Tag	100	100	100	–	–	–
Xipamid	0,6	100 S,M	7	Keine Daten	98	<30 l	1x 10–40 mg	100	100	Vermeiden	Keine Daten	Keine Daten	Keine Daten
Zafirlukast	1	10	10	Keine Daten	>99	Keine Daten	20 mg 2x/Tag	100	100	100	Keine Daten	Keine Daten	Keine Daten
Zalcitabin	0,3	75	1–2	>8	<4	0,54	0,75 mg 3x/Tag	100	2x/Tag	1x/Tag	Keine Daten: nhd	Keine Daten	Keine Daten: Dosis wie GFR 10–50
Zaleplon	1	<1	1	Keine Daten	60	1,4	10 mg abends	100	(100)	Keine Daten	Keine Daten	Keine Daten	Keine Daten

Name	Qo	PU [%]	HWZ_N [h]	HWZ_ESRD [h]	PB [%]	DistrVol [l/kg]	DoseNormal	ADJ_GFR 50 [%]	ADJ_GFR 10-50 [%]	ADJ_GFR <10 [%]	SUPP_HEMO	SUPP_CAPD	SUPP_CAVH
Ziconotid	0,99	<1	1,3	Keine Daten	50	140 ml	2,4–19,2 µg/Tag, kann ANU auslösen	Keine Daten	Keine Daten	Keine Daten	Keine Daten	Keine Daten	Keine Daten
Zidovudin	0,82	8–25	1,1–1,4	1,4–3,0	10–30	1,4–3,0	200 mg 3x/Tag, 300 mg 2x/Tag	100	100	100 mg 3x/ Tag	Dosis wie GFR <10	Dosis wie GFR <10	100 mg 3x/ Tag
Zolmitrip-tan	0,7	<10	2,3–3,5	Keine Daten	25	1,7	1x 2,5 mg/Tag oral	100	100	100	Keine Daten	Keine Daten	Keine Daten
Zolpidem	1	<1	1,5–3,2	Keine Daten	92	0,5–0,7	1–2x 10 mg/Tag oral	100	100	100	Keine Daten	Keine Daten	Keine Daten
Zonisamid	0,7	62	60	Keine Daten	Keine Daten	1,45	100–200 mg/Tag	Langsamer titrieren	Anstieg des AOC >35% bei GFR <20	Keine Daten	Keine Daten	Keine Daten	Keine Daten
Zopiclon	0,95	4–10	3,5–6,5–8	Keine Daten	45–80	1,4	1x 7,5 mg/Tag oral abends	100	100	100	Keine Daten	Keine Daten	Keine Daten

FAQ – Antworten kurz & knapp

16.1 Wofür steht die Abkürzung RIFLE?

Das Akronym RIFLE steht für Risk (Risiko) – Injury (Schädigung) – Failure (Nierenversagen) – Loss (Verlust der Nierenfunktion) und ESRD (»end-stage renal disease«, terminales Nierenversagen). In 2007 wurde der Begriff akutes Nierenversagen (ANV = »acute renal failure«, ARF) durch den Begriff akute Nierenschädigung (»acute kidney injury«, AKI) ersetzt (AKIN = Acute Kidney Injury Network, ▶ http://www.akinet.org).

16.2 Wie lauten Definition und Klassifikation der chronischen Niereninsuffizienz nach K/DOQI?

- Nierenschaden während >3 Monaten, mit oder ohne Funktionseinschränkung (erniedrigte GFR), manifestiert durch
- strukturelle Veränderungen (Histopathologie),
- Marker des Nierenschadens (Proteinurie/Albuminurie, Hämaturie, sonographische Veränderungen etc.)
- oder
- GFR <60 ml/min/1,73 m^2 während >3 Monaten, mit oder ohne Nachweis eines Nierenschadens.

16.3 Wo liegen die Vorteile der CKD-EPI-Formel?

Eine Forschergruppe des NIDDKD (»National Institute of Diabetes and Digestive and Kidney Disease«), die »Chronic Kidney Disease Epidemiology Collaboration« (CKD-EPI), hat in einem großen Kollektiv (über 8000 Probanden) eine neue, »CKD-EPI« genannte Formel entwickelt. Diese neue Formel nutzt die gleichen Parameter wie die MDRD-Formel, schätzt die GFR jedoch in Bereichen >60 ml/min richtiger ein, da unterschiedliche Kreatininbereiche berücksichtigt werden. Außerdem wird hinsichtlich des Serum-Kreatinins zwischen Frauen (</>0,7 mg/dl) und Männern (</>0,9 mg/dl) differenziert. Die CKD-EPI-Formel errechnet eine im Vergleich zur MDRD-Formel signifikant höhere mediane GFR (94,5 vs. 85,0 ml/min/1,73 m^2).

16.4 Was sind HCO-Membranen?

High-cut-off-Membranen aus Polyacrylethersulfone/Polyvinylpyrrolidone (PAES/PVP) sind für Moleküle bis zu 50–60 kD permeabel. Ihre Entwicklung erfolgte zur Entfernung höhermolekularer Urämietoxine beim chronischen Dialysepatienten. Die Tatsache, dass diese Membranen auch hocheffizient die pathologischen Leichtketten beim Plasmozytom (Molekulargewicht λ-LK=50 kD, κ-LK=25 kD) eliminieren, hat zu ihrem Einsatz mit speziellen Behandlungsprotokollen bei Patienten mit Myelom und Niereninsuffizienz geführt. Vorläufige Studien zeigen eine effiziente Elimination von Leichtketten, besonders bei langen Dialysezeiten (HDF besser als HD) und Effizienzsteigerung durch Hintereinanderschaltung von 2 HCO-Membranen.

16.5 Wie funktioniert die Umkehrosmose (= »reverse osmosis«, RO)

Weichwasser ist der Rohstoff für die Umkehrosmose. In Gegenden mit hoher Wasserhärte hat dieses Weichwasser durch die vorab erfolgte Enthärtung einen hohen Natriumgehalt, der wiederum durch die Umkehrosmose gesenkt werden muss. Umkehrosmosen besitzen eine hohe Rückhaltekapazität für Salze und organische Komponenten und entfernen selbst kleinste Kontaminationen (zwischen 90–99%, für Mikroorganismen bei 100%). Ihr Cut-off liegt bei 300 D. Zu ihrer Regeneration werden keine Chemikalien benötigt. Die Umkehrosmose gewinnt Wasser als hochreines Lösungsmittel, indem sie es unter Ausübung hydrostatischen Drucks entgegen seinem natürlichen Verdünnungsbestreben durch den o. g. Transportprozess der Osmose von seinen gelösten Bestandteilen trennt.

16.6 Sind Mikrolecks gefährlich?

Kleinere Lecks (Mikrolecks) entstehen durch Ruptur einzelner Kapillaren und führen nicht zu einer sichtbaren Verfärbung des Dialysats. Sie stellen keine akute Gefahr für den Patienten dar, können aber dennoch während einer 5-stündigen Dialysebehandlung zu Blutverlusten von bis zu 60 ml führen. Mikrolecks werden über Detektoren erkannt, die entweder relativ unspezifisch Trübungen im Dialysat nachweisen oder farbstoffspezifisch das Hämoglobin erkennen. Die Trübungserkennung kann durch Partikel, Kalk oder Schwebstoffe gestört werden und zu Fehlalarmen führen. Weitere Fehlermöglichkeiten sind hohe Bilirubinwerte bei Patienten mit Ikterus und extrem hohe Blutfettwerte.

16.7 Lysetherapie von Katheterobstruktionen: wann beginnen?

Protokolle mit verschiedenen Fibrinolytika (Urokinase, t-PA) in unterschiedlicher Dosis und Verweilzeit sind untersucht worden. Überwiegend wird eine lokale Lyse durchgeführt, bei der das Fibrinolytikum nur in das Katheterlumen befüllt wird und nicht in die Zirkulation gelangt.

Die Instillation von 5000 I.E./ml Urokinase für 15–20 min im Katheterlumen führte an Kathetern, die nicht zur Dialyse genutzt wurden, zur 50%igen Wiedereröffnung (Haire 2004). Weitere Studien kombinieren Urokinase (2000–5000 I.E.) oder t-PA (1,25–2 mg) mit Heparin. In den Studien mit lokaler Instillation des Fibrinolytikums in das Katheterlumen wurde kein Anstieg von Blutungskomplikationen beobachtet. Alternativ können systemische Urokinaselysen durchgeführt werden, allerdings mit deutlich erhöhtem Risiko für systemische Komplikationen. Es wird heute empfohlen, die Lysetherapie bereits einzusetzen, wenn sich der Katheterfluss deutlich reduziert.

16.8 Welchen Vorteil haben Shuntprothesen?

Shuntprothesen sind aus Polyurethan, Polyester (Dacron) und Polyfluoroethylen erhältlich. Die größte Akzeptanz haben derzeit Shuntprothesen aus ePTFE (expanded Polyfluoroethylen). Sie haben Vorteile gegenüber anderen (biologischen und synthetischen) Prothesenmaterialien durch höhere Infektresistenz, höhere Stabilität und bessere Handhabbarkeit. Prothesenshunts haben gegenüber AV-Fisteln den Vorzug rascherer Nutzbarkeit.

16.9 Was ist beim Heparin-Antidot-Protaminsulfat zu beachten?

1 ml Protaminsulfat (= 10 mg Protaminsulfat) neutralisiert etwa 1000–1400 I.E. Heparin. Aufgrund der relativ kurzen Halbwertszeit von intravenös gegebenem Heparin (30 min–2 h) sollte die Dosis von Protaminsulfat entsprechend der Zeit, die seit der intravenösen Gabe von Heparin vergangen ist, angepasst werden. Die der Menge von Heparin angepasste Protaminsulfatdosis sollte gesenkt werden, wenn die intravenöse Gabe von Heparin mehr als 15 min zurückliegt. Cave bei Protamin: anaphylaktischer Schock.

16.10 Wie stelle ich unfraktioniertes auf fraktioniertes Heparin um?

Faustregel zur Umstellung von unfraktioniertem Standardheparin (HMW) auf fraktioniertes niedermolekulares Heparin (LMW): LMW = 2/3 der Standardheparin-(HMW)-Dosis.

16.11 Ist Double-Pool-Kt/V genauer als Single-Pool-Kt/V?

Die Single-Pool-Kt/V überschätzt die tatsächliche Kt/V, da bei der Berechnung davon ausgegangen wird, dass kein Harnstoffrebound nach Dialyseende auftritt. Genauere Ergebnisse erhält man durch die Berechnung der Double-Pool-Kt/V, die auch äquilibrierte Kt/V (eKt/V) genannt wird. Die Double-Pool-Kt/V-Formel korrigiert die Single-Pool-Kt/V durch Einbringen eines Dialysezeitfaktors, da der Reboundeffekt nach Dialyseende bei einer kurzen, intensiven Dialyse größer ist als bei einer langen Dialyse, bei der genug Zeit für die Äquilibrierung der Harnstoffkonzentrationen zwischen Blut und Gewebe bleibt (Prinzip: längere Dialysezeit bedeutet geringere Korrektur). Die Double-Pool-Kt/V liegt um 0,1–0,4 E niedriger als die Single-Pool-Kt/V.

16.12 Verbessert die Nachtdialyse das Patientenüberleben?

In einer Studie (Pauly et al. 2009) wurde gezeigt, dass das Patientenüberleben bei Nachtdialyse (3-mal 8 h/Woche) mit dem Überleben von nierentransplantierten Patienten vergleichbar ist. Retrospektive Daten (2 regionale NHD-Programme und USRDS) aus den Jahren 1994 bis 2006 von 177 Nachtdialysepatienten vs. 1239 Nierentransplantierten wurden analysiert. Ein signifikanter Unterschied zwischen Leichennierenspende und Nachtdialyse konnte im Beobachtungszeitraum von 12,4 Jahren nicht festgestellt werden (Sterberate 14,7% vs. 14,3%), während die Lebendnierenspende deutlich besser abschnitt (8,5%).

16.13 Welche Patienten profitieren am meisten von High-flux-Dialysatoren?

Ältere Langzeitdialysepatienten mit niedrigem Serum-Albumin (≤4 g/dl) und Diabetiker profitieren am meisten von High-flux-Dialysatoren.

16.14 CAPD-Katheter: Laparoskopisch oder chirurgisch implantieren?

In erfahrenen Händen werden mit laparoskopischer Implantation bessere Ergebnisse als mit chirurgischer Implantation erzielt, was Komplikationen und Funktionsdauer der Katheter angeht. Die Implantation erfolgt mit einem Standardlaparoskop oder mit einem speziell entwickelten Peritoneoskop (verwendbar nur für Original-Tenckhoff-Katheter). Mit Letzterem kann die Implantation in Lokalanästhesie außerhalb eines Operationssaals durchgeführt werden.

16.15 Was versteht man unter Tidal-Peritonealdialyse (TPD)?

Eine Variation sowohl der IPD als auch der CCPD ist die Tidaldialyse: Dabei wird die Bauchhohle nachts mit 2,5–3 l Dialysat gefüllt. Der Cycler wird so programmiert, dass er jeweils nur 50–70% dieses Volumens, aber in kürzeren Intervallen, austauscht. Mit Tidalprotokollen werden bis zu 35 l ausgetauscht. Die Clearance-Ziele, besonders für mittlere und größere Moleküle, werden aber häufig verfehlt. Der jeweils inkomplette Austausch des Dialysats bringt Vorteile für die Patienten, die bei den anderen Verfahren über Schmerzen beim Einlauf klagen.

Literatur

Haire WD, Deitcher SR, Mullane KM et al. (2004) Recombinant urokinase for restoration of patency in occluded central venous access devices. A double-blind, placebo-controlled trial. Thromb Haemost. Sep;92(3):575–582

Pauly RP, Gill JS, Rose C, Asad RA, Chery A, Pierratos A, Chan CT (2009) Survival among nocturnal home haemodialysis patients compared to kidney transplant recipients, Nephrol. Dial. Transplant; 24: 2915–2919

16

Stichwortverzeichnis

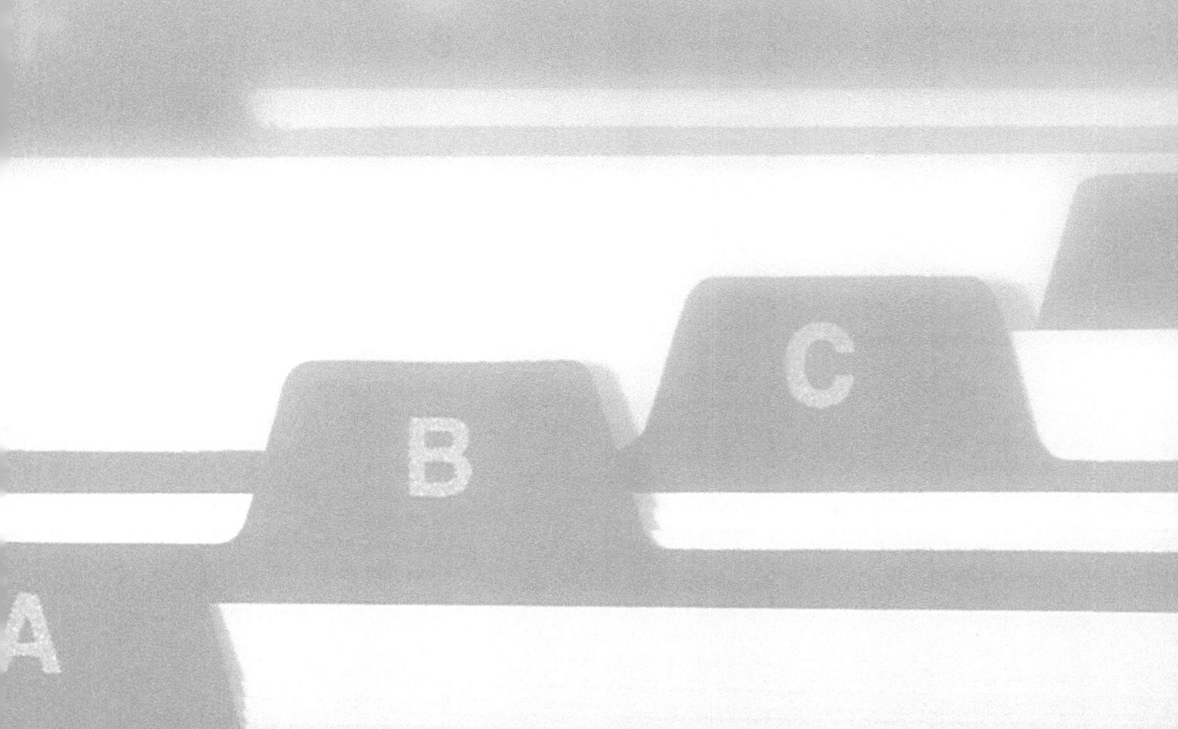

C

D

E

I

L

M

N

P

Q

R

S

T

U

V

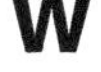

X

Z

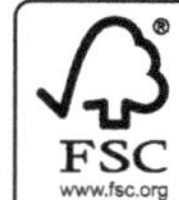

MIX
Papier aus verantwortungsvollen Quellen
Paper from responsible sources
FSC® C105338

If you have any concerns about our products, you can contact us on
ProductSafety@springernature.com

In case Publisher is established outside the EU, the EU authorized representative is:
Springer Nature Customer Service Center GmbH
Europaplatz 3, 69115 Heidelberg, Germany

Printed by Libri Plureos GmbH
in Hamburg, Germany